普通高等教育"十一五"国家级规划教材
中医临床技能实训系列教材

中医骨伤科学技能实训

（供中医学、中西医临床医学专业用）

总主编　张伯礼（天津中医药大学）
主　编　褚立希（上海中医药大学）
副主编　张晓峰（黑龙江中医药大学）
　　　　卢建华（浙江中医药大学）
　　　　张　俐（福建中医药大学）
　　　　王　琦（云南中医学院）
主　审　施　杞（上海中医药大学）

中国中医药出版社
·北　京·

图书在版编目（CIP）数据

中医骨伤科学技能实训 / 褚立希主编. —北京：中国中医药出版社，2011.10（2025.8 重印）
普通高等教育“十一五”国家级规划教材
ISBN 978-7-80231-679-9

Ⅰ. 中…　Ⅱ. 褚…　Ⅲ. 中医伤科学—高等学校—教材　Ⅳ. R274

中国版本图书馆 CIP 数据核字（2009）第 113176 号

中国中医药出版社出版
北京经济技术开发区科创十三街 31 号院二区 8 号楼
邮政编码　100176
传真　010-64405721
北京盛通印刷股份有限公司印刷
各地新华书店经销

开本 850×1168　1/16　印张 25.5　字数 598 千字
2011 年 10 月第 1 版　2025 年 8 月第 7 次印刷
书号　ISBN 978-7-80231-679-9

定价　89.00 元
网址　www.cptcm.com

服务热线　010-64405510
购书热线　010-89535836
维权打假　010-64405753

微信服务号　zgzyycbs
微商城网址　https://kdt.im/LIdUGr
官方微博　http://e.weibo.com/cptcm
天猫旗舰店网址　https://zgzyycbs.tmall.com

如有印装质量问题请与本社出版部联系（010-64405510）

普通高等教育"十一五"国家级规划教材
中医临床技能实训系列教材

编审委员会

普通高等教育“十一五”国家级规划教材
中医临床技能实训系列教材

《中医骨伤科学技能实训》编委会

主　编　褚立希（上海中医药大学）

副主编　张晓峰（黑龙江中医药大学）
卢建华（浙江中医药大学）
张　俐（福建中医药大学）
王　琦（云南中医学院）

编　委　王　杰（上海中医药大学）
王　红（天津中医药大学）
李　沛（河南中医学院）
周正新（安徽中医学院）
曹学伟（广州中医药大学）

主　审　施　杞（上海中医药大学）

前　言

随着高等中医药教育教学改革的不断深化，强化实践教学环节，提高学生动手能力，培养学生运用中医思维解决临床问题的能力，已经成为高等中医药教育工作者的共识。

2007年，教育部《关于进一步深化本科教学改革全面提高教学质量的若干意见》[教高(2007) 2号] 文件中，再一次明确提出高等教育要“高度重视实践环节，提高学生实践能力”。

为了落实教育部文件精神，突出中医药学科特点与教育规律，解决高等中医教育普遍存在的“中医思维弱化、临床能力不足”问题，2007年，由教育部高等学校中医学教学指导委员会主任委员张伯礼院士倡导并担任总主编，在中国中医药出版社的积极支持和大力协助下，组织全国23所中医药院校启动了《中医临床技能实训》系列教材编写工作。

《中医临床技能实训》系列教材包括：《中医诊断学技能实训》、《诊断学基础技能实训》、《临床中药学技能实训》、《针灸学技能实训》、《中医骨伤科学技能实训》、《中医推拿学技能实训》、《经络腧穴学技能实训》、《刺法灸法学技能实训》、《临床接诊与医患沟通技能实训》9部教材。

为了充分利用现代教育技术进行实训教学工作，《中医诊断学技能实训》、《针灸学技能实训》、《经络腧穴学技能实训》、《刺法灸法学技能实训》、《临床中药学技能实训》等教材还配套制作了多媒体光盘。

《中医临床技能实训》系列教材编写的指导思想是：强化中医实践教学环节，突出中医实践教学特色，通过教材中要求的各种训练环节，提高学生中医思维能力与临床动手能力。

《中医临床技能实训》9部教材分别由天津中医药大学、上海中医药大学、南京中医药大学、广州中医药大学、辽宁中医药大学、河南中医学院等院校担任主编工作。其中，《中医诊断学技能实训》由天津中医药大学陆小左教授主编；《诊断学基础技能实训》由上海中医药大学蒋梅先教授主编；《临床中药学技能实训》由天津中医药大学于虹教授主编；《针灸学技能实训》由天津中医药大学周桂桐教授主编；《中医骨伤科学技能实训》由上海中医药大学褚立希教授主编；《中医推拿学技能实训》由南京中医药大学金宏柱教授主编；《刺法灸法学技能实训》(面向针灸推拿学专业) 由广州中医药大学冯淑兰教授主编；《经络腧穴学技能实训》(面向针灸推拿学专业) 由河南中医学院路玫教授担任主编；《临床接诊与医患沟通技能实训》由天津中医药大学周桂桐与辽宁中医药大学马铁明教授共同主编。

目前，大多数中医药院校均在教学计划中设置了实训教学环节，有的院校编写了实训指导，但是尚无具有全国专家参与编写的反映目前全国实训教育水平的系列教材，为了满足教学急需，我们编写了这套教材，藉以提高中医药实训教学水平，提高学生实践能力。

由于实训教材的编写无先例可循，又限于编写者水平，所以，本套教材难免有很多不足之处，还需要在教学实践中不断总结与提高，恳请使用该套实训教材的各院校教师提出宝贵意见，以便再版时修订提高。

《中医临床技能实训》系列教材

编审委员会

2010年6月

编写说明

中医骨伤科学是中医学体系中的重要组成部分，也是一门特色鲜明的学科。它不仅有系统和完整的理论体系，并且有内容丰富、疗效卓著的各种临床技术。因此学习中医骨伤科学，不仅要系统学习和掌握基本理论知识，同时必须要熟练掌握各种骨伤临床技术，只有这样才能真正完整地掌握中医骨伤科学的全部知识和技能，并通过实践不断提高，成为一名中医骨伤科的临床医生。

作为实训教材，其编写的出发点和立足点应是临床技能操作和运用的训练，它既包括了各种临床技术的掌握训练，同时也包括了各种技术在临床运用中的思维训练。因此，本教材的内容分为上篇和下篇两部分。上篇内容除了发展简史是对中医骨伤科学主要临床技术的创立和发展作简要回顾和介绍外，其余内容是对中医骨伤科学各种临床技术的系统训练。本着突出技术的重点、便于掌握，并以提出实训要求和方式等形式进行编写。下篇内容主要为临床上的常见骨折、脱位、筋伤、内伤和骨病等的训练，主要突出实训教材的特点。在编写上一是病种选取上不求全，而以临床上主要的常见病为主；二是每一个疾病以典型病例的形式出现，通过病例解析、疾病概述、临床技术运用，以及注意事项等的介绍，来体现常见病从诊断、鉴别诊断到治疗方案的确立，以及治疗技术的运用，达到综合训练临床思维和临床技能的目的。

为了尽可能使教材既符合骨伤科临床实际，又有实训教材的特色，本书编写者均为长期工作在中医骨伤科临床医疗和教学第一线的人员，他们对中医骨伤科的各种技术运用非常熟悉，并有着丰富的临床教学经验，在编写分工上也按各人的专长安排，骨伤科临床技术发展简史由上海中医药大学褚立希执笔，损伤的分类与病因病机由河南中医学院李沛执笔，临床诊断技能实训由福建中医药大学张俐执笔，临床治疗技能实训由上海中医药大学褚立希、云南中医学院临床医学院王琦执笔，创伤急救由天津中医药大学王红执笔，骨伤科疾病康复技能实训由广州中医药大学曹学伟执笔，骨折病例综合实训、脱位病例综合实训、筋伤病例综合实训由上海中医药大学王杰、浙江中医药大学卢建华、安徽中医学院周正新、云南中医学院王琦、河南中医学院李沛、广州中医药大学曹学伟执笔，内伤与骨病病例综合实训由黑龙江中医药大学张晓峰执笔，中医骨伤科学临床技能实训室基本要求及中医骨伤病历书写规范由上海中医药大学褚立希执笔。

本教材适用于中医骨伤学专业和中医骨伤科住院医师培养提高使用，也适用于针灸推拿学专业、中医康复医学专业（或方向）等使用。

本教材由中华中医药学会副会长、上海中医药大学终身教授施杞主审，对本教材进行了认真的审改，在此表示真诚的感谢！

本教材在编写过程中得到殷磊、张潮、杨松滨、谢殿洪、罗金寿、库秀娟等同志的支持，对他们的辛勤劳动深表谢意。

实训教材的编写是一种全新的编写模式，缺乏前人可借鉴的经验，这对编写者是一个挑战，加之编写者的水平有限，因此在内容上难免存在不足之处，恳望各院校师生在使用中提出宝贵意见，以便再版时修订提高。

编者

2011 年 8 月

目 录

上 篇

下　篇

上篇

本篇内容包括中医骨伤科临床技术发展简史、损伤的分类与病因病机、临床诊断技能实训、临床治疗技能实训、创伤急救，以及康复技能实训六章，这些内容除了第一章是对中医骨伤科临床技术创立、形成和发展的简要回顾，其余的内容均为中医骨伤科学临床医疗中必须具备的基本知识与基本技能，这些内容必须通过反复训练才能熟练掌握。这些内容的训练基本上均可在实训室内进行，因此应当反复多练，为临床的进一步实践和运用打好坚实的基础。

第一章　中医骨伤科临床技术发展简史

中医骨伤科学是中医学体系中颇具特色的学科，历史悠久，源远流长，历经数千年的发展，形成了完备的理论体系和临床技术，其丰富的学术内涵，治疗技术以及卓著的医疗成就，使其成为中医学体系中的重要组成部分。中医骨伤科学的特色在于，它是一门临床操作实践性很强的学科，长期以来历代医家在医疗实践中创造和发展起来的临床技术极其丰富，包括了诊断、治疗、功能锻炼等十分完整的临床技术体系。学习和了解中医骨伤科学的临床技术创立、形成和发展的历史，对于掌握骨伤科临床技术是大有裨益的。

一、诊断技术的发展

（一）对人体结构的认识

中医骨伤诊断技术的发展离不开对人体结构认识，最早系统地将解剖与人体生理、病理相联系的是《黄帝内经》(以下简称《内经》)，《灵枢·经水》提到："若夫八尺之士，皮肉在此，外可度量切循而得之，其死可解剖而视之。"可见，有目的地进行解剖，而且将解剖所见与人体生理、病理相联系，奠定了认识骨伤疾病的形态学基础。

《内经》对全身主要的骨骼关节作了命名，如顶盖（颅骨）、脊椎、胸肋、肱骨、胫骨、膝膑（膑骨）、肩解（肩关节）、髀关（髋关节）等。还指出骨骼中有骨髓；脊椎里有脊髓；脊髓与脑相通联。《素问·骨空论》更详细道出各长干骨的骨髓起点。《内经》对骨骼的支架、杠杆以及贮藏骨髓的作用也有详尽记载。如认为"骨为干"(《灵枢·经脉》)，"骨属屈伸"(《灵枢·决气》)，"骨者髓之府"(《素问·脉要精微论》)，"骨空之所以受益而益脑髓者也"(《灵枢·卫气失常》)等，将骨骼解剖形态与生理功能紧密地联系起来。

《内经》将肌肉、肌腱统称为"筋"。认为"筋为刚"(《灵枢·经脉》)，"主束骨而利机关也"(《素问·痿论》)，"诸筋者，皆属于节"(《素问·五脏生成》)。反过来，凡肢节功能障碍均责之于筋。如《素问·长刺节论》说："病在筋，筋挛缩痛，不可以行，名曰筋痹。"《灵枢·经筋》说："经筋之病，寒则反折筋急，热则筋弛纵不收，阴痿不用"等。

到了宋代，由于法医学的兴起，形态解剖学也随之进步，宋慈的《洗冤集录》一书对骨骼系统结构形态记述最详，对人体的主要关节、上下骨骼的关系、脊椎、关节构造等，都有翔实的描写。元代正骨方面取得的成就，与宋代对人体结构认识的进步是分不开的。

明清时期，由于传统观念的影响，解剖学发展缓慢。不过正骨科的医生还是很重视骨骼系统的形态结构的。《疡医准绳》、《医宗金鉴》、《伤科汇纂》、《检骨图格》等书对骨骼系统都有详细的描述。此外，清代发展了人身有致死、不致死部位的学说等。这些都促进了骨伤技术的进步。

（二）损伤性疾病的诊断

早在周代，创伤就有“金疡”和“折疡”的分类，《五十二病方》中有开放性创伤并发破伤风的记载，“痉者，伤，风入伤，身信（伸）而不能诎（屈）……强启其口，为灌之。”

到了《内经》，疾病的诊断与分类渐成体系，其中不少是有关骨伤科的内容。如《灵枢·终始》：“手屈而不伸者，其病在筋；伸而不屈者，其病在骨”。《内经》还详细描述了痹、痿、厥的病因病机与症状，“风、寒、湿三气杂至，合而为痹”（《素问·痹论》）；“因于湿，首如裹，大筋软短，小筋弛长”（《素问·生气通天论》）；“项似拔，脊痛腰似折，髀不可以曲，腘如结，腨如裂，是为踝厥”（《灵枢·经脉》）；“脉涩曰痹”（《素问·平人气象论》）等。《内经》还把筋骨痹证按十二经所部分经论述，到明代，伤科学派将经络学说作为辨证论治的主要理论依据，这正是《内经》经络理论的发展。

三国两晋南北朝时期，葛洪发展了危重创伤的诊治技术，描写了颅脑损伤和创伤大出血两大危重症。葛洪提出，危重创伤，应让病人安静，禁食水及刺激性食物，颅脑损伤者，若“破脑出血而不能言语，戴眼直视，咽肿沸声，口急唾出，两手妄举，亦皆死候，不可疗。若脑出而无诸候者可疗”，大出血者，“凡金疮，伤天囟、眉角、脑户，臂里跳脉（肱动脉），髀内阴股（股动脉），两乳上下，心、鸠尾、小肠及五脏六腑输，皆是死处，不可疗也。”这些部位都是大动脉或者重要脏器所在部位，葛洪的描述是非常科学的。这个时期，骨折脱位的诊断技术也有长足的发展，如《肘后方》明确将骨折、脱位、开放性感染区别开来，“凡脱折、折骨、诸疮肿”——把骨折（折骨）、关节脱位（脱折）和开放性创伤感染（诸疮肿）都概括了。在骨折中，葛洪提出了粉碎骨折的类型，并且骨折都有“筋伤”和骨折移位等合并症。

隋代，《诸病源候论》记载了“金疮病诸候”，其中有外伤伤及内脏、颅骨骨折并发脑损伤等危重症候。《诸病源候论》还进一步将开放性创伤感染的不同阶段症状作了描述，分别是“金疮初伤候”、“金疮伤筋断骨候”，“金疮成痈肿候”和“金疮久不瘥候”，即将创伤分列为早期、化脓感染期、慢性骨髓炎期，这是诊断技术的又一个进步。《诸病源候论》同时又是最早详细描述“伤筋”症候和治法的文献，在“金疮伤筋断骨候”提出：“夫金疮始伤之时，半伤其筋，荣卫不通，其疮虽愈合，后仍令痹不仁也。”

唐代，蔺道人最先对骨折脱位进行分型分类诊断。他称创伤为“伤损”，把骨、关节损伤分为骨折和脱位，把骨折分为开放性骨折和闭合性骨折两种，并首次提出新鲜骨折和陈旧性骨折的概念，“凡损，一月尚可整理，久则不可”（《仙授理伤续断秘方》）。他描写了颅骨骨折、肋骨骨折、股骨骨折、胫腓双骨折、前臂骨折、指（趾）骨折的诊断和治疗，奠定了骨折分型分类诊断的基础。蔺道人还首次描写了肩关节脱位和髋关节脱位，并提出髋关节脱位有前脱和后脱两大类型。在诊断检查方面，蔺道人最先总结了手摸心会的检查法，他通过“揣摸”、“捻捺”、“相度骨缝”，达到“认损处”的目的。

宋元时期，法医学著作《洗冤集录》通过局部组织的表现及骨折皮损的情况来辨别伤情轻重，如书中写到："诸用他物及头额、拳手、脚足、坚硬之物撞打痕损颜色，其至重者紫黯微肿，次重者紫赤微肿，又其次紫赤色，又其次青色。"危亦林《世医得效方》在骨折和脱位的诊断上继承蔺道人等人的经验，首次系统地将四肢骨折和关节脱位总结为："六出臼，四折骨"，"六出臼"指四肢肩、肘、腕、髋、膝、踝六大关节脱位；"四折骨"指肱骨、前臂骨、股骨、胫腓骨四大长骨干骨折。他最先记载了肩关节脱位有前脱位和盂下脱位两大类型，足踝部骨折脱位分为内翻和外翻两大类型。此外，他还最早记载了脊椎屈曲型骨折的症状。正是由于危亦林等人的推动，骨伤科学在宋元时期达到了一个高峰。

明清时期，对前人的诊断经验多有完善和提高，如《医宗金鉴·正骨心法要旨》大大拓展了对骨折和关节脱位的认识范围，其部位已从《世医得效方》的"六出臼，四折骨"发展到脊椎骨、锁骨、肋骨、肩胛骨、鹰嘴、髌骨、掌骨、指骨、跟骨、趾骨等30多处骨折或脱位。《普济方》把髌骨损伤分为3大类型，肱骨外科颈骨折分为两大类型。《正骨心法要旨》把颈椎骨折脱位分为4型。《伤科汇纂》把腰椎骨折分为屈曲、伸直两型。《正骨心法要旨》首次描述了颈椎合并截瘫、颅脑损伤，肱骨骨折合并缺血性肌坏死或肌筋膜间隔综合征等骨折合并症，这些大大地推进了学术的发展。《正骨心法要旨》还系统总结了触摸法诊断骨伤疾病："摸者，用手细细摸其所伤之处，或骨断、骨碎、骨歪、骨整、骨软、骨硬、筋强、筋柔、筋歪、筋正、筋断、筋走、筋粗、筋翻、筋热，以及表里虚实，并所患之新旧也。先摸其或为跌仆，或为闪挫，或为打撞，然后依法治之。"

明清医家也注意到一些特殊的体征的诊断意义，《普济方·折伤门》说："凡辨腿胯骨出，以患人比（两腿合并），并之而不黏膝，便是出向内（前脱位），如黏膝不能开，便是出向外（后脱位）。"这是黏膝征的最早描述。明清时期诊断方法的另一个进步，就是骨折或脱位经手法治疗后，依据伤肢的正常生理功能特征，对复位效果进行鉴别诊断。如：《救伤秘旨》对肩关节脱位经手法整理后，再通过被动运动肩关节的前屈、后伸和内外旋转检查是否复位。该书载："肩肿骨脱出腕外者（肩关节脱位）……伸足踏于患人腋下，然后抬肩带肘，徐徐用力拔伸患骨，用手按正其肩腕，折转试验其手，上至脑后，下过胸前，反手于背，方是归原。"这种试验方法通过肩关节外旋上举、内收、后伸和内旋活动来判断肩关节复位的效果，符合肩关节的生理特性，是科学的方法。

清末民初，西医骨科在中国逐渐传播并发展壮大，带来了不少先进的技术，如物理检查诊断技术、创伤抢救技术、矫形外科技术、手术清创复位技术等，使中医骨伤科发生了深刻的变化。

（三）内伤和创口感染的诊断

《内经》对内伤的诊断，也已初见萌芽，如《素问·脉要精微论》说："肝脉搏坚而长，色不青，当病坠若搏，因血在胁下，令人喘逆。""肝与肾脉并至，其色苍赤，当病毁伤。"

隋唐时期，对于创伤危重急症的诊断和创口感染的认识有了长足的进步。如葛洪《肘后方》提到的严重导致内脏破裂或大血管破裂的"致死"之处，大失血亡津耗液导致创伤休克（"卒从高处坠下，瘀血胀心，面青，短气，欲死"）及创伤感染和破伤风（"凡脱折折骨诸疮肿……若中风则发痉，口襟，杀人”）等。

宋元时期，内伤的诊断趋于具体和规范，如：《太平圣惠方》所列坠堕内损的主要症候是咳咯血，而腹中瘀血刺痛和大小便不通，是伤脏腑的症候。《太平圣惠方》还总结了唐代对开放性创伤的诊断经验，概括为“五善七恶”。《三因极一病证方论》认为：“病者因坠闪肭，致伤五脏，损裂出血……此名内伤。”李东垣则强调“血者，皆肝之所主，恶血必归于肝，不论何经之伤，必留于胁下”（《医学发明·卷三》）。《世医得效方》首先提出“内损”概念。其主要症候分内伤肺肝，呕血不止，瘀血停积，心腹胀闷以及伤筋骨疼痛等。《活法机要》提出内伤瘀血有虚证实证的不同，疼痛也有血积气滞之别，强调“阴阳不可不辨也”。这是对元代以前内伤论治的总结。

明清时期，以望、闻、问、切结合所伤部位的伤情诊断的方法趋于完善。如《跌损妙方》记载：“要仔细看明，随轻重用药；青肿转红色，血活将愈……遇有重伤，解衣谛视遍身，血道形色若何？诊脉调和与否；脉绝不至者死，沉细者生……顶门（颅骨头顶部）一破，骨陷难存。囟门被伤，髓出即死……若鼻孔黑色，舌大神昏，则脏腑绝矣。耳后为制命之处，脊骨无续断之方。男子乳伤，犹非重症；妇人乳伤，却是危机。正腰受伤，笑者多凶；小腹受伤，孕妇最忌。”说明当时对内伤诊断的重视。历代骨伤医家对内伤的理论及其治疗方法，逐渐形成了中医骨伤的内治特色。

二、内治技术的发展和完善

骨伤疾病的内治法既是中医辨证论治的一个组成部分，也是骨伤科临床技术的重要组成部分。因为骨伤疾病的病因和损伤部位往往比较明确，所以在辨证论治上有其鲜明的特色，形成了丰富的内治理论和技术，摘要而言，有从气血论治、从肝肾论治、损伤分期论治3个方面。

（一）从气血论治

《内经》对气血论述已经非常深入，奠定了气血学说的基础，在生理上，脾胃为气血生化之源，肝藏血，脾统血，心主血脉。气血滋养灌溉着骨骼、筋、肌肉，与三者的关系密切。若外感六淫之邪，入侵肌肤肌肉，伤于风邪则凝血麻痹，伤于寒邪则疼痛收引，伤于湿邪则伤肉肿胀不仁，火邪劫血则腐肉为脓等。若创伤，或亡血耗气，或恶血留内，痹痛不仁。《难经》对气血的关系也进行了深入探讨：“气主呴之，血主濡之，气留而不行者，为气先病也；血壅而不濡者，为血后病也。”

隋代，巢元方《诸病源候论》首先论述损伤失血对人的影响，“夫金疮失血，则经络空竭，津液不足，肾脏虚躁故渴也。金疮失血多者，必惊悸，以其损于心故也”（卷三十六）。又论瘀血的病机：“血之在身，随气而行，常无停积。若因坠落损伤，即血行失度，随伤损之处，即停积；若流入腹内，亦积聚不散，皆成瘀血”（卷四十八）。

唐代，蔺道人进一步明确运用促进气血生长的药物治疗骨折。他指出；“凡损药必热，便生血气，以接骨耳”（《仙授理伤续断秘方·医治整理补接次第口诀》），认为骨骼的再生、骨骼的愈合有赖于气血的滋养，并创活血丹、大红丸、当归散等方。历代医家宗此法，治疗骨折都应用调治气血的方药。

金元时代，张从正在《灵枢》“脉道以通，血气乃行”的启示下，提出“贵流不贵滞”（《儒门事亲·卷二》），重视气血流通，运用行气活血、温经通络药治疗腰腿痛，运用祛风散寒、逐湿药治疗关节痹痛等，也是《内经》气血学说的发挥。

李东垣重视脾胃之气的培补，他说：“人受水谷之气以生。”又说：“气化成形，味和形长，无阴则阳无以化……阴本既固，阳气自生，化成精髓。”

明清时代，不少医家运用气血学说对骨、关节、软组织伤病的病因病机，证候和治疗都作了进一步的阐述。如张景岳指出：“凡人肩冷臂痛者，每遇风寒，肩上多冷……此以阳气不足，气血衰少而然。”认为臂痛，是经络阳气不足，气血衰少而感受风、寒、湿邪所致；《医宗金鉴》指出了肩背痛有经络气滞、气虚、血虚、血瘀的证候。薛己于其著作《正体类要》中提出气滞血凝说，认为：“肢体损于外，则气血伤于内，营卫有所不贯，脏腑由之不和。”又认为骨伤疾患与脾胃关系密切，他说：“内伤下血作痛，脾胃之气虚也……大凡下血不止，脾胃之气脱也。吐泻不食，脾胃之气败也。苟予为调补脾胃，则无此患矣。”薛氏根据损伤引起气血的病理变化，详细列载了肿、痛的具体证候和治疗方药。此外，唐宗海提出：“血不去，新血且无生机”，“新血不生，则旧血亦不能自去”。陈士铎提出“瘀不去则骨不能接”，“瘀去新骨生”的观点，阐明了骨折愈合的病理核心，强调去瘀生新治疗骨折的重要意义，等等。

现代的石氏伤科，学术上尊薛己学说，重八纲辨证，在内伤论治上用药以四物汤、六味地黄丸为基本方，喜用温补法。魏指薪魏氏伤科重导引练功，以经络学说、气血学说为主要理论依据。这些都是气血学说的在骨伤科学的现代发展的代表。

概而言之，从气血论治是骨伤辨证论治的一大特色，它强调骨伤疾病的发生、发展、转归及预后均与气血关系密切，骨伤初期病理变化总离不开伤津耗气，或脱气脱血，或瘀血内留，中后期大都为气血两伤、气虚血瘀，甚至瘀血作脓等。在治疗上，“气行则血行”，“旧血不去新血不生”，“瘀去新骨生”等“气血论治”的内治理论和技术至今仍然是指导骨伤临床的重要理论和方法。

（二）从肝肾论治

《内经》对肝、肾与筋骨的关系论述也十分深入，一方面，认为肾主骨、主生髓，肝主筋，骨的生长、发育、修复均须依赖肾脏精气的滋养和推动，“精藏于肾……是以知病之在骨也”（《素问·金匮真言论》），而筋的“主束骨而利机关”功能也需要肝气与肝血的滋养，“精藏于肝……是以知病之在筋也”（《素问·金匮真言论》）。如果肾精不足，髓不能满就会出现骨骼的病变，“精伤则骨酸痿厥”（《灵枢·本神》）。肝的气血不足，就会出现筋骨痿弱，肢体关节屈伸不利。另一方面，认为骨骼的病变可以伤及骨髓，累及肾。“因而强力，肾气乃伤，高骨乃坏”（《素问·生气通天论》）。

唐代，孙思邈首先发展了《内经》理论，应用多种补肾药治骨伤，认为补肾药能长骨髓。蔺道人治疗骨伤的系列方剂中也广泛应用补肝肾药。后世医家多遵此法。

宋代，认为骨的修复需要骨类物质，因而广泛选用动物骨治疗骨折。在当时成书的

《太平圣惠方》和《圣济总录》记载了很多上述两种疗法的方剂，为之积累了丰富的用药经验。

元代，杨清叟依据《内经》肾主骨的理论，于《外科集验方》中叙述了骨痈疽的根源是肾虚，提出了“肾实则骨有生气”的论点，力主补肾阳治疗骨病。杨氏这一观点不但精辟地指明了肾对骨的生长修复和抗病能力上的滋养关系，而且对后世运用补肾药治疗骨、关节疾病颇有指导意义。

明清时期，由于命门学说的兴起，把从肝肾论治骨伤疾病又推进了一大步，一方面张景岳、赵献可等人认为，命门是人体生命力的策源地，是人气血生化的动力源泉，对气血的调治，必须调补肾阳和命门，另一方面，薛己等人倡导培元固肾治伤损法，八味丸、六味丸、桂附、骨碎补等方药广泛应用于骨伤临床，特别是骨伤中后期，起到强壮筋骨、促进愈合的作用。

概而言之，从肝肾论治是骨伤辨证论治的又一大特色，肾主骨生髓，肾在骨骼的生长、发育、愈合、修复各方面均起着主导作用，肾阴是骨骼和骨髓生长的物质基础，肾阳可以推动骨骼的生长和愈合，并且又推动气血的生化，肝主筋，在增强筋骨关节的功能和修复方面发挥主导作用，两者的重要性不言而喻。

肝、肾两脏对骨骼发育、生长、修复、愈合，以及骨代谢调控起着重要作用。“从肝肾论治”不仅是当今骨伤临床广泛运用的主流理论和技术，更被骨伤的科学研究所证实。

（三）损伤分期论治

损伤分期论治，最早要溯源到蔺道人著名的“七步内治伤损法”，《仙授理伤续断秘方》载“如伤重，第一大成汤或用小承气汤或（加）四物汤，通大小便去瘀血也……第二用黄药末温酒调……第三服白药末，热酒调，其法同黄末服，第四服乌丸子，第五服红丸子，第六服麻丸子……第七服活血丹、当归散、乳香散”。

蔺氏的一汤二药、三丸一丹的方药结构和主治、效用，是按照创伤病理的全过程，根据不同时期的病理变化而采用了七步治法。每一步、每一方都列举了一系列症状表现和病因病理，如第一步的大成汤所主治的病症是创伤早期重症，瘀血停积、瘀滞不通、二便闭塞，而用下法，以攻逐瘀积；小承气和四物汤，一是峻下，一是缓下，可因病情轻重，因人的体质强弱而分别用之。第二步的黄药末用乌头、木鳖子等消肿止痛。第三步的白药丸所主治的症状表现是损伤后，败血、瘀血壅滞、肿痛为主，是创伤的早期表现，所以应用活血散瘀，消肿止痛的药物。黄药末药物组成，性味迅猛，白药末则较缓和，这都是按病程不同、体质不同而设。第四步的乌丸子和第五步的红丸子，所主治的症状表现，是创伤中期，瘀血未清，气血内耗的病理阶段，出现“无力”、“手足缓弱外肿内痛”的症状，因此，采取理气活血、散瘀、补血、舒筋活络、坚筋固骨的治疗方法。第六步的麻丸子，是创伤后期，瘀血虽清，但气血内耗，经络空虚，筋骨失养，所以要“壮筋骨、活经络、生气血”。第七步的活血丹，则是针对创伤晚期出现的后遗症而设，一方面气血损耗于内，另一方面瘀滞不散、经络不通、外邪侵犯于外，因而“手足顽麻、左瘫右痪”，活血丹可以理气活血化滞，温通经络，驱散外邪。

蔺氏的七步内治伤损法，是自汉代以来，人们用药物内治创伤骨折的经验理论总结。蔺氏充分运用了《内经》有关创伤后的病理机制和治疗大法，并且与临床实践密切结合起来而有所发展，从而揭开了创伤骨科辨证论治的新一页。

明代，薛己的《正体类要》发展了蔺道人的内治技术，总结了明代以前辨证论治治疗骨伤疾病的经验，薛己在辨证论治骨伤疾病时，主张损伤初期多用“桃仁承气汤”、“加味承气汤”等攻下方药；中期则投“复元活血汤”“复原通气汤”等宽猛相济的方剂；后期则用“四物汤”、“四君子汤”、“八珍汤”、“十全大补汤”等护脾胃、补气血之宽缓方剂，这些方剂至今仍被骨伤临床广泛运用。

蔺道人和薛己的分期辨治思想经历代骨伤医家的继承和发展，逐渐形成现今中医骨伤内治法的损伤三期辨证治法。损伤三期辨证治法初期主要采用“下法”或“消法”，中期主要采用“和法”和“续法”，后期主要采用“补法”和“舒法”，具有鲜明的中医特色。以上三种理论，是中医骨伤历代医家内治法的经验和学术思想的总结，至今仍然指导着中医骨伤科的临床。

三、外治技术的发展和完善

外治技术是中医骨伤科临床技术体系的重要组成部分，它充分体现了中医骨伤科的特色。早在公元前11世纪西周时代，《周礼》主张对创伤骨折进行内外用药，包扎固定治疗。公元前5世纪前后的《五十二病方》记录用酒或用有消毒作用的药物煮水处理伤口。约公元1世纪成书的《治百病方》应用活血化瘀方药内外并治创伤。汉代还盛行功能体育疗法，帛画“导引图”就有多个图式注明用于治骨、关节疾患者。公元3世纪，华佗及其弟子开始施行骨科手术，华佗还总结前人经验，创造了“五禽戏”，主张通过功能锻炼治疗骨、关节损伤。经过历代的发展，逐渐形成中医骨伤外治法的基本理论和技术，主要包括整复、固定、外用药和功能锻炼等理论和技术。

（一）整复技术

整复技术是运用施治者的手法或者辅以器械，作用于病人的患病局部，以达到整复正位、治疗疾病的目的。

晋代葛洪最先描述了整复下颌关节脱位的方法，“治失欠颔车蹉开张不合方：一人以其指牵其颐，以渐推之则复入。推当疾出指，恐误啮伤人指也”（《补辑肘后方》）。

南北朝时期，当时朝廷太医署已有专职从事治疗骨折损伤的医生，《北史》记录的切开复位手术，可谓切开复位手术疗法萌芽。

唐代，太医署内设按摩科负责治疗骨折，强调正确复位治疗骨折的重要性。从此，中医治疗骨折的原则之一——整复，进一步确立。

蔺道人对骨折的诊疗进行了总结，著《仙授理伤续断秘方》。蔺道人认为骨折的修复首先依赖气血的生长，并强调手法整复，总结了拔伸牵引、端挤提按和捻捺按摩等复位法，介绍肩关节脱位的整复法——靠背椅式复位法以及手牵足蹬法整复髋关节脱位，并且强调固定后要活动上下关节，认为如此可以活血化瘀，有利骨折愈合。蔺道人对开放性骨折主张用煮水冲洗伤口，然后缝合或不缝合并外敷药物，骨折进行复位或扩创复位，再用小夹板外固定治疗。这种处理开放性骨折的方法，延续到19世纪末。

宋代，张杲报告施行骨的切开复位手术，有限切除了大块死骨的胫骨还能再生骨骼。同时期，《夷坚志》记载当时一位医生用同种异体骨移植于颌骨缺损处取得成功。

元代，危亦林描写了肩关节脱位的喙突下脱位和腋下脱位两种类型，创立了多种应用杠杆原理的复位法，首创垂直悬吊法整复髋关节脱位。

明初出现的《回回药方》首先用"动静"这个词概括了骨折的治疗问题，描写了脊椎骨折运用多种过伸法复位，复位后于腰背下垫枕治疗。书中还比较准确地记录了四肢长骨干骨折愈合的时间．描写了骨折愈合处的骨痂的生长过程。《回回药方》描写的骨折部位有22处，既介绍了蔺道人、危亦林的经验，也介绍了一些古希腊希波克拉底治骨折的经验，如手牵足蹬整复肩关节脱位等治法。

《普济方》记载了骨折疗法注重恢复伤肢的功能，在论述治疗下肢骨折时强调要保持伤肢与健肢等长和中立位。

1608年，王肯堂较系统地总结了历代治骨折的经验，在他的《疡医准绳》中强调整复骨折不用暴力，要使用手法技巧。他还介绍了《永类钤方》记载的用牵引内收法整复髋关节前脱位。

至清代，对骨折治疗基本上遵循前人的经验，骨的手术，诸如切开复位术、植骨术虽有尝试，但终未取得突破而不能广为应用，因此人们趋向运用手法技巧，借用外力和肢体内动力进行整复骨折。从而使闭合的手法复位技术不断提高，相应的外固定器具也逐渐增多。这一时期的手法复位较以往更强调施手法前须了解局部的骨关节结构。《医宗金鉴·正骨心法要旨》说："盖一身之骨体，既非一致，而十二经筋之罗列序属，又各不同，故必素知其体相，识其部位，一旦临证，机触于外，巧生于内，手随心转，法从手出。"在施手法前，还强调要明确诊断。如《医宗金鉴·正骨心法要旨》说："或拽之离而复合，或推之就而复位，或正或斜，或完其缺，则骨之截断、碎断、斜断，筋之弛、纵、卷、挛、翻、转、离、合，虽在肉里，以手扪之，自悉其情。"在手法施行时，明代以后已注重手法要轻、巧、稳、准，注重软组织的保护。如王旨堂说："用药固不可差，而整顿手法尤不可孟浪。"又说："凡撙捺，要手法快便，要皮肉相执平整，整拔亦要相度难易，或用三四人，不可轻易"（《疡医准绳·损伤门》）。《医宗金鉴·正骨心法要旨》指出："其人元气素壮……手法亦不可乱施，若元气素弱，一旦被伤，势已难支，设手法再误，则为难挽回矣。此所以尤当审慎者也。"指出正确运用手法，是正骨医生的基本功。后世从事正骨者，奉此说为金科玉律。

19世纪初，中医治疗骨折丰富的经验被广泛推广，有关的著作流传欧洲。1807年，日本人二宫献彦将日本人学习中医正骨的经验编成《中国接骨图说》，记载了当时中医整复骨折损伤的手法，绘图谱51幅，介绍了当时中医应用旋转复位整复颈椎、腰椎的损伤方法。

清末，胡廷光编《伤科汇纂》，运用超关节的小夹板外固定关节部位的骨折，记载对肱骨髁上骨折、足踝骨折的整复手法和外固定方法。还首次报告了腰椎过伸性骨折损伤，提出用屈曲腰椎的"腹部枕缸法"整复。描述了桡骨远端屈曲型和伸直型两种不同类型的骨折，介绍了牵抖法整复和超腕关节的夹板固定。胡廷光还指出了肱骨干骨折分离移位不易愈合，描写了肌肉扭转力引起的骨折。钱秀昌在《伤科补要》中又记录了用提膝屈髋牵引，伸足外展的手法整复髋关节脱位。这些方法，至今还有临床价值。

现代中医骨伤科整复技术在前人的基础上，又有新的进步，如福建名医林如高，将气功运用于骨伤整复的手法之中，提出了触摸、拔伸、持牵、按止、提托、推挤、摇转、反折、理筋、分骨等十法，手法熟练，讲求重而不滞、轻而不浮，柔中有刚，刚柔相济。四川名医杜自明，擅长手法，其针对治筋伤难于治骨伤的特点，治骨伤常用牵、接二法复位，挤、靠二法固定；治筋伤则以点穴按摩配合弹筋拔络，点穴可镇痉止痛、活血散瘀，弹筋可振奋神经，舒展组织，然后辅以搽摇升降以活动关节，排除粘连，松解嵌顿，理顺筋脉，畅通血运，促进代谢，达到减缓痉挛，消除疲劳的效果。少林嫡传的伤科名医王子平堪称近代武林泰斗，其在治伤中熔擒拿手法和正骨手法于一炉，并将导引与武术相互渗透，融会贯通，在学术上独树一帜。其正骨手法特点是：重视经穴，注意点、面、线相结合，反对以天应阿是穴为唯一取穴标准。主张以痛为俞，邻近取穴和循经取穴相结合进行点穴按摩，再配合理筋和活动肢体以照顾“面”，还根据经络学说，远端取穴以照顾“线”，突出体现了中医整体观的原则特征。王氏还反对整复过程中使用拙力和暴力，主张用“巧劲”，“似棉裹铁”般地将力渗透到患部深层。以上名家为继承发展骨伤整复技术树立了典范。

（二）固定技术

1. 夹板固定

夹板固定是采用合适的材料，根据肢体的形态加以塑形，制成夹板，配以固定垫以及布带等扎缚保持骨折复位后的位置的一种外固定技术。

晋代葛洪最早提出了应用竹帘式夹板外固定骨折，从而开创了中国骨科小夹板外固定疗法的先河。他的骨折固定法是不超过关节的局部固定法。这种不妨碍关节活动的固定形式成为中医治疗骨折的主要外固定技术且延续了16个世纪。

唐代蔺道人发展了葛洪的方法，就地取材，应用杉木皮做夹板，并对杉木皮夹板从制造、包扎技术和具体运用都作了说明。“杉木皮用水浸泡后，削成手指大片，间疏排列，用小绳捆扎三度备用”（《仙授理伤续断秘方》）。夹缚的时候，根据伤肢局部的大小，敷上药膏后，将杉木皮夹板数片，周围安置，各夹板之间留出一定距离，然后用麻绳扎缚三度，扎紧。他还强调药膏敷贴必须均匀平正，以免因高低不平的药膏在夹板压力下引起骨折移位。“用药贴，夹缚要平正方是”（《仙授理伤续断秘方》）。蔺道人还总结了一些骨折固定的经验方法，如股骨因肌肉力强，因此，他明确要求：“腿上用苎麻绳夹缚，绳如钱绳（唐代穿钱币开元通宝的绳，直径约为0.6cm）许大。”认为股骨固定力要强些，要选韧性较大的苎麻绳，如穿钱的绳大小作为扎带，这样的固定力比较大些。对关节部位，则运用绢布包扎固定法：“凡曲缚，（关节）如手腕、脚凹、手指之类，要转动，用药贴，将绢片包之。”对肋骨骨折，也用绢片缚，“凡金井骨，在胁之下，有伤损不可夹缚，只是捺平令安贴平正，用黑龙散贴，绢片缚，两胁骨亦如此。”

宋、元继承唐代的外固定技术，选用的器材，除了竹片、杉皮、杉板之外，还用了柳枝。从宋、元时期各种方书的记载，可以看到选用夹板就地取材的特点，如《是斋百一选方》："大段折伤者，便以竹片夹之。"《三因极一病证方论》："捻揉骨折处相接，即用杉木夹缚。"《朱氏集验方》："用水布帛裹罨伤处，用杉板夹缚。"竹片、杉木皮（或板）和大块桑皮使用时，宋、元时期的方书都强调"用纸衬"、用棉布或软物或桑白皮衬垫，然后用绳捆缚，避免压迫皮肤。可见，当时对骨折固定夹板的使用和装置已有丰富的实践经验。竹片、杉木皮（或板）和柳木，质韧、体轻且有弹性，并能塑形。由于我国幅员辽阔，葛洪在南方用竹片，蔺道人、危亦林在江西用杉木皮，北宋建都黄河流域的开封多柳树，取材容易，固定可靠，又能适应外用药物和练功活动的治疗方法。因此这些固定器材就继传至今。除四肢骨折用夹板固定外，危亦林还发明了脊椎骨折的外固定法，介绍了"用大桑皮一片，放在背皮上，杉树皮两三片，安在桑皮上，用软物缠夹定，莫令屈"的脊椎夹板固定法，并且指出固定后"莫令屈"，也就是保持过伸位置。这种固定方法，是符合脊椎解剖生理的，也符合脊椎屈曲型骨折固定要求。《普济方》还描写了伸直型桡骨远端骨折，应用揣捏法复位和超腕关节夹板外固定治疗，并描述了膝关节脱位、骨折移位和不移位 3 种类型，并应用抱膝圈外固定法。

中医应用小夹板局部外固定治疗骨干骨折已有几千年的历史，积累了丰富的临床经验，随着现代科学技术的发展，自上世纪方先之、尚天裕等人结合应用解剖学、麻醉技术以及影像诊断技术，总结整理中西医治疗骨折的经验，使小夹板以及压力垫局部外固定治疗骨干骨折的疗效又有明显的提高，此后经过 30 多年的临床实践及不断总结改进，统一了固定夹板的规格，使夹板局部外固定治疗骨折趋于标准化，既可达到骨折固定的要求，又减少产生治疗上的并发症。夹板局部外固定疗法保证了肢体运动的力学体系，使肢体正常功能在骨折治疗过程中得到逐步恢复。

2. 牵引固定

牵引固定是通过一定的牵引装置。利用悬垂重量为牵引力，身体重量为反牵引力，以克服肌肉的收缩力，整复骨折、脱位等疾病的方法。

元代，李仲南首先描述脊椎骨折，主张用牵引过伸复位治疗，以及牵引治疗颈椎损伤。危亦林对关节部位骨折主张在复位固定后，"不要定放"，要"时时用曲直"，否则"日后曲直不得"，并主张用类似现代腰围一样的夹板固定脊椎骨折于过伸位。

明代，朱橚编成《普济方》，总结了前期治疗骨折的经验，记录了 15 个部位的骨折脱位，描写了颈椎骨折脱位，主张用悬吊快速牵引复位颈椎骨折。书中还记载用布巾悬吊胸前、后的方法纠正肱骨骨折的成角移位，用砖头固定牵引治疗下肢骨折。

清代，《医宗金鉴》介绍了攀索叠砖法、腰部垫枕法和披肩复位固定治疗脊柱、肩部损伤的方法，描写了各部位骨折损伤的机理，并强调内外用药均须严格辨证论治。清末，赵廷海于《救伤秘旨》一书又报告用布兜牵引固定治疗颈椎骨折脱位。吴谦等人对骨折的治疗观点和方法与危亦林，朱橚是一脉相承的，只不过在诊断、整复手法（吴谦总结了十大手法）和固定器材方面有所发展而已。

总之，中医骨伤从一开始就重视骨折外固定与手法整复并重，《医宗金鉴》就明确提到了固定的重要性和作用："跌仆损伤，虽用手法调治，恐未尽得其宜，以致有治如未治之苦，则未可云医理之周详也。爰因身体上下、正侧之象，制器以正之，用辅手法之所不逮，以冀分者复合，欹者复正，高者就其下，陷者升其位。则危症可转于安，重伤可就于轻，再施以药饵之功，更示以调养之善，则正骨之道全矣”（《医宗金鉴·正骨心法·器具释义》）。

（三）外用药技术

早在战国时期，外科所用的膏、丹、散、酒药、洗剂等药物剂型在《内经》中已初具雏形，如《灵枢·痈疽》：“其化为脓者，泻则合豕膏……疏砭之，涂以豕膏，六日已，勿裹之。”指出脓溃破后用猪油制的药膏外敷，并注意引流。东汉时，郑玄注释《周礼》“疡医”的一段话说：“今医方有五毒之药，作之，合黄堥（即有盖瓦盒），置石胆、丹砂、雄黄、礜石（即砒石）、磁石其中，烧之三日三夜，其烟上著，以鸡羽扫取之以注创，恶肉破骨则尽出。”这种制药方法就是丹药的制法，使用丹药以提腐拔毒也是后世治创伤感染和骨疽的主要外治法，其中的朱砂、雄黄等药仍是至今临床常用的红升丹、白降丹、九一丹等药剂的主要组成成分。这个时期，其他外治技术如熏洗、热熨法也有了初步的应用，如《素问·玉机真脏论》“今风寒客于人……或痹不仁肿痛，当是之时，可汤熨及火灸刺而去之。”汤即熏洗，熨即药熨，认为药熨、熏浴能疏通气血，活血化瘀，祛风寒湿邪。这些疗法一直沿用至今。

晋代，葛洪主张用有杀菌作用的药物如韭汁、葱白煮水或用盐水处理伤口。再外敷“神黄膏”（主要成分有黄连、黄柏等）清热止痛。葛洪还应用药膏接骨续筋，如“续断膏”（续断、蛇衔、防风）蛇衔膏等，也是令人瞩目的成就。同时期，《刘涓子鬼遗方》用生肌膏外用生肌（大黄、川芎、芍药、黄芪、独活、当归、白芷），临床常用的生肌玉红膏就是在这个基础上加减而成的。又有六物灭瘢膏（鸡矢白、芍药、白蔹、白峰、鹰粪白）治瘢，都为后世外用药的发展奠定了基础。

隋朝，《诸病源候论》一书指出开放性骨折感染化脓可因中风、着水、异物感染、死骨和包扎不严，提出与现代清创手术原则相似的手术疗法。

唐代，蔺道人也主张开放性骨折要先煎水洗，再敷药，后复位固定，其冲洗法比葛洪更加明确：“洗药：凡伤重者，用此方煎汤洗之，然后敷药。生葱切（一本用生姜），荆芥锉、土当归，上三味煎汤温热淋洗。”又方“如伤重，先用洗，后却用乌龙角贴。”即用蒴藋木（接骨木）、石南叶、白英、白杨皮、生葱、何首乌、土当归、荆芥、藁本等药（见《仙授理伤续断秘方》方论）。后方是蔺氏主要的外敷药。又：“乌龙角：治跌损仆伤、筋骨碎断、差爻（移位）出臼，其用法详见前方黑龙散（即洗后复位，创口周围敷黑龙散，创口填风流散），洗擦整理后贴夹缚，亦可用此干糁疮口。”其止血的代表方是“桃红散”，“治积年不效，朽烂疮口，金疮箭射，打碎皮破，血出不止，可将此药干撅，次日别用药水洗净再撅，大能散血结口。”（《仙授理伤续断秘方》方论）用石膏、白矾、血竭、黄丹、松香、五倍子、粉霜（轻粉）、龙骨等组成。此方到明清时期，还被广泛使用。孙思邈《千金方》记载了用龙骨粉制膏治疗骨痈疽，“日易之，虫出如发”，用“陷肿散”（乌贼骨、硫黄、白石英、紫石英、钟乳、丹参、琥珀、附子、干姜、大黄、胡燕屎）外敷内服，“治瘿瘤及骨瘤、脂瘤、石瘤、肉瘤、脓瘤、血瘤或息肉”。

宋代，采用药物煮水淋洗或膏药贴敷、膏摩治疗骨折。在当时成书的《太平圣惠方》

和《圣济总录》记载了很多上述两种疗法的方剂，为之积累了丰富的用药经验。淋渫（渫，音泄，除去的意思）法，是宋、元盛行的治金疮、跌伤瘀血、骨折和痈疽的方法。这一方法是自《五十二病方》后十多个世纪来实践验证行之有效的疗法。如《太平圣惠方》介绍的淋渫方药，有白矾、白艾、当归、桑白皮等；《卫济宝书》和《外科精要》用黄连、黄芩、狼牙根、大黄、白芷、川芎等洗化脓疮口；《世医得效方》又用黄柏、半夏洗金疮，并强调一日一洗，洗后搽药。

外用止血方面，这个时期应用了罂粟壳、龙骨、黄丹等药物止血，《太平惠民和剂局方》用“花蕊石散”（花蕊石、硫黄），“治一切金刃箭镞伤中，及打扑伤损……应急于伤处掺药”以止血止痛。张元素用“没药散”（锡粉风化灰、枯矾、乳香、没药）治刀箭伤。《十药神书》提出“大抵血热则行，血冷则凝、见黑则止”的观点，至明清又发展为用药物烧炭外用止血。

对于化脓、坏死的肌、皮、骨等，主张用刀、剪切除，然后应用生肌止痛的膏、散敷贴。如《太平圣惠方》的“太乙膏”，用白芷、乳香、没药、苍术、白胶香、炒石膏、黄丹等和桐油煮成膏，治金疮以祛腐生肌。《圣济总录》的“生肌乳香膏”，用紫草、当归、头发灰、木鳖子、乳香、没药、生乌头、生附子、苏木、秦艽、松脂、黄丹等炼膏，外用生肌定痛，收口。《外科精要》的“生肌散”，用寒水石、龙骨、轻粉、黄丹、黄柏、黄连、降真香、槟榔、血竭、麝香等，这些药剂经过加减，至今沿用。药熨和膏摩在宋代也得到很大发展，如《圣济总录》载“因药之性，资火之神，由皮肤而行血脉，使郁者散，屈者伸，则熨引（即药熨，宋时称谓）为力多矣……熨能温之，血性得温则宣流，能引其凝泣也”，又载“可按可摩，时兼而用，通谓之按摩。按之弗摩，摩之弗按，按止以手，摩或兼以药，曰按曰摩，适所用也”。认为膏摩通过按摩手法的作用，使药力的发挥较药显更为优越。其膏摩用药，也多用行气活血、祛风胜湿类药物。

明清时期的外用药技术，继承了历代的丰富经验。对感染创口进行外洗、外敷生肌类膏、散，已形成了成熟的治法。明清时期洗金疮的方药，多选用蔺道人的“黑龙散”、“风流散”和“仙正散”以及宋、元时期常用洗金疮的方药等。《外科集验方》有“熏洗方”，用桑白、白芷、赤芍、乌药、左缠藤（忍冬藤）、荆芥、橘叶、藿香、乌臼叶根等外洗（见《外科集验方·第六》）。《疡医准绳》和《外科正宗》则用“如意金黄散”（天花粉、黄柏、大黄、姜黄、白芷、厚朴、陈皮、甘草、苍术、南星），改“加味太乙膏”（肉桂、白芷、当归、玄参、赤芍、生地、大黄、木鳖、阿魏、轻粉、槐枝、柳枝、血余、黄丹、乳香、没药），或“生肌玉红膏”（白芷、甘草、归身、血竭、轻粉、铅粉、紫草、麻油）。少林寺派则多用桃花散加黄柏、黄连，或“拔毒生肌散”（炉甘石、寒水石、乳香、没药、大黄、蓖麻子、麝香、冰片、滑石、赤小豆），另外用“三黄散”洗脓血（金银花、归尾、大黄、黄芩、黄柏、赤芍、荆芥、薄荷、山慈菇、甘草、防风、黄连）（见《救伤秘旨》）。

外用止血药著名的有洪宝丹（又名寸金）、四黄散、截血膏（天花粉、赤芍、姜黄、白芷），用治“金疮及诸热症赤肿”（《外科集验方》），以及桃花散（陈年石灰与大黄同炒后，去大黄用石灰末），功用生肌止血，均应用至今。

关于溃疡期的生肌问题，薛已指出脓成不溃，或疮口不敛都是阳气虚弱，肌肉不生则是脾胃气血两虚，主张以补益气血内托为主。杨清叟认为："阳动则阴随，气运则血行，阳滞则阴凝，气弱则血死，血死则肌死……必调其阳和其阴，然后气血匀，二者不可偏废，只调阳不和阴，则气耗而血凝，肌必不活"（《外科集验方》）。主张气血双调，亦即内治外敷兼之。

近代应用外用药进入了整理总结的阶段，理论方面，如吴师机说，外治"按其位，循其名，核其形，就病治病，皮毛隔而毛窍通，不见脏腑恰直通脏腑也"。通过中医的整体观思想，提高了外用药的应用范围。外治皆本内治之理，外治方药亦多由内治方药所变通，只是使用方法不同而已。因而内治辨证的一般原则、步骤、方法、基本内容和要求都适用于外治。近代外用药辨证治疗骨伤疾病，一察所因，分析疾病的原因；二望形色，注重外部形症的辨识；三分表里，分清楚病由外受，抑或内生；四审阴阳，判定是阳证还是阴证，抑或半阴半阳证；五看经络，识别邪入何经，病在何络，形成了一套成熟的体系。

（四）导引技术

导引，是气功的古称，是通过肢体的主动运动来防治某些损伤性疾病，促使肢体功能得到锻炼，从而加速康复的一种疗法，相当于功能锻炼。

早期的导引起源于舞蹈，《吕氏春秋》记载："昔陶唐之始……民气郁闷而滞著，筋骨瑟缩而不达，故作舞以宣导之。"1973 年，长沙马王堆三号汉墓出土，其中彩色帛书"导引图"绘有导引动作图式计 44 幅，里面的 31 幅还有简单的文字题记，图内人物身著常人服装，男女老少都有，可见西汉时期或更早以前，已相当流行"导引图"中的动作，有徒手运动，也有持械运动，有的用来保健，有的用来治病，内容相当丰富，成为后代各种保健治病主动运动的滥觞，"五禽戏"、"八段锦"、"易筋经"等，都是由此演化而来的。

导引按摩在《内经》有不少描述，"中央者……其病多痿厥寒热，其治宜导引按跻"（《素问·异法方宜论》）。"黄帝曰：余受九针于夫子，而私览于诸方，或有导引行气，跻摩、灸、熨、刺、焫、饮药之一者，可独守耶，将尽行之乎？"（《灵枢·病传》）。说明古代明确将导引作为重要疗法之一。

东汉末年，名医华佗将繁杂的仿生气功编成一套"五禽戏"，教人俯身仰首，展手伸足，舒筋活血。他说："人体欲得劳动，但不当使极尔。动摇则谷气得消，血脉流通，病不得生，譬犹户枢不朽是也。是以古之仙者为导引之事，熊颈鸱顾，引挽腰体，动诸关节，以求难老。吾有一术，名五禽之戏，一曰虎，二曰鹿，三曰熊，四曰猿，五曰鸟，亦以除疾，并利蹄足，以当导引。"后世医家又在临证实践中不断积累经验，逐步发展成为一种独特的疗法。

隋唐时期，把创伤骨折的治疗，归属于按摩师主管，说明了骨折治疗必须与导引按摩密切结合。《诸病源候论》在全书论述各种症候之后，还介绍导引按摩的治疗方法，在"腕伤病诸候·卒被损瘀血候"中说："夫有瘀血者……其汤熨针石，别有正方；补养宣导，今附于后，《养生方·导引法》云：端坐，伸腰，举左手仰掌，以右手承右胁，以鼻纳气，自极七息，除瘀血、结气。"这是导引治疗跌损，体内有瘀积停蓄，食欲不振，腹满等病症。在"腕伤病诸候·腕伤初系缚候"中还强调系缚后，须行按摩导引，使气血恢复。

唐代孙思邈在《千金要方》里介绍了按摩和功能锻炼的方法，叫“老子按摩法”。他写道：“两手空掌反背上，掘脊上下三遍（掘，揩之也）。两手反捉，上下直脊三遍。”这样锻炼腕、前臂、肘和肩关节的功能。《仙授理伤续断秘方》也极重视伤肢固定后的功能锻炼，提出：“凡曲转，如手腕脚凹手指之类，要转动，要药贴，将绢片包之，后时时运动，盖曲则得伸，得伸则不得屈，或屈或伸，时时为之方可。”这些经验，是十分宝贵的。

宋代，《医说·颠扑打伤》生动形象地介绍了练功疗法，并介绍了脚踏转轴帮助关节恢复功能活动的锻炼方法，这是较早的利用器械进行锻炼的记载。洪迈《夷坚志·卷九·八段锦》中记载：“政和七年，李似矩为起居郎……偿以夜半时起坐，嘘吸按摩，行所谓八段锦者。”这是最早有关八段锦的文字记载，随着时代的变迁和经验的积累，便产生了各种不同的练法，约在南宋时期，乃衍生成“文八段”和“武八段”。“武八段”可以锻炼筋力，运行血脉；“文八段”则着重意念和呼吸的配合，柔和的性质更加明显，这两种八段锦各有特色。

明清时期，医家在治伤时，也十分重视功能疗法。《杂病源流犀烛》、《古今图书集成·医部全录》等在叙述每个病的方药治法后，也附以导引法，而《医宗金鉴》总结的正骨手法八法中按、摩、推、拿等法，实际上是被动功能锻炼方法的总结，书中记载“按者，谓以手往下抑之也。摩之，谓徐徐揉摩之也。”骨折或跌伤，运用按摩可使骨断端更密切对合，消散血肿。“按其经络，以通郁闭之气，摩其壅聚，以散瘀结之肿。”此法多用于治疗软组织损伤或骨折复位后施行。“推者，谓以手推之，使还旧处也。拿者，或两手一手捏定患处，酌其宜轻宜重，缓缓焉以复其位也”。此法在骨折复位后施行，也多用于治疗肌腱损伤或损伤后功能障碍。这个时期的医家不仅要求一般的关节活动锻炼，对一些具体的部位还提出了具体的锻炼方法。如《救伤秘旨》介绍：“夫两手腕骨断，以夹后不可时常兜挂项下，要时常屈伸，坐则令其舒于几案之上，或屈或伸。卧则令其舒于床席之间，时上时下。三日后，即其折转，上过于脑，又反身转于背上，渐渐习试，方是活动归原。”

近代医家在不断的临床实践中也积累了丰富的经验，并逐步充实提高而将导引发展成为一种独特的强身保健、防治疾病的方法。其内容丰富多彩，包括了传统的五禽戏、八段锦、易筋经、少林拳、太极拳等，后又在此基础上陆续发展和创造了祛病延年二十式、保健按摩、保健功、保健体操、医疗行走、练功十八法等，已经在临床上被广泛应用。

新中国成立以后，在党和政府发展中医政策和中西医结合方针的指引下，传统的骨伤科学术经验得到了继承和发扬，并且形成了中医骨伤医师向西医同道学习，西医骨科医师向中医同道学习的良好局面。老一辈的骨科学家如方先之、尚天裕等人，虚心学习著名中医苏绍三的正骨经验，同时博采国内各地中医骨科之长，运用解剖、生理、病理、力学及现代科技手段，对传统的中医治疗骨折的方法进行剖析，总结并提出了中西医结合治疗骨折的原则：动静结合、筋骨并重、内外兼治、医患合作，这一中西医结合成果极大地推动了中医骨伤临床治疗技术的发展，使中医骨伤的整复、固定、练功等基本技术迈上了新的台阶，在国内外产生了巨大的影响。与此同时，全国各地的著名骨伤专家的经验得到不断的总结和推广，各种新的正骨方法和手法不断推出。传统的小夹板不断得到改进，轻盈、坚固、透气，且按解剖部位制作的规范化的夹板、外固定支具和支架等得以运用。传统练功方法在继承运用的基础上不断深入探索，与现代康复医学的结合使中医骨伤功能锻炼技术得到了新的提高和发展。在骨伤科学基础研究方面，近年来更是形成了多学科交叉的可喜局面，具有良好疗效的传统中医骨伤理论和方法与现代生物力学、分子细胞生物学、组织免疫学、系统生物学等学科的交叉结合，对中医骨伤疾病的疗效与机理、中医药促进骨折愈合、促进软骨细胞代谢和修复、促进骨代谢及骨生物力学特性研究等方面取得了喜人的成绩。

中医骨伤临床技术的不断发展和学术的不断进步，使中医骨伤科学这门中医药学科体系中的重要学科不断焕发出勃勃生机。

第二章 损伤的分类与病因病机

本章实训内容包括损伤的分类、损伤的病因病机等内容，通过课堂学习及实训学习，熟悉并掌握损伤的分类、病因病机及临床意义，为今后骨伤科临床病症的诊断及治疗打下坚实的基础。

本章实训的内容可以通过人体模拟、模具模型等，结合临床实际病例，并运用相应器械设备及材料在实训室进行。

本章实训内容需4学时。

第一节 损伤的分类

损伤是指人体受到外界各种创伤因素引起的皮肉、筋骨、脏腑等组织结构的破坏，及其带来的局部和全身性反应。按损伤的性质和特点主要有下列分类方法（表2－1）。

表2－1 损伤的分类

损伤分类	损伤部位	外伤	指皮、肉、筋、骨、脉损伤，分为骨折、脱位、筋伤
		内伤	指脏腑损伤及损伤所引起的气血、脏腑、经络功能紊乱而出现的各种损伤内证
	损伤性质	急性损伤	由于急骤的暴力所引起的损伤
		慢性损伤	由于劳逸失度或体位不正确而使外力长期积累作用于人体所致的病症
	受伤时间	新伤	指近期（2～3周以内）的损伤，或发病后立即就诊者
		陈伤	指新伤失治，日久不愈，或愈后又因某些诱因，隔一定时间原受伤部位复发者
	受伤部位破损情况	闭合性损伤	受钝性暴力损伤而外部无创口者
		开放性损伤	由锐器、火器或钝性暴力作用使皮肤或黏膜破损而有创口，深部组织与外界环境沟通者
	受伤程度	轻伤	严重程度取决于致伤因素的性质、强度，作用时间的长短，受伤的部位及其面积的大小、深度等
		重伤	
	受伤者职业特点	生活损伤	如经常卧床颈部过度屈曲看书，或看电视患颈椎病
		工业损伤	在工业生产中造成的损伤
		农业损伤	在农业生产中造成的损伤
		交通损伤	因交通事故造成的损伤
		运动损伤	运动员及舞蹈、杂技、武打演员易发生此类损伤
	致伤因素理化性质	物理损伤	热力损伤如烧伤、枪炮伤及电击损伤
		化学损伤	强酸及强碱损伤
		生物损伤	虫蛇、猛兽咬伤

第二节 损伤的病因

损伤的病因是指引起人体损伤发病的原因。只有掌握骨、关节及其周围筋肉损伤的病因，才能循因辨证，审因论治，对损伤的性质和程度做出正确的估计，对损伤的治疗和预后有着重要的指导意义（表2-2）。

表2-2 **损伤的病因**

损伤的病因	外因	外力伤害	直接暴力：损伤发生在外力直接作用的部位（图2-1）
			间接暴力：损伤发生在远离外力作用的部位（图2-2）
			肌肉过度强烈收缩：如跌仆时股四头肌强烈收缩可引起髌骨骨折（图2-3）
			持续劳损：筋骨持续受外力积累（图2-4）
		外感六淫	感受风、寒、暑、湿、燥、火，如伤后痹症、腰痛、失枕等
		邪毒感染	附骨疽、痈（图2-5）内因
	内因	年龄	某些疾病的发生和年龄相关，如老年性骨折（图2-6）
		体质	先天禀赋、体质强弱（图2-7）
		解剖结构	如松质骨与密质骨交界处易发生损伤
		先天因素	先天遗传，如隐形脊柱裂（图2-8）
		病理因素	一些恶性病变及内分泌等免疫疾病引起损伤
		职业工种	经常弯腰负重操作、低头工作等易引起损伤（图2-9）
		七情内伤	喜、怒、忧、思、悲、惊、恐过度引起的内脏损害

第三节 损伤的病机

人体是由皮肉、筋骨、脏腑、经络、气血与津液等共同组成的一个有机整体，骨伤病的发生和发展与皮肉筋骨、脏腑经络、气血津液等都有密切的关系（表2-3）。

表2-3 **损伤的病机**

<table>
<tr><td rowspan="15">损伤的病机</td><td rowspan="3">皮肉筋骨病机</td><td>伤皮肉</td><td colspan="2">皮肉破损，气血营卫运行不畅，可见痛肿、麻木等症</td></tr>
<tr><td>伤筋</td><td colspan="2">因局部扭挫伤致筋肉损伤</td></tr>
<tr><td>伤骨</td><td colspan="2">外来暴力导致骨折及关节脱位</td></tr>
<tr><td rowspan="12">气血津液病机</td><td rowspan="5">伤气</td><td>气滞</td><td>损伤导致气机运行受阻，多见于胸胁屏伤或挫伤</td></tr>
<tr><td>气虚</td><td>因损伤导致脏腑组织功能不足或衰退</td></tr>
<tr><td>气闭</td><td>损伤严重而骤然导致气血错乱，气为血壅，气闭不宣</td></tr>
<tr><td>气脱</td><td>严重损伤可造成本元不固而出现气脱</td></tr>
<tr><td>气逆</td><td>内伤肝胃，肝胃气机不降而逆上</td></tr>
<tr><td rowspan="4">伤血</td><td>血瘀</td><td>多由局部损伤出血所致瘀血阻滞，经脉不通</td></tr>
<tr><td>血虚</td><td>多由失血过多、心脾功能欠佳、生血不足所致</td></tr>
<tr><td>血脱</td><td>多因创伤严重失血导致</td></tr>
<tr><td>血热</td><td>损伤后积瘀化热或肝火炽盛、血分有热所致</td></tr>
<tr><td>伤津液</td><td colspan="2">损伤致脏腑气机、津液运行失调，“三焦气化”失常，瘀血积瘀生热，灼伤津液</td></tr>
</table>

续表

损伤的病机	脏腑	伤脏腑	损伤导致五脏六腑功能失常，气血营卫运行不畅
	经络病机	伤经络	损伤病变累及经络，经络运行受阻，脏腑功能失调

损伤病因病机技能实训

【实训目的】

通过实训，加深对损伤分类、病因病机的认识，提高运用损伤基本理论去诊疗损伤病症的能力。

【实训形式】

1. 教师结合模型模具及实际病例进行讲解。
2. 学生 3 人一组进行人体模拟实训。
3. 人体模具实训。
4. 教师现场指导。
5. 学生交流讨论。
6. 教师评估总结。
7. 学生提交实训报告。

【实训设施】

骨伤科技能实训室，人体模具，X 光读片灯，骨折脱位的 X 线片。

【实训考核】

根据操作能力，讨论发言，实训报告，综合考核打分。

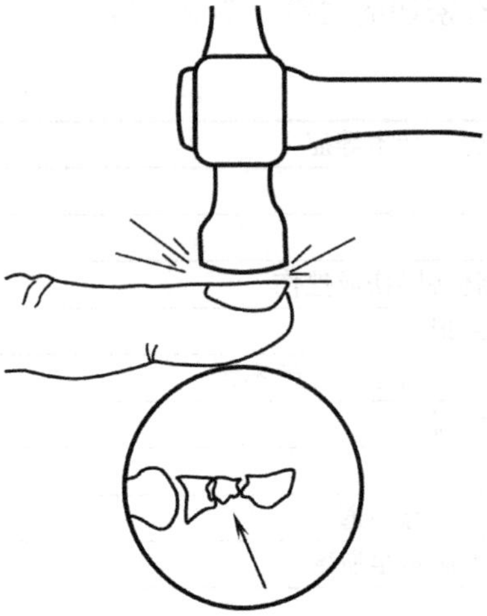

图 2-1　直接暴力

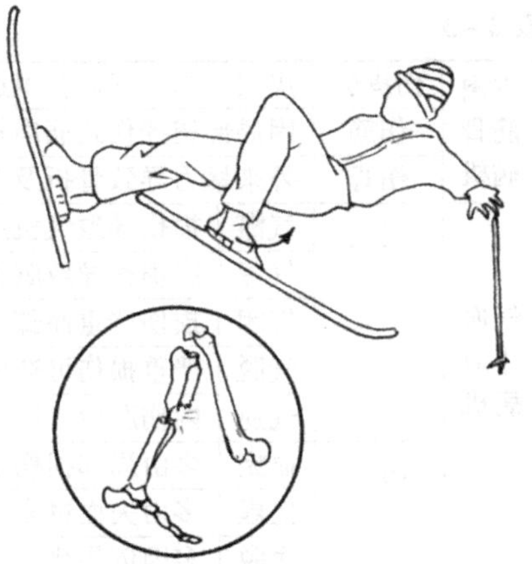

图 2-2　间接暴力

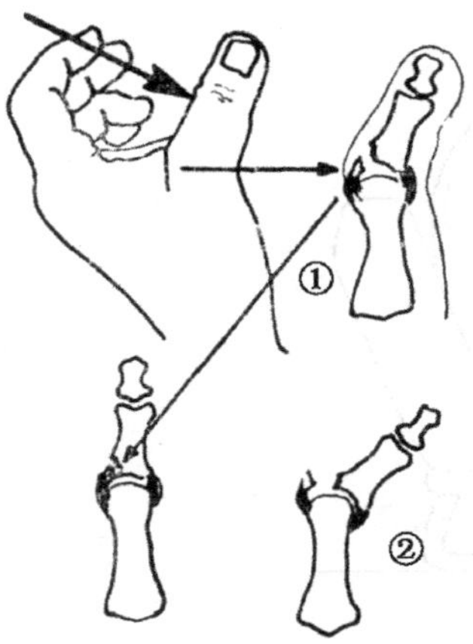

图 2－3　撕脱骨折

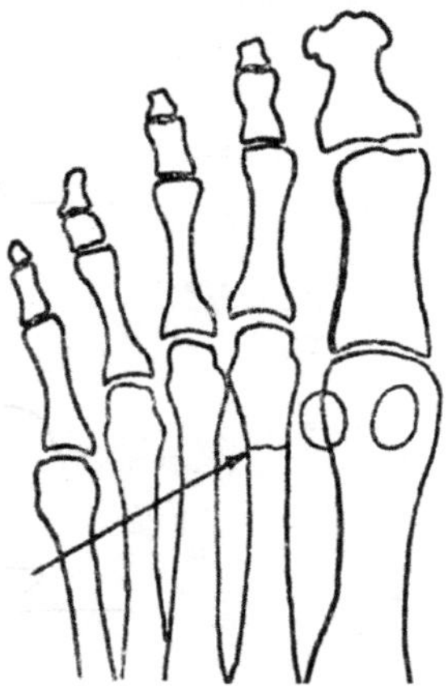

图 2－4　疲劳骨折

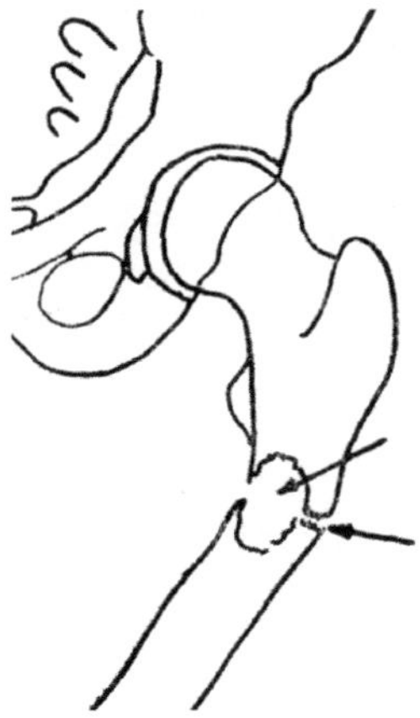

图 2－5　病理骨折

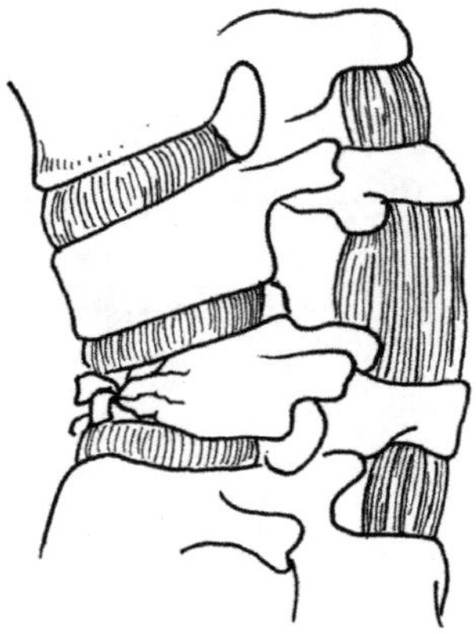

图 2－6　脊柱压缩骨折

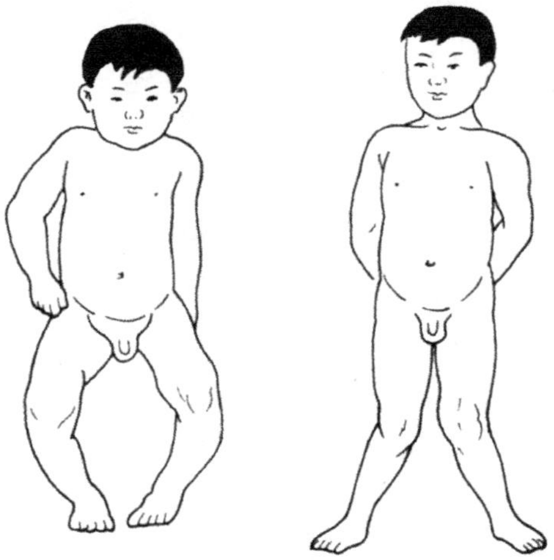

图 2－7　生长异常

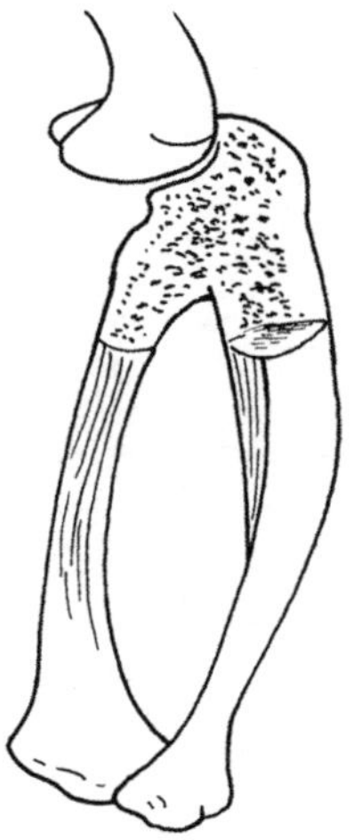

图 2－8　先天遗传

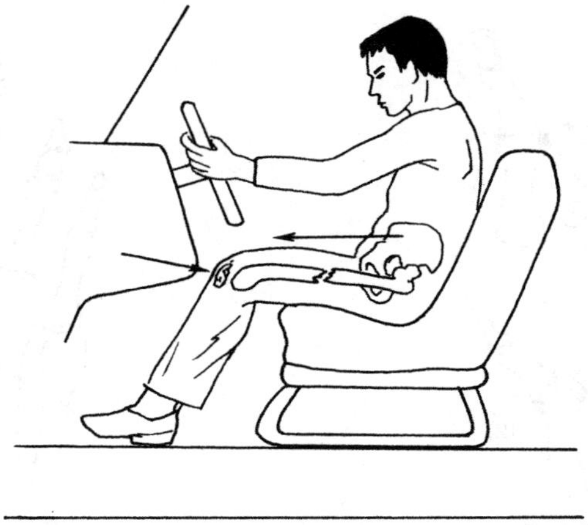

图2－9　职业因素

第三章　临床诊断技能实训

第一节　四诊技能

一、望诊

望诊是医生用眼睛观察患者全身或局部表现的一种临床检查方法，有时需借助某些特殊仪器如关节镜等帮助检查。

伤科的望诊，应该首先对全身的神色、形态、舌象及分泌物等作全面地观察检查，然后对损伤局部及其邻近部位认真察看。要求在良好的环境中，充分暴露并在适当的体位下，双侧对比、动态静态结合进行。通过望全身、望损伤局部、望舌质舌苔等方面，初步确定损伤的部位、性质和轻重。

（一）望全身

望全身：
- 望神色：通过察看神志色泽的变化来判断损伤轻重
- 望形态：了解损伤部位和病情危重
- 望步态：
  - 正常步态
  - 非正常步态：包括抗痛性步态、短肢性步态、强直性步态、剪刀式步态、摇摆步态、臀大肌麻痹步态、股四头肌瘫痪步态、偏瘫步态、前冲步态等

1. 正常步态

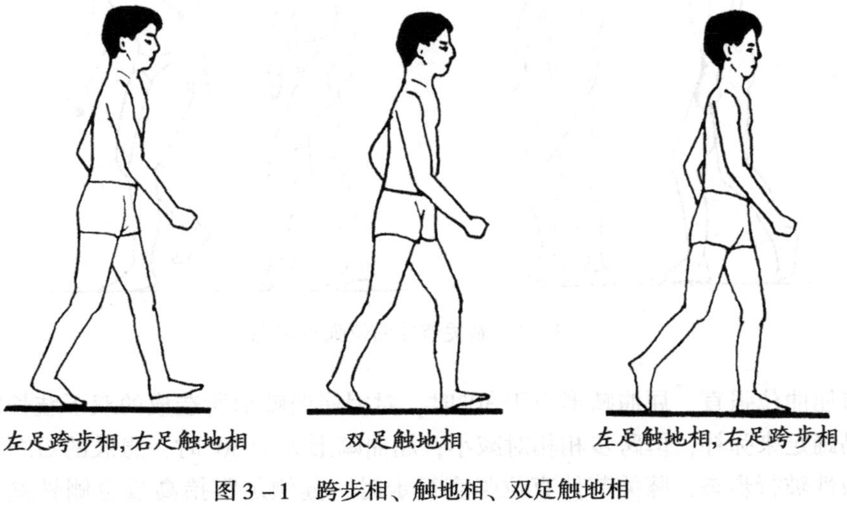

图 3－1　跨步相、触地相、双足触地相

两足行走的时候，可以分为两个阶段：第一阶段是从足跟接触地面开始，过渡到第五跖骨头，第一跖骨头着地，最后一直到蹈趾离开地面，这一段的时间称为“触地相”；第二阶段是从蹈趾离开地面直到足跟再接触地面的一段时间，称为“跨步相”。在平常行走的时候，触地相和跨步相的时间并不相等，亦即双足两相的交替绝非一个结束后另一个才开始，也就是说在一定的时间内，双足同时处于触地相，此时称为“双足触地相”（图3－1）。

2. 临床常见病理步态

（1）抗痛性步态　为保护性跛行步态，多见于骨折、关节扭挫及炎症等。其特点是：患肢触地负重时间缩短，双足触地相相对延长，患肢跨步距离小于健肢，患侧骨盆向前摆动的幅度小于健侧。如由于痛风造成第一跖趾关节疼痛的患者不愿屈曲关节，重量由后跟支撑减少负重时间，导致平足行走，形成不对称步态。

（2）短肢性步态　双下肢的长度差别超过3cm，骨盆在短肢支撑时明显倾斜，长肢于摆动时易拖地。患者为使两肢长度接近，短肢常呈足马蹄位或健侧屈曲，摆动时加大屈曲。当长肢摆动时，骨盆为避免足拖地将该侧骨盆提高，呈反向倾斜，呈“提髋步态”。

（3）强直性步态　双侧髋关节强直时，除转动骨盆外，病人依靠膝、踝关节迈小步。一侧髋关节伸直位强直时，病人需转动整个骨盆，使患侧下肢向前迈步；髋关节屈曲位强直，若小于30°，可借助腰椎前凸增大取得代偿，对因屈曲畸形所造成的双下肢长短差异，可借助患肢马蹄足或健侧屈膝来代偿。行走时，腰椎前、后凸交叠，躯干前后摆动明显。屈曲畸形大于30°时，下肢的短缩已无法依靠其他关节来弥补，故跛行更加明显（图3－2）。

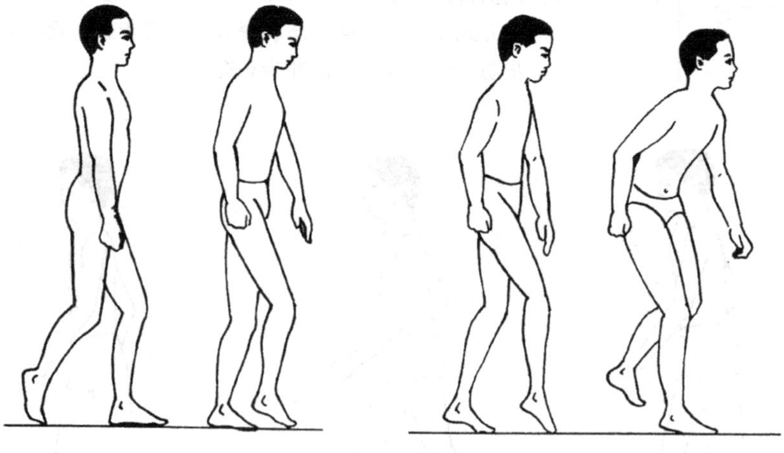

图3－2　髋关节屈曲位强直步态

膝关节屈曲位强直，屈曲畸形小于30°时，对因屈曲畸形所造成的双下肢长度差异，可借助患肢马蹄足来弥补，但跨步相相对减小；屈曲畸形大于30°时，患肢的短缩不能自行弥补，呈短肢性跛行步态，膝关节伸直位强直行走时，健侧足跟抬高或患侧骨盆升高，患肢向外绕一弧形前进。

踝关节跖曲位强直，跨步时将小腿抬高才能使足尖离开地面，呈跨阶式步态。马蹄足使患肢增长，健肢相形见短，故可引起以健肢为短肢的跛行，即行走时，骨盆向健侧沉降，躯干左右摆动；踝关节背伸位强直，触地后前足不能着地负重，跨步距离减少，快步行走时，跛行更加明显。

（4）臀中肌麻痹步态　见于发育性髋关节脱位或臀中肌麻痹。患侧负重时，躯干向患侧倾斜（图3－3）。双侧臀中肌麻痹或髋关节脱位时，躯干交替向左右倾斜，则成典型“鸭步”（图3－4）。

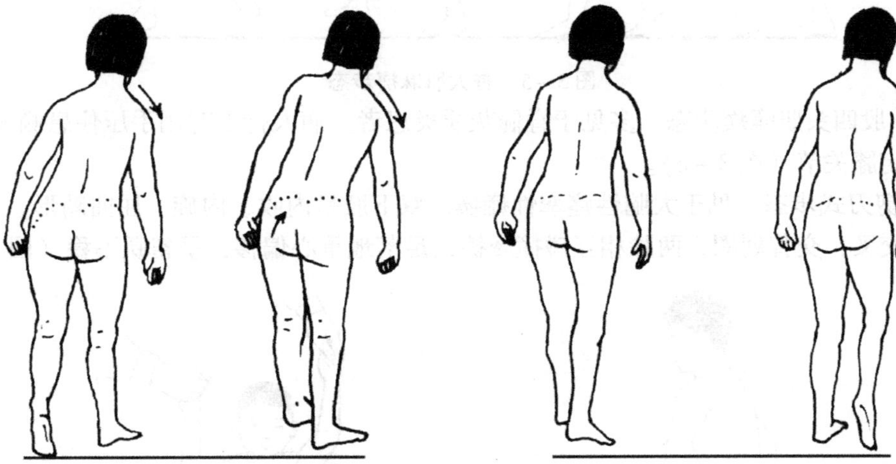

图3－3　臀中肌麻痹步态

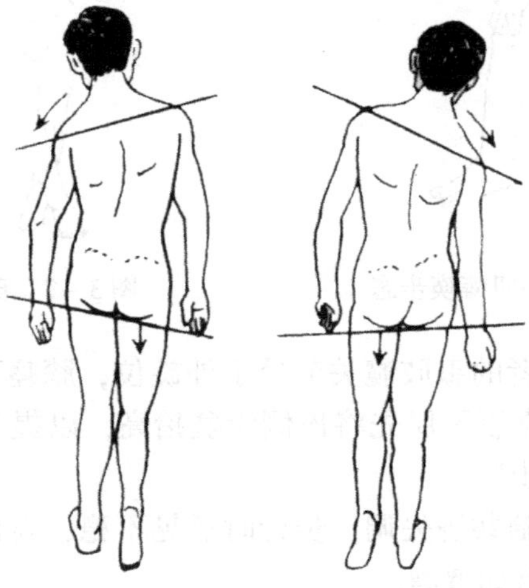

图3－4　鸭步

（5）臀大肌麻痹步态　病人以手扶持患侧臀部并挺腰，使身体稍后倾行走（图3－5）。

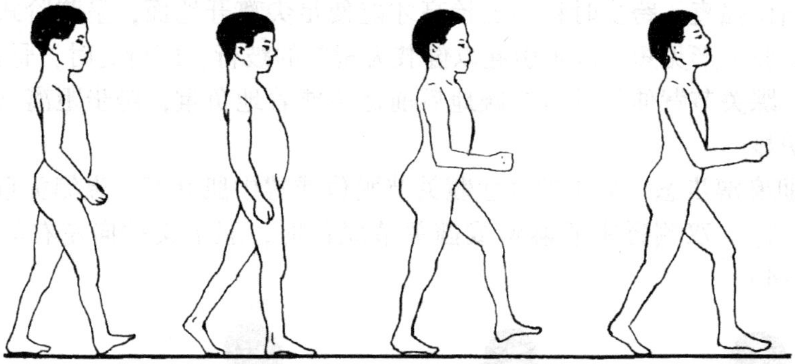

图3-5 臀大肌麻痹步态

(6) 股四头肌瘫痪步态 多见于脊髓灰质炎患者。病人行走时用手压住患侧大腿前下方，以稳定膝关节（图3-6）。

(7) 剪刀式步态 见于大脑性痉挛性瘫痪。双下肢呈内收、内旋、屈曲畸形。步行时，两腿前后交叉，交替划圈，两膝相互碰撞摩擦，足落地重心偏移，呈雀跃不稳（图3-7）。

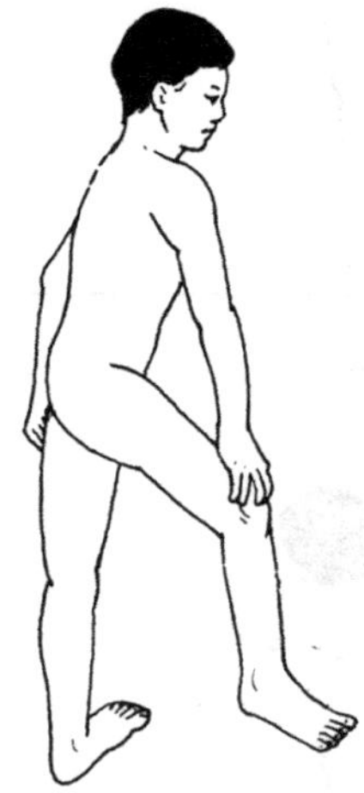

图3-6 股四头肌瘫痪步态

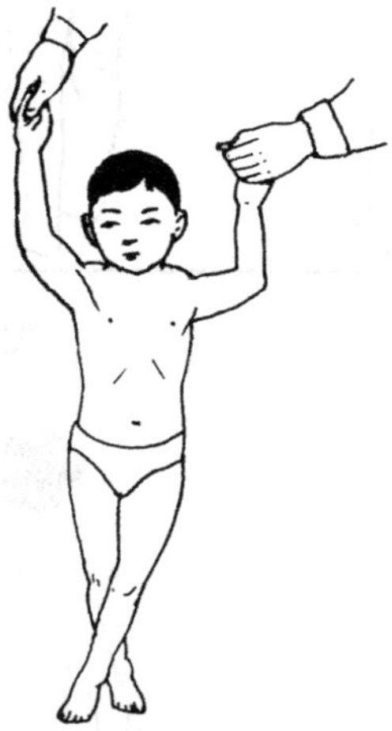

图3-7 剪刀式步态

(8) 偏瘫步态 偏瘫患者的患肢髋关节处于外旋位，膝痉挛伸直，足内翻下垂，跨步时为了避免足尖拖地，需要靠躯干肌先将该侧骨盆抬高，以提起患侧下肢，然后呈弧线侧回旋向前迈步，又称“回旋步”。

(9) 酩酊步态 见于小脑共济失调。步行时摇晃不稳，自己明知步伐错误，但无法矫正，如此左右摇摆，蹒跚而行如醉酒。

(10) 前冲步态 多见于帕金森病或其他基底节疾病。步小而快，慌慌张张，难以自主，又称“慌张”步态。

（二）望局部

望局部
- 望畸形：观察肢体标线或标志点的异常改变，判断骨折及脱位畸形
- 望肿胀、瘀斑：观察肿胀、瘀斑的程度以及色泽的变化
- 望创口：观察创口的大小、深浅、创缘、色泽等，及创口的感染情况
- 望肢体功能：了解关节损伤后关节主动及被动外展、内收、前屈、后伸、内旋和外旋功能情况，注意双侧对比

（三）望舌

舌质和舌苔都可以观察人体内部的寒热、虚实等变化，两者都有密切的关系，又各有侧重。反映在舌质上的，以气血的变化为重点；反映在舌苔上的，以脾胃的变化为重点。观察舌苔的变化，还可鉴别疾病是属表还是属里，舌苔的过少或过多标志着正邪两方的虚实。所以察舌质和舌苔可以得到相互印证、相得益彰的效果。

望舌
- 望舌质
  - 正常舌质：淡红色
  - 舌质淡白：气血虚弱、阳气不足而伴寒象
  - 舌质红绛：主热证，或为阴虚
  - 舌质青紫：伤后气血运行不畅，瘀血凝滞
- 望舌苔
  - 正常舌苔：薄白而润滑
  - 舌苔的厚薄：与邪气的盛衰成正比
  - 黄苔：主热证

二、闻诊

闻诊是从听病人的语言、呻吟、呼吸、咳嗽的声音，以及嗅呕吐物、伤口、二便或其他排泄物的气味等方面获得临床资料（表3－1）。

表3－1　伤科闻诊

听骨擦音	骨擦音是骨折的主要体征之一
听骨传导音	主要用于检查某些不易发现的骨折
听入臼声	关节脱位在整复成功时，常能听到关节入臼声
听筋的响声	关节骨擦音、肌腱弹响声与捻发音及关节弹响声
听啼哭声	应用于小儿患者，以辨别受伤之部位
听创伤皮下气肿的捻发音	检查有无皮下气肿，开放性骨折合并气性坏疽时也可出现皮下气肿
闻气味	二便及局部分泌物的气味

三、问诊

问诊是伤科辨证的一个非常重要的环节，在四诊中占有重要地位。通过问诊可以更多更全面地把握患者的发病情况，更准确地辨证论治，从而提高疗效，缩短疗程，减少损伤后遗症。

（一）一般情况

了解患者的一般情况，如详细询问患者姓名、性别、年龄、职业、婚姻、民族、籍贯、住址、就诊日期、病历陈述者等，建立完善的病案纪录，以利于查阅、联系和随访。特别是对交通意外、涉及刑事纠纷的伤者，这些记录尤为重要。

（二）发病情况

- 主诉：患者主要症状及发生时间
- 发病过程：发病或受伤原因、详细过程、伴随情况、病情变化及诊治经过
- 伤情
  - 疼痛：疼痛的起始日期、部位、性质、程度
  - 肿胀：肿胀出现的时间、部位、范围、程度
  - 肢体功能：功能障碍与受伤的时间先后关系
  - 畸形：畸形发生的时间及演变过程
  - 创口：创口形成的时间、污染情况、处理经过、出血情况，以及是否使用过破伤风抗毒血清等。

（三）全身情况

- 问寒热：要询问寒热的程度和时间的关系
- 问汗：询问汗液排泄，有无冷汗、大汗大热、自汗、盗汗等异常情况
- 问饮食：询问饮食时间、食欲、味觉、饮水情况等
- 问二便：询问二便的性状、次数和颜色
- 问睡眠：询问有无失眠、昏睡等异常

（四）其他情况

- 既往史：自出生起详细追询，按发病的年月顺序详细记录病情经过
- 个人史：从事的职业相关信息及个人嗜好等，以及女性月经、妊娠生育史
- 家族史：询问家族内成员的健康状况，死因及年龄、遗传性疾病

四、切诊

表 3－2　伤科切诊

浮脉	在新伤瘀肿、疼痛剧烈或兼有表证时多见
沉脉	主病在里，伤科的内伤气血、腰脊损伤疼痛时多见之
迟脉	多见于伤筋挛缩、瘀血凝滞等证
数脉	在损伤发热时多见之
滑脉	在胸部挫伤血实气壅时，及妊娠期多见之
涩脉	损伤血亏津少不能濡润经络的虚证、气滞血瘀的实证多见之
弦脉	胸胁部损伤以及各种损伤剧烈疼痛时多见之
濡脉	气血两虚时多见之
洪脉	伤后邪毒内蕴，热邪炽盛，或伤后血瘀化热时多见之
细脉	虚损患者、气虚或久病体弱患者多见
芤脉	在损伤出血过多时多见之
结、代脉	在损伤疼痛剧烈，脉气不衔接时多见之

五、四诊技能实训

【实训目的】

伤科四诊是在中医诊断学的基本理论指导下，通过望、闻、问、切四诊，结合实验室和影像学等辅助检查，在收集临床资料的基础上，根据损伤的病因、部位、程度进行分类，并以脏腑、气血、经络、皮肉筋骨等理论为指导，根据它们的内在联系，加以综合分析。因此，本节内容实训既要训练思维能力，又要训练操作技能，强调在辨证时，既要有整体观念，重视全面检查，又要结合伤科的特点，进行细致的局部检查，这样才能做到全面了解病情，做出正确诊断。

【实训形式】

1. 四诊技能的临床思维训练可围绕典型病例进行讨论，每位同学都要发言，提出自己的诊断。如出现不同意见，则可采用辩论形式，同学提出自己的依据，反驳对方的观点，最后由教师评价总结。强调学生面对不同的病人时，能迅速准确地对病情作出诊断、鉴别诊断。

2. 采用情景设计，学生 3~4 人一组，进行望、闻、问、切四诊的训练，使学生感受到病人的心情，体会到医生的责任心，增加学习兴趣。学生可以术者、助手、模特轮流交换角色进行训练。

3. 学生可以对操作训练进行讨论，并推出最佳操作展示。

4. 教师评估总结。

5. 学生提交实训报告。

【实训设施】

操作台、软尺等。

【实训考核】

根据操作能力、讨论发言以及实训报告，综合考核计分。

以上的实训室实训是为临床实训打基础，在临床实习时应结合病例进一步实训。

第二节　骨与关节检查法

一、检查方法和次序

首先要熟悉被检查部位的解剖关系和生理功能，明确每项检查的目的。骨与关节是运动系统，在不同的体位表现不一，同时因肌张力的改变，使邻近关节产生代偿性体位的变化。因此，在检查某关节时，要注意身体的姿势、关节的体位，并常需在关节的不同运动体位下进行检查。检查时要遵循“对比”原则，即患侧与健侧对比；如果两侧都有伤病时可与健康人对比；对不能肯定的体征须进行反复检查；对急性疾患、损伤和肿瘤的患者，手法要轻巧，以减少患者的痛苦和病变扩散的机会。

骨与关节局部检查一般可按以下顺序进行：

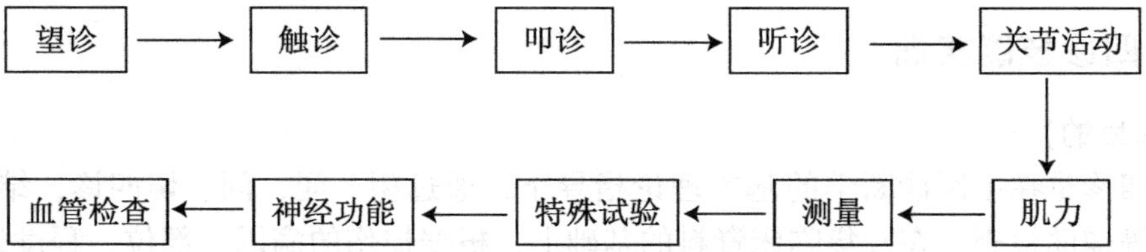

结合病情每项检查都各有重点，如一些骨与关节畸形的检查，望诊、关节活动、测量、特殊试验等比较重要；对肿块的检查，则以触诊为主；对神经麻痹如脊髓灰质炎后遗症的检查，步态、关节活动、肌力检查更为重要。

二、测量检查

对伤肢检查时，可用带尺测量其长短、粗细，量角器测量关节活动角度大小等，并与健侧作比较。对测量结果进行对比分析，能使辨证既准确又具体。

（一）肢体长度测量

测量时应将肢体置于对称的位置上，而且先订出测量的标志，并做好记号，然后用带尺测量两标志间的距离。如有肢体挛缩而不能伸直时，可分段测量。测量中发现肢体长于或短于健侧，均为异常（图3-8）。四肢长度测量方法见表3-3。

表3-3　四肢长度测量方法

上肢长	肩峰至桡骨茎突尖部或中指指尖，也可以从第7颈椎棘突至桡骨茎突尖部或中指指尖
前臂长	肱骨外上髁至桡骨茎突，或者尺骨鹰嘴至尺骨茎突
上臂长	肩峰至肱骨外上髁
下肢长	应先将骨盆摆正。通常测定髂前上棘通过髌骨中点至内踝下缘，或者脐（或剑突）至内踝下缘。后者用于骨盆骨折或髋部病变时。有时也可以测量股骨大转子顶端至外踝下缘
大腿长	髂前上棘至膝关节内缘或股骨内上髁最高点
小腿长	膝关节内缘至内踝下缘，或者腓骨头至外踝下缘

表3-4　四肢周径测量方法

肩关节	肩峰至腋窝环绕一周
上臂	肱二头肌中部
肘关节	自鹰嘴突经肱骨内外上髁至肘皱襞环绕一周
前臂	肱骨内上髁下约6cm处
腕关节	尺骨桡骨茎突尖环绕一周
大腿	髌骨上缘以上10~15cm处
膝关节	髌骨上缘、中间或下缘处
小腿	膝关节缘下10cm处
踝关节	跟骨结节上方，经内外踝至踝前方环线一周

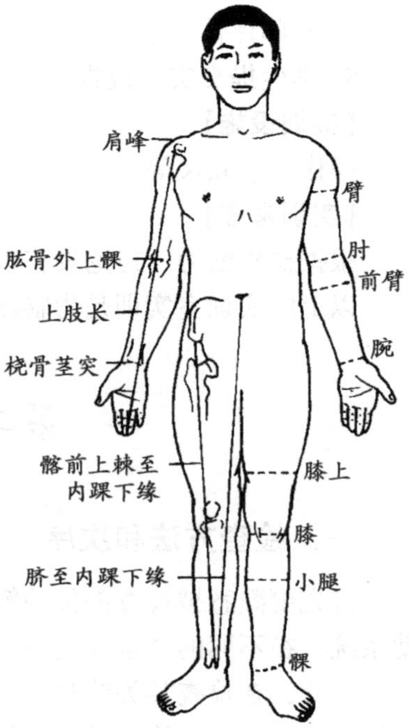

图3-8　肢体长度测量

（二）肢体周径测量

四肢周径测量方法见表 3－4。两肢体取相应的同一水平测量，测量肿胀时取最肿处，测量肌萎缩时取肌腹部。如下肢常在髌上 10～15cm 处测量大腿周径，在小腿最粗处测定小腿周径等。通过肢体周径的测量，可了解其肿胀程度或有无肌肉萎缩等。肢体周径变化可见如下几种情况：

1. 粗于健侧　较健侧显著增粗并有畸形者，多属骨折、关节脱位。如无畸形而量之较健侧粗者，多系伤筋肿胀等。

2. 细于健侧　为陈伤误治或有神经系统疾病而致筋肉萎缩。

（三）关节活动度测量

1. 颈部

中立位为面向前，眼平视。颈部活动度为：前屈 35°～45°，后伸 35°～45°，左右侧屈各 45°，左右旋转各 60°～80°（图 3－9）。

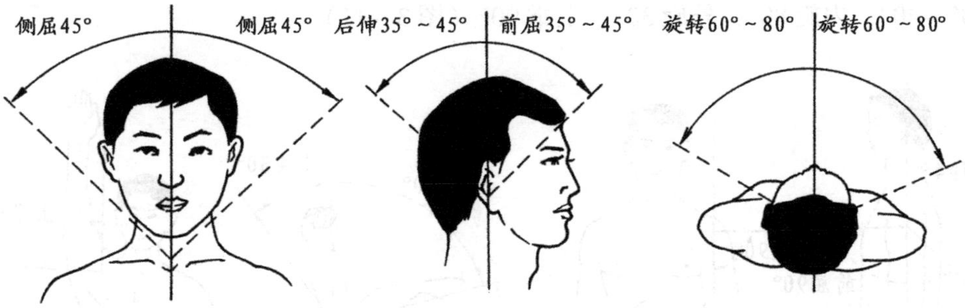

图 3－9　颈部活动范围

2. 腰部

中立位不易确定，一般呈直立，腰伸直自然体位，其活动度为：前屈 90°，后伸 30°，左右侧屈各 30°（固定骨盆，脊柱左右旋转的程度，应依据旋转后两肩连线与骨盆横径所成角度计算）（图 3－10）。

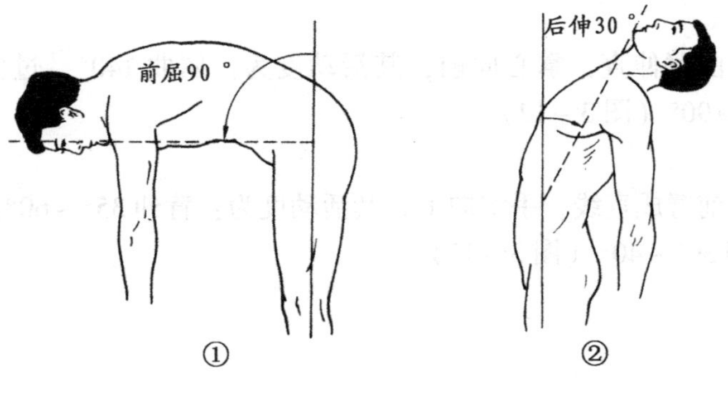

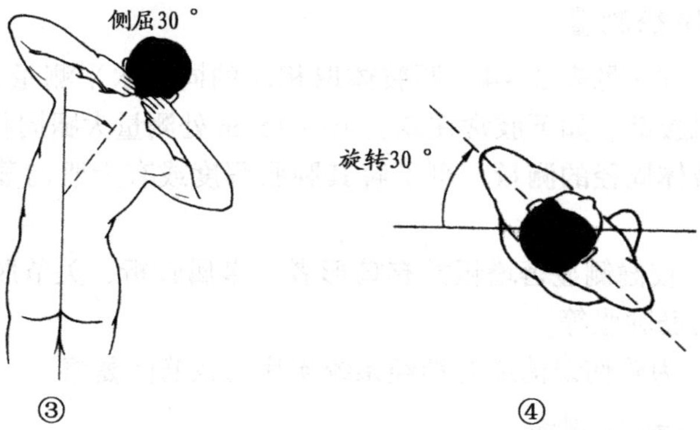

图3－10　腰部活动范围

3. 肩关节

中立位为上臂下垂，前臂指向前方，其活动度数为：前屈90°，后伸45°，外展90°，内收20°～40°，内旋80°，外旋30°，上举90°（图3－11）。

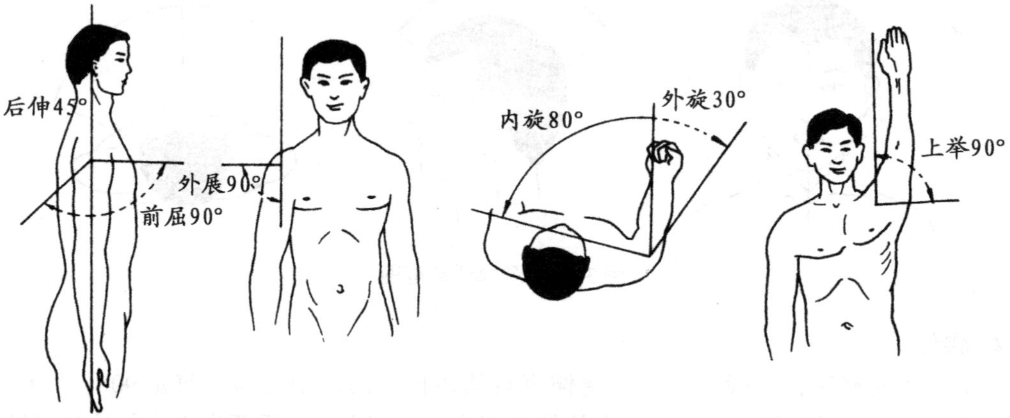

图3－11　肩关节活动范围

4. 肘关节

肘关节中立位为前臂伸直，掌心向前，其活动度为：屈曲140°，过伸0°～10°，旋前80°～90°，旋后80°～90°（图3－12）。

5. 腕关节

腕中立位为手与前臂成直线，手掌向下，其活动度为：背伸35°～60°，掌屈50°～60°，桡偏25°～30°，尺偏30°～40°（图3－13）。

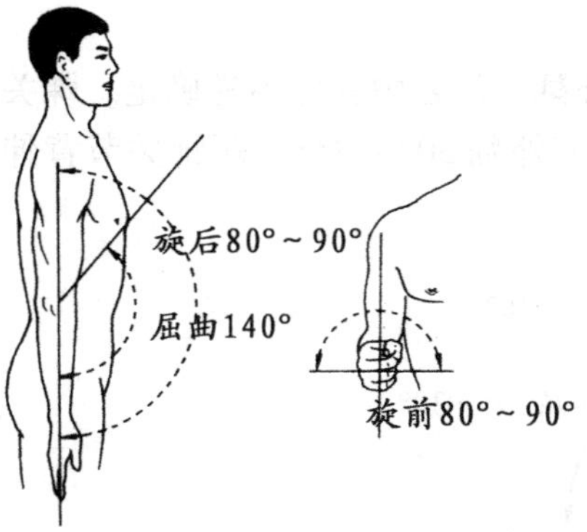

图3－12　肘关节活动范围

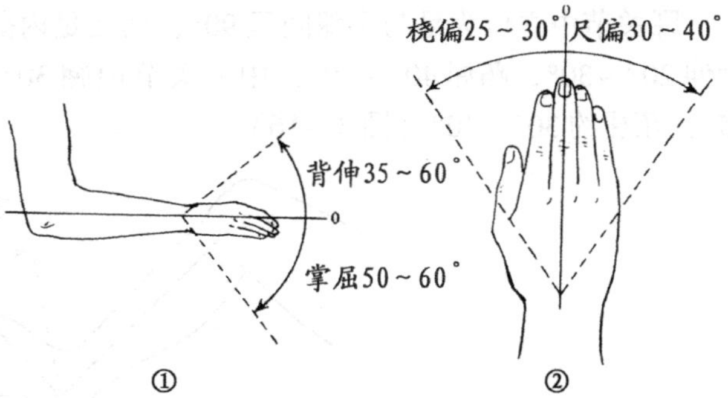

图3－13　腕关节活动范围

6. 髋关节活动范围

中立位为髋关节伸直，髌骨向上，关节活动度为：屈曲145°（卧位屈膝屈髋），后伸40°（俯卧位，后伸），外展30°～45°（固定骨盆，下肢伸直），内收20°～30°（固定骨盆，下肢伸直），内旋40～50°（屈膝90°），外旋40°～50°（屈膝90°）（图3－14）。

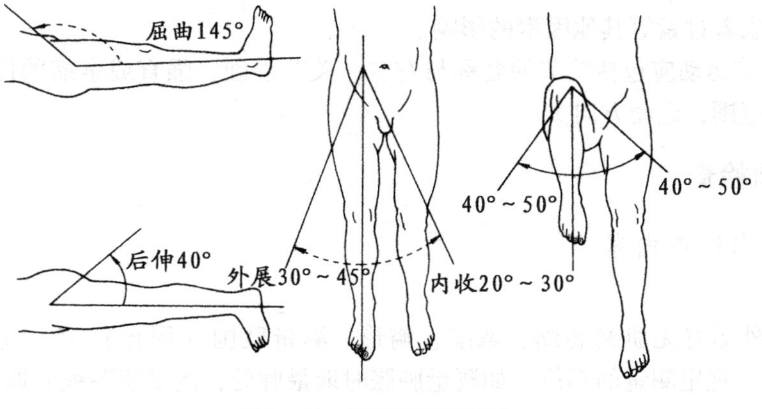

图3－14　髋关节活动范围

7. 膝关节

中立位为膝关节伸直，其活动度为：屈曲145°，超伸15°，外旋20°（图3－15）。

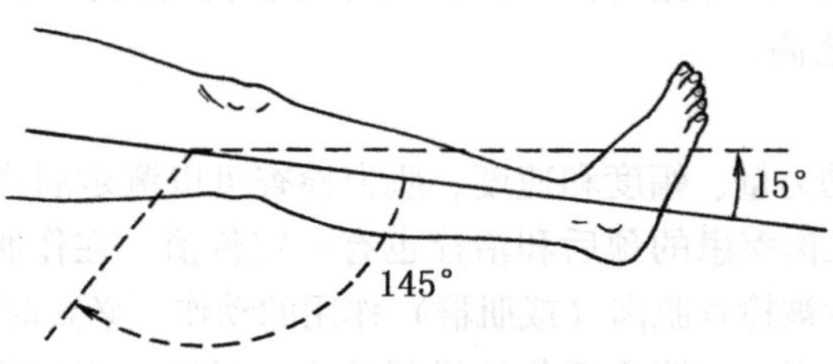

图3－15　膝关节活动范围

8. 踝足部

踝关节中立位为足与小腿间呈90°，而无足内翻或外翻。足之中立位不易确定。踝关节背伸20°~30°，跖屈40°~50°，中跗关节内翻30°，关节外翻30°~35°，跖趾关节背伸约45°，跖屈约30°~40°（图3-16）。

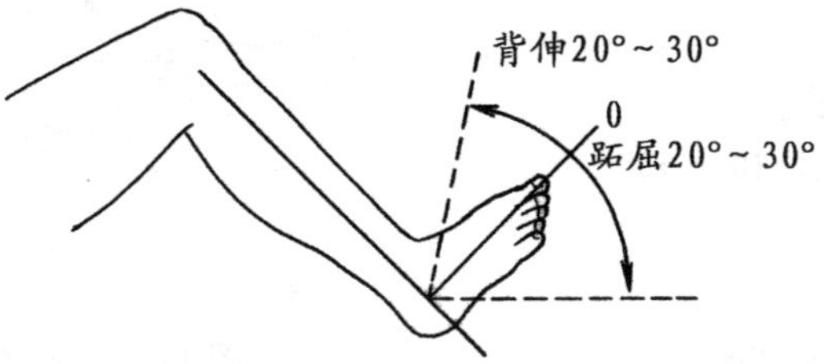

图3-16 踝关节活动范围

（四）测量注意事项

1. 测量前应熟悉关节的正常活动范围，并注意有无先天、后天畸形，防止混淆。定点要准确，可在起点及止点做好标记，带尺要拉紧，注意与健侧肢体作对比测量。

2. 先查主动运动，后查被动运动。注意排除相邻关节的互相影响或互相补偿，并排除疼痛、疤痕、衣着过紧等其他因素的影响。

3. 记录关节运动应包括关节的名称与左右，关节强硬、强直或挛缩的位置，主动运动和被动运动的范围，运动方向。

三、肌肉检查

（一）肌肉检查内容

1. 肌容量

观察肢体外形有无肌肉萎缩、挛缩、畸形。测量肢围（周径）时，应根据病人情况（成人或儿童），规定测量的部位。如测量肿胀时取最肿处，测量肌萎缩时取肌腹部。

2. 肌张力

在正常、清醒、安静状态时肌肉保持一定程度的固有的紧张度称为肌张力，它是维持人体各种姿势以及正常运动的基础，并表现为多种形式。检查时，嘱病人肢体放松，做被动运动以测其阻力，亦可用手轻捏病人的肌肉以体验其软硬度。如肌肉松软，被动运动时阻力较大，称为肌张力增高。

3. 肌力

指肌肉主动运动时的力量、幅度和速度。肌力检查可以测定肌肉的发育情况和用于神经损伤的定位，对神经、肌肉疾患的预后和治疗也有一定价值。在作肌力检查时，要耐心指导患者，分别作各种能表达被检查肌肉（或肌群）作用的动作，必要时检查者可先作示范动作。对于小儿及不能合作的患者尤应耐心反复地进行检查，对于尚不能理解医者吩咐的幼儿，可用针尖轻轻地给以刺激，以观察患儿逃避痛刺激的动作，可判断其肌肉有无麻痹。

怀疑肌力降低时，根据需要进行肌力测定。肌力测定一般采用肢体主动运动及在此基础上加以阻力的徒手肌力测定法来大致判断肌力是正常，或稍弱、弱、甚弱或完全丧失。检查时应两侧对比，观察和触摸肌肉、肌腱，了解收缩情况。

（二）肌力检查与测定标准

1. 肌力测定标准（表3－5）

表3－5　肌力测定标准

0级	肌肉无收缩（完全瘫痪）
Ⅰ级	肌肉有轻微收缩，但不能够移动关节（接近完全瘫痪）
Ⅱ级	肌肉收缩可带动关节水平方向运动，但不能对抗地心引力（重度瘫痪）
Ⅲ级	能对抗地心引力移动关节，但不能抵抗阻力（轻度瘫痪）
Ⅳ级	能抗地心引力运动肢体，且能抵抗一定强度的阻力（接近正常）
Ⅴ级	能抵抗强大的阻力运动肢体（正常）

2. 全身主要肌肉肌力徒手检查

（1）胸锁乳突肌　患者头向一侧倾斜，脸转向对侧，医者对此动作给以阻力，或平卧嘱患者抬头，医者给予阻力（图3－17）。

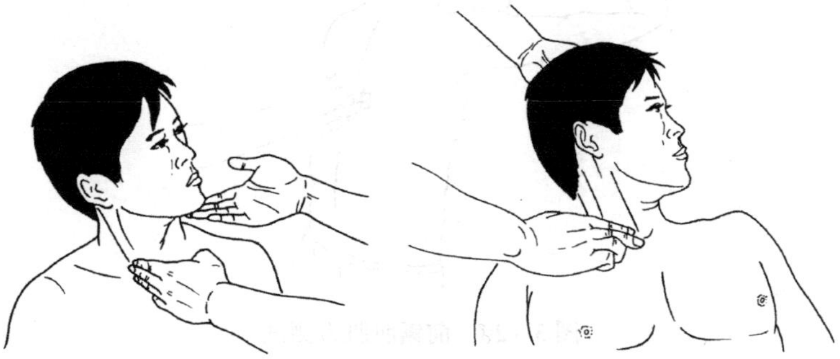

图3－17　胸锁乳突肌肌力测试

（2）斜方肌　嘱患者耸肩，医者对此动作给以阻力（图3－18）。

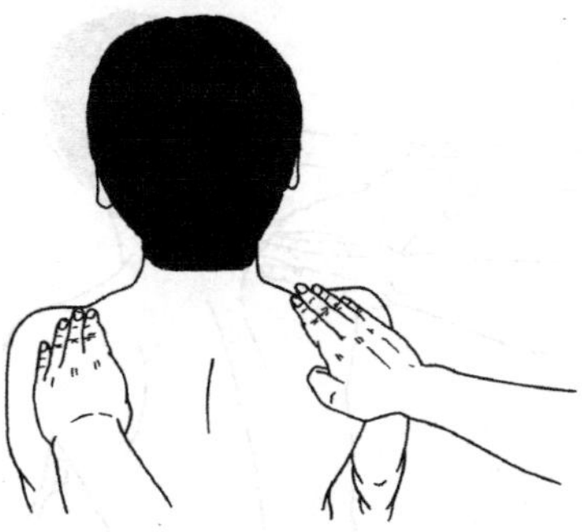

图3－18　斜方肌肌力测试

（3）菱形肌　嘱患者俯卧，两肘向后用力，医者对其肘部给予阻力，并触摸收缩的菱形肌（图 3－19）。

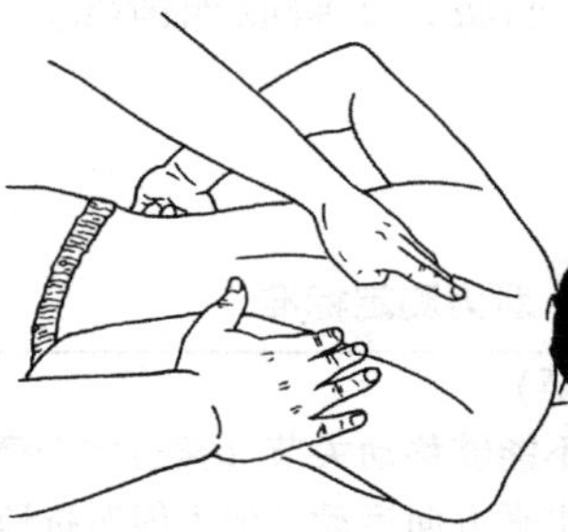

图 3－19　菱形肌肌力测试

（4）前锯肌　嘱患者面对墙壁，上肢伸直，做推墙动作，医者用手触摸前锯肌的收缩，并观察肩胛骨有无离开胸廓而高起（图 3－20）。

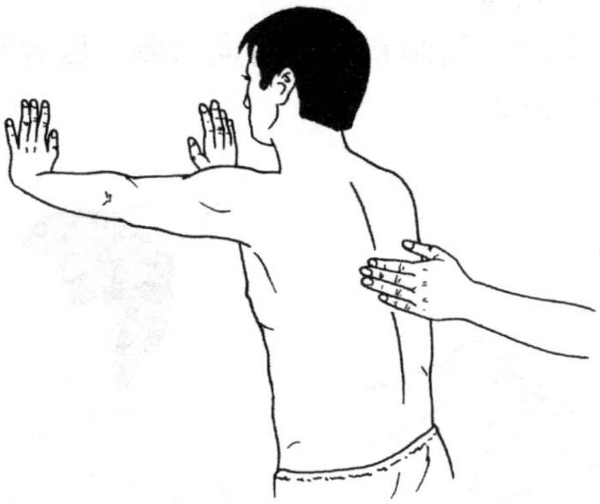

图 3－20　前锯肌肌力测试

（5）冈上肌　嘱患者肩外展，医者对此动作给以阻力，并触摸冈上肌的收缩（图 3－21）。

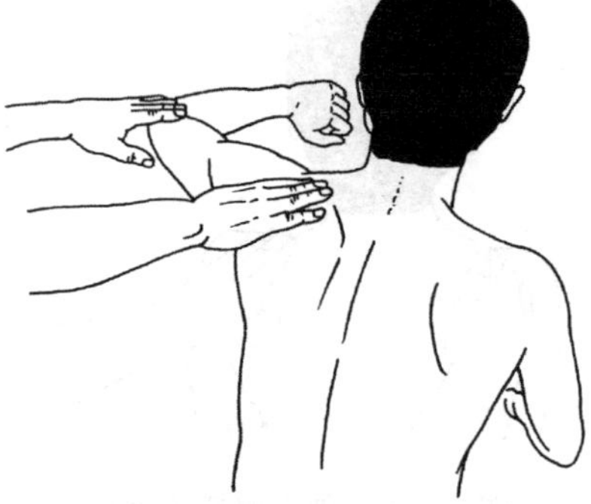

图 3－21　冈上肌肌力测试

（6）冈下肌　嘱患者肘关节屈曲，再使上臂外旋，医者对此动作给以阻力（图 3－22）。

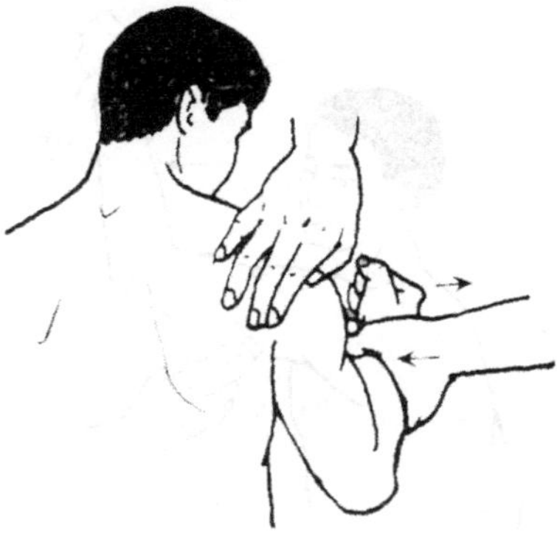

图 3－22　冈下肌肌力测试

（7）肩胛下肌及小圆肌　嘱患者肘关节屈曲位，上臂内旋，医者对此动作给以阻力（图 3－23）。

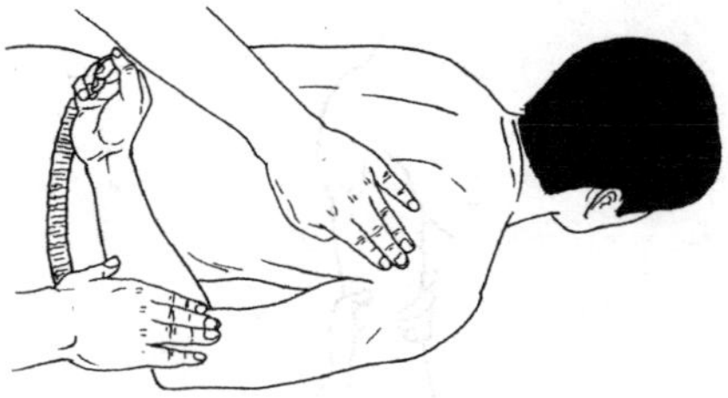

图 3－23　肩胛下肌及小圆肌肌力测试

（8）背阔肌　嘱患者上臂后伸、内旋及内收动作，医者一手扶住患者的肘部，并给以阻力，一手触摸肩胛下角之收缩的肌肉（图 3－24）。

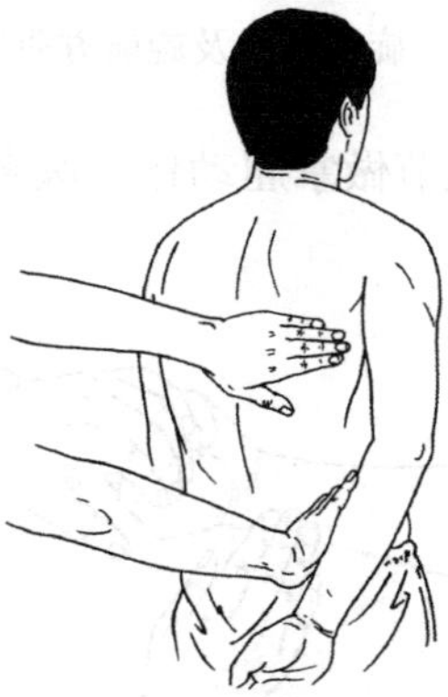

图 3－24　背阔肌肌力测试

（9）肱三头肌、肘后肌　肩外展，肘屈曲，做抗阻力伸肘动作，触摸肱三头肌、肘后肌之收缩（图 3 – 25）。

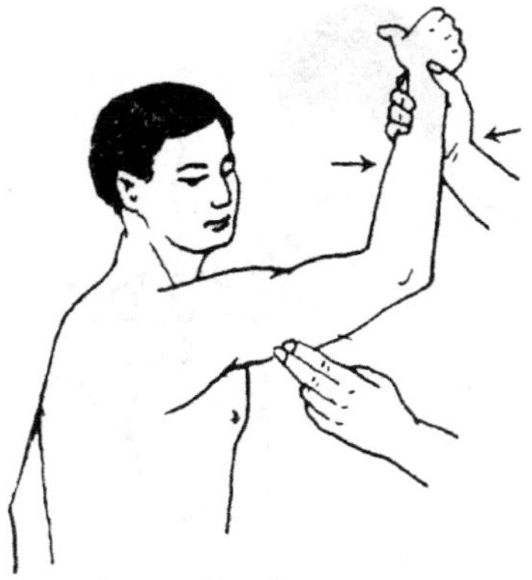

图 3 – 25　肱三头肌及肘后肌肌力测试

（10）旋前圆肌、旋前方肌　患者肘关节伸直，前臂旋后位，嘱其做前臂旋前动作，医者给以阻力（图 3 – 26）。

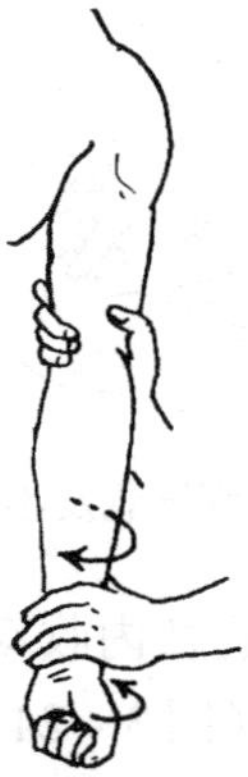

图 3 – 26　旋前圆肌及旋前方肌肌力测试

（11）桡侧腕屈肌　嘱患者腕关节做掌屈动作。医者对此给以阻力，并触摸桡腕关节处之紧张的肌腱（图 3 – 27）。

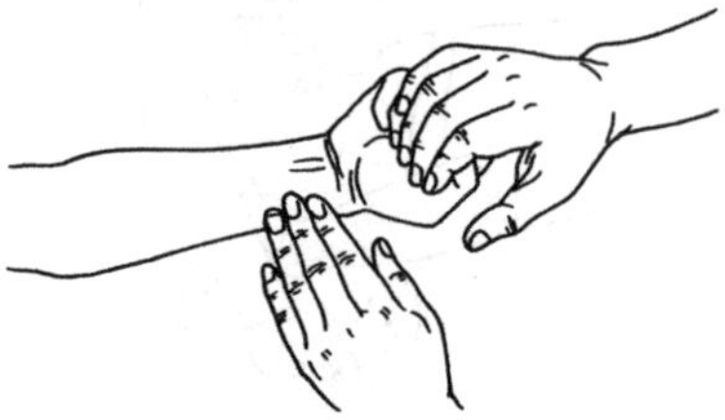

图 3 – 27　桡侧腕屈肌肌力测试

（12）腹外斜肌、腹内斜肌　患者仰卧位，嘱患者向对侧旋转躯干，保持这种姿势做仰卧起坐动作，医者触摸本侧腹肌（图3－28）。

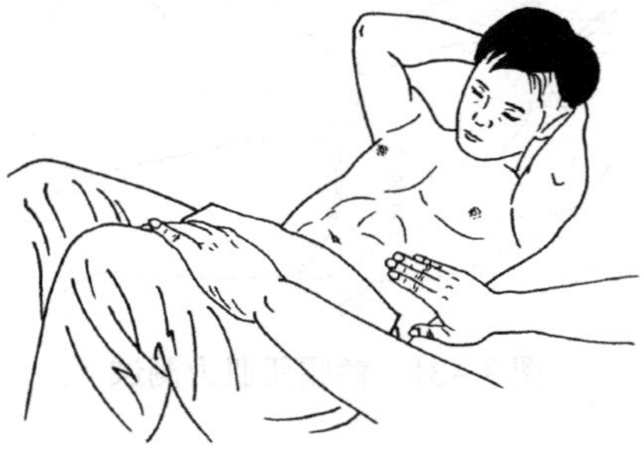

3－28　腹外斜肌及腹内斜肌肌力测试

（13）腹直肌　患者仰卧，做起坐动作，医者对此给以阻力，并触摸腹直肌（图3－29）。

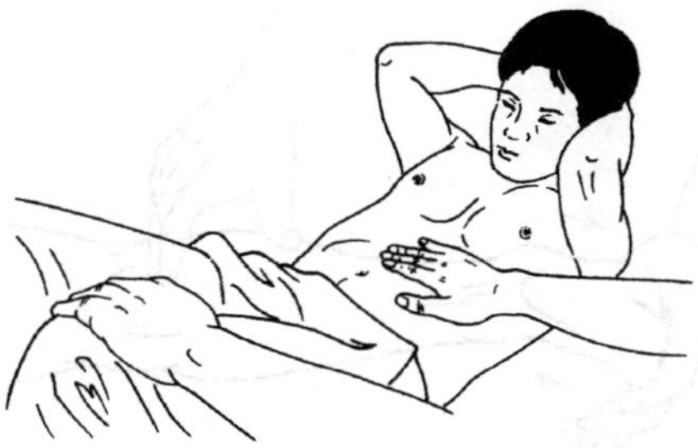

图3－29　腹直肌肌力测试

（14）股内收肌群　患者仰卧，双下肢伸直，做夹腿动作，医者对此动作给以阻力，并触摸股内收肌（图3－30）。

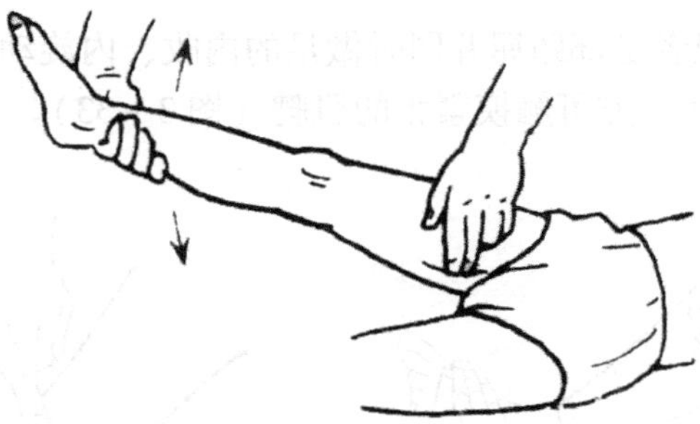

图3－30　股内收肌群肌力测试

（15）髂腰肌　患者仰卧位或坐在椅子上，膝关节屈曲，做屈髋动作，医者给以阻力（图3－31）。

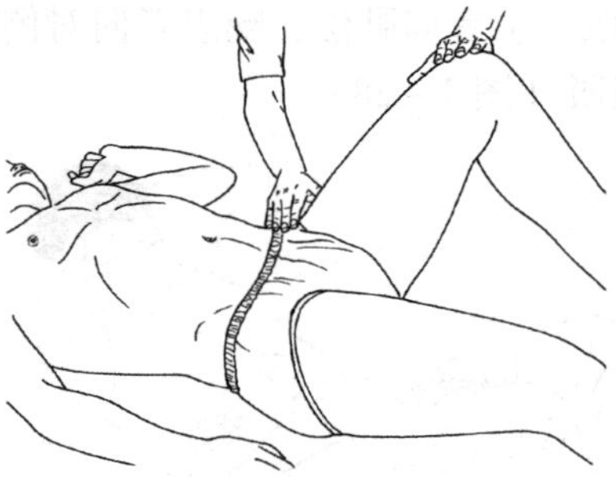

图3－31 髂腰肌肌力测试

（16）腓肠肌 患者俯卧位，膝关节伸直，嘱患者踝关节跖屈，医者对此动作给以阻力，并触摸收缩的肌肉（图3－32）。

（17）比目鱼肌 患者俯卧位，膝关节屈曲至90°，使踝关节跖屈，医者对此动作给以阻力，并触摸肌肉的收缩。

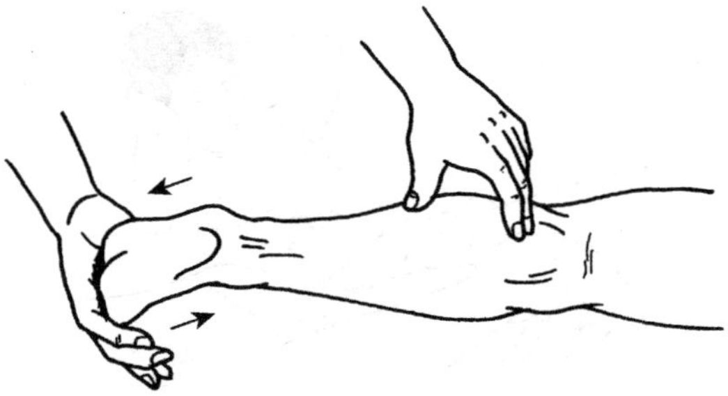

图3－32 腓肠肌肌力测试

（18）胫骨前肌 嘱患者足背伸，外翻，医者对此动作给以阻力，在胫前触摸该肌收缩（图3－33）。

（19）胫骨后肌 嘱患者足部跖屈并同时做足的内收、内旋动作，医者对此动作给以阻力，并在足舟状骨结节的后下方可触摸紧张的肌腱（图3－33）。

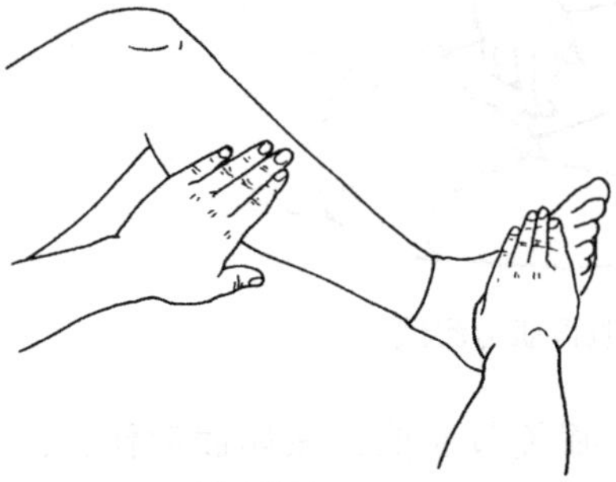

①胫骨前肌

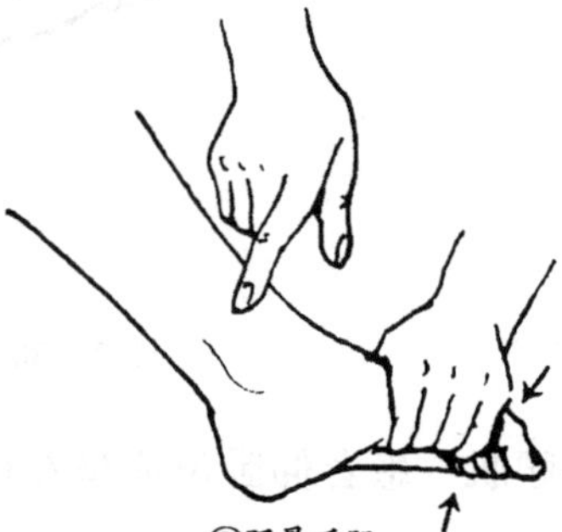

②胫骨后肌

图3－33 胫骨前肌及胫骨后肌肌力测试

四、神经功能检查

（一）反射检查

1. 深反射

刺激肌、腱、关节内的本体感受器所产生的反应。记录方法为消失（－）、减退（＋）、正常（＋＋）、增强（＋＋＋）、亢进或阵挛（＋＋＋＋）。当反射弧中断或受抑制时，深反射减弱或消失；当上运动神经元损害时，脊髓反射弧的抑制释放，深反射亢进（表3－6）。

表3－6　深反射检查

	检查方法	反应	肌肉	神经	节段定位
肱二头肌反射（图3－34）	叩击置于患者二头肌腱上的检查者的手指	肘关节屈曲	肱二头肌	肌皮神经	$C_{5\sim7}$
肱三头肌反射（图3－35）	叩击鹰嘴上方的三头肌腱	肘关节伸展	肱三头肌	桡神经	$C_{6\sim8}$
膝反射（图3－36）	叩击髌骨下方股四头肌腱	膝关节伸展	股四头肌	股神经	$L_{2\sim4}$
跟腱反射（图3－37）	叩击跟腱	足部跖屈	腓肠肌	胫神经	$L_4\sim S_5$

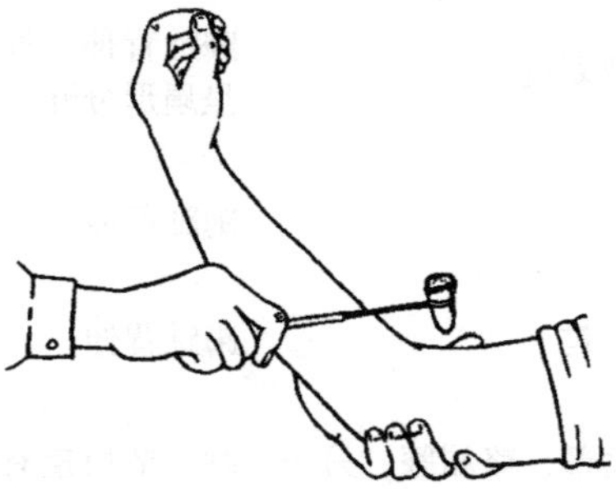

图3－34　肱二头肌反射

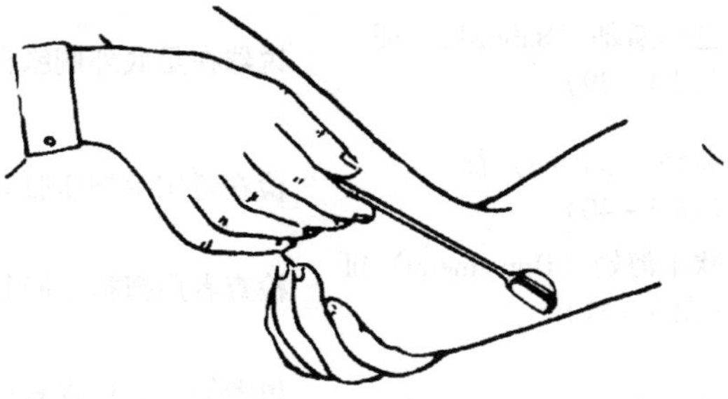

图3－35　肱三头肌反射

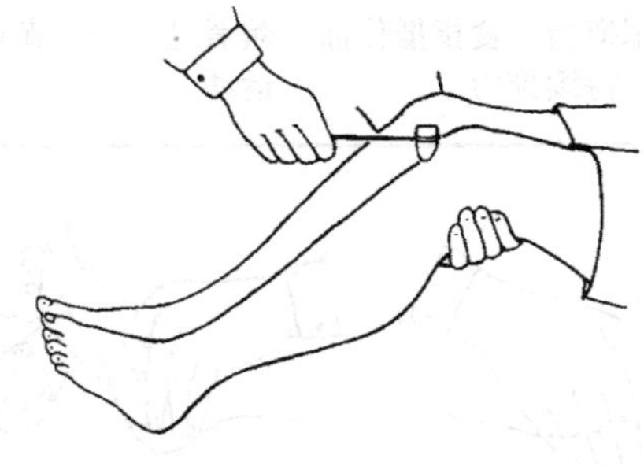

图3－36　膝反射

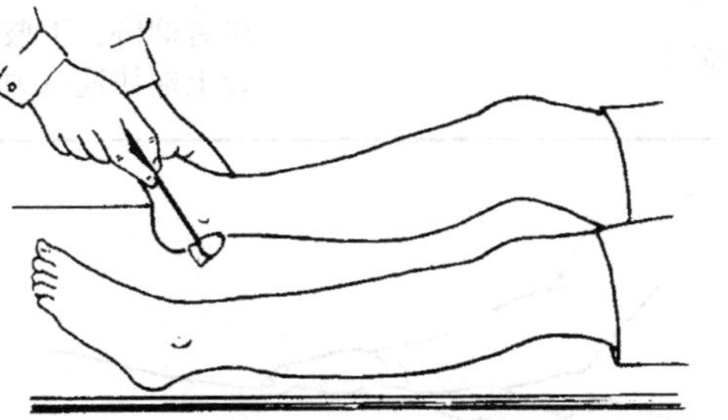

图3－37　跟腱反射

2. 浅反射

浅反射是刺激体表感受器引起的，如刺激皮肤或黏膜。记录方法为亢进（＋＋＋）、活跃（++）、迟钝（+）、消失（-）（表3-7）。

表3-7　浅反射检查

	检查方法	反应	肌肉	神经	节段定位
上腹壁反射	迅速轻划上腹部皮肤	上腹壁收缩	腹横肌	肋间神经	$T_{7\sim9}$
中腹壁反射	迅速轻划中腹部皮肤	中腹壁收缩	腹斜肌	肋间神经	$T_{9\sim10}$
下腹壁反射	迅速轻划下腹部皮肤	下腹壁收缩	腹直肌	肋间神经	$T_{11\sim12}$
提睾反射	轻划大腿内上侧皮肤	睾丸上提	提睾肌	生殖股神经	$L_{1\sim4}$
肛门反射	轻划肛门旁皮肤	肛门收缩	肛门括约肌	肛门神经	$S_{4\sim5}$
足底反射	轻划足底外侧皮肤	足趾及足向跖面屈曲	屈趾肌等	坐骨神经	$S_{4\sim5}$

3. 病理反射

病理反射在中枢神经系统损害时可引出，主要为锥体束受损后失去了对脑干和脊髓的抑制作用而产生，但2岁以下的小儿由于锥体束发育不完善，可出现病理反射（表3-8）。

表3-8　病理反射检查

名称	检查法	表现
霍夫曼（Hoffmann）征（图3-38）	前臂旋前，掌面向下，检查者向掌侧弹拨中指指甲	拇指和其他各指迅速屈曲
巴彬斯基（Babinski）征（图3-39）	锐器在足底外侧缘自后向前快速划过	踇趾背伸，外展余趾呈扇形分开
高登（Gordon）征（图3-40）	检查者用手挤压腓肠肌	踇趾背伸
欧本海姆（Oppenheim）征（图3-41）	检查者用拇指沿胫骨自上而下擦过	踇趾背伸
踝阵挛	患者仰卧，检查者一手托其腘窝部，略屈膝，另一手握其足部快速用力使其踝关节背伸，持续推力	踝关节快速有节律伸屈活动
髌阵挛	患者仰卧，下肢伸直，检查者用拇指、食指抵住髌骨上端快速有力向下推动数次，持续推力	髌骨上下有节律的运动

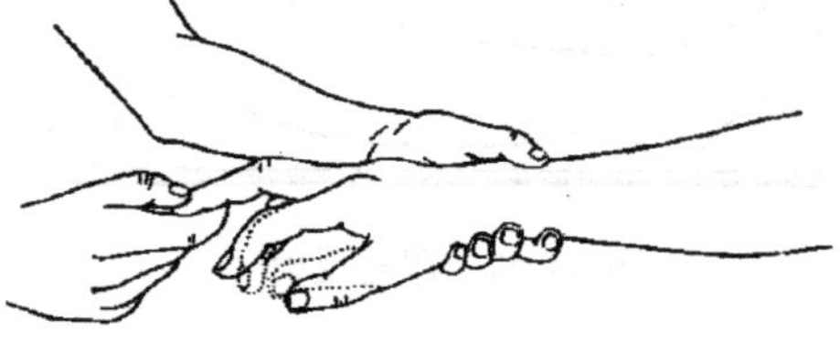

图3-38　霍夫曼（Hoffmann）征

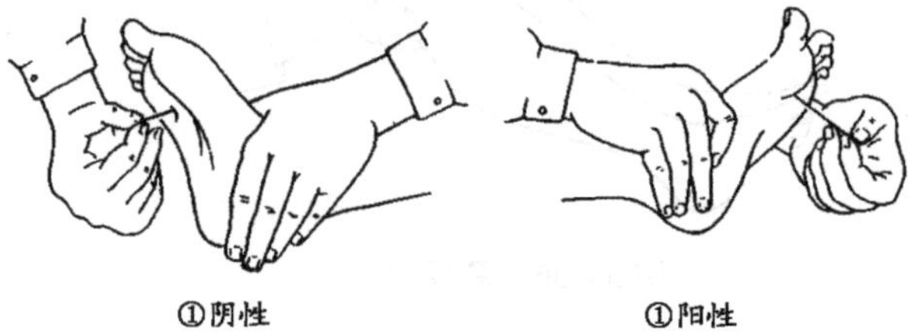

图3-39　巴彬斯基（Babinski征）

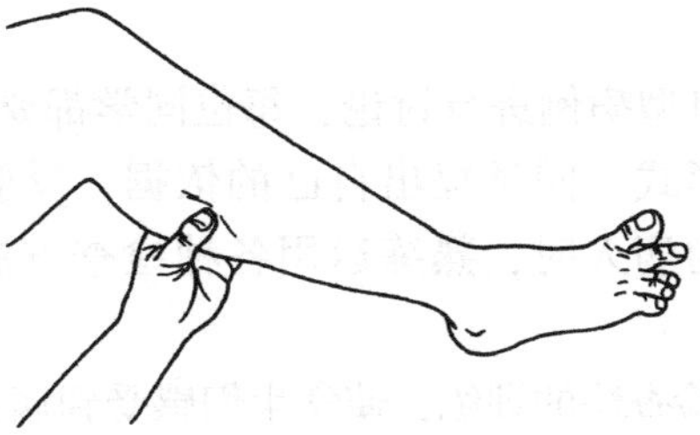

图 3－40　高登（Gordon）征

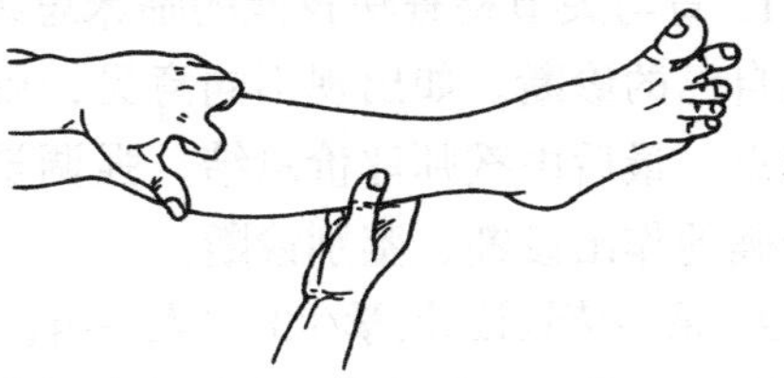

图 3－41　欧本海姆（Oppenheim）征

（二）感觉检查

1. 浅感觉（表 3－9）

表 3－9　浅感觉

痛觉	用针尖轻刺皮肤，确定痛觉减退、消失或过敏区域，同时应掌握刺激强度，可从无痛觉区向正常区检查，自上而下，两侧对比
温度觉	以盛有冷水（5℃～10℃）和热水（40℃～45℃）的两试管，分别接触病人皮肤，询问其感觉
触觉	以棉花、棉签轻触病人的皮肤，询问其感觉

2. 深感觉（表 3－10）

表 3－10　深感觉

位置觉	嘱患者闭目，医者用手指从两侧轻轻夹住病人的手指或足趾，做伸屈动作，询问其被夹指、趾的名称和扳动的方向
震动觉	将音叉振动后，放在病人骨突起部的皮肤上，询问其有无震动及持续时间
实体感觉	嘱患者闭目，用手触摸分辨物的大小、方圆、硬度
两点分辨觉	以圆规的两个尖端，触及身体不同部位，测定患者分辨两点距离的能力。两点分辨觉正常值：手指掌面 1.1mm，手背 31.5mm，手掌 6.7mm，前臂和小腿 40.5mm，面颊 11.2mm，上臂和大腿 67.7mm

五、骨与关节检查法技能实训

【实训目的】

伤科检查是为了发现客观体征，用以诊断有无骨与关节病变，以及病变的部位、性质、程度、缓急和有无合并症的一种诊断方法。只有认真、细致地进行骨与关节检查，才能避免误诊、漏诊。对于症状复杂而诊断困难者，不仅需要全面系统的检查，而且需要定期、多次、反复的检查，特别是神经功能的检查，更应如此，以求得出正确的诊断，避免延误治疗。本节实训内容要求训练学生在全身检查的基础上，根据骨与关节损伤和疾病情况，结合诊断和治疗的需要，选择并熟练掌握不同的检查方法。

【实训形式】

1. 骨与关节检查法技能的临床思维训练可围绕典型病例进行讨论，每位同学都要发言，提出自己的诊断。如出现不同意见，则可采用辩论形式，同学提出自己的依据，反驳对方的观点，最后由教师评价总结。强调学生面对不同的病人时，熟练运用各种检查方法，迅速准确地作出诊断、鉴别诊断。

2. 采用情景设计,学生3～4人一组，进行骨与关节检查法的训练，使学生们感受到病人的心情，体会到医生的责任心，增加学习兴趣。学生可以术者、助手、模特轮流交换角色进行训练。

3. 学生可以对操作训练进行讨论，并推出最佳操作展示。

4. 教师评估总结。

5. 学生提交实训报告

【实训设施】

操作台、圆规、棉签、叩诊锤、带尺、量角器等等。

【实训考核】

根据操作能力、讨论发言以及实训报告，综合考核计分。

以上的实训室实训是为临床实训打基础，在临床实习时应结合病例进一步实训。

第三节　临床检查技能

一、一般检查（摸法）

（一）主要用途

表3－11　摸诊用途

查疼痛	根据压痛的部位、范围、程度来鉴别损伤的性质种类
查畸形	了解骨折或脱位的性质、移位方向以及呈现重叠、成角或旋转畸形等情况
查肤温	辨别热证或寒证，并了解患肢血运情况。摸肤温时一般用手背测试并与对侧比较
查异常活动	多见于骨折和韧带断裂。检查骨折病人时，不要主动寻找异常活动，以免增加患者的痛苦和加重局部组织的损伤
查弹性固定	脱位的关节常保持在特殊的畸形位置，在摸诊时手中有弹力感，这是关节脱位特征之一
查肿块	区别肿块的解剖层次、大小、形状、硬度，边界是否清楚，推之是否可以移动及表面光滑度

（二）常用方法

表3－12　摸诊常用方法

触摸法	基础摸法，用于了解损伤和病变的确切部位及病损大致性质
挤压法	用于鉴别是骨折还是挫伤
叩击法	用于检查长骨干或脊柱有无骨折
旋转法	与屈伸法配合以观察关节有无疼痛、活动障碍及特殊的响声
屈伸法	用于检查关节有无骨折、损伤，并测量关节活动功能
摇晃法	用于判断是否有骨与关节损伤

临床运用摸法时非常注重对比，并注意“望、比、摸”的综合应用，只有这样才能正确的分析通过摸诊所获得的资料。应用四诊辨证时也常采用“对比”的方法来帮助诊断。如望诊与量法主要是患侧与健侧比形态、比长短、比粗细、比活动功能等。此外，治疗前后的对比，如对骨折、脱位复位前后的对比，功能恢复过程的对比，对全面了解患者情况很有帮助。

二、特殊检查

（一）颈部

1. 分离试验

检查者一手托住患者颌下部，另一手托住枕部，然后逐渐向上牵引头部，如患者感到颈部和上肢的疼痛减轻，即为阳性（图3－42）。

该试验可以拉开狭窄的椎间孔，减少颈椎小关节周围关节囊的压力，缓解肌肉痉挛，减少对神经根的挤压和刺激，从而减轻疼痛。

2. 颈椎间孔挤压试验

患者坐位，检查者双手手指互相嵌夹相扣，以手掌面压患者头顶部，同时向患侧或健侧屈曲颈椎，也可以前曲后伸，若出现颈部或上肢放射痛加重，即为阳性（图3－43）。

多见于神经根型颈椎病或颈椎间盘突出症。该试验是使椎间孔变窄，从而加重对颈神经根的刺激，故出现疼痛或放射痛。

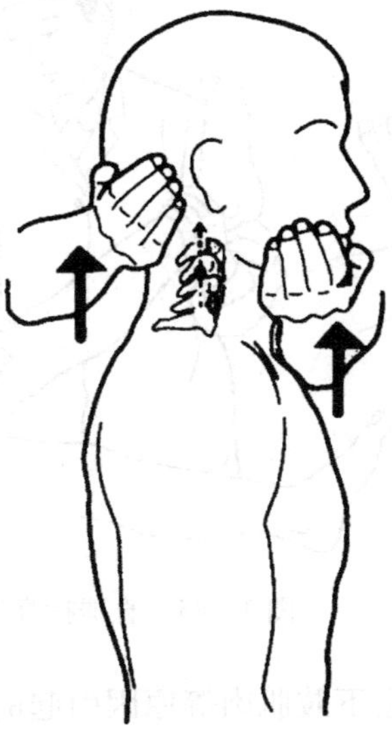

图3－42　颈椎分离试验

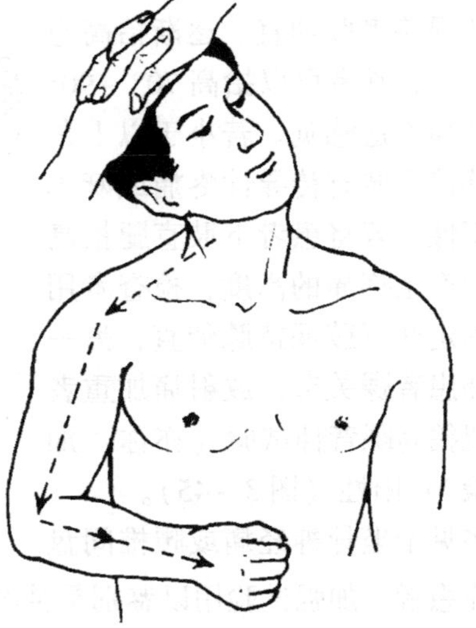

图3－43　颈椎间孔挤压试验

3. 臂丛神经牵拉试验

患者坐位，头微屈，检查者位于患者被检查侧，一手推头部向对侧，同时另一手握该侧腕部做相对牵引，此时臂丛神经受牵拉，若患肢出现放射痛、麻木，则为阳性（图3－

44）。

多见“神经根型颈椎病”患者。

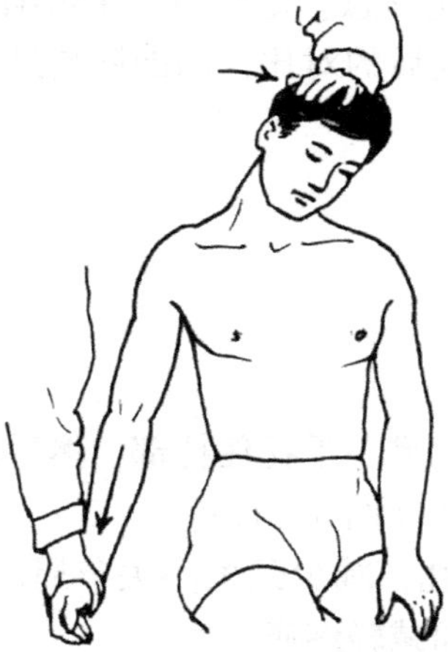

图3－44　臂丛神经牵拉试验

（二）腰背部

1. 直腿抬高试验

患者仰卧位，两下肢伸直靠拢，检查者用一手握患者踝部，一手扶膝保持患肢伸直。逐渐抬高患者下肢，正常者可以抬高70°～90°而无任何不适感觉。若小于以上角度即感该下肢有传导性疼痛或麻木者为阳性。若将患者下肢直腿抬高到开始产生疼痛的高度，检查者用一手固定此下肢保持膝伸直，另一手背伸患者踝关节，放射痛加重者为直腿抬高踝背伸试验（亦称“加强试验”）阳性（图3－45）。

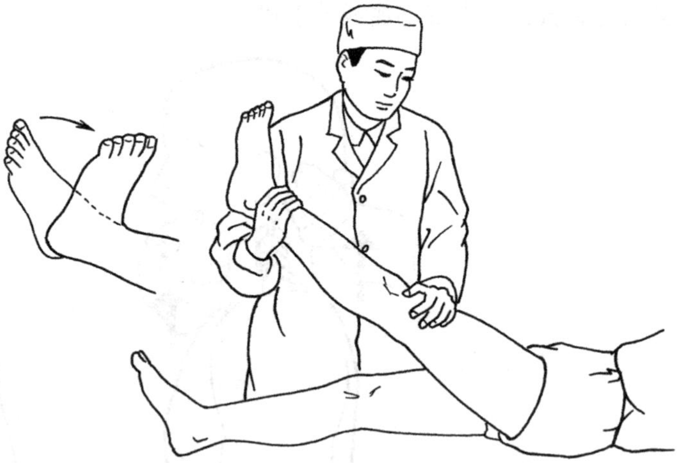

图3－45　直腿抬高试验

多见于坐骨神经痛或腰椎间盘突出症患者。加强试验用以鉴别是神经受压还是下肢肌肉等原因引起的抬腿疼痛。

2. 拾物试验

让小儿站立，嘱其拾起地上物品。正常小儿可以两膝微屈，弯腰拾物。若腰部有病变，可见腰部挺直，双髋和膝关节微屈的姿势去拾地上的物品，此为试验阳性（图3－46）。

常用于检查儿童的脊柱前屈功能有无障碍。

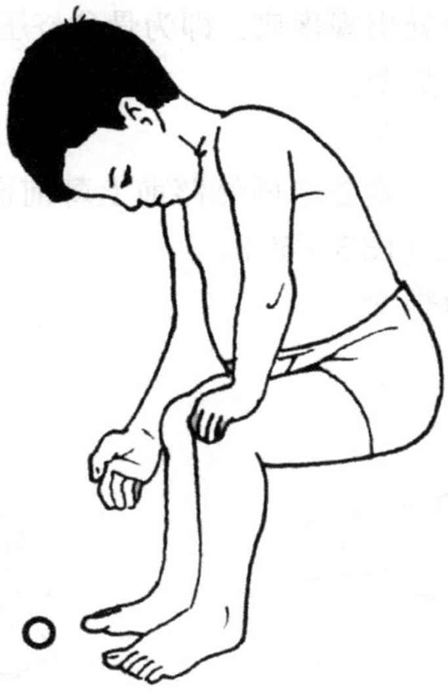

图 3－46　拾物试验

3. 仰卧挺腹试验

具体操作分 4 个步骤。第一步：病人仰卧，双手放在腹部或身体两侧，以头枕部和双足跟为着力点，将腹部及骨盆用力向上挺起，若患者感觉腰痛及患侧传导性腿痛及为阳性。若传导性腿痛不明显，则进行下一步检查。第二步：患者保持挺腹姿势，先深吸气后暂停呼吸，用力鼓气，直至两面潮红约 30 秒左右，若有传导性腿痛即为阳性。第三步：在仰卧挺腹的姿势下，用力咳嗽，若有传导性腿痛即为阳性。第四步：在仰卧挺腹的姿势下，检查者用手轻压双侧颈内静脉，若出现患侧传导性腿痛即为阳性（图 3－47）。

通过增加椎管内压力，刺激神经根产生疼痛，以诊断椎间盘突出症。

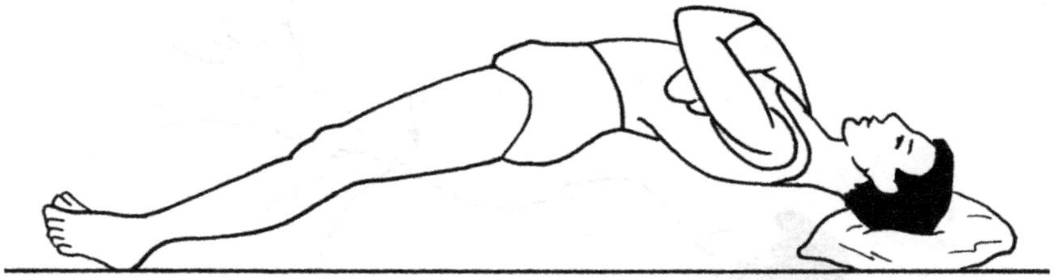

图 3－47　仰卧挺腹试验

4. 背伸试验

患者站立位，让患者腰部尽量背伸，如有后背疼痛为阳性。

说明病人腰肌、关节突关节、椎板、黄韧带、棘突、棘上或棘间韧带有病变，或有腰椎管狭窄症。

（三）骨盆

1. 骨盆挤压试验

患者仰卧位，检查者用双手分别与髂骨翼两侧同时向中线挤压骨盆，或患者侧卧，检查者挤压其上方的髂嵴。如果患处出现疼痛，即为骨盆挤压征阳性（图 3－48）。

提示有骨盆骨折或骶髂关节病变。

2. 骨盆分离试验

患者侧卧位，检查者用双手分别置于两侧髂前上棘前面，两手同时向外下方推压，若出现疼痛即为骨盆分离试验阳性（图 3－49）。

表示有骨盆骨折或骶髂关节病变。

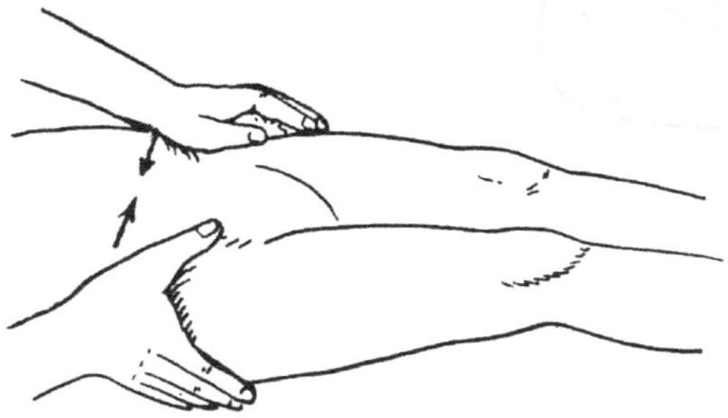

图 3－48　骨盆挤压试验

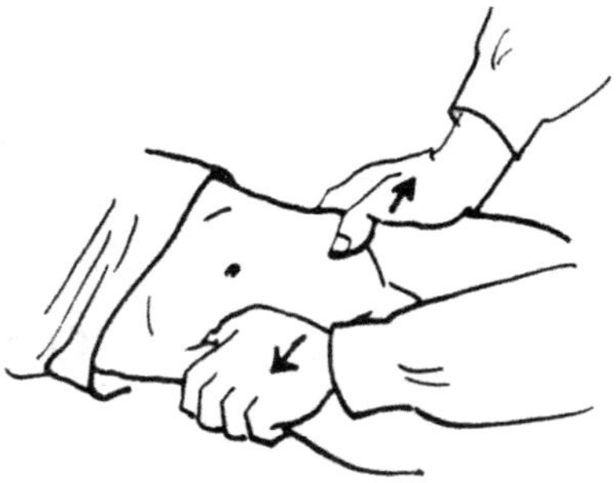

图 3－49　骨盆分离试验

3. 骨盆纵向挤压试验

患者侧卧位，检查侧的髋关节、膝关节半屈曲位，检查者用左、右手分别置于髂前上棘和大腿根部，双手用力挤压，若出现疼痛，即为骨盆纵向挤压试验阳性（图 3－50）。

提示单侧骨盆骨折。

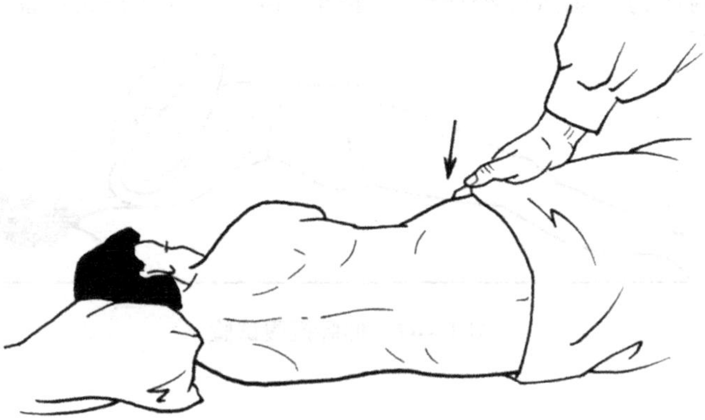

图 3－50　骨盆纵向挤压试验

4. 屈膝屈髋试验

患者仰卧位，双腿靠拢。嘱其尽量屈曲髋、膝关节，检查者也可两手推膝使髋、膝关节尽量屈曲，使臀部离开床面，腰部被动前屈，若骶髂部发生疼痛即为阳性。若行单侧髋、膝屈曲试验：患者一侧下肢伸直，检查者用同样方法，使另侧髋、膝关节尽量屈曲，则腰骶关节和骶髂关节可随之运动，若有疼痛则为阳性（图 3－51）。

表示有闪筋扭腰、劳损，或者腰椎椎间关节、腰骶关节或者骶髂关节病变，但椎间盘突出症患者该试验为阴性。

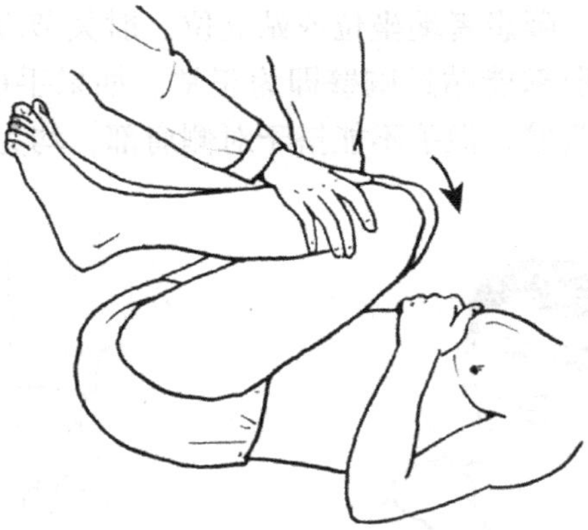

图 3－51　屈膝屈髋试验

5. 梨状肌紧张试验

患者仰卧位，伸直患肢，做内收内旋运动，若有坐骨神经放射疼，再迅速外展、外旋患肢，若疼痛立刻缓解者为阳性。

说明有梨状肌综合征。

6. 髋外展外旋试验

又称"4"字试验。患者仰卧位，一侧下肢膝关节屈曲，髋关节屈曲、外展、外旋，将足架在另一侧膝关节上，使双下肢呈"4"字形。检查者一手放在屈曲的膝关节内侧，另一手放在对侧的髂前上棘前面，然后两手向下挤压，如被检查侧骶髂关节处出现疼痛即为阳性。

说明有骶髂关节病变。

7. 斜扳试验

患者侧卧位，下面腿伸直，上面腿屈髋屈膝各 90°，检查者一手将肩部推向背侧，另一手扶膝部将骨盆推向腹侧，并内收内旋该侧髋关节，若发生该侧骶髂关节疼痛即为阳性（图 3－52）。

表示该侧骶髂关节或下腰部有病变。

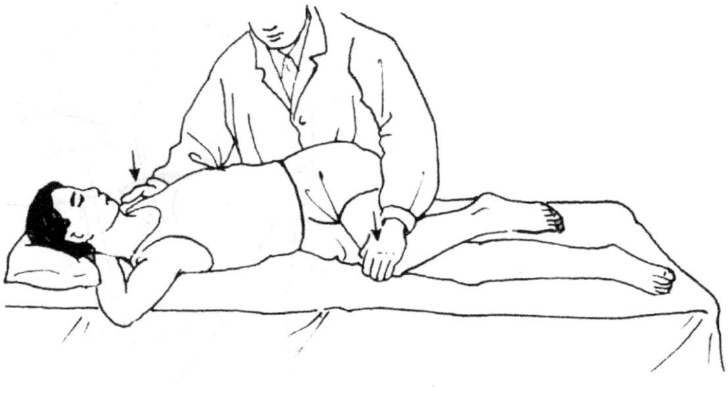

图 3－52　斜扳试验

（四）肩部

1. 搭肩试验

又称为肩关节内收试验。嘱患者端坐位或站立位，肘关节取屈曲位，手搭于对侧肩部，如果手能搭于对侧肩部，且肘部能贴近胸壁即为正常。如果手能够搭于对侧肩部，肘部不能贴近胸壁，或肘部能贴近胸壁，但手不能搭于对侧肩部，均为阳性（图3－53）。

提示可能有肩关节脱位。

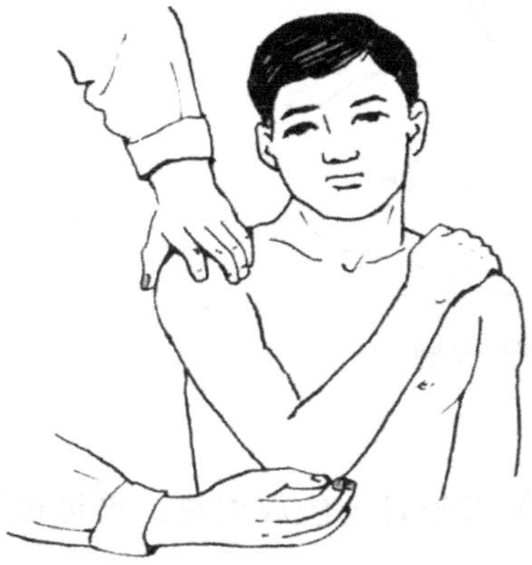

①阴性

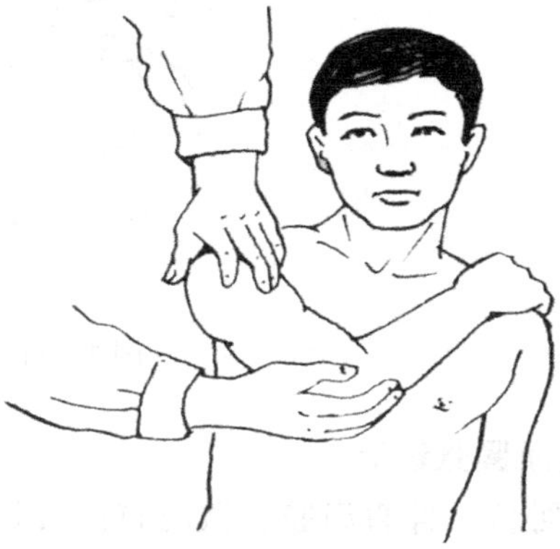

②阳性

图3－53 搭肩试验

2. 肱二头肌抗阻力试验

嘱患者屈肘90°位，检查者一手扶住患者肘部，一手扶住腕部，嘱患者用力屈肘、外展、外旋，检查者拉前臂抗屈肘，如果结节间沟处疼痛为试验阳性（图3－54）。

表示该肱二头肌腱滑脱或肱二头肌长头肌腱炎。

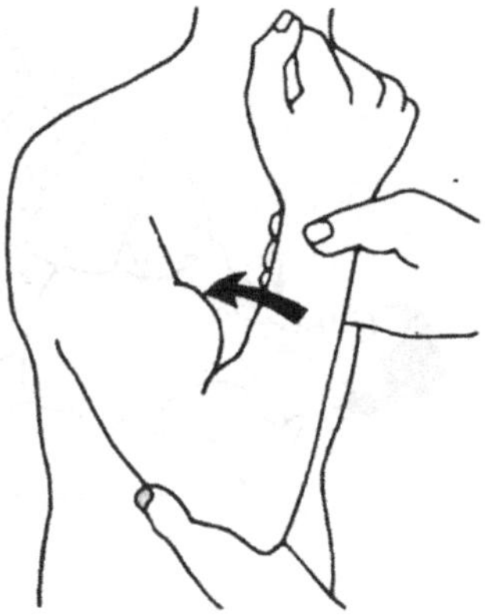

图3－54 肱二头肌抗阻力试验

3. 直尺试验

以直尺贴上臂外侧，正常时不能触及肩峰，如直尺能触及肩峰则为阳性（图3－55）。

说明有肩关节脱位，或其他因素引起的方肩畸形，如三角肌萎缩等。

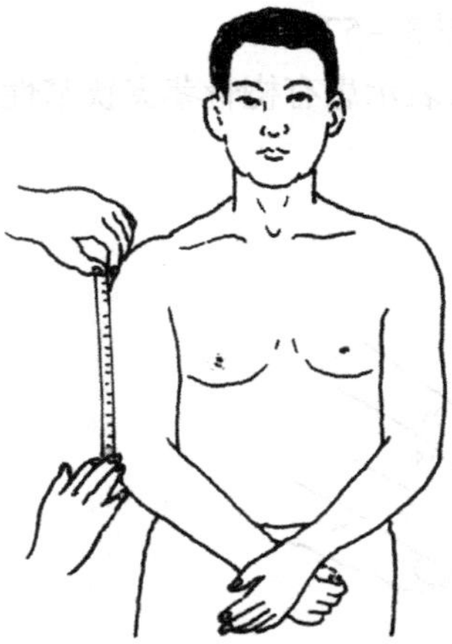

图3－55　直尺试验

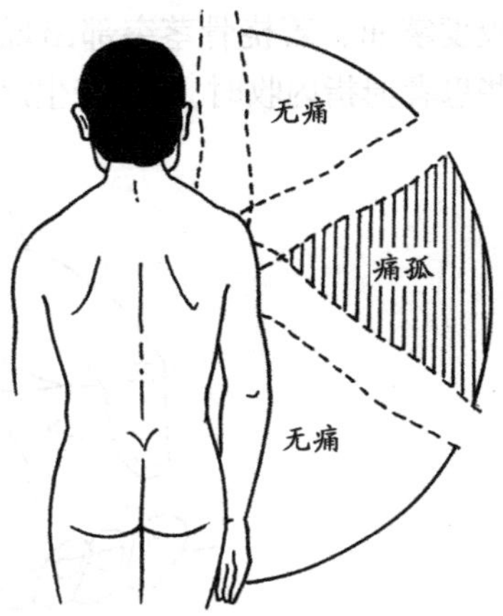

图3－56　疼痛弧试验

4. 疼痛弧试验

嘱患者肩外展或被动外展其上肢，当肩外展到60°～120°范围时，肩部出现疼痛为阳性。这一特定区域的外展痛成为疼痛弧，由于冈上肌腱在肩峰下面摩擦、撞击所致（图3－56）。

说明肩峰下的肩袖有病变。

5. 冈上肌腱断裂试验

嘱患者肩外展，当外展30°～60°时，可以看到患侧三角肌明显收缩，但不能外展上举上肢，越用力越耸肩。若被动外展患肢超过60°，则患肢又能主动上举上肢，这一特定区的外展障碍即为阳性体征。

提示有冈上肌腱的断裂或撕裂。

（五）肘部

1. 腕伸肌紧张试验

嘱患者屈腕屈指，检查者将手压于各指的背侧做对抗，再嘱患者抗阻力伸直及背伸腕关节，如出现肱骨外上髁疼痛为阳性。

多见于网球肘。

2. 叩诊试验

用手指自远端向病变区轻叩神经干，在该神经分布区的肢体远端产生如蚁走或刺痛等异常感觉。这是神经再生或机能恢复的症状，用以再生的感觉神经纤维的检查。另外，本试验也用来检查神经内有无神经瘤，若尺神经有神经瘤时轻叩神经结节处，会产生向远端放射痛，甚至有前臂达手的尺神经分布区。

（六）腕和手部

1. 握拳试验

又称尺偏试验。嘱患者做拇指内收，并屈曲各指，在紧握拳后向尺侧倾斜屈曲，用力将手腕极度掌屈，若桡骨茎突部出现疼痛，即为阳性（图 3－57）。

有些患者拇指内收时,即可产生疼痛,尺偏时疼痛加重,表示患有桡骨茎突狭窄性腱鞘炎。

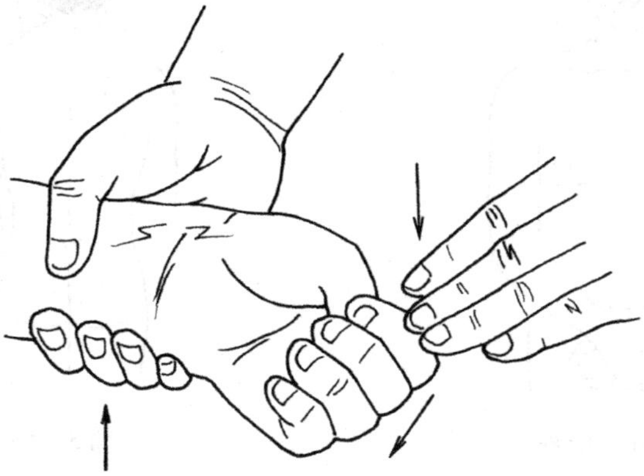

图 3－57　握拳试验

2. 腕三角软骨挤压试验

嘱患者端坐，检查者一手握住患者前臂下端，另一手握住手部，用力将手腕极度掌屈、旋后并向尺侧倾斜，并施加压力旋转，若在尺侧远端侧方出现疼痛，即为阳性体征（图3－58）。

说明有三角软骨损伤。

3. 舟状骨叩击试验

使患者手偏向桡侧,叩击第三掌骨头部,若舟状骨骨折时可产生剧烈的叩击痛,有时叩击第二掌骨头时也可出现剧烈疼痛,即为阳性。在叩击第 4～5掌骨时则无疼痛出现（图 3－59）。

用于诊断舟状骨骨折。

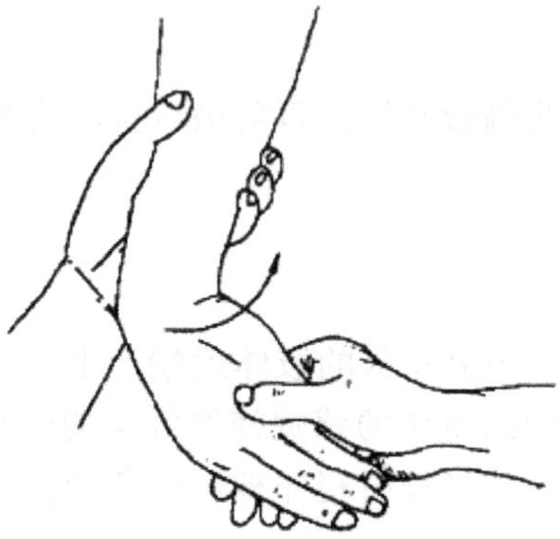

图 3－58　腕三角软骨挤压试验

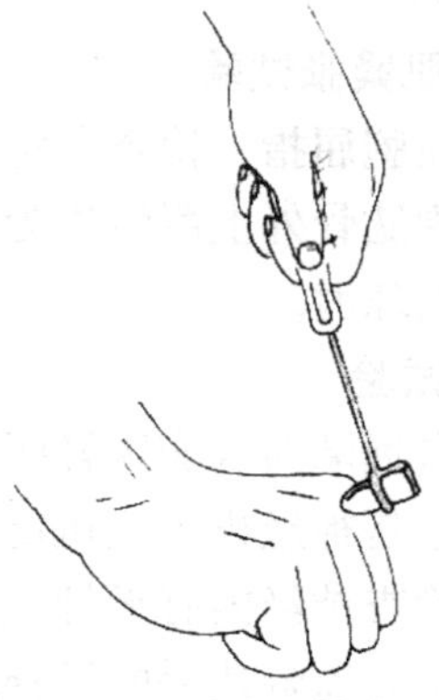

图 3－59　舟状骨叩击试验

4. 指浅屈肌试验

将患者的手固定于伸直位，然后嘱患者屈曲需检查的手指的近端指间关节，这样可以使指浅屈肌单独运动（图 3－60）。

如果关节屈曲正常，则表明指浅屈肌是完整的，若不能屈曲，则该肌有断裂或缺如。

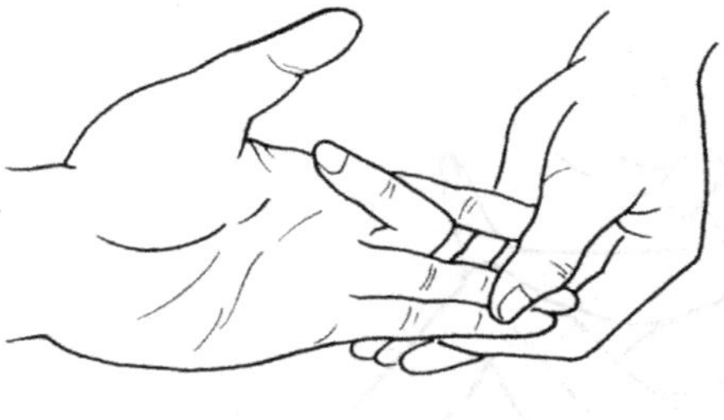

图 3－60　指浅屈肌试验

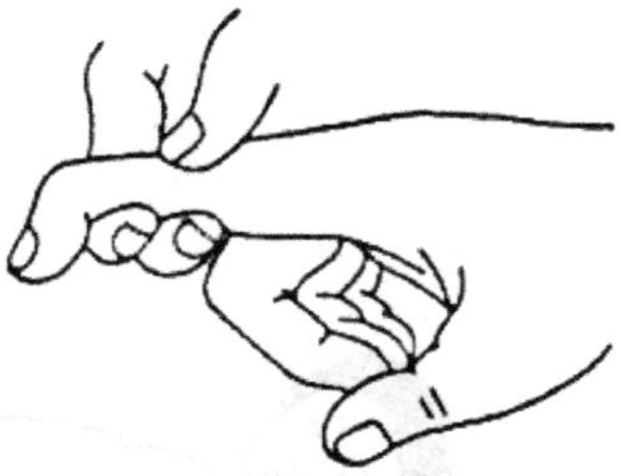

图 3－61　指深屈肌试验

5. 指深屈肌试验

将患者掌指关节和近端指间关节固定在伸直位，然后让患者屈曲远端指间关节（图3－61）。

若能正常屈曲，则表明该肌腱有功能；若不能屈曲，则该肌可能有断裂或该肌肉的神经支配发生障碍。

（七）髋部

1. 髋关节屈曲挛缩试验

患者取仰卧位，腰部放平，嘱患者分别将两腿伸直，注意腿伸直过程中，腰部是否离开床面，向上挺起。如某一侧腿伸直时，腰部挺起，则本试验为阳性。另一种方法是当一侧腿完全伸直，另一侧腿屈膝、屈髋，使大腿贴近腹壁，腰部下降，贴近床面，甚至一侧的腿自动离开床面，向上抬起，亦为阳性（图 3－62）。

本试验场用于检查髋关节结核、类风湿性关节炎等疾病所引起的髋关节屈曲挛缩畸形。

2. 髋关节过伸试验

又称腰大肌挛缩试验。嘱患者俯卧位，屈膝 90°，检查者一手握踝部，将脚下肢提起，使髋关节过伸，若骨盆亦随之抬起，则为阳性（图 3－63）。

说明有腰大肌脓肿、髋关节早期结核或髋关节脓肿。

3. “望远镜”试验

患儿仰卧位，髋、膝关节伸直，助手固定骨盆，检查者一手置于大粗隆部，另一手持小腿或膝部将大腿抬高约 30°，并上推下拉股骨干，若股骨头有上下活动或打气筒的抽筒样感，即为阳性（图 3－64）。

用于检查婴幼儿先天性髋关节脱位，往往需进行双侧对照检查。

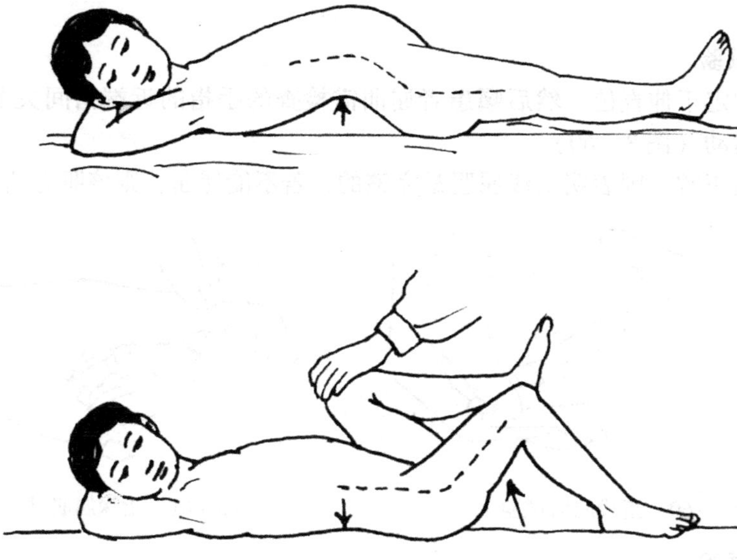

图 3-62　髋关节屈曲挛缩试验

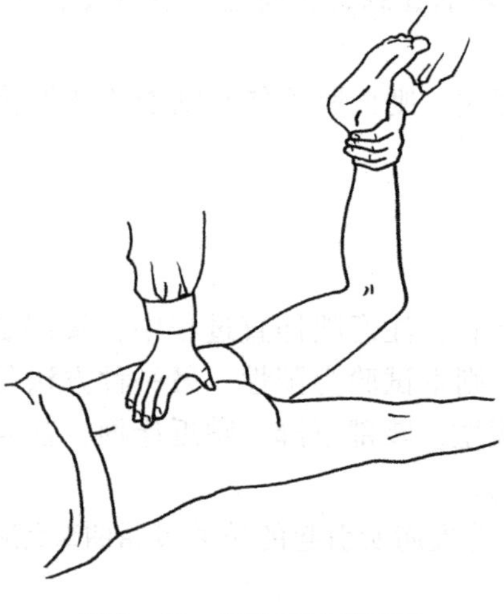

图 3-63　髋关节过伸试验

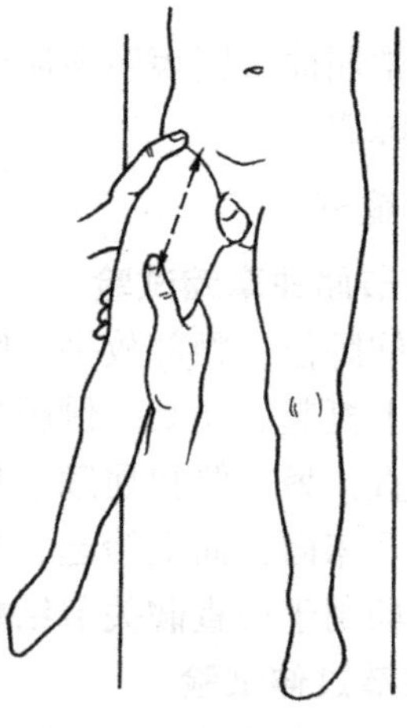

图 3-64　“望远镜”试验

4. 蛙式试验

患儿仰卧位，使双膝双髋屈曲 90°，并使患儿双髋作外展、外旋至蛙式位，双下肢外侧接触到检查床面为正常。若一侧或两侧下肢的外侧不能接触床面，即为阳性（图 3-65）。

提示有先天性髋关节脱位。

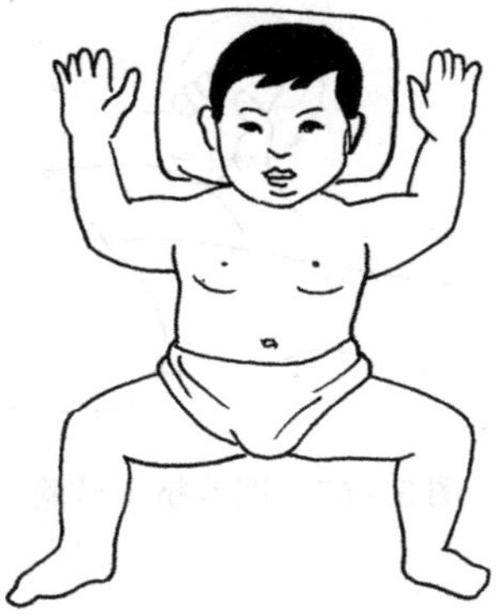

图 3－65　蛙式试验

5. 下肢短缩试验

患者取仰卧位，两腿屈髋屈膝并拢，两足并齐，放于床面，观察两膝的高度，如两膝等高位正常。若一侧膝部比另一侧低，即为阳性（图 3－66）。

表明有髋关节后脱位，股骨、胫骨短缩、先天性髋关节脱位等。

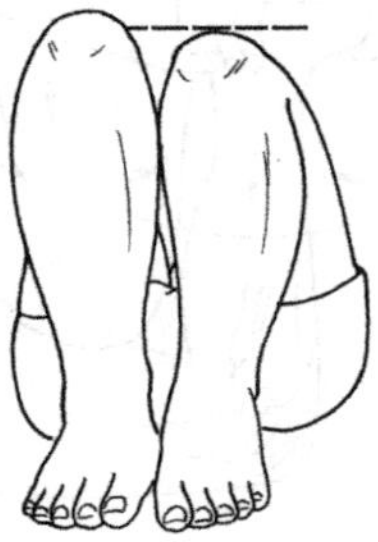

图 3－66　下肢短缩试验

（八）膝部

1. 回旋挤压试验

又称为回旋研磨试验。取仰卧位，使患侧髋关节和膝关节充分屈曲，尽量使足跟碰触臀部。检查内侧半月板时，检查者一手握膝部以稳定大腿及注意膝关节内的感觉，另一手握足部使小腿在充分外旋、外展位伸直膝关节，在伸直过程中，股骨髁经过半月板损伤部位时，因产生摩擦可感触到或听到弹响声，同时患者感觉膝关节内侧有弹响和疼痛。检查外层半月板时，在小腿充分内收、内旋位伸直膝关节时，膝关节外侧有弹响和疼痛（图 3－67）。

用于检查膝关节半月板有无损伤。

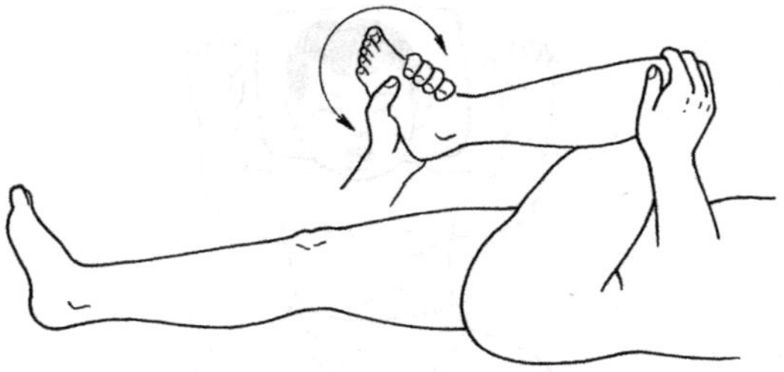

图 3－67　回旋挤压试验

2. 挤压研磨试验

患者俯卧位，膝关节屈曲 90°，检查者一手（或用膝部）固定腘窝部，另一手握住患者足踝部，向下压足，使膝关节面靠紧，然后进行小腿旋转动作（图 3－68）。

如有疼痛，提示有半月板破裂或关节软骨损伤。

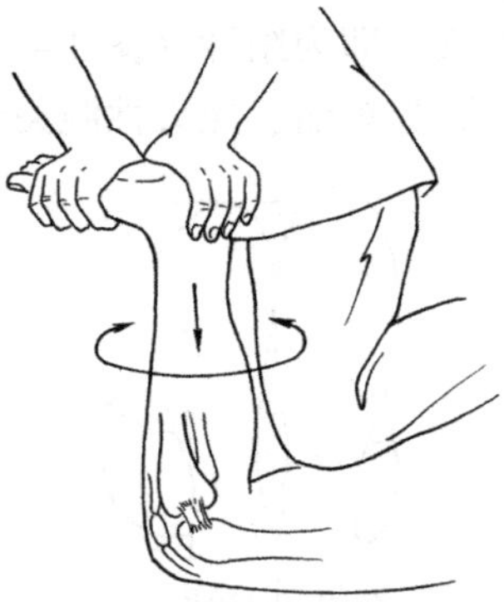

图 3－68　挤压研磨试验

3. 抽屉试验

又称为前后运动试验、推拉试验。患者取坐位或仰卧位，双膝屈曲 90°，检查者一手固定踝部或以肘部抵住患者踝部，另一手或两手推拉小腿上段（图 3－69）。

如能明显拉向前方约 1cm，即前抽屉试验阳性，提示有前交叉韧带损伤；若能推向后约 1cm，即后抽屉试验阳性，提示有后交叉韧带损伤；若前后均能推拉 1cm，即为前后抽屉试验阳性，说明有前后交叉韧带损伤。

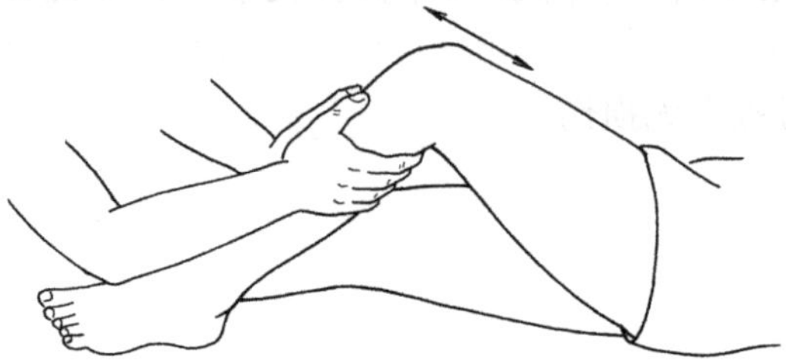

图 3－69　抽屉试验

4. 侧方挤压试验

又称为膝关节分离试验、侧方运动试验。患者伸膝，并固定大腿，检查者用一只手握踝部，另一手扶膝部，做侧向运动检查内侧或外侧副韧带（图3－70）。

若有损伤，检查牵扯韧带时，可以引起疼痛或异常活动。

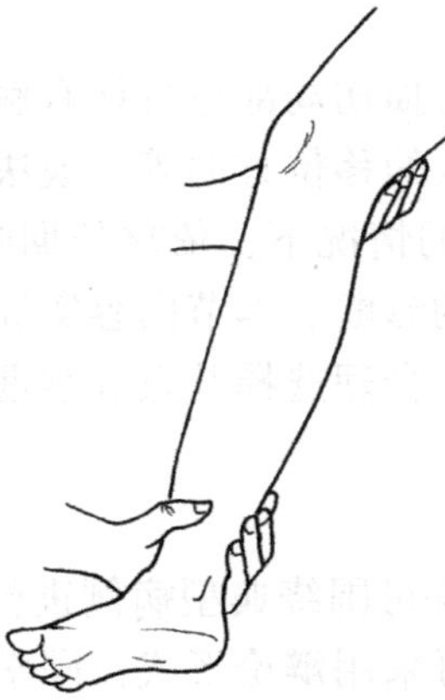

图3－70　侧方挤压试验

6. 浮髌试验

患者取仰卧位，下肢伸直，股四头肌处于松弛状态，检查者一手压在髌上囊部，向下挤压使积液局限于关节腔，然后另一手拇、中指固定髌骨内、外缘，食指挤压髌骨（图3－71）。

若感髌骨具有飘浮感，重压使下沉，松指时浮起，说明关节腔内有积液，为浮髌试验阳性。

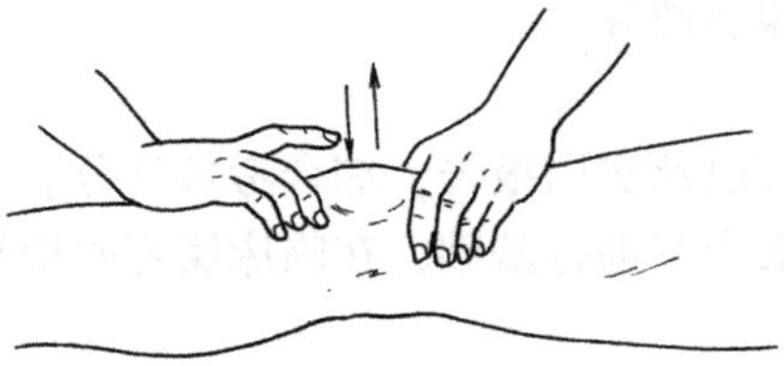

图3－71　浮髌试验

（九）踝部

1. 踝关节背伸试验

患者屈曲膝关节，由于腓肠肌起点在膝关节线以上，此时腓肠肌松弛，踝关节能背伸，当膝关节伸直时，踝关节不能背伸，说明腓肠肌挛缩。若伸膝或屈膝时踝关节均不能背伸，说明比目鱼肌挛缩。比目鱼肌起点在膝关节线以下，所以伸膝或屈膝时做此试验结果相同。

该试验是检验腓肠肌与比目鱼肌挛缩的方法。

2. 伸踝试验

让患者伸直小腿，然后用力背伸踝关节，如小腿肌肉发生疼痛，则为阳性。在小腿深部肌肉触诊时出现疼痛，更证实小腿有深静脉血栓性静脉炎。

三、临床检查技能实训

【实训目的】

摸法又称摸诊。通过医者的手对损伤局部进行认真触摸，以了解损伤的性质程度，判断有无骨折、脱位，以及骨折、脱位的移位方向等。摸法的用途极为广泛，在伤科临床上的作用十分重要。在缺少影像设备的情况下，依靠长期临床实践积累的经验，运用摸法，亦能对许多伤科疾患作出比较正确的诊断。本节内容实训要求训练学生在全身检查的基础上，根据骨与关节损伤和疾病情况，合理选择并熟练掌握不同的临床查体方法，得出正确的诊断和治疗方法。

【实训形式】

1. 临床检查技能的临床思维训练可围绕典型病例进行讨论，每位同学都要发言，提出自己的诊断。如出现不同意见，则可采用辩论形式，同学提出自己的依据，反驳对方的观点，最后由教师评价总结。强调学生面对不同损伤的病人，能迅速准确地对病情作出诊断、鉴别诊断。

2. 采用情景设计，学生 3 ~4 人一组，进行临床检查技能的训练，使学生感受到病人的心情，体会到医生的责任心，增加学习兴趣。学生可以术者、助手、模特轮流交换角色进行。

3. 学生可以对操作训练进行讨论，并推出最佳操作展示。

4. 教师评估总结。

5. 学生提交实训报告。

【实训设施】

操作台、软尺、棉签、叩诊锤等。

【实训考核】

根据操作能力、讨论发言以及实训报告，综合考核计分。

以上的实训室实训是为临床实训打基础，在临床实习时应结合病例进一步实训。

第四节　影像学检查

一、X 线检查在骨伤科的应用

（一）X 线检查的位置选择

选择正确的 X 线检查投照体位，对获得正确的诊断和防止误诊、漏诊和避免重复拍摄，减少经济损失和减轻病人痛苦具有重要作用。临床医生申请 X 线检查时应包括检查部位、投照体位（表 3 –13、14）。

表 3－13 常用投射体位

正位	包括前后正位和后前正位，最常用
侧位	与正位片结合了解损伤部位大致情况
斜位	常用于观察脊柱结构、骶髂关节

表 3－14 特殊投射体位

轴位	有些部位因为解剖结构的特殊，正、侧位X线片不能显示全部结构，需照轴位片，如跟骨、髌骨、腕关节、肩胛骨的喙突等部位
开口位	寰枢椎在正位片上正好和门齿和下颌骨重叠，开口位可避免结构重叠，便于观察寰枢椎脱位、齿状突骨折、齿状突发育畸形等病变
动力位	脊柱正、侧位结合前屈、后伸两动力位片可反映脊柱创伤后的隐匿性损伤、脊柱不稳和椎间盘的退变等情况

（二）X线片的阅片技能

1. X线片质量评价

要求X线片黑白对比清晰，骨小梁、软组织的纹理清楚，无手印等污染。

2. 骨结构

骨膜结构在X线片上不显影。如骨皮质旁出现骨膜阴影，提示有骨膜反应骨生成，如恶性肿瘤等。正常骨皮质呈透亮白色，骨干中部厚，两端较薄，表面光滑连续，肌肉韧带附着部位可有局限性隆起或凹陷。骨松质、骨小梁按应力排列，如骨小梁排列紊乱提示炎性反应或新生物，骨小梁稀疏、皮质变薄提示骨质疏松。

3. 骨与关节周围软组织

关节软骨不显影。骨关节周围软组织显影不明显，若X线片质量好，可以看到关节周围脂肪阴影，通过软组织显影情况可判断关节囊是否肿胀、腘窝淋巴结是否肿大等，对诊断关节内疾患有帮助。

4. 儿童骨骺

长管状骨两端为骨骺，幼儿未骨化时为软骨，X线不显影。在骨化核和干骺端有透明的骺板，不要错误地认为是骨折。

二、CT检查在骨伤科的应用

（一）检查方法

正常腰椎厚度为8～15mm，检查时断层厚度5mm左右。颈椎及胸椎的椎间盘较薄，断层厚度为2～3mm。CT造影剂增强法主要用于不够清楚或难于显示的组织病变，如脊髓病变和损伤、血管疾病等，加造影剂可以增加病变与正常组织之间的对比度。

（二）CT的临床应用

1. 腰椎间盘突出

发生在$L_{4\sim5}$及L_5S_1间隙的约占90%。CT扫描可以显示椎间盘突出位置，如侧方、中央、中间偏侧和最外侧的较小突出。椎管前外侧的硬膜外脂肪被推移，硬膜囊受压，神经根位移、增粗、变形及突出髓核钙化等。

2. 椎管狭窄、侧隐窝狭窄

腰椎管狭窄表现为上下关节突增生肥大，椎管呈三叶状改变。通常椎管矢状径12～15mm，侧隐窝小于5mm者为狭窄，黄韧带增厚是造成椎管狭窄的重要因素之一。当椎间盘退变伴有椎间盘膨出时，CT图像可见椎体周围呈均匀性膨出，有时呈多节段性，这与腰椎间盘局限性突出不同，椎间盘膨隆在脊柱原有退变的基础上可加重脊髓神经的压迫。CT扫描能分清大多数椎管狭窄时发育型、退变型或混合型。颈椎管狭窄与腰椎管狭窄的原因基本相同，但由于颈椎解剖部位关系，临床症状比较复杂，大多数学者应用测量椎管矢状径作为判断狭窄的依据，但不能作为诊断狭窄唯一的依据。

3. 软组织及骨肿瘤

CT扫描有助于肿瘤定位和受累范围的确定，还可了解肿瘤与邻近神经干、大血管的解剖关系。CT扫描不受骨组织和内脏器官遮叠的影响，对早期发现脊柱、骨盆等解剖部位复杂的肿瘤有独特的作用。CT扫描可观察脊柱肿瘤骨质破坏程度、范围及与软组织的关系。对外向生长的骨肿块，CT扫描可以明确肿块基底部与骨质的关系，有助于判断切除后局部骨质是否需要重建等情况。CT扫描软组织肿瘤，可以从肿瘤密度的差异、边缘是否完整和有无包膜等区别恶性或良性肿瘤，如脂肪瘤、血管瘤等，但并不能够鉴别所有肿瘤。

4. 脊柱结核

一般正侧位X线片可以明确脊柱结核的诊断，但对椎间隙正常、骨质破坏和椎旁寒性脓肿阴影不明显者，X线片往往不能明确诊断，CT扫描检查可提供重要帮助。

5. 骨折

普通X线平片不能满足脊柱、骨盆等复杂部位骨折的检查，CT扫描可以提供更为详尽的解剖信息，冠状位和矢状位图像有助于了解骨折移位和关节面平整的情况，结合3D图像重建技术螺旋CT成为术前评价复杂关节部位骨折的最佳手段，主要用于诊断胸骨、脊柱、骨盆、髋、骶髂关节、跖跗关节、腕及踝部等部位病变。

三、磁共振（MRI）检查在骨伤科的应用

（一）检查方法

不同组织器官的弛豫时间不同，这种差异产生不同强度的电信号，收集信号并由计算机按照信号的强弱变为不同灰阶的图像，即为MRI图像。临床检查常用T_1、T_2加权像、质子密度加权像。

（二）MRI的临床应用

1. 骨折

皮质骨缺乏信号，显示能力不如X线和CT，但骨折缝隙可显示。松骨质含大量骨髓，骨髓含脂量高，信号强，累及骨髓的肿瘤、变性、感染和代谢性疾病，在MRI图像中均可详细显示。MRI还可显示病变侵入软组织的程度。

2. 脊柱创伤

对急性脊柱创伤进行 MRI 检查时，主要用来评价急性脊髓损伤和预后情况，并可用 MRI 追踪观察脊髓萎缩、血肿吸收、脊髓坏死及随之而来的脊髓空洞等变化。

3. 椎间盘疾患

MRI 在椎间盘疾患的诊断中能发挥重要作用。T_1 和 T_2 加权图像都可以显示椎间隙变窄，T_2 加权图像对椎间盘变性最敏感。早期椎间盘退变矢状位 T_2 加权像信号强度减低，大多数椎间盘突出在 T_1、T_2 加权像为低信号。

4. 椎管狭窄症

MRI 在椎管狭窄症中显示压迫部位及范围的精确度较高，尤其当椎管高度狭窄时，脊髓造影可能得不到关键部位的满意对比，而 T_2 加权 MRI 可较好地观察到脊膜管的硬膜外压迹。MRI 能显示蛛网膜下腔完全阻塞时梗阻的上、下平面。MRI 对神经根管狭窄的诊断特别有效，硬脊膜外脂肪和侧隐窝内脂肪减少是诊断神经根受压的重要标志。MRI 能迅速排除枕骨大孔疾病和髓内病变等其他病因。矢状面 MRI 屈伸位动态检查可观察颈椎排列情况，用于颈椎融合术前、后有助于确定融合部位及了解融合部位是否稳定。

5. 椎骨或椎间盘的感染

椎骨或椎间盘的感染在 MRI 图像显示特殊变化。受累椎骨或椎间盘在 T_1 加权图像显示信号强度一致性降低，而在 T_2 图像显示信号加强，同时髓核内的缝隙消失。如有椎旁脓肿，MRI 可明确显示。

6. 脊髓内、外肿瘤

MRI 所具有的显示整个脊髓和区分脊髓周围结构的能力有助于脊髓内、外肿瘤的诊断，并能确切区分肿瘤实质和囊性成分。髓外硬脊膜内肿瘤表现为脊膜囊内软组织包块，可使脊髓移位，并常见骨质异常改变或同时出现椎旁包块。多平面成像对神经纤维瘤的诊断特别有价值，可以描绘出硬脊膜囊的扩张以及肿瘤在硬脊膜内外成分。脂肪瘤在 T_1 及 T_2 加权 MRI 图像中显示特有的强信号。脊椎肿瘤不论原发或继发，在 T_1 加权图像表现为信号减弱，在 T_2 加权图像表现为信号加强。椎体血管瘤在 T_1 加权图像信号强度中等。

7. 膝关节

MRI 可显示膝关节前、后交叉韧带和侧副韧带，可用于急性韧带损伤，特别是完全性韧带撕裂的诊断。膝关节韧带发出低强度信号，MRI 图像依靠具有较强信号的关节液和周围软组织的衬托对比识别。采用 MRI 检查半月板效果欠佳。膝关节影像要结合临床和手术所见加以解释。

8. 股骨头缺血性坏死

MRI 是诊断股骨头缺血性坏死的最佳选择。早期股骨头缺血性坏死 MRI 表现为 T_1、T_2 加权系列像股骨头边缘环状低信号改变，同时定量测量缺血性坏死的股骨头负重区骨皮质改变，以了解预后。

四、影像学检查技能实训

【实训目的】

通过影像学检查，不仅可以了解骨与关节伤病的部位、类型、范围、性质、程度和周围软组织的关系，进行一些疾病的鉴别诊断，为治疗提供可靠的参考，还可以在治疗过程中知道骨折脱位的手法整复、牵引、固定等治疗效果，病变的发展以及预后的判断等。此外，还可以通过X线检查观察骨骼生长发育的情况，以及某些营养和代谢性疾病对骨骼的影响。本节内容实训要求训练学生在全身检查的基础上，根据骨与关节损伤和疾病情况，结合诊断和治疗的需要，合理选择影像学检查方法并熟悉阅读骨伤科常见病X线、CT及MRI等的检查结果。

【实训形式】

1. 骨与关节检查法技能的临床思维训练可围绕典型病例的影像学结果进行讨论，每位同学都要发言，提出自己的诊断。如出现不同意见，则可采用辩论形式，同学提出自己的依据，反驳对方的观点，最后由教师评价总结。强调学生面对不同的病人时，既能合理选择影像学检查方法，又能熟练阅读影像学资料，从而迅速准确地对病情作出诊断、鉴别诊断。

2. 教师评估总结。

3. 学生提交实训报告。

【实训设施】

阅片灯、常见骨伤科疾病的X线片、CT片、MRI片等等。

【实训考核】

根据阅片能力、讨论发言以及实训报告，综合考核计分。

以上的实训室实训是为临床实训打基础，在临床实习时应结合病例进一步实训。

第四章 临床治疗技能实训

本章实训内容包括药物疗法（分为内治法和外治法）、手法治疗技术、固定疗法技术（分为外固定技术和内固定技术）、穿刺技术以及局部封闭治疗技术，可以看出骨伤科临床的治疗，除了药物的内治之外，更强调的是各种外治疗法的运用，要求医者具备较强的实际动手能力，准确、熟练地运用各种治疗技术，是临床取得良好治疗效果的关键。因此，加强对临床各种治疗技术的技能实训，是十分必要和重要的。

本章实训的内容可以在实训室利用人体模拟、模具模型以及相应器械设备和材料等进行实训，并在此基础上结合临床病例进一步强化。

第一节　药物疗法

药物治疗是中医骨伤科临床重要的疗法之一，它是在辨证论治的基础上体现内外兼治，局部与整体兼顾治疗原则的重要手段。中医骨伤科在药物治疗方面不仅有众多内服的汤剂、丸、散、膏、丹，而且还有大量的敷贴药、搽药、熏洗药等外用药物，临床上应根据病情有针对性地采用。

一、药物内治法

骨伤科药物内治法与其他中医各科一样，是以阴阳、寒热、虚实、表里八钢以及经络、脏腑、卫气营血、三焦辨证施治为治疗原则的。根据损伤“专从血论”、“恶血必归于肝”、“肝主筋、肾主骨”以及“客者除之、劳者温之、结者散之、留者攻之、燥者濡之”等骨伤科基本理论，临床运用中可归纳为消、下、清、开、和、续、温、补等内治方法。又可根据疾病分类的不同而分为骨伤内治法与骨病内治，临床上应根据疾病的性质以及病情的轻重、缓急、虚实、久暂等具体情况遣方用药。

（一）骨伤内治法

1. 损伤三期辨证治法

该法是历代医家在长期的临床实践中根据中医骨伤基础理论，不断总结而形成的，它根据损伤的发展过程及其病理特点，把损伤分为初、中、后3期，针对各个时期的不同特点，确立不同的治法，选用适宜的方药。（表4－1）

2. 损伤部位辨证治法

根据损伤部位采用不同方药的辨证治法也是骨伤科临床重要且常用的内服用药方法，

该法既是对前人临床用药经验的继承，又是对其内在规律的总结，很好地掌握该法并熟练运用，定能大大提高用药疗效。实训应紧扣不同部位的常用方药、不同部位引经药的运用等知识点进行。

表4－1 损伤三期辨证治法表

分期	时间	主症	治法	方药
初期	1～2周	损伤早期蓄瘀，大便不通，腹胀，苔黄，脉数	攻下法	桃核承气汤，大成汤，鸡鸣散等
		气滞血瘀，局部肿痛	消瘀法	复元活血汤，活血化瘀汤，柴胡疏肝散等
		损伤后热毒蕴结于内，创伤感染等症	清热法	五味消毒饮，十灰散，小蓟饮子等
		损伤后昏迷不省人事，少时或明者	开窍法	苏合香丸，安宫牛黄丸，至宝丹等
		气滞瘀凝，肿痛尚未尽除	和营法	和营止痛汤，定痛和血汤，七厘散等
中期	3～6周	筋骨已接但未坚实，尚有瘀血未去者	续法	续骨活血汤，新伤续断汤，接骨丹等
后期	7周以后	气血亏损，筋骨萎弱，脾肝肾脏器虚弱	补法	八珍汤，十全大补汤，补中益气汤，健步虎潜丸等
		损伤后气血运行不畅，阳气不足，风寒湿邪滞留，气血凝滞	温法	麻桂温经汤，乌头汤等

（1）按部位辨证选用方药　头面部用通窍活血汤、清上瘀血汤；四肢损伤用桃红四物汤；胸胁部位损伤可用复元活血汤；腹部损伤可用膈下逐瘀汤；腰及小腹部损伤可用少腹逐瘀汤、大成汤、桃核承气汤；全身多处损伤可用血府逐瘀汤或身痛逐瘀汤加减。

（2）按部位选用引经药　上肢损伤可用桑枝、桂枝、羌活、防风；头部损伤如伤在巅顶可加藁本、细辛，两太阳伤加白芷，后枕部损伤加羌活；肩部损伤加姜黄；胸部损伤加柴胡、郁金、制香附、苏子；两胁肋部损伤加青皮、陈皮、延胡索；腰部损伤加杜仲、补骨脂、川断、狗脊、枸杞、桑寄生、山茱萸等；腹部损伤加炒枳壳、槟榔、川朴、木香；小腹部损伤加小茴香、乌药；下肢损伤加牛膝、木瓜、独活、千年健、防己、泽泻等。

（二）骨病内治法

骨病的发生其原因多种多样，有肿瘤、感染、代谢等因素，也可能与损伤有关，治疗有其特殊性。因此临床上应根据不同病因，以及病人的全身状况辨证论治。骨病内治法的用药是遵循“寒者热之，热者寒之……客者除之，劳者温之，结者散之”等基本原则，因此临床上骨病内治常用的治法有：清热解毒法，温阳驱寒法，祛痰散结法，驱邪通络法等。实训应结合病例进行。

二、药物外治法

损伤的药物外治法是指对损伤局部进行药物治疗的方法，在骨伤治疗中占有重要的地位，是中医骨伤科医生必须掌握的基本技能。实训应围绕外用药的种类、配制及功效、应用等基本技能进行。

骨伤科外用药大致可分为敷贴药、搽药、熏洗湿敷药及热熨药。

（一）敷贴药

外用敷贴药应用最多的剂型是药膏、膏药和药散 3 种，使用时将药物制剂直接贴敷于患处，使其发挥作用。

1. 药膏（又称敷药或软膏）

（1）配制　将配方药碾成细末，加饴糖、蜜、油、水、鲜草药汁、酒、醋或医用凡士林等，调匀如稠糊状，饴糖与药物的比例为 3∶1，也有用饴糖与米醋 8∶2 之比调拌。

（2）种类

①消瘀退肿止痛类：适用于骨折、筋伤初期肿胀疼痛剧烈者，如消瘀止痛药膏、定痛膏、双柏膏等。

②舒筋活血类：适用于扭挫伤筋，肿痛逐步减轻之中期患者，如三色敷药、舒筋活络药膏等。

③接骨续筋类：适用于骨折整复后位置良好，肿痛消退之中期患者，如接骨续筋药膏、外敷接骨膏等。

④温经通络类：适用于损伤日久复感风寒湿外邪者，如温筋通络药膏等。

⑤清热解毒类：适用于伤后感染邪毒，局部红、肿、热、痛者，如金黄膏、四黄膏等。

⑥生肌拔毒长肉类：适用于局部红肿已消，但创口未愈者，如橡皮膏、生肌玉红膏、红油膏等。

（3）应用　药膏在临床应用时，可摊在棉垫或 4～8 层的桑皮纸上，大小根据敷贴范围而定，摊妥后可在敷药上加盖一张极薄的棉纸（棉纸既可让药力渗透，也可减少对皮肤的刺激，又便于换药），然后敷于患处。换药时间一般为 2～4 天换 1 次，要根据局部伤情、皮肤状况及天气的冷热等酌情而定。如患者属于过敏性体质，敷药后产生皮肤奇痒、丘疹、水泡甚至破溃等过敏反应时，应及时停药，严重者给予脱敏药物和对症治疗。

2. 膏药

膏药古称为薄贴，是中医外用药中特有剂型。

（1）配制　将药物碾成细末配以香油、黄丹或蜂蜜等基质炼制而成。首先将药物浸于香油（芝麻油）中，加热熬炼后，再加入铅丹，制成富有黏性、烊化后能固定于伤处的膏药肉，并浸入水中数天，再藏于地窖阴暗处以“去火毒”，可减少对皮肤的刺激。

（2）种类

①治损伤类：适用于损伤的坚固壮筋膏，适用于陈伤气血凝滞、筋膜粘连的化坚膏。

②治寒湿类：适用于风湿或损伤兼证者，如狗皮膏、伤湿宝珍膏、万灵膏等。

③提腐拔毒生肌类：适用于损伤并有创面者，如太乙膏、陀僧膏等，可在创面另加九一丹、生肌散等药粉。

(3) 应用

①摊膏药：将已熬好经“去火毒”的膏药肉置于小锅内用文火加热烊化，然后摊在皮纸或布上备用，使用时加热直接贴于患处，使用时多采用掺药的方法，即将一些贵重的芳香开窍药，或易挥发且不耐高温的药烊化后加入，或临贴时加在膏药上。

②膏药一般用于损伤后期，若新伤初期肿胀明显者不宜使用。

③由于含四氧化三铅或一氧化铅，X线不能穿透，故作X线检查时应取下。

3. 药散（又称药粉、掺药）

(1) 配制

将药物碾成极细的粉末，收储瓶内备用。使用时或将药粉直接施于伤口处，或置于膏药上，烘热后一同贴于患处。

(2) 种类

①止血收口类：适用于一般创伤出血，具有收敛凝血的作用，常用的有桃花散、花石散、圣金铁扇散、云南白药等。

②祛腐拔毒类：适用于创面腐脓未尽，腐肉未去，窦道形成或肉芽过长者，常用有红升丹、白降丹等。

③生肌长肉类：适用于脓水稀少，新肉难长的创面，常用有生肌八宝丹等。

④温经散寒类：适用于损伤后期气血凝滞疼痛者，常用有丁桂散、桂麝散等。

⑤散血止痛类：适用于损伤后局部瘀血凝聚肿痛者，常用有四生散、消毒定痛散等。

⑥取嚏通经类：适用于坠堕不省人事、气塞不通者，常用有通关散等，可吹鼻中取嚏使患者苏醒。

（二）搽药

骨伤科临床常用的搽药包括酒剂以及油膏和油剂，这类外用药可直接涂搽于伤处，也可在施行理筋手法时配合推搽手法使用。常用的有伤筋药水、正骨水、跌打万花油、活络油膏、伤油膏等。搽药具有活血止痛、舒筋活络、温经通络、消散瘀血等功效。

（三）熏洗湿敷药

熏洗湿敷是中医骨伤科临床常用的一种药物外治方法，是将药物加水煮沸后熏洗患处的一种方法。使用时可先用热气熏蒸患处，待水温稍减后用药水浸洗患处，每日2次，每次15～30分钟，每帖药可使用数次。熏洗湿敷药多由祛风活血、通络止痛之药物组成，常用的方药有散瘀和伤汤、海桐皮汤、舒筋活血洗方、上肢损伤洗方、下肢损伤洗方等，熏洗方法适用于损伤后期关节强直拘紧、酸痛麻木或兼夹风湿者。

（四）热熨药

热熨法是选用温经祛寒、行气活血止痛的药物，用布包裹，加热后热熨患处，治疗局部伤痛，适合于不宜熏洗的躯干部的损伤。常用的剂型已从过去的坎离砂、“腾药”发展为各种各样的药物热敷袋，使用十分方便。

三、药物疗法技能实训

【实训目的】

药物疗法是骨伤临床最基本的治疗手段，要熟练地运用并取得良好疗效，既要有灵活和缜密的临床思维，也要有熟练的实际动手操作能力，因此本节内容实训既要训练思维能力，又要训练操作技能，在药物内治方面要强调用药的临床思维，在药物的外治方面要强调操作技能，使之能较为熟练地掌握骨伤用药的基本规律、法则、代表方药、功效，以及各类外用药的操作应用。

【实训形式】

1. 用药的临床思维训练可参照CBL的训练模式，即由教师提供数个不同病证的典型病例，学生分组讨论，提出观点，展开争论，最后由教师评价总结。
2. 在教师的指导下，学生现场识别各种外用药物，并指出其功效和适应证。
3. 学生3～4人一组，进行摊膏药、药膏、加药散和敷贴包扎各种外用药的训练。学生可以术者、助手、模特轮流交换角色进行训练。
4. 学生可以对操作训练进行讨论，并推出最佳操作展示者。
5. 教师评估总结。
6. 学生提交实训报告。

【实训设施】

操作台、膏药加热设备、配制好的药膏、膏药肉、药散、膏药布或桑皮纸、棉纸、纱布绷带、胶布等等。

【实训考核】

根据操作能力、讨论发言以及实训报告，综合考核计分。

以上的实训室实训是为临床实训打基础，在临床实习时应结合病例进一步实训。

第二节　手法治疗技术

手法在骨伤科临床上运用的历史悠久，内容丰富，技术流派及种类繁多。何谓骨伤手法？《医宗金鉴·正骨心法要旨》曰：“夫手法者，谓以两手按至所伤之筋骨，使仍复于旧也。”可见其目的是理筋续断，所以骨伤科手法亦称为理伤手法。

一、手法概述

（一）手法应用原则

施行手法治疗以前，必须经过详细的检查，明确诊断，全面而准确地掌握病情，遵循早、稳、准、巧的原则。

早：早期合理而及时施行手法，患者痛苦少，痊愈快，功能恢复好。

稳：施行手法要有力而稳妥，同时要注意体位适当。

准：对局部解剖、伤病的性质、移位方向要确切掌握操作动作规范，用力适中，避免不必要的动作。

巧：施行手法时动作轻柔，以省力有效为度，切忌粗暴鲁莽，以免增加医源性损伤。

（二）手法适应证

骨伤科疾病中，如骨折、脱位、筋伤等，除了手术适应证，均可采用手法治疗。

1. 大部分骨折均可用手法整复，如长干骨骨折。
2. 各部位关节脱位均可用手法还纳，如肩关节脱位。
3. 周身各处软组织损伤都适宜手法治疗，如急性腰扭伤。
4. 各种损伤后遗症也可以手法治疗，如骨折后关节僵硬粘连。
5. 各种软组织劳损、退变所致的关节疼痛、功能障碍。
6. 内伤所致气滞血瘀、脏腑功能紊乱。

（三）手法禁忌证

1. 急性传染病、高热、脓肿、骨髓炎、骨关节结核、恶性肿瘤、血友病等。
2. 诊断不明的急性脊柱损伤或伴有脊髓压迫症状，不稳定型脊柱骨折或有脊柱重度滑脱的患者。
3. 肌腱、韧带断裂或不完全断裂。
4. 手法后疼痛加重或出现异常反应者，应进一步查明病因。
5. 手法区域有皮肤病或化脓性感染的病人。
6. 精神病患者，手法治疗不配合者。
7. 其他，如患有严重内科疾病者。

（四）手法四步法则

1. 全面掌握病情，诊断明确，损伤移位机制分析透彻。
2. 准备工作充分，包括麻醉止痛的方式和效果，适合的体位，肌肉的放松，手法的步骤，解除患者的顾虑，争取最大限度的医患合作等。
3. 手法操作时的要领，包括无痛、远端凑近端、禁忌反复手法、严禁暴力等。
4. 手法后要求立即夹缚固定，及时进行X线复查并记录，密切观察肢体血运、神经等功能情况。

（五）手法分类

按其作用，可分为治骨手法和治筋手法两大类。

1. 治骨手法 又可分为正骨手法和上骱手法。正骨手法，或称整骨手法、接骨手法，作用是将断骨接正；上骱手法，或称脱位复位手法，作用是将脱位之骨端恢复至原位。

2. 治筋手法 或称理筋手法，主要是运用按摩推拿对伤筋进行矫治，以达到舒筋通络和滑利关节等目的。

二、正骨手法

正骨手法在骨伤科治疗中占有重要地位，是骨伤科4大治疗方法（整复、固定、药物、功能锻炼）之一，具有方法简便，疗效显著等特点。

（一）正骨手法注意事项

1. 掌握复位标准　对于合并有重要血管、神经损伤的骨折以及大多数关节内骨折，由于对日后关节功能影响较大，通常采取手术切开复位。对其他可采用手法闭合复位的骨折，也应争取达到解剖或接近解剖复位。若某些骨折不能达到解剖复位，应根据病人年龄、职业及骨折部位的不同，达到功能复位。

2. 准确把握整复时机　骨折的整复受诸多因素的影响，如患者的全身情况、患肢肿胀程度、皮肤条件以及合并损伤等，因此，应当综合考虑，把握整复的最佳时机。一般而言，只要患者周身情况允许，整复时间越早越好。

3. 选择适当麻醉　根据病人具体情况，选择有效的止痛或麻醉方法。伤后时间不长，骨折又不复杂，可用0.5%～2%普鲁卡因局部浸润麻醉。如果伤后时间较长，局部肿硬，骨折较为复杂，估计复位有一定困难者，上肢采用臂丛神经阻滞麻醉，下肢采用腰麻或坐骨神经阻滞麻醉，尽量不采用全身麻醉。

4. 做好整复前准备　在明确诊断的基础上，制订切实可行的手法整复计划，确定主治者与助手，并作好分工，准备好一切所需要的物品，如石膏绷带、夹板、扎带、棉垫、压垫以及需要的牵引装置等。

5. 合理利用X线检查　为减少X线对患者和术者的损害，应尽量避免在X线透视下进行整复和固定，若确实需要，应注意防护，尽可能缩短透视时间。在整复后拍摄常规投照位或特殊投照位片复查，以了解治疗效果。

6. 其他事项　参加整复人员精力要高度集中，在整个整复过程中要做到手摸心会，切忌使用暴力，尽可能一次复位成功。

（二）正骨基本手法

学习正骨手法必须进行长期不懈的基本功训练，除了在实训室进行训练以外，还需在临床实习期间结合病例多看、多问、多实践，真正掌握各类正骨手法的操作要领。应当指出的是，各种正骨手法不是孤立的，训练时可以分解，而在临床运用中却是连贯的、相辅相成一气呵成的。《医宗金鉴·正骨心法要旨》将正骨手法归纳为“摸、接、端、提、按、摩、推、拿”8法，后世医家在继承前人的基础上，结合自己临床实践经验和现代医学手法，总结出中西医结合骨伤常用的正骨八法，即手摸心会、拔伸牵引、旋转屈伸、提按端挤、摇摆触碰、夹挤分骨、折顶回旋、按摩推拿。

1. 手摸心会　骨折整复前，医者用手触摸骨折部位，要求手法先轻后重，由浅入深，从远到近，两头相对，确实了解骨折端在肢体内移位的具体方位，结合X线片所显示的骨折端移位情况，在头脑中构成一个骨折移位的立体形象，以达到良好的治疗效果。

2. 拔伸牵引　是正骨手法中的重要步骤，主要用于克服肌肉拮抗力，矫正患肢短缩移位，恢复肢体长度，并用以配合其他手法的施行。按照“欲合先离，离而复合”的原则，开始牵引时肢体先保持在原来的位置，即顺畸形位，由远近骨折段作对抗牵引（图4－1）。然后，依据骨折远端对准近段（以子求母）的原则，将骨折远端置于与骨折近段纵轴一致的方向进行牵引。所施牵引力量的大小需以患者肌肉强度为依据，要轻重适宜，持续稳妥。一般而言，青壮年男性患者，肌肉发达，拔伸牵引力应较大。相反，老幼及女性患者，所需牵引力不宜太大。对肌群丰厚的患肢，如股骨干骨折应结合骨牵引，但肱骨干骨折，虽肌肉发达，若用力过大，会使断端分离，造成不愈合。

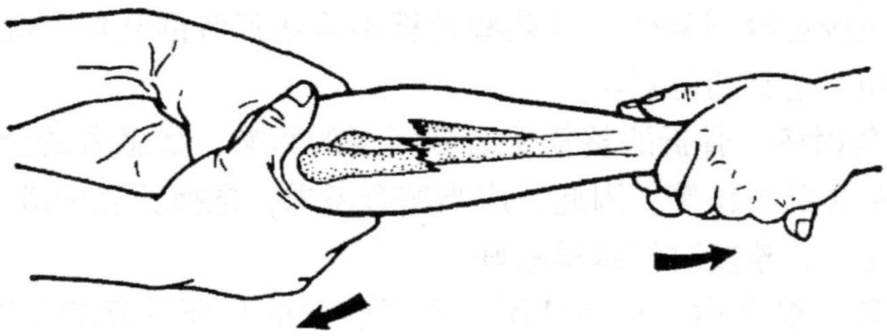

图4－1　拔伸牵引

3. 旋转屈伸　主要用于矫正骨折断端的旋转及成角畸形，尤其适用于靠近关节部位的骨折。这种手法弥补了单纯拔伸牵引的不足。肢体有旋转畸形时，可由助手固定骨折近段，术者握其远端，在适度牵引的前提下，依据骨折远端旋转移位的方向，逆向旋转骨折远端，以矫正骨折的旋转移位，恢复肢体的正常生理轴线（图4－2①）；对于关节附近的骨折有成角畸形时，应在持续牵引的基础上，远端助手将关节屈曲（或伸直），与术者在骨折处所实施的提按端挤等手法相配合，以矫正骨折的成角移位（图4－2②）。如伸直型的肱骨髁上骨折，需在牵引下屈曲，屈曲型则须伸直。同样，若有侧方移位时，可以根据移位机制，运用收展的手法。

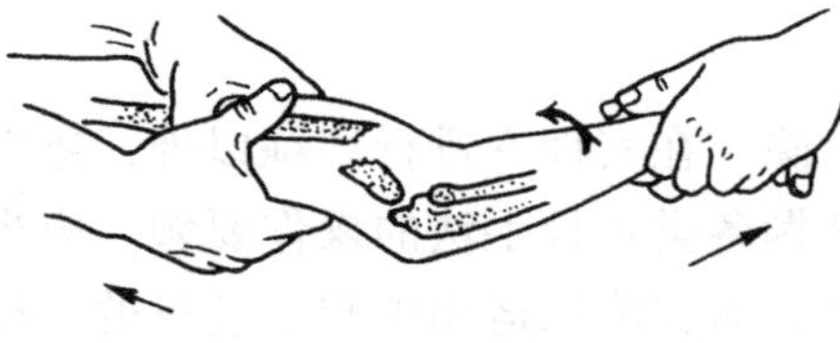

①肱骨髁上骨折下折段旋后之旋转复位

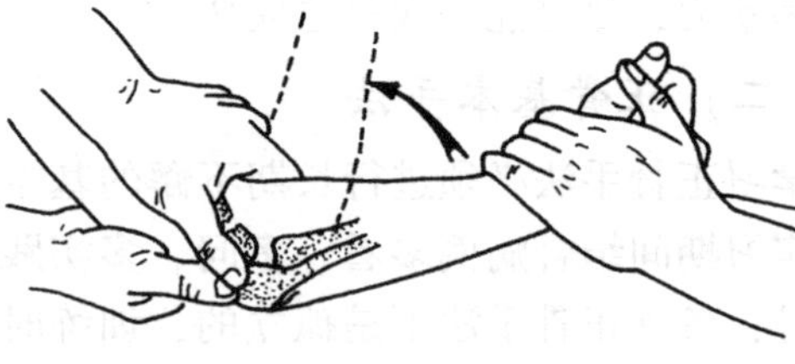

②肱骨髁上骨折向前成角之旋转复位

图4－2　旋转屈伸

4. 提按端挤　主要用于纠正骨折断端间的侧方移位。侧方移位可分为前后侧（掌背侧）移位和内外侧（左右侧）移位。施行提按手法时，术者两手拇指按于突起的骨折端，余指环抱（托提）下陷的骨折端，相对用力，以矫正骨折的掌背侧移位（图4－3）。施行端挤手法时，术者两手掌或两拇指分别置于骨折两断端，同时相对用力挤压，以矫正骨折的侧方移位（图4－4）。

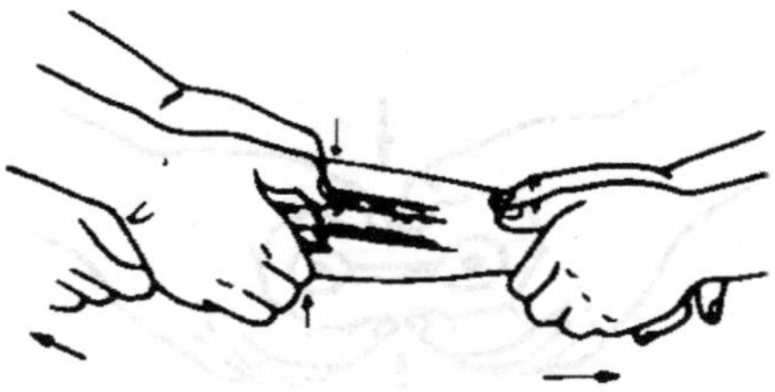

图 4－3　提按手法

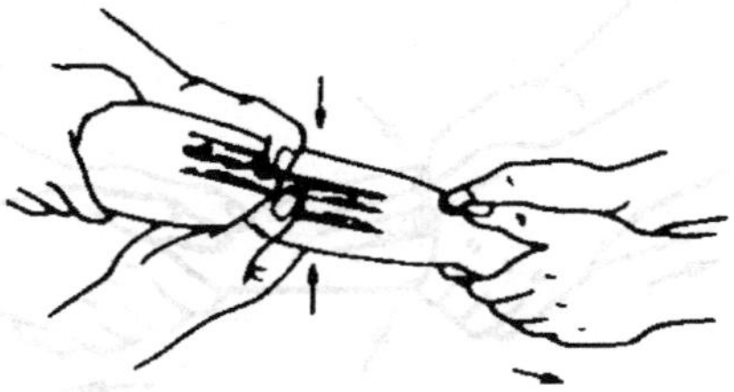

图 4－4　端挤手法

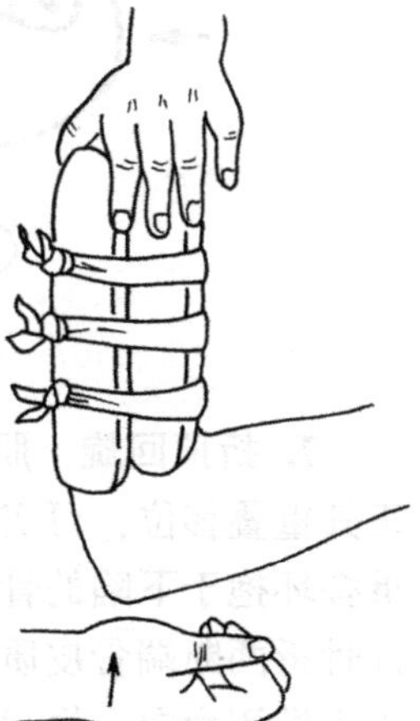

图 4－6　触碰手法

5. 摇摆触碰　摇摆手法主要用于横断型及锯齿型骨折。经过上述手法后，骨折一般即可基本复位，但是横断、锯齿型骨折其断端间可能仍有间隙。为了使骨折端紧密接触，增加稳定性，术者可用双手固定骨折部，由助手在稳定地维持牵引下左右或前后方向轻轻摆动骨折远端，直到骨折断端间的骨擦音逐渐变小或消失（图 4－5）。触碰手法用于矫正横形骨折的纵向分离移位或使干骺骨折端紧密嵌合。在整复固定后，一手固定骨折部，另一手轻叩骨折远端（图 4－6），使骨折端紧密嵌插，复位更加稳定。近年来有学者报道，此法有助于骨折愈合。

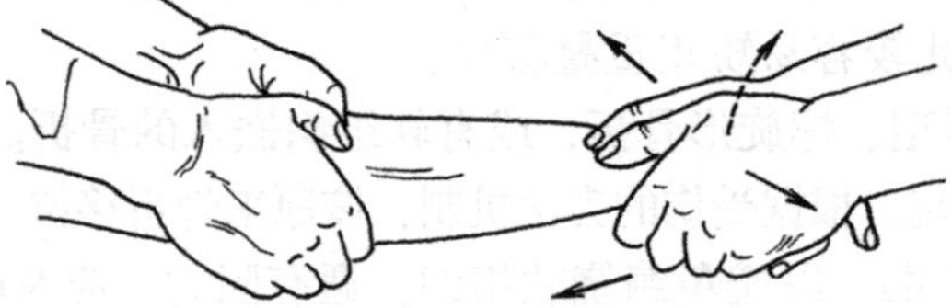

图 4－5　摇摆手法

6. 夹挤分骨　适用于矫正两骨并列部位骨折的侧方移位。在胫腓骨、尺桡骨、掌骨干或跖骨干之间有骨间膜或骨间肌附着，发生骨折后，骨折段因受骨间膜或骨间肌的牵拉而相互靠拢，形成侧方移位。整复骨折时，医者以双手拇指及食、中、无名 3 指分别由骨折部的掌背侧或前后侧对向夹挤两骨间隙（图 4－7），使骨间膜紧张，靠拢的骨折端分开，远近骨折段相对稳定，并列双骨折就像单骨折一样一起复位。

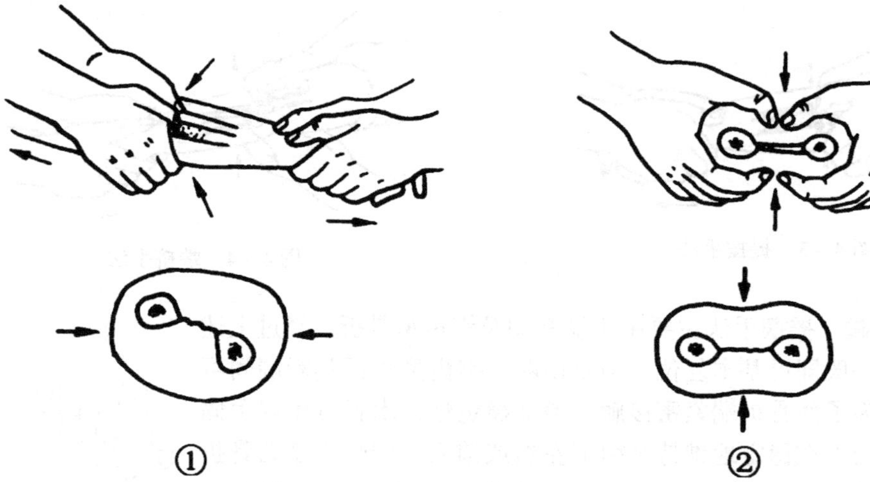

图4－7　夹挤分骨

7. 折顶回旋　肌肉发达的患者发生横断或锯齿型骨折后，单靠牵引力量常不能完全矫正其重叠移位，可实施折顶法。操作时，术者双手拇指抵于突出的骨折一端，其他4指则重叠环抱于下陷的骨折另一端，在牵引下两拇指用力向下挤压，加大成角，依据手感，估计骨折两断端骨皮质已经相对顶时，骤然反折。同时，环抱于骨折另一端的4指将下陷的骨折端用力向上提起（图4－8），如此较容易矫正重叠移位。

回旋手法多用于矫正背向移位的斜型、螺旋形骨折，或有软组织嵌入的骨折。操作时，术者一手固定骨折近端，另一手持骨折远端，根据受伤的力学机制，按原来骨折移位方向逆向回转（图4－9）。回绕时，两骨折端应紧密相贴，以避免缠绕软组织，遇有阻力，应及时改变方向，切不可施用暴力强行复位，否则将造成骨膜广泛撕脱和血管神经损伤。有软组织嵌入的横断骨折，须先加重牵引，使嵌入的肌肉组织自行解脱，然后慢慢放松牵引，再实施本手法。

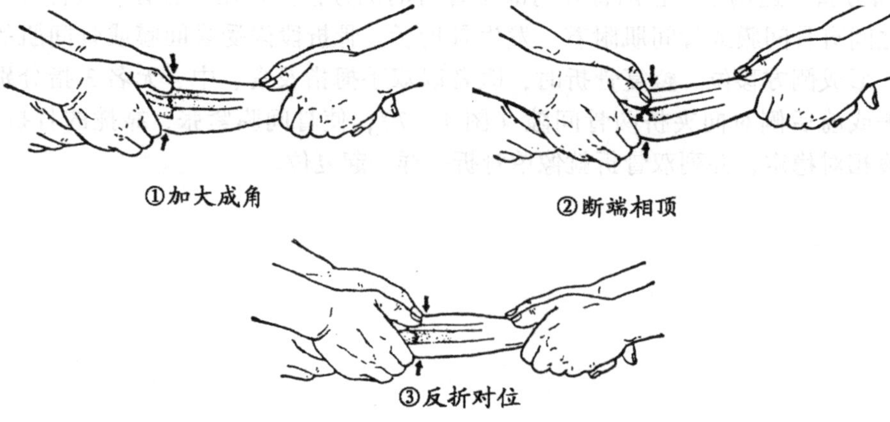

图4－8　折顶手法

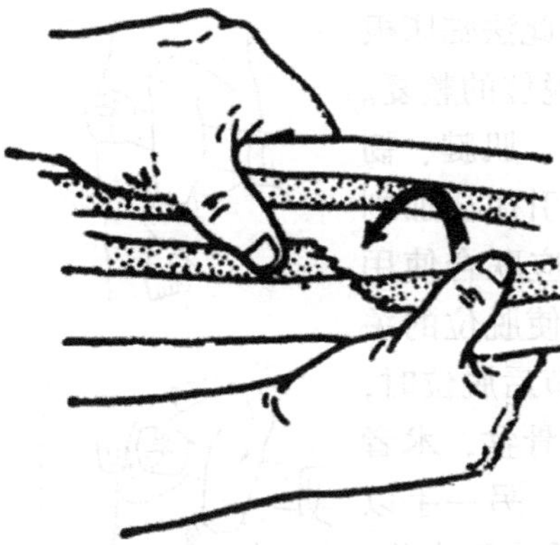

图 4-9　回旋手法

8. 按摩推拿　本法适用于骨折复位后，有调理骨折周围软组织的作用，可使扭转曲折的肌肉、肌腱随着骨折复位而舒展通达，对关节附近的骨折尤为重要。操作时，手法要轻柔，按照肌肉、肌腱的走行方向由上而下顺骨捋筋，达到散瘀舒筋的目的。

三、上骱手法

（一）上骱手法注意事项

1. 准确判断　施行手法前要全面掌握病情，仔细检查，结合临床症状和体征以及 X 线所见，准确判断脱位的类型及程度，并注意有无骨折、血管神经损伤等并发症存在。

2. 充分准备　确定助手及分工，备齐复位与固定的用具，采取有效的麻醉止痛方法，摆好复位时所需要的体位（便于操作和肌肉放松的体位）。

3. 注意手法的选择和运用　根据病情选择有效的复位方法，操作时动作要灵活轻巧，把握用力大小和方向，严禁使用暴力，避免造成骨折和血管神经的损伤。

4. 掌握整复顺序　脱位如伴有骨折，一般宜先整复脱位，后整复骨折。

5. 正确处理陈旧性脱位　需先用药物熏洗，结合手法按摩或牵引 1～2 两周，待受伤关节已充分松动解凝后，再施行手法复位。

6. 妥善固定　为了使脱位关节得到良好的修复，并防止再次移位，复位后通常需要稳妥牢靠的固定。

（二）上骱基本手法

上骱手法是治骨手法的一个组成部分，但由于脱位与骨折的病理特点不同，故其手法也有自己的特点。

1. 拔伸牵引　是整复关节脱位的基本手法。在四肢关节脱位时，骨端关节头从臼中脱出，关节附近的肌肉和韧带受到牵拉而紧张，同时肌肉由于疼痛引起反射性痉挛，使脱位的关节头弹性固定在异常位置。因此，要使其复位，必须进行拔伸牵引克服肌肉痉挛性收缩。操作时，助手固定脱位关节的近端，术者握住上肢远端作对抗牵引，牵引的方向和力量应根据脱位的部位、类型、程度以及患肢肌肉丰厚和紧张程度而定。

2. 屈伸收展与旋转回绕 此法临床极为常用，适用于肩、髋等关节脱位的整复。当脱位的骨端关节头被关节囊、肌腱、韧带等软组织卡锁住时，手法牵引往往加剧其紧张，以致复位困难。此时应联合使用屈伸收展与旋转回绕手法，促使脱位的关节头循原路复位。如整复髋关节后脱位时，助手以双手按压双侧髂嵴固定骨盆，术者立于患侧，一手握住患肢踝部，另一手以肘窝托其腘窝部，向上提拉，将大腿内收、内旋，髋关节极度屈曲，使膝部贴近腹壁，然后将患肢外展、外旋、伸直（图4－10）。因本法操作时产生的杠杆及扭转力较大，故对老年人伴有骨质疏松者和儿童应慎用，以免造成骨折或骨骺分离。

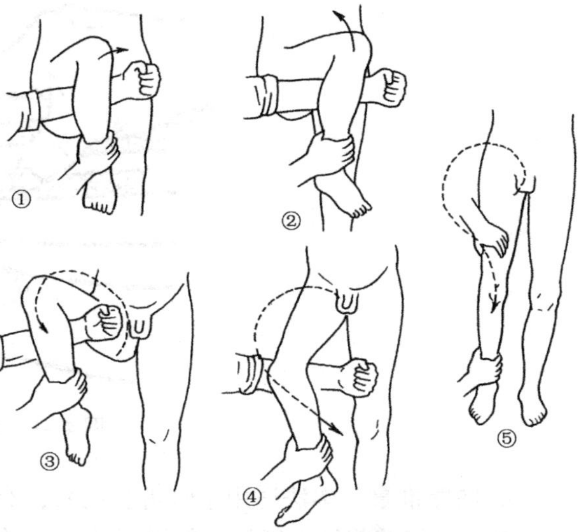

图4－10 髋关节后脱位回旋复位法

3. 端提捺正 本法是端、提、捺正（挤、按）等手法的综合运用，或只用其中一法。用于各种脱位，常与拔伸牵引配合使用。如肩关节前下脱位，用手端托肱骨头使其复位；下颌关节脱位，两手4指上提下颌骨；小儿桡骨头半脱位，拇指向内下按压桡骨头（图4－11）。

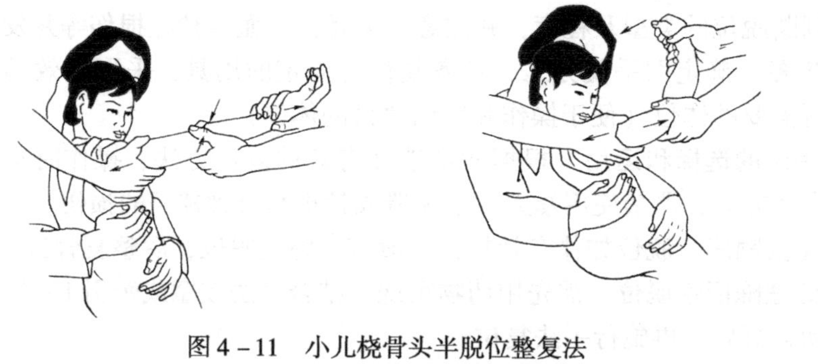

图4－11 小儿桡骨头半脱位整复法

4. 足蹬膝顶 本法是在对抗牵引的同时，利用术者足跟或膝部形成杠杆支点，从而在牵引下，应用杠杆作用力而使脱位的骨端复位。

（1）足蹬法：常用于肩、肘、髋关节前脱位。以肩关节前脱位为例，患者仰卧，用大小适宜的软布垫于患侧腋下，以保护软组织，术者立于患侧，用两手握住伤肢腕部，并以足（右侧脱位用右足，左侧脱位用左足）伸入腋窝内，在肩外旋、稍外展位置沿伤肢纵轴方向缓慢而有力地牵引，继而徐徐内收、内旋，利用足跟为支点的杠杆作

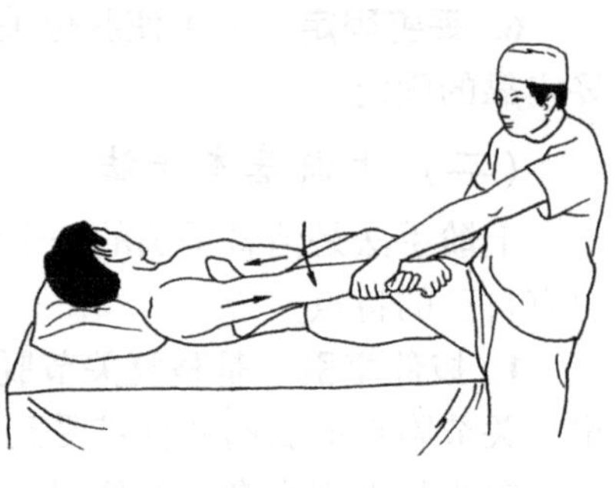

图4－12

肩关节前脱位足蹬复位法

用，将肱骨头挤入关节盂内（图4－12）。在足蹬时，不可用暴力，以免引起腋窝部血管、神经损伤。

（2）膝顶法：多用于整复肩、肘关节脱位。以肘关节后脱位为例，患者取端坐位，术者立于伤侧前面，一手握住其上臂，另一手握住腕部，同时以足踏于凳面上，以膝顶在患肢肘窝内，沿前臂纵轴方向用力牵引，并逐渐屈肘（图4－13），使之复位。

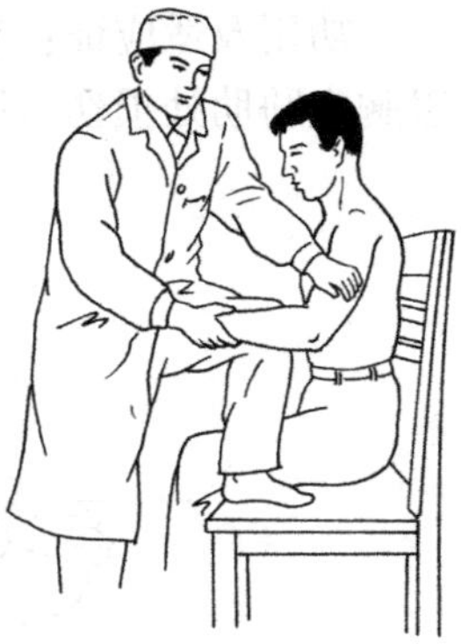

图4－13
肘关节后脱位膝顶复位

5. 杠杆支撑　本法是利用木棍、立柱、椅背等作为杠杆支撑点，加大作用力，多用于难以整复的肩关节脱位或陈旧性脱位，如肩关节脱位的立、卧位杠杆整复法，及椅背整复法等。以肩关节脱位的卧位杠杆整复法为例，患者取仰卧位，在床旁竖立一根木棍，中间以棉垫裹好，并使其置于患侧腋下。第一助手用宽布套住患者胸廓向健侧牵引，第二助手扶住立于台旁的木棍，第三助手牵引患肢，外展到120°左右。术者双手环抱肱骨上端向外上方牵拉，三个助手协调配合用力，第三助手徐徐内收患肢，利用木棍为杠杆支点，迫使肱骨头复位（图4－14）。

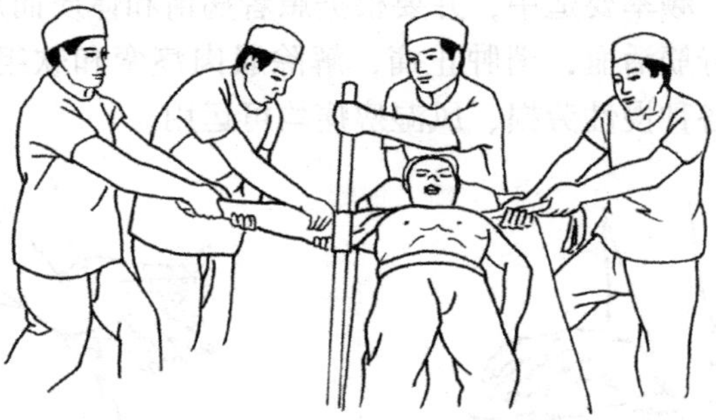

图4－14　肩关节脱位卧位杠杆整复法

四、理筋手法

理筋手法是推拿、按摩等手法的总称，其内容丰富，流派众多，为了便于学习和掌握，将临床最基本的、最常用的手法归纳如下。

（一）理筋手法的分类及操作

理筋手法根据其具体的作用部位、功用及操作方法的不同，可以分为舒筋通络法和活络关节法两类。

1. 舒筋通络法　舒筋通络法是医者运用一定的手法作用于患者肌肉较为丰满的部位，从而达到舒筋活血、通络止痛的目的。

（1）按摩法

根据手法的轻重，一般可分为轻度按摩和深度按摩两种。

①轻度按摩法（或称浅表抚摩法）

动作要领：用单手或双手的手掌或指腹，放在患处稍用力做轻柔缓慢的来回直线或环形的抚摩动作（图4－15）。

功用及适应证：有镇静止痛、消瘀退肿、缓解肌肉紧张的作用，适合全身各部位，尤以胸腹胁肋处损伤常用，因其手法轻柔，常在理筋手法的开始和结束阶段应用。

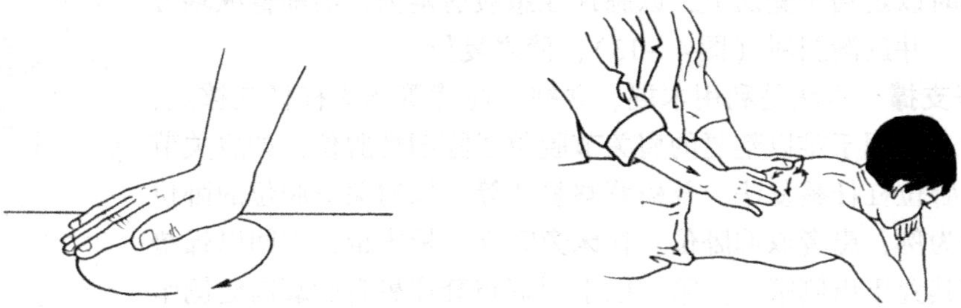

图4－15　轻度按摩法

②深度按摩法（或称推摩法）

动作要领：用手指、掌根、全掌或双手重叠放在一起进行推摩，其力的作用要直达深部软组织，力量要均匀，频率要适中，并要根据患者病情和体质而定（图4－16）。

功用及适应证：有舒筋活血，消肿止痛，解除肌肉痉挛和软组织粘连的作用。对躯干和肢体各部位的损伤、各种慢性劳损、风湿痹痛均可运用。

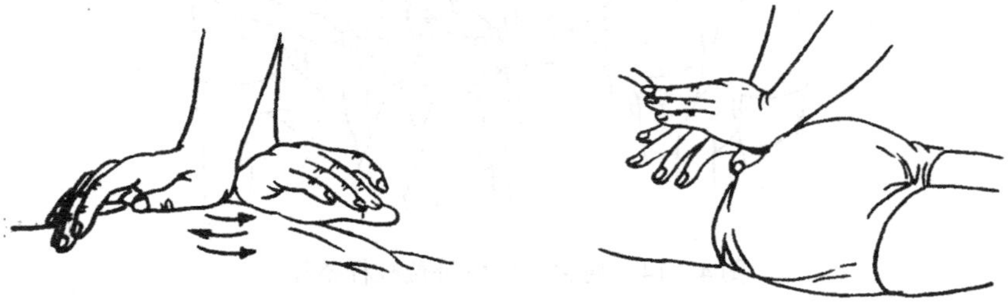

图4－16　深度按摩法

【附】捋顺法：是由肢体的近端向远端推摩的手法，其动作要领、功用等与推摩法相同，只是手法方向不同，所谓“推上去，捋下来”（图4－17）。

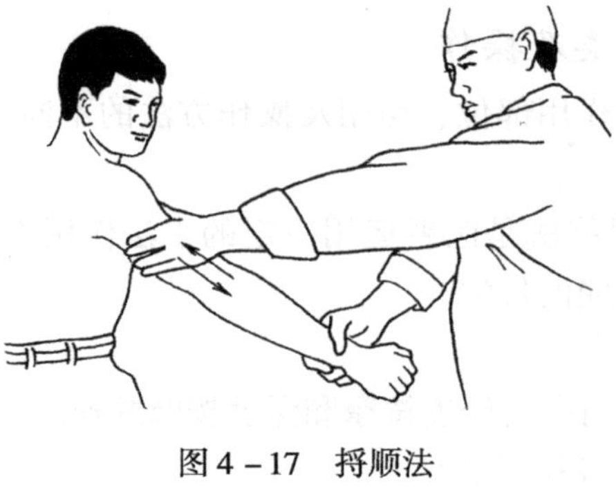

图4－17　捋顺法

【附】一指禅推法：用拇指指端螺纹面或偏锋着力于一定的部位或穴位上，通过腕部的摆动和拇指关节的屈伸活动，使力持续作用于患部或穴位上（图4－18）。操作要求沉肩、垂肘、悬腕。本法具有舒筋通络，活血止痛，松解粘连的功效，对肢体各部位的损伤、慢性劳损、风湿痹痛等均可应用。

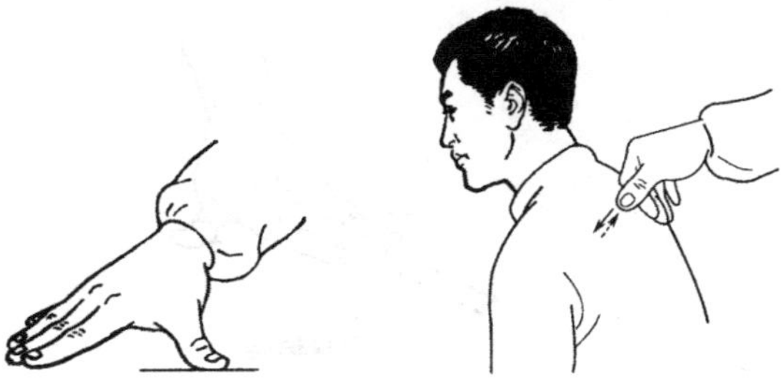

图4－18　一指禅推法

（2）揉法

动作要领：将指腹、大鱼际或掌根吸定于体表，做轻柔和缓的回旋动作。操作时，腕部放松，以前臂带动腕和掌指活动，着力部位不要与皮肤摩擦，仅使该处的皮下组织随手指或手掌的揉动而滑动（图4－19）。

功用及适应证：具有活血祛瘀，消肿止痛，放松肌肉，缓解痉挛的作用。适用于全身各部位损伤、慢性劳损、风湿痹痛等。

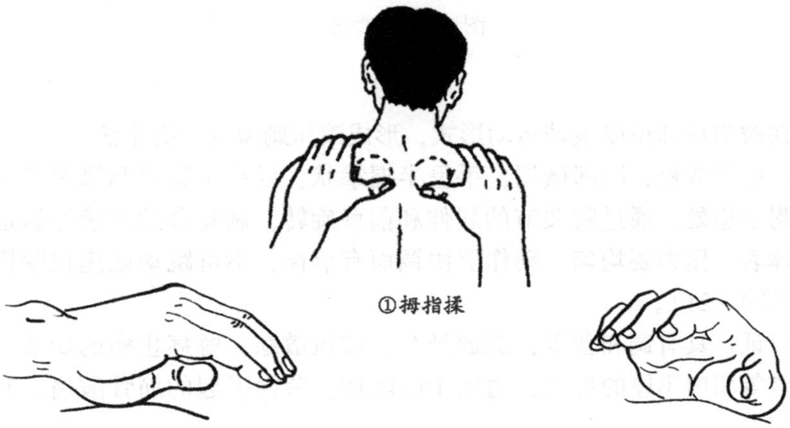

①拇指揉

②鱼际揉

③掌根揉

图4－19　揉法

（3）擦法

动作要领：用大、小鱼际或全掌附着于体表一定部位，做部上下或左右直线往返摩擦。移动时用上臂带动手掌，往返距离要长而直，动作要均匀连续。实施手法时宜先用润滑剂，以防擦伤皮肤（图4－20）。

功用及适应证：具有活血散瘀、消肿止痛、温经通络、松解粘连的作用，适用于腰背部以及肌肉丰厚部位的慢性劳损和风湿痹痛等。

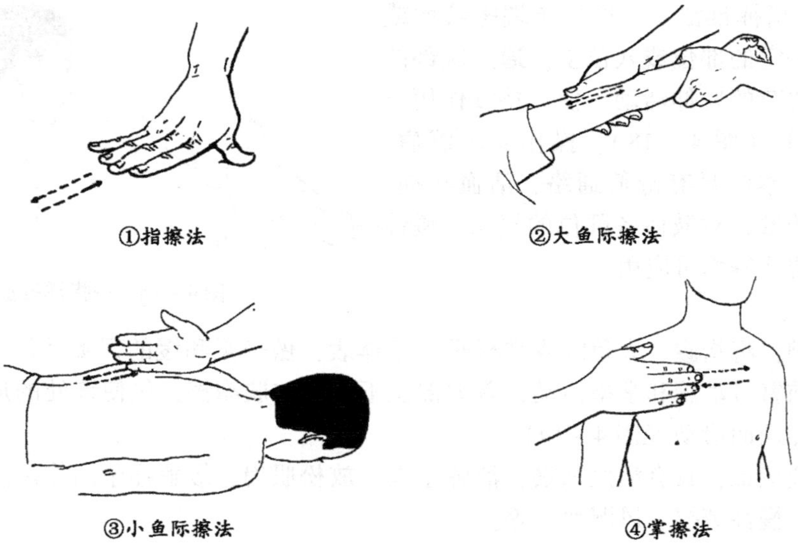

图 4－20 擦法

（4）㨰法

是指肢体在被治疗部位以滚动运动形式，形成滚压刺激的一类手法。

动作要领：肩臂放松，肘部微屈，手呈半握拳状，以小鱼际尺侧缘及第 3、4、5 掌指关节的背侧贴附于患处，通过腕关节的屈伸和前臂旋转，做复合的连续往返运动。滚动时手背部要紧贴体表，压力要均匀，动作要协调而有节律，不可跳动或拖拉摩擦，幅度控制在 120°左右（图 4－21）。

功用及适应证：具有调和营卫，疏通经络，祛风散寒，解痉止痛的功效。可施治于肩背、腰臀、四肢等肌肉丰厚的部位，适用于因陈伤、劳损引起的筋骨酸痛、麻木不仁及肢体瘫痪等症。

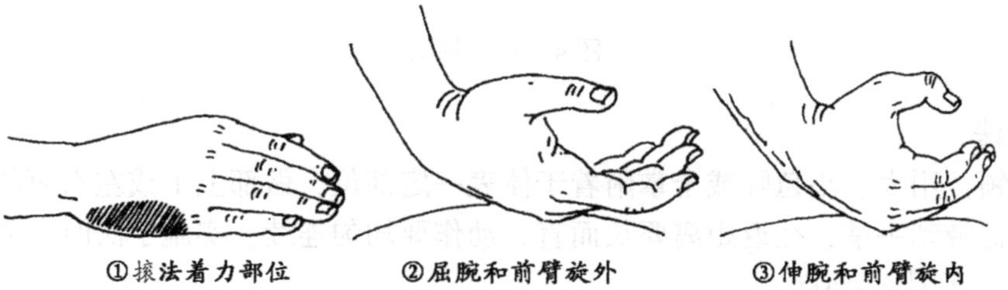

图 4－21 㨰法

（5）拿捏法

动作要领：用拇指与其余手指形成钳形，相对用力一紧一松拿捏肌肉、韧带等软组织。操作时腕要放松，指腹着力，用力要由轻至重，再由重至轻，不可突然用力（图 4－22）。

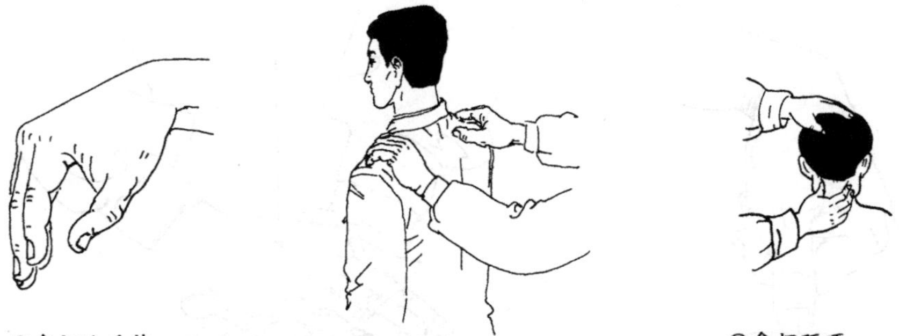

①拿捏法手势　②拿捏肩井　③拿捏颈项

图 4-22　拿捏法

【附】捻法：用拇指和食指的指腹相对捏住某一部位（常为手指等小关节），稍用力做对称的揉搓如捻线状（图 4-23）。

功用及适应证：具有缓解肌肉痉挛，松解粘连，活血消肿，祛瘀止痛的功效。本法以颈项部、肩部和四肢部最为常用，适用于伤筋而致痉挛或粘连等症。

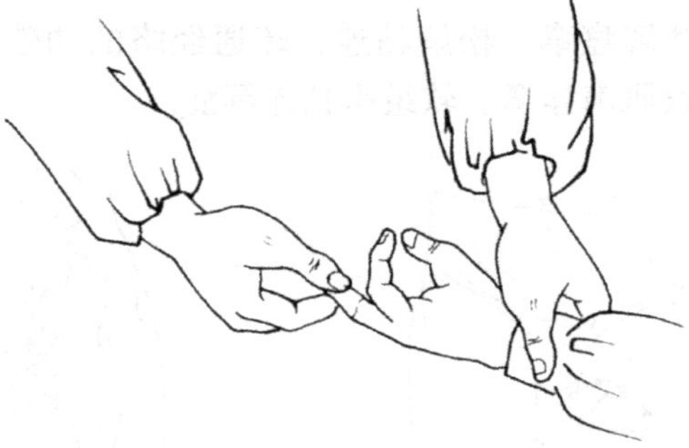

图 4-23　捻法

（6）按压法

动作要领：用拇指指端、指腹、鱼际、掌根、全掌或双掌重叠、肘尖部等按压于体表一定部位上，着力部位要紧贴体表，不可移动，用力要由轻至重，不可用暴力猛然按压（图 4-24）。

功用及适应证：具有松弛肌肉，舒筋通络，活血止痛，温经散寒的功效。拇指按压法适用于全身各部穴位；手掌按压法常用于腰背和下肢部；肘压法仅适用于肌肉丰厚的部位，如腰臀部。按压法临床常用于治疗急慢性腰腿痛、肌肉痉挛、筋脉拘紧等症。

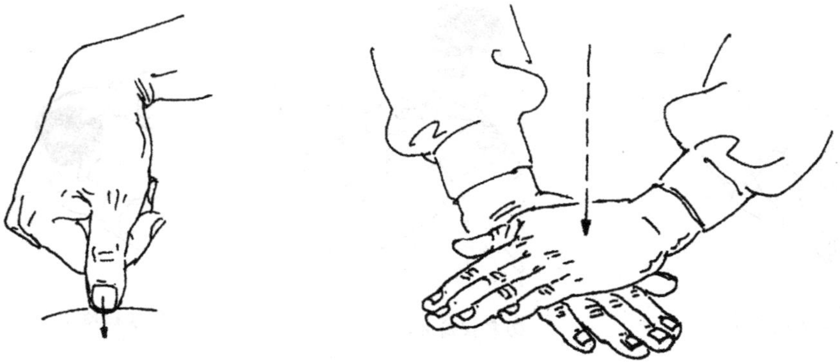

①拇指按法　②叠掌按法

图4－24　按法

(7) 拨络法（或称弹拨法）

动作要领：以拇指或其余四指的指尖或指腹紧按于患处，取与肌束、肌腱、韧带垂直的方向，做单向或往复揉拨动作，如弹拨琴弦的样子（图4－25）。操作时，力量要适度，使指上有肌腱、肌束、韧带等被弹拨的感觉，而不可仅限于体表的摩擦。

功用及适应证：具有缓解痉挛，松解粘连，疏通经络的功效。常用于腰背、四肢等部位，适用于急慢性筋伤所致肌肉痉挛、软组织粘连等症。

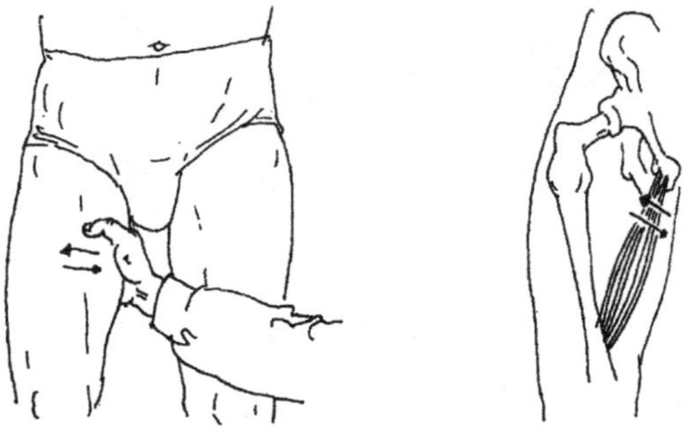

①　②

图4－25　拨络法

(8) 拍击法

用虚掌拍打患处的手法叫拍打法；用拳背、掌根、小鱼际尺侧、指尖或桑枝棒击打体表的手法称击法，又可分别称为拳击法、掌击法、侧击法、指尖击法和棒击法。上述手法合称拍击法。

动作要领：拍击时要求蓄劲收提，即用力轻巧而有反弹感，避免产生振痛感。动作要有节奏，频度适中，用力均匀，不可忽轻忽重（图4－26）。

功用及适应证：具有疏通气血，消除疲劳，舒筋活络，祛风散寒的功效。常用于肩背、腰臀及下肢部，适用于风寒湿痹痛、陈伤、劳损等致局部酸痛、麻木不仁及肌肉痉挛等症。

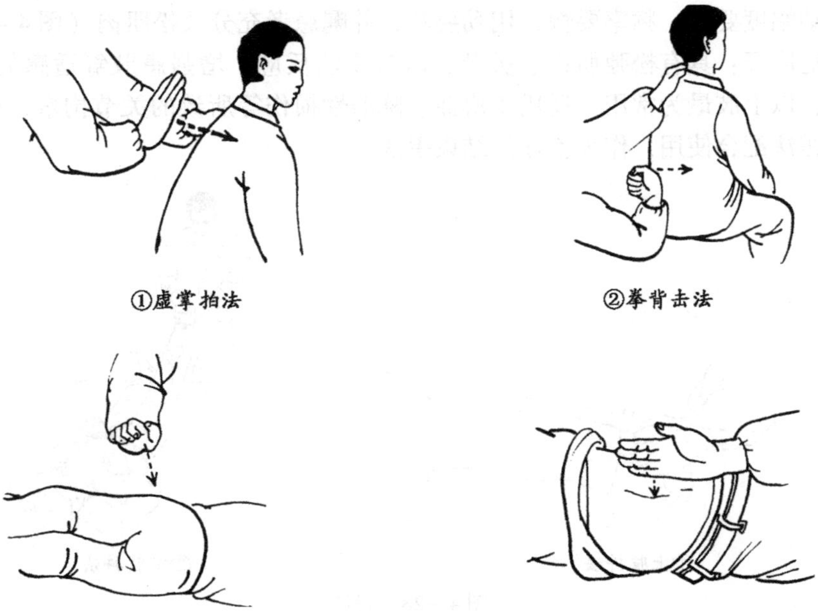

①虚掌拍法　②拳背击法　③掌根击法　④侧击法

图 4－26　拍击法

(9) 搓法

动作要领:用双手掌面相对置于肢体两侧,用力做快速前后或内外方向的搓揉,并同时作上下往返移动。操作时,双手用力要对称，搓动要快，移动要慢，动作轻快、连贯、协调（图 4－27)。

功用及适应证：具有调和气血，舒筋活络，放松肌肉的作用。多用于四肢部，以上肢最为常用。一般与抖法配合用于理筋手法的收功阶段。

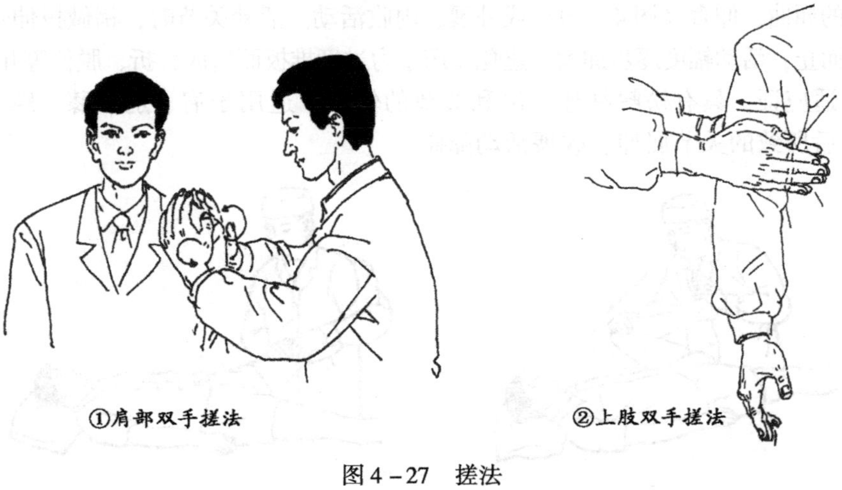

①肩部双手搓法　②上肢双手搓法

图 4－27　搓法

(10) 抖法

动作要领：用双手握住患者上肢或下肢远端，稍用力做连续的小幅度上下快速抖动。

操作时，抖动幅度要小，频率要快，用劲要巧，并嘱患者充分放松肌肉（图4－28）。

功用及适应证：具有松弛肌肉、关节，减轻手法反应，增强患肢舒适感的功效。多用于四肢关节，以上肢最为常用，适用于痹症、陈旧性损伤等所致的关节拘挛、屈伸不利等，常与按摩及搓法配合使用，作为治疗的结束手法。

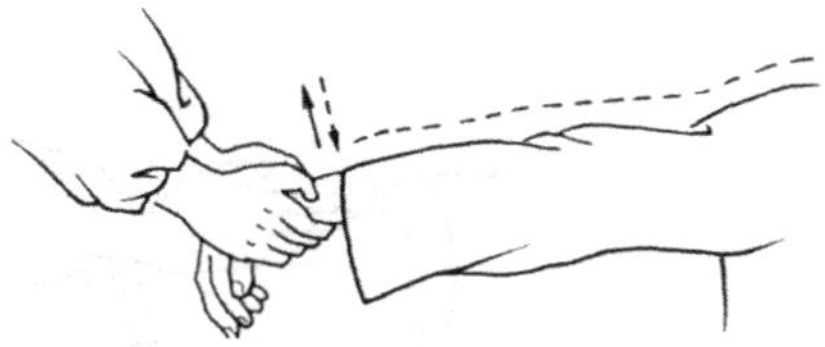

①上肢抖法

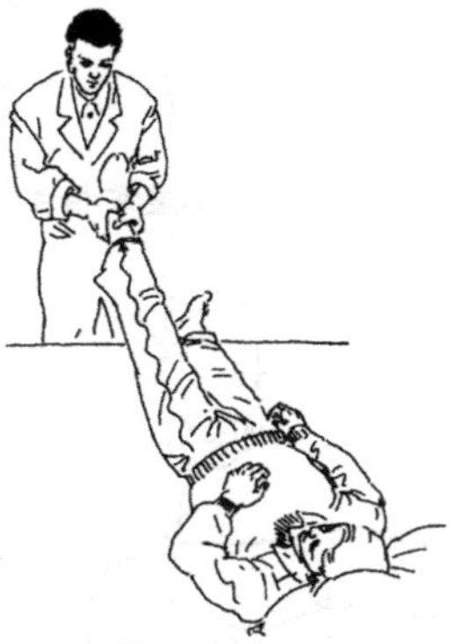

②下肢抖法

图4－28 抖法

2. 活络关节法 活络关节法是对关节做被动性活动的一类理筋手法，一般是在施行舒筋手法后应用。针对损伤后组织粘连、挛缩、关节活动受限及骨节错缝等症，运用手法使关节做屈伸、收展或旋转运动，在运动过程中解除粘连、挛缩、错缝等障碍，从而达到活络和通利关节的作用，使肢体功能逐步恢复正常。

（1）屈伸收展法 是针对四肢关节有屈伸、收展功能活动障碍，使关节做被动屈伸或收展活动的一种手法。

动作要领：一手握关节远端的肢体，一手固定关节近端，然后缓慢、均匀、持续有力地对关节做适度的屈曲、伸直（图4－29）或外展、内收活动。活动关节时，稍做拔伸牵引或按压，用力要适可而止，活动幅度逐步加大，避免使用暴力过度推扳而造成骨折、脱位等并发症。

功用及适应证：具有松解粘连、滑利关节的作用。适用于肩、肘、膝、踝等关节损伤或长期固定后所致的关节屈伸、收展活动障碍。

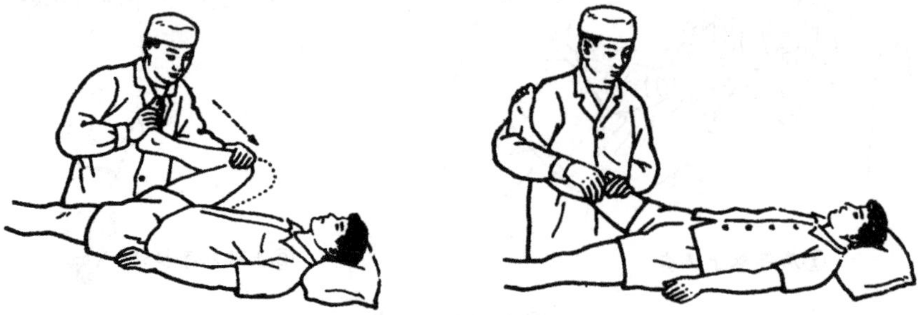

图4－29 屈伸关节法

（2）旋转摇晃法 是针对关节有旋转功能障碍，而做被动旋转摇晃活动的一种手法，常与屈伸收展法配合使用。

动作要领：根据应用部位不同，操作手法有较大的区别。

①四肢旋转摇晃法：一手握住关节近端，另一手握住关节远端的肢体，做来回旋转及摇晃动作（图4－30）。操作时动作要和缓，力度需恰到好处，活动的幅度应依据关节功能活动的范围及功能障碍的程度而定，循序渐进。

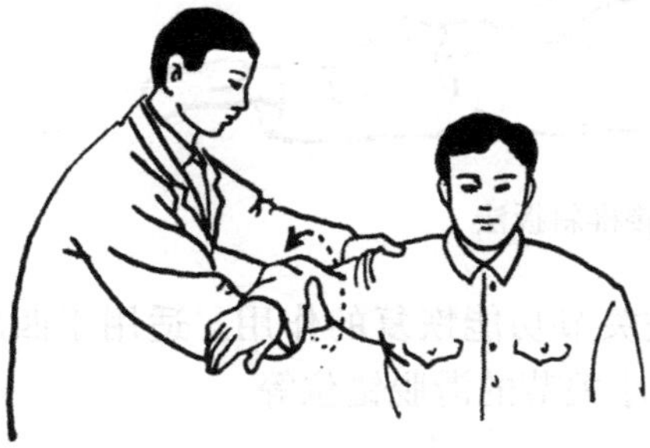

①肩关节托肘摇法

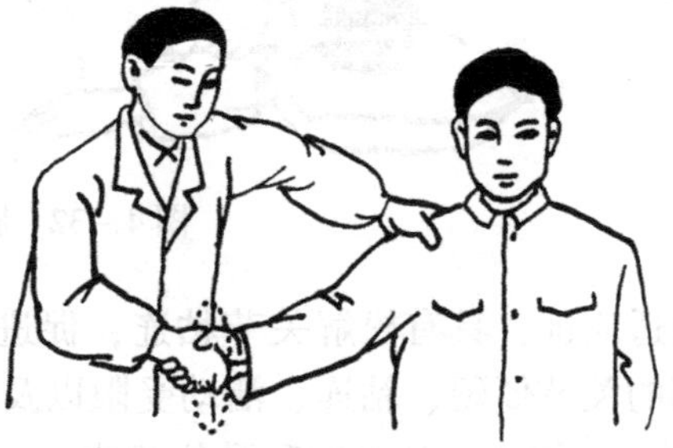

②肩关节握手摇法

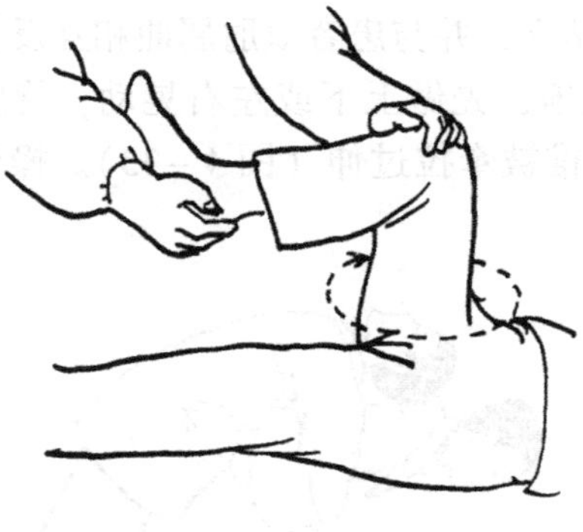

③髋关节摇法

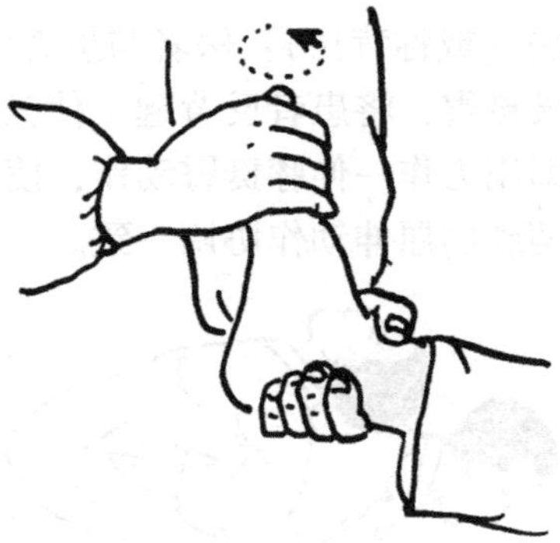

④踝关节摇法

图4－30　四肢旋转摇晃法

②颈部旋转法（或称扳颈手法）：一手托住下颌，另一手扶住头枕部，或一手托住下颌，另一手拇指顶住颈椎患部棘突，两手轻轻上提，做颈部缓慢的旋转运动，待患者颈部肌肉已完全放松后，当旋转至有阻力位置时，两手交错用力作一个有控制的短暂而快速的旋转扳动（图4－31），此时常可闻及“喀”的响声。操作时，力量及幅度要小，且能够准确的控制。

③腰部旋转法（或称斜扳法）：患者侧卧位，紧贴床面的下肢伸直，另一侧下肢屈曲置于其上，医者一手扳肩，一手按臀，向相反方向用力，使腰部产生旋转（图4－32）。

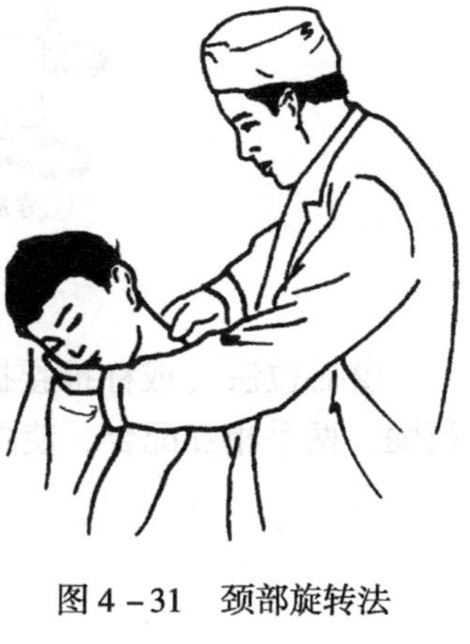

图4－31　颈部旋转法

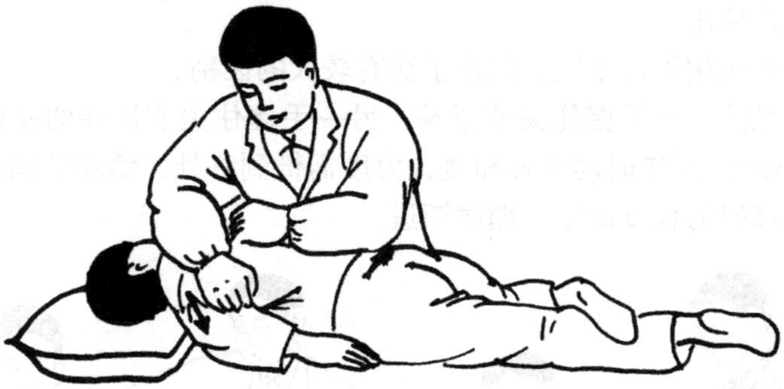

图4－32　腰椎斜扳法

功用及适应证：具有松解关节粘连，促进关节功能恢复的作用。适用于四肢关节、颈椎、腰椎部的关节僵硬、粘连、活动受限以及小关节的滑脱错位等。

（3）腰部背伸法　分立位和卧位两式。

动作要领：

①立位法（或称背法）：医者与患者背靠背站立，并与患者双肘屈曲相互反扣，然后医者屈膝、弯腰挺臀，将患者反背起，使其双足离地，先做上下或左右晃动，待感患者腰部放松时，随即用力作一伸膝挺臀动作，使患者脊椎被牵拉过伸（图4－33）。操作时，臀部的晃动要和两膝的屈伸动作协调一致。

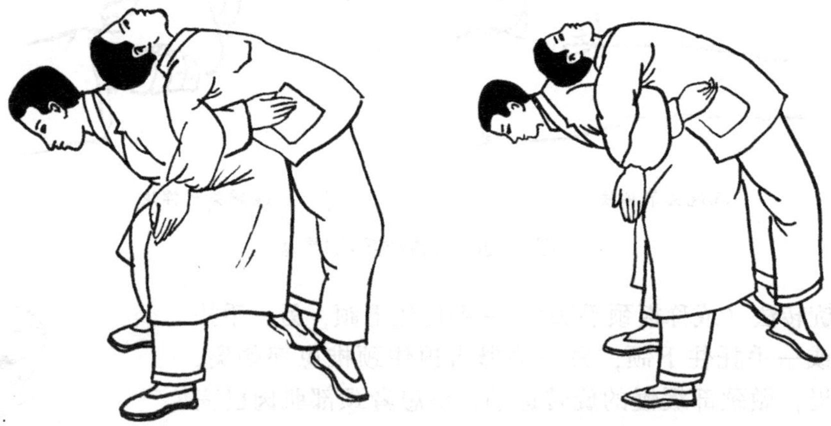

①弯腰屈膝挺臀　②伸膝臀部晃动

图4－33　背法

②卧位法（或称推腰扳腿法）：患者取俯卧或侧卧位，医者一手按压其腰部，一手向后扳腿，两手相互配合，使腰椎过伸（图4－34）。

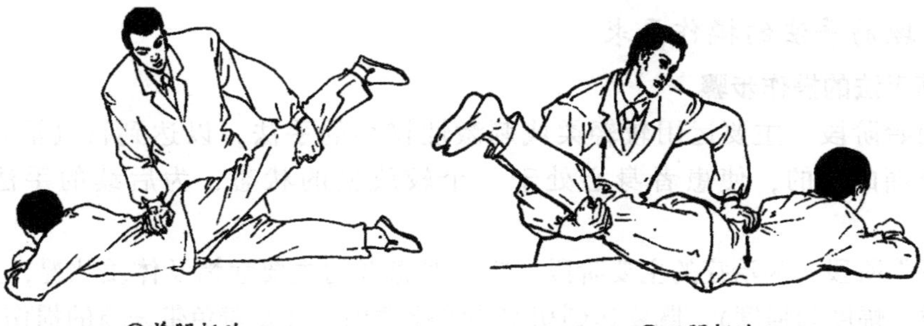

图4－34　推腰扳腿法

功用及适应证：具有松弛腰肌、牵伸脊椎，使错位的小关节复位的作用。适用于急性腰扭伤、腰椎后关节紊乱、腰椎间盘突出症等。

（4）拔伸牵引法

动作要领：医者和助手分别握住患肢近端与远端，对抗用力牵引。一般先按肢体的原来体位顺势牵引，然后再沿肢体纵轴方向对抗拔伸（图4－35），用力要持续、适中。

功用及适应证：具有疏通筋脉，松解粘连的功效。常用于肢体关节损伤后关节囊及周围软组织挛缩、僵硬等症。

（5）踩跷法

动作要领：患者取俯卧位，在胸部和大腿部各垫数个枕头，使腰（腹）部悬空。医者双手扶住预先设置好的横木，以控制自身体重和踩踏时的力量，然后以单足或双足前部着力于患处，并作适当的弹跳动作，弹跳时足尖不要离开患处（图4－36）。根据患者的体质和病情，控制踩踏力量及弹跳幅度，同时嘱患者随着弹跳的起落配合呼吸（踩踏时呼气，跳起时吸气），切忌屏气。踩踏动作要均匀而有节奏。

功用及适应证：具有通络止痛，放松肌肉，松解粘连的作用。本法可使腰椎被动过伸活动，用于治疗腰椎间盘突出症、急性腰扭伤、腰椎小关节紊乱等症，但本法压力较大，刺激较强，对体质虚弱及脊椎骨质有病变者不宜施用。

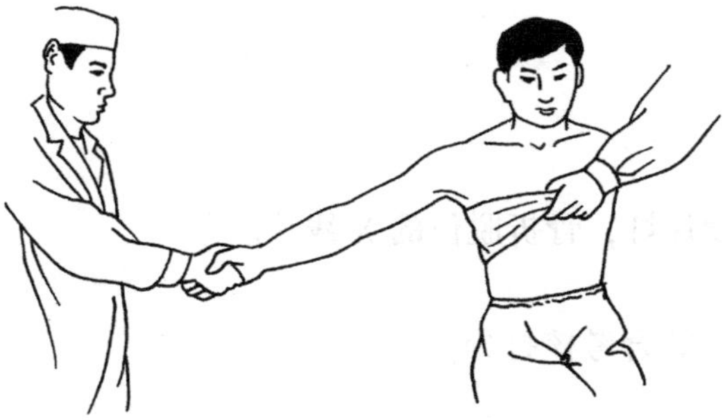

图4－35　拔伸牵引法

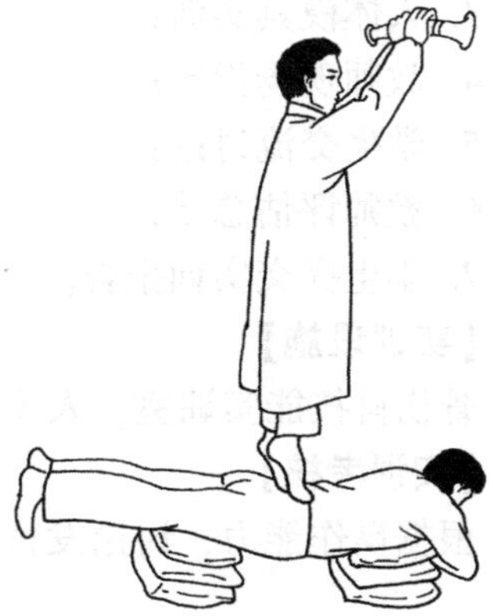

图4－36　踩跷法

（二）理筋手法的操作要求

1. 理筋手法的操作步骤

（1）初始阶段　主要运用较轻柔或刺激性较小的手法，以达到行气活血，放松肌肉，解痉止痛的目的，使患者身心处于一个较放松的状态，为后续的手法治疗创造条件。

（2）理伤阶段　为治疗的主要阶段，应针对患者的主要症情及体质状况，选择适宜的手法（种类、幅度和强度），既要达到切实的治疗效果，又要避免带来新的损伤。

（3）结束阶段　在使用较重的手法治疗后，运用一些轻柔的手法来缓和刺激，整理收功。

2. 理筋手法的技术要求

（1）持久　指手法操作能够持续运用一定时间，尤其在重点治疗部位运用时，保持动作和力量的连贯性，以增强治疗效果。

（2）有力　指手法要有一定的力量，具有深透性。

（3）均匀　指手法运用时动作要协调而有节律，不要时快时慢，用力要均衡稳定，不要时轻时重。

（4）柔和　指手法要轻而不浮，重而不滞，用力要掌握技巧，不可生硬粗暴。

五、手法技能实训

【实训目的】

通过骨伤科手法技能实训，加深对手法适应证、禁忌证及注意事项的认识，熟记各类手法的操作要领，并基本掌握各类手法的实际操作，提高学生在骨折、脱位的整复以及筋伤疾病手法治疗过程中的动手能力。

【实训形式】

1. 教师演示，配放各类主要手法 DV；
2. 学生 3 人一组进行人体模拟实训；
3. 人体模具实训；
4. 教师现场指导；
5. 学生交流讨论；
6. 教师评估总结；
7. 学生提交实训报告。

【实训设施】

骨伤科技能实训室，人体模具，X 线读片灯，骨折脱位的 X 线片。

【实训考核】

根据操作能力，讨论发言，实训报告，综合考核打分。

第三节 固定疗法技术

固定方法是骨伤科临床最常用，也是最基本的治疗技术，尤其针对各类损伤疾患，为了维持损伤整复后的良好位置，防止骨折、脱位等再移位，以及肌腱、韧带等组织损伤后的修复，使用固定治疗是必须的。目前常用的固定疗法可分为外固定疗法和内固定疗法。

外固定疗法是运用夹板、石膏、绷带、牵引、支架支具等对损伤部位进行固定的方法；内固定疗法是通过手术方法将内固定器置入体内损伤部位而起到固定作用，主要有接骨钢板、螺丝钉、髓内针、三翼钉、钢丝等。无论采用何种固定疗法，良好的固定疗法均应具备以下特点：①固定坚强，为愈合创造有利条件。②不损伤周围组织，尤其是血管神经。③对伤肢关节约束小，有利早期功能活动。④对骨折整复的残留移位有矫正作用。⑤固定材料轻巧、牢固。

本节实训内容以外固定疗法的技能实训为主。

一、外固定

外固定是运用器械和材料在体外进行的一种固定方法，外固定疗法实训主要包括夹板固定、石膏固定、牵引技术以及外固定技术的实训。

（一）夹板固定

1. 夹板固定的机理

（1）扎带约束下的夹板，压垫的外部作用力　捆缚扎带有一定的约束力，这种作用力通过夹板固定垫和软组织传导至骨折部位，维持已整复的位置，防止骨折发生再移位。

（2）肌肉收缩，舒张活动的内在动力　夹板固定一般不超过骨折上下关节，不妨碍肌肉收缩和关节早期活动，肌肉收缩产生的纵向效应，可使骨折断端产生纵向挤压力，有利于骨折稳定和骨折愈合；产生的横向效应是，收缩时肢体周径变粗，扎带约束力及压垫效应力增强；舒张时肢体周径变细，扎带回弹，有防止骨折再移位和矫正残余的侧方或成角移位的作用。

（3）夹板固定后，置伤肢于与移位倾向相反的位置　骨折移位是由暴力作用的方向、肌肉牵拉和远端肢体的重力等因素所引起的，即使骨折整复后，这种倾向依然存在，因此必须将伤肢置于逆损伤机制方向的位置，以防止骨折再移位。

2. 夹板固定的适应证和禁忌证

（1）适应证

①四肢闭合性骨折，不稳定骨折需配合牵引。

②四肢开放性骨折，创面小或经处理创口闭合者。

（2）禁忌证

①较严重的开放性骨折。

②难以整复的关节内骨折。

③固定不牢靠部位的骨折，如髌骨、锁骨、股骨颈等。

3. 夹板固定后的注意事项

①抬高患肢，以利消肿。

②密切观察伤肢血运。

③防止骨突处皮肤受压。

④及时调整夹板松紧度。

⑤定期进行X线检查。

⑥及时指导患者功能锻炼。

4. 解除夹板固定的日期

夹板固定时间的长短，应根据骨折临床愈合的具体情况而定。

5. 夹板的材料及制作

①夹板材料应具备的性能：可塑性、韧性、弹性、易透性、吸附性和通透性以及质地宜轻。

②制作要求，夹板的大小要适宜，一般用4～5块总宽度为所固定肢体周径的4/5～5/6，各夹板间应留1～1.5cm间隙。夹板的厚度以具备足够的支持力为原则。夹板的长度应根据患肢的长度、骨折的部位而定。

6. 固定垫

①作用：利用固定垫所产生的压力或杠杆力，以维持骨折整复后的良好位置，并有轻度矫正残余移位的作用。

②材料性能：质地柔软有一定的韧性和弹性，能维持一定的形态，有一定的支持力，能吸水、可散热对皮肤无刺激等。

③种类：常用固定垫的种类有：平垫、塔形垫、梯形垫、高低垫、抱骨垫、葫芦垫、横垫、合骨垫，分骨垫等。

④使用方法：应根据骨折的类型、移位情况来选用适当的固定垫，常用的方法为：

一垫固定法：直接压迫骨折片或骨折部位，适用于移位倾向较强的撕脱性骨折。

二垫固定法：将两垫分别置于两骨端原有移位的一侧，适用于有侧方移位倾向的骨折。

三垫固定法：将一垫置于骨折成角移位的角尖处，另两垫尽量置于靠近骨干两端的对侧，三垫形成加压杠杆力，适用于有成角移位倾向的骨折。

7. 扎带

扎带一般通常为1.5～2cm的布袋或使用绷带，一般为3～4条，原则上先绑中间一条或两条，后绑远端及近端的各两条，松紧度以捆扎后左右移动1cm为度。

8. 夹板固定的包扎方法

夹板固定的包扎程序一般为：局部上外敷药→上敷料→包扎1～2层绷带→放置固定垫→放置两块起主要作用的夹板→包扎绷带两周→放置另两块夹板→包扎绷带两周→最后绑缚杂带3～4条。

附：夹板固定技能实训

夹板固定是在继承传统中医技术的基础上，结合现代创伤医学和解剖学理论而发展起来的骨伤科临床最常用的外固定技术。

【实训目的】

通过夹板固定技术的技能实训，加深对夹板固定作用机理的理解，加深对夹板固定的适应证、禁忌证的认识，基本掌握夹板材料及制作要求、固定垫制作和运用，以及夹板外固定技术应用的能力。

【实训形式】

1. 教师演示：可以肱骨中断骨折，colle’s骨折为例演示，放 DV。
2. 学生 3 人 1 组，人体模拟实训：1 人为术者，1 人为助手，另 1 人模特，然后 3 人轮流交换角色反复训练。
3. 教师现场指导。
4. 学生人体模拟实训后讨论交流，每组推出最佳操作展示。
5. 教师评估总结。
6. 学生提交实训报告。

【实训设施】

各类夹板、各部位夹板、绵纸、纱布绷带、扎带等材料。

【实训考核】

根据操作能力，讨论时的发言，发表观点的准确度，以及提交的实训报告，综合考核计分。

（二）石膏固定

石膏固定技术是指利用熟石膏遇水可重新结晶而硬化的特性，将其做成石膏绷带包绕在肢体上起固定作用，这一技术在骨伤科临床上被广泛使用，因此是必须掌握的骨伤临床基本治疗技术之一。

石膏固定与传统的小夹板固定比较，其优点是：可塑形、坚固、固定作用确切、便于搬动和护理、不需经常更换。其缺点是：固定后不能随时调节松紧度，易随着肿胀的变化而出现过紧和过松现象，固定范围大，不利于早期功能锻炼。

1. 石膏固定的准备工作

（1）材料及用具　石膏绷带、棉垫（或棉纸、绵织纱套）、绷带、石膏工作台、水桶（盆）、石膏刀、石膏剪、石膏撑开器、石膏电锯等。

（2）伤肢局部处理　应清洁伤肢皮肤，若有张力性水泡者应在无菌条件下穿刺抽吸后外涂甲紫；若有创口应更换敷料，并注意胶布条要纵行粘贴，避免环行，以免伤肢肿胀后形成环形勒紧物，影响肢体血液循环。

（3）操作人员分工　石膏固定前应明确分工，维持固定体位 1 ~2 人，制作及浸泡石膏条 1 人，包缠及成形 1 ~2 人。操作人员之间应职责分明，且必须协调配合，井然有序，不可临床时忙乱，延误而影响固定效果。

2. 石膏的衬垫

为保护骨突部的皮肤和其他软组织不被坚硬的石膏压伤，必须在骨突部放置衬垫，衬垫常选用棉纸、棉垫、棉织纱套等。根据衬垫的多少,可分为无垫石膏和有垫石膏,无垫石膏是仅在骨突处放置衬垫(图10-7),其他部位不放置衬垫,其固定效果好,多用于手法整复后之骨折,但易影响血运或压伤皮肤,故现少用;有垫石膏是将整个肢体先用棉纸或棉花等由上而下全部包好,其固定效果稍差,但对皮肤及血运影响小,患者感觉舒适,多用于骨科手术后外固定。

3. 石膏固定体位

石膏固定一般可分为功能位和非功能位(整复位)。在固定中对肢体关节必须强调固定在功能位,所谓功能位即肢体可发挥最大功能的位置,因为关节如强直在功能位,其肢体功能所受的影响最小。而非功能的整复位是因某些骨折的病理机制及整复需要所决定的,不宜长期固定,应随骨折愈合情况逐步过渡到功能位固定。

各关节功能及固定范围见表4-2。

表4-2　关节功能位及固定范围

关节	功能位置	固定范围
肩关节	上臂外展45°~60°,前屈30°,外旋15°,肘关节屈曲30°,拇指尖对准鼻尖为准	肩人字石膏,包括胸、肩、上臂、肘及前臂(女性托起乳房,以防受压)
肘关节	屈曲90°,前臂中位,如果固定双侧,一侧为110°,一侧为70°	自腋部以下至手掌远侧横纹
腕关节	腕背屈20°~30°,手半握拳,拇指对掌位	肘下至手掌远侧横纹
手指关节	掌指关节屈曲60°,指尖关节屈30°~45°	前臂至手指
髋关节	一侧屈曲15°~20°,外展10°~15°,外旋5°~10°。两侧者,一侧全伸,一侧稍屈曲,小儿一侧全伸	从乳头至足趾,必要时包括对侧髋关节,下至膝关节
膝关节	屈膝10°~15°,小儿全伸	大腿根至足趾
踝关节	足中立位,无内外翻	小腿至足趾
脊柱	尽量按正常生理弧度,两髋稍屈,并适当外展,膝关节稍屈曲	T_4 以上包括头颈部 L_4 以下包括两侧大腿

4. 石膏固定操作技术及步骤

(1)体位　将患肢置于功能位(或特殊要求的整复体位)进行固定,并由专人扶持或用石膏床牵引架维持。

(2)放置衬垫　按有垫或无垫石膏的要求放置。一般用棉卷或棉纸卷缠绕骨突部位或整个肢体几匝。

(3)石膏绷带的浸泡及去水　将石膏卷或折叠好的石膏条轻轻平放于30℃~40℃的温水桶内,根据操作速度,每次放入1~2个,待气泡出尽后取出,以手握其两端,挤去多余水分,即可使用。

(4)制作石膏条　有干、湿两种。

①将浸湿去水的石膏卷,按所需的长度,在石膏台上迅速铺展,来回折叠,边铺边用手抚平,以驱尽气泡,使各层凝合密切。

②用干石膏绷带,按要求铺展,折叠数层,制成干石膏条,然后按折好,捏住其两端放入水中浸泡,取出挤去多余水分后应用。

(5)包扎石膏绷带的基本方法及注意事项

1）基本方法：包扎石膏卷时，一般由上而下顺序包缠，要将卷贴着肢体向前滚动，使下圈绷带盖住上圈的1/3，并注意保持石膏绷带的平整。在躯干及肢体的曲线明显，粗细不等之处，当需向上、下移动绷带时，要提起绷带的松弛部分拉回打折，使绷带贴合体表。操作要迅速、敏捷、准确，两手相互配合，即一手缠绕绷带，另一手朝反方向抹平，要使每层石膏之间紧密贴合，不留空隙。石膏的上、下边缘及关节部位要适当加厚，以增强其固定作用。整个石膏的厚度以不折裂为原则，一般为8～12层。

2）注意事项

①制作湿石膏条时，须避免出现皱褶，每叠一层均须用手抚平，以驱尽气泡，使石膏的每一层凝合密切。石膏卷不可浸泡过久，或从水中取出后等待过久再使用，否则，石膏将凝固失效，勉强使用，各层石膏绷带将不能互相凝固为一个整体，因而影响固定的效果。

②包扎石膏卷时，不要先放开一段再行缠绕，否则会因湿重而使该段绷带下坠，打褛，而在试图展平这段绷带时，势必要用力拉紧，不仅难以铺平，而且很可能压迫肢体，影响其血运。

③上、下移动包缠时，不能采用翻转石膏卷的办法消除绷带的松弛部分，否则，可在石膏绷带的内层形成皱褶而压迫皮肤。

④石膏干固前，不能变动患肢的体位，否则会使石膏折裂而失去固定作用，并可能在关节的屈侧产生内凸的皱褶，此皱褶外观不明显但向内可压迫皮肤，甚至影响肢体血运。

⑤助手在托扶石膏时只能用手掌，而不可用手指抓握，因其同样会造成石膏内凸而压迫患肢。

（6）塑捏成形、修整及标记

①当石膏绷带包至一定厚度尚未凝固时，可用手掌在一定部分施加适当均匀，平面性的压力，使石膏能与肢体的轮廓相符（须在数分钟内完成），以增强石膏的固定性能，如足弓的塑形。

此外，移位骨折石膏固定后，为维持骨折的对位，可采用加压塑形的方法使石膏与肢体外形凹凸一致，形成三点固定作用力，以有效地控制骨折的移位。

②修整的目的是切去多余部分，充分暴露未固定的关节，以免妨碍其功能活动。边缘处石膏如嵌压过紧，可将内层托起，并适当切开，以解除压迫，此外，修整石膏边缘亦有利于美观。

③为便于计算治疗时间和判断治疗情况，可在管型石膏外用色笔注明诊断、受伤（或手术）及固定日期，有创面或切口者亦应注明，以便开窗。

5. 石膏固定后注意事项

（1）石膏固定完成后，要维持其体位直至完全干固，以防折裂，为加速石膏的干固，可用电吹风或红外线灯泡烘干。

（2）抬高患肢，以利消肿，下肢可用软枕垫高，上肢可用输液架悬挂；肢体肿胀消退后，如石膏固定过松，失去作用时，应及时更换石膏。

(3) 患者应卧木板床，并须用软垫垫好石膏，并注意保持石膏清洁，勿使污染。变动体位时，应保护石膏，避免折裂或骨折错位。

(4) 寒冷季节应注意患肢外露部分保暖。炎热季节，对包扎大型石膏的病人，要注意通风，防止中暑。

(5) 防止局部皮肤尤其是骨突部受压，并注意患肢血液循环有无障碍，如有肢体受压现象，应及时将石膏纵行全层剖开松解，进行检查，并作相应处理。

(6) 石膏固定期间，应定期进行X线摄片检查，根据损伤部位及骨折愈合情况而定固定时间，同时指导病人进行未固定关节的功能锻炼，及石膏内肌肉收缩活动。

6. 石膏的开窗、剖开、切开矫形和拆除

(1) 石膏开窗

①目的：是解除肢体某些部位的压迫，或方便创口检查、引流或拆线。如头颈、胸部石膏，须在颈咽部开窗，以利呼吸和不妨碍意外抢救；石膏背心等躯干石膏常在胸腹联合处开窗，以利呼吸和饮食；四肢管型石膏的骨突部开窗，以消除石膏压迫引起的持续性疼痛。

②方法：需要开窗者，应在石膏未干固之前，按需要的大小及部位，在石膏上作一四边形或其他形状的全层切开，待石膏干固后（一般术后第二天），将石膏块取出，换药后放归原处，外面再用绷带包扎。如需要紧急开窗，可用石膏电锯锯开，处理完毕后，需将石膏块安放原位并包扎，以免由于该处压力降低致使组织膨出，使石膏窗边缘形成压迫性溃疡。

(2) 石膏剖开

①指征：急性损伤早期，估计肢体肿胀可能继续加重，甚至造成石膏内肢体缺血者，或石膏固定过程中，肢体出现骨筋膜室综合征早期表现，需紧急处理者。

②方法：针对性石膏剖开者，可在包石膏前，于预计剖开的轴线上，置一湿绷带条，剖开石膏时，一手拉起纱布条的一端，一手执刀切开石膏，并取出纱条，然后用一浸湿的纱布绷带包绕一次，使绷带与石膏粘在一起，石膏干固后固定性能不变。若固定过程中，肿胀处嫌石膏过紧时，仅需将剖缝处的纱布剪开，于剖缝处用撑开器扩大一些，并在剖缝处填妥棉花，外用绷带包扎。

急诊石膏剖开者，应将石膏的两侧用电锯剖开，使之形成前后两部分，再作处理，如血液循环改善者，可再用绷带包扎。

(3) 切开矫形　以矫正成角畸形为例，石膏干固后，于成角凹侧横形锯开石膏周径的2/3～3/5，撑开锯开处，矫正成角畸形，并填入相应大小的楔形木块，再以棉花填塞剩余空隙以保持压力，预防肿胀发生，最后用浸湿石膏绷带封闭裂隙。

(4) 拆除石膏　骨折愈合拆除石膏时，应用石膏锯纵行剖开石膏，锯开时要防止损伤皮肤，拆除后，应洗涤皮肤并用弹力绷带包扎，并加强功能锻炼以防止发生失用性水肿。

7. 常用石膏类型

(1) 普通石膏（表4－3）

表 4 –3　　普通石膏

类型	形式	规格
石膏托：适用于无移位骨折或移位倾向很小的稳定性骨折	用石膏绷带制成石膏条带置于伤肢的后侧，用湿绷带包绕两层并抹贴塑形，然后用干绷带包缠	石膏托的厚度为折叠 10 ~ 12 层石膏绷带，宽度为肢体周径的 2/3，长度按需要定，一般仅包括一个关节
石膏夹板：适用于肢体肿胀较严重或可能发生肿胀的肢体，亦可用于移位倾向较小的稳定性骨折	用两条石膏条带分别置于伤肢的前、后侧或内、外侧，然后用上述方法包缠，塑形	石膏夹板的厚度同上，两块夹板的宽度和等于或略小于肢体周径
石膏管型：适用于移位倾向较强，固定要求较高的骨折，亦用于需长时间固定的骨折	用石膏绷带和条带相结合包缠固定伤肢，石膏干固后，整个石膏形成一圆管，故称为石膏管型	石膏条带的厚度为 5 ~ 6 层石膏绷带，经包缠后应达 10 ~ 12 层，石膏管型的周径及肢体周径相同，并与肢体外形一致
躯干石膏：适用于躯干骨折及肩髋部骨折，且固定要求较高者	固定躯干或躯干与肢体结合的石膏管型。主要有头胸石膏、颈胸石膏、石膏围领石膏背心、石膏腰围、肩人字石膏、髋人字石膏等	同上

(2) 特殊类型石膏（表 4 –4）

表 4 –4　　特殊类型石膏

类型	适应症	应用方法
上肢外展支架	适用于肩关节脱位，内收型肱骨外科颈骨折，有维持骨折对位和保持肩、肘关节于功能位作用，亦可配合持续牵引治疗骨折	将大小合适的外展支架用石膏绷带固定在胸廓上，外展支架与胸廓腋窝和肢体接触部位均应垫好棉垫
U 形石膏	适用于固定肱骨干和颈腓骨骨干骨折等，可避免石膏管型压迫肢体和调整不便等缺点	①上臂 U 形石膏起自肩上方经上臂外侧越过屈曲位的肘关节至上臂内侧达腋窝处止 ②小腿 U 形石膏起自胫骨结节水平沿小腿外侧绕过足底至小腿内侧
架桥式管型石膏	适用于肢体有环形创面的骨折固定，以便更换敷料	在皮肤有创面处不用石膏绷带覆盖，而用 3 ~4 根木棍连接上、下两截石膏管型使之成为一体

附：石膏固定技能实训

【实训目的】

通过石膏技术的技能实训，加深对石膏固定作用机理的理解，加深对石膏固定的适应证、禁忌证的认识，基本掌握石膏绷带操作要求、固定垫制作及运用，以及常用部位石膏外固定技术的操作能力。

【实训形式】

1. 教师演示：可以以踝关节扭伤和桡骨远端骨折为例，演示上肢和下肢的石膏托以及石膏管型制作和操作过程，并播放相关DV；

2. 学生4人1组，人体模拟实训：1人为术者，2人为助手，另1人模特，然后轮流交换角色反复训练；

3. 教师现场指导；

4. 学生人体模拟实训后讨论交流，每组推出最佳操作展示；

5. 教师评估总结；

6. 学生提交实训报告。

【实训设施】

石膏操作台、石膏绷带、纱布棉垫、纱布绷带、棉纸、水桶及温水等，以及石膏刀、石膏锯、石膏剪、石膏撑开器、石膏电锯等设备。

【实训考核】

根据操作能力，讨论时的发言，发表观点的准确度，以及提交的实训报告，综合考核计分。

（三）牵引疗法

牵引疗法是通过牵引装置，利用悬垂重量为牵引力，身体重量为反牵引力，以克服肌肉的收缩力，整复骨折、脱位，预防和矫正软组织挛缩，以及某些疾病术前组织松解或术后制动的一种治疗方法。牵引疗法是骨伤临床的基本治疗技术之一，应通过实训予以掌握。

牵引疗法有皮肤牵引、骨牵引及布托牵引等。临床应根据患者的年龄、体质、骨折部位和类型、肌肉发达的程度和软组织的损伤情况等，分别予以选用。牵引重量以短缩移位的程度和病人体重而定，应随时调整，如牵引重量太大，可引起过度牵引，使骨折端发生分离移位，造成骨折延迟愈合或不愈合，牵引力太小，则不能达到复位固定的目的。

1. 牵引装置

（1）骨科病床　专业骨科床便于进行各种牵引，及变动各种体位，便于骨伤护理和功能锻炼。

（2）牵引床架

（3）牵引支架

①勃朗-毕洛支架：该支架可根据患肢的长度和牵引的角度进行适当的调整，使用比较方便。多用于下肢骨折牵引。

②托马斯架：可联合Pearson小腿附架使用，其特点是结构简单、轻便，可将支架悬吊起来，便于患者在床上活动。

③挂钩牵引架：结构简单，使用时将两钩挂于床头即可，多用下肢水平位皮牵引、颅骨牵引、枕颌布托牵引等。

（4）牵引用具　主要有颅骨牵引钳（颅骨牵引时用）、各种牵引弓（四肢骨牵引用）、扩张板及胶布（皮牵引用）、牵引重量（有500g、1000g、2000g等数种）、牵引绳（现多用尼龙绳)、骨圆针（规格有直径 1～ 4mm 多种，以适应不同部位的骨牵引)、专用牵引带(有颈托牵引带、骨盆悬吊带、腰椎牵引带及踝托牵引带等几种)。

2. 皮肤牵引　利用粘贴于肢体皮肤的黏胶条或乳胶海绵条，使牵引力直接作用于皮肤，间接牵拉肌肉和骨骼，而达到患肢复位、固定与休息的目的。

皮肤牵引对患肢基本无损伤，痛苦少，且无穿针感染的危险。但皮肤本身所能承受的力量有限，加之皮肤牵引对患肢皮肤条件要求较高，因此，其适应范围较局限。

（1）适应证与禁忌证

①适应证

a）骨折：需要采用持续牵引治疗，但又不需要强力牵引或不适于骨牵引的病例。如老年人粗隆间骨折、小儿股骨干骨折、严重肿胀或皮肤有张力性水泡的肱骨髁上骨折；

b）脱位：多用于下肢脱位整复后的固定，如髋关节脱位；

c）骨病：多用于下肢关节炎的制动。如髋关节化脓性关节炎的术前、术后即可运用皮牵引制动患肢，达到减轻疼痛，缓解肌肉痉挛，防止畸形，整复关节半脱位或全脱位的目的。

②禁忌证

a）皮肤有损伤或炎症者；

b）肢体有血循环障碍者，如静脉曲张、慢性溃疡、血管硬化及栓塞等；

c）骨折严重错位（特点是肌肉丰厚的患者）需要强力牵引方能矫正畸形者。

d）对胶布、海绵条等过敏者。

（2）皮肤牵引操作方法

皮肤牵引有胶布牵引和海绵条带牵引，因胶布及苯甲酸酊等对皮肤刺激损伤大，故目前临床多采用成品的海绵条带牵引。

①清洁伤肢皮肤，观察有无炎症及其他疾患。

②根据病人肢体长短，挑选合适的海绵牵引带固定于患肢。

③牵引体位与方向。根据要求，将患肢置于牵引支架上或悬吊于牵引床架上，通过滑轮牵引。牵引方向应根据牵引部位及牵引目的加以调整。

④根据患肢肌肉丰厚程度或骨折类型、移位程度等具体情况决定牵引重量，但不宜超过 5kg。

⑤牵引时间一般为 2～3 周，牵引时间过长会引起牵引带滑脱和皮肤反应。

（3）注意事项

①严格掌握皮肤牵引的适应证及禁忌证。

②牵引过程中注意观察有无滑脱或引起皮肤炎症、水泡等。如有发生，应做相应处理。

③牵引期间应经常检查牵引作用是否良好，患肢畸形矫正情况等，发现问题及时处理。

3. 骨牵引

骨牵引是通过穿入骨骼内的骨圆针或牵引钳，使牵引力直接作用于骨骼，从而起到复位、固定与休息作用。

（1）特点

①优点：可以承受较大的牵引重量，作用确实，适用范围广；牵引期间检查患肢方便；

配合夹板固定，便于患肢功能锻炼，以防止关节僵直、肌肉萎缩等骨折并发症；无皮炎、皮肤水泡、压迫坏死循环障碍等不良反应。

②缺点：牵引针经皮穿入骨内，如消毒不严或护理不当，有引起针孔处感染之虞；穿针操作不当有损伤关节、神经、血管或劈裂骨质的危险；应用于儿童可能损伤骨骺。

（2）适应证

①成人肌力较强部位的骨折，尤其是不稳定骨折。

②开放性骨折。

③骨盆骨折、髋臼骨折及髋关节中心脱位。

④学龄儿童股骨干不稳定骨折。

⑤颈椎骨折脱位。

⑥无法实施皮牵引的手足短小管状骨骨折，如掌、指（趾）骨骨折。

⑦某些手术前准备，如陈旧性股骨颈骨折行人工股骨头置换术前；关节挛缩畸形患者术前等。

⑧某些需要牵引治疗但又不宜行皮牵引者，如伤肢有静脉曲张的骨折患者。

⑨多根肋骨多段骨折造成浮动胸壁，出现反常呼吸者。

（3）禁忌证

①穿针处有炎症或开放性创伤污染严重者。

②牵引局部骨骼有病变或严重骨质疏松者。

（4）骨牵引用具

①骨牵引包：内含手术巾、布巾钳、消毒钳、血管钳、手术刀、各种规格的骨圆针、骨锤、手摇骨钻及钻头等，高压消毒后备用。

②局部麻醉及消毒药品及用具。

③牵引弓：主要有马蹄形牵引弓、张力牵引弓及颅骨牵引钳。马蹄形牵引弓适用于克氏针牵引；张力牵引弓适用于斯氏针牵引；颅骨牵引钳为特制的专用牵引器，其弓的两端带有短针可以钩住颅骨外板，尾部带有螺杆及调节钮，以便控制短针在颅骨外板卡紧的程度。

（5）四肢骨牵引操作步骤

①患肢皮肤准备后，置于牵引支架上或置于适当的体位。

②穿针部位常规皮肤消毒，铺手术巾。

③于预定的进针点和出针点，用1%的普鲁卡因进行局麻，重点麻醉骨膜和皮肤。皮下组织及肌肉丰厚处应先将皮肤向近端拉紧后，再施局麻，避免牵引时钢针压迫皮肤。

④用尖刀将进针点皮肤刺一0.5cm左右的小口，然后将骨圆针穿入直达骨骼，徐徐旋转手摇钻，使骨圆针穿透骨质及对侧皮肤，直至皮外两端长度相等。

⑤进针时应注意控制方向及位置，使钢针与骨干垂直，与关节面平行。操作时，可在钻入骨质数毫米后（此时钢针已基本稳定在骨质上），卸下手摇钻，观察钢针方向是否正确，符合要求者可继续钻入，否则应调整进针方向。此外，穿针时应令助手稳定患肢。

⑥用酒精纱条保护两侧针孔，然后装上牵引弓，拧紧固定螺钉，将牵引绳系住牵引弓，

通过滑轮挂上适当的重量后即可进行牵引。

（6）颅骨牵引操作步骤

①患者仰卧，头下置一适当高度的枕头，助手固定患者头部。

②剃光头发，清洁皮肤，用甲紫标记钻孔位置：两乳突处（或两外耳孔）连线与人体正中线相交点为中点，中点向两侧各旁开3～5cm处为进针点。

③在预定两钻孔处，用尖刀各切开一长约1cm的小口，深达骨膜，止血。

④用带安全隔板的钻头在颅骨表面以向内倾45°角的方向，钻穿颅骨外板（成人为4mm，儿童为3mm），注意防止穿过颅骨内板伤及脑组织。然后张开颅骨牵引器的两脚，将钉齿插入骨孔内，拧紧牵引器螺旋，使钉齿与颅骨外板卡紧。

⑤缝合伤口，并用酒精纱块覆盖之。系上牵引绳，通过床头挂钩牵引架的滑轮抬高床头进行牵引。

⑥复位重量：颈椎1～2为4000g，以后每下一椎体增加1000g，维持重量3000～4000g，时间2～3周。

（7）肋骨牵引操作步骤

①患者仰卧或侧卧位，常规消毒铺巾；

②选择浮动胸壁中央的一根肋骨，作为牵引部位；

③作局部浸润麻醉后，用无菌巾钳夹住肋骨；

④用牵引绳系于巾钳环孔内，通过滑轮进行牵引。

⑤牵引重量一般为2000～3000g，时间2～3周。

（8）四肢骨牵引部位及方法（表4－5，表4－6）。

表4－5　上肢骨牵引部位及方法

部位	适应证	进针点及方向	牵引体位	重量及时间	提示
尺骨鹰嘴	①难以整复或严重肿胀的肱骨髁间或髁上骨折；②肱骨下端粉碎型骨折；③移位严重的肱骨干开放性骨折	尺骨鹰嘴尖下2cm与尺骨嵴向前一横指相交处，由内向外进针	仰卧，患肢屈肘90°，前臂中立位	重量：2000～4000g，时间：3～4周	
尺桡骨远端	①开放性或皮肤条件差的前臂骨折；②肘部损伤或疾病	桡骨茎突上1.5～2cm处与桡骨前后中点相交处，由外向内进针	仰卧，屈肘90°，前臂垂直远端朝上	重量：2000～4000g，时间：3～6周	应在上臂部加一布带向下作对抗牵引。临床上多与尺骨鹰嘴穿针配合于外固定器疗法
掌骨	①同上①②点；②桡骨下端骨折；③腕关节疾病	横贯2～3或2～4掌骨干中下1/3处由外向内进针	同上	重量：2000～4000g，时间：3～4周	（图10－33）

续表

部位	适应证	进针点及方向	牵引体位	重量及时间	提示
拇指指骨	①第1掌、指骨不稳定骨折；②第1掌骨基底部骨折脱位	指甲根部横线与末节指骨侧方前后中线相交处。由外向内进针（指骨侧方前后中线恰在指屈侧横端点上）	各手指置于对掌功能位	利用橡皮圈维持牵引力，时间3~4周	用管型石膏将腕、指关节固定于功能位，然后用一"U"形铁架的两脚固定于拇指石膏的两侧，以橡皮圈连接牵引力及"U"形架顶端凹陷处进圈，连接牵引力及"U"形架顶端凹陷处进行牵引（图10-34）
2~4掌指骨	第2~4掌指骨不稳定骨折	同上	依骨折部及类型而定	同上	管型石膏固定腕关节于功能位，"T"形铝板及铁丝钩置于石膏掌侧，石膏凝固后，将铝板弯成适当形状，伤指置铝板上，然后用橡皮圈连接牵引弓及铁丝钩进行牵引（图10-35），为了减少摩擦力，可在皮圈与石膏之间放一撑木

表4-6　下肢骨牵引部位及方法

部位	适应证	进针点及方向	牵引体位	重量及时间	提示
股骨髁上	①股骨干中1/3与下1/3骨折；②股骨颈或粗隆间骨折；③骨盆骨折伴侧骨盆上移者；④髋关节手术前需松解挛缩者	内收肌结节上2cm或髌骨上缘横线与腓骨小头前缘纵线之交点，由内向外进针	患者仰卧，伤肢置于牵引架上，使髋、膝各屈曲45°	复位重量为体重的1/6~1/8，维持量为3000~5000g，时间：5~6周	老年人骨质疏松进针点位置宜高（髌骨上缘一横指），年轻人骨质坚硬，进针点位置宜平髌骨上缘（图10-36）
股骨髁间	屈曲型股骨髁上骨折	以股骨内、外髁中心为进针点	同上	同上	多用冰钳作牵引，将冰钳钉齿拧入骨皮质内进行牵引（图10-37）
胫骨结节	①股骨颈或粗隆间骨折；②伸直型股骨髁上骨折；③股骨干上1/3骨折	骨结节最高点向后1.5cm，再向下1cm处进针，由外向内进针（图10-38）	同上	同上	①进针方向要由外向内，以免损伤腓总神经；②儿童宜在胫骨结节下2cm处穿针，以免损伤骨骺
胫腓骨远端	①胫腓骨骨干骨折；②胫骨髁骨折；③膝部疾患	外踝上方3~8cm于腓骨前缘进针与踝关节平行	同上	复位重量5000~6000g，维持3000~4000g，时间：4~6周	可结合胫骨结节牵引，作小腿外固定器治疗

续表

部位	适应证	进针点及方向	牵引体位	重量及时间	提示
跟骨	①胫腓骨骨干骨折；②踝部骨折脱位；③部分跟骨骨折	内踝尖与足跟后下缘联线的中点或内踝最高（项）点向后向下各 3cm 处，由内向外进针（图 10－39）	同上	同上	如用于胫腓骨骨干骨折时，穿针方向应与踝关节平面呈 15°左右的角，即内侧低，外侧高
1～4 跖骨	①跖跗关节脱位；②足舟骨或楔状骨压缩性骨折	横贯 1～3 或1～4 跖骨近侧端由外向内进针（图 10－40）		复位重量 2000～3000g 维持 1000～200 时间 3 周	可结合跟骨牵引，作外固定器治疗
趾骨	跗骨、跖骨骨折	趾骨远节		用橡皮圈牵引	可仿照拇指指骨牵引的方法在足踝部行石膏固定后，用橡皮圈连接牵引弓与“U”形架牵引

4. 布托牵引

是指利用厚布或皮革按局部体形制成相应的布托，托住患部，再用牵引绳连接布托和重量通过滑轮进行牵引的方法。常用有以下几种。

（1）枕颌布托牵引

①适应证：无脊髓损伤的颈椎骨折脱位，颈椎间盘突出症，颈椎病等。

②操作方法：i）枕颌布托可以自制，亦可采用工厂成品。ii）布托远侧的长带托住下颌，短带托住枕部，两带之间以横带固定，起防止滑脱的作用。iii）为防止牵引时布带钳夹头部引起不适，可用一金属杆撑开布托近端的两侧头带。iv）牵引绳系住金属杆中部，并通过滑轮进行牵引，牵引时患者可采取坐位或卧位。v）牵引重量一般为 3000～5000g。牵引时间根据病症及患者的反应而定，一般为每天 1～2 次，每次 1～1.5 小时。

（2）骨盆悬吊牵引

①适应证：骨盆骨折有分离移位者，如耻骨联合分离、骨盆环断裂分离移位，髂骨翼骨折外旋移位、骶髂关节分离等。

②操作方法：首先用骨盆悬吊布兜用长方形厚布制成，其两端各包缝一相应大小的三角形铁环（由直径为 6mm 左右的钢筋弯成）。接着，患者仰卧，用布兜托住骨盆，用两根牵引绳系住两侧三角形铁环的上端角，然后通过滑轮进行牵引，亦可在两环之间加一横杆，用牵引绳系住横杆中央进行牵引。最后，牵引重量以能使臀部稍离开床面即可，牵引时间为 6～10 周。

（3）胸部、骨盆牵引带牵引

①适应证：腰椎间盘突出症，腰椎小关节紊乱症。

②操作方法：患者仰卧，胸部带系住胸部，并用两根牵引绳系缚固定于床头上；骨盆

带系住骨盆，并用两根牵引绳分别系于两侧牵引带扣眼，然后通过床尾挂钩式滑轮进行牵引，一侧牵引重量为5～15kg。

附：牵引技能实训

【实训目的】

通过牵引技术的技能实训，加深对牵引治疗技术的作用机理的理解，加深对牵引治疗的适应证、禁忌证的认识，基本掌握各类皮肤牵引、骨牵引、布托牵引的操作技术，提高常用部位牵引治疗技术的操作能力。

【实训形式】

1. 教师演示：可以在人体模具上演示骨牵引，在人体上演示皮肤牵引、布托牵引等，并播放相关DV，尤其是各类骨牵引的操作过程；

2. 学生4人1组，人体模拟各类皮肤牵引和布托牵引实训：1人为术者，2人为助手，另1人模特，然后轮流交换角色反复训练；

3. 教师现场指导；

4. 学生人体模拟实训后讨论交流，每组推出最佳操作展示；

5. 教师评估总结；

6. 学生提交实训报告。

【实训设施】

骨科床、各种牵引支架、各种骨牵引、皮肤牵引、布托牵引工具、装置、材料等，以及电动牵引床等。

【实训考核】

根据操作能力，讨论时的发言，发表的观点，以及提交的实训报告，综合考核计分。

二、内固定

内固定是在骨折复位后，用金属内固定物维持骨折复位的一种方法。临床有两种置入方法：一种是切开后置入固定物；二是闭合复位，在X线透视下将钢针插入固定骨折。

1. 切开复位内固定的适应证

（1）手法复位与外固定未能达到功能复位的标准，而影响肢体功能者。

（2）骨折端有肌肉、肌腱、骨膜或神经血管等软组织嵌入，手法复位失败者。

（3）某些血液供应较差的骨折，经闭合复位与外固定不能稳定，或为维持复位后的位置应采用内固定者。

（4）有移位的关节内骨折，手法不能达到满意复位，估计以后必将影响关节功能者。

（5）撕脱性骨折。

（6）血管神经复合损伤。

（7）开放骨折，在6～8小时之内需要清创，如伤口污染较轻，清创又彻底，可直接采用内固定。

（8）畸形愈合和骨不连造成功能障碍者，或肌腱和韧带完全断裂者。

(9) 骨折伴有关节脱位，经闭合复位未能成功者。

2. 内固定的器材种类识别

(1) 内固定的器材　常用的器材有不锈钢丝、钢板、螺丝钉、克氏针、斯氏针及各种类型髓内钉、三翼钉等。还需准备手术所用的特殊器械，如手摇钻或电钻、三叉固定器、螺丝刀及固定器、持针器、持骨器、骨撬等。

(2) 常用的内固定种类　钢丝内固定、螺丝钉内固定、钢板螺丝内固定、髓内钉内固定等。

第四节　穿 刺 技 能

一、关节穿刺技术

关节穿刺术是以空心针刺入关节腔，达到吸出关节内容物，注入药物或造影对比剂等目的的一项医疗技术。

1. 适应证

(1) 四肢关节腔内积液　行穿刺抽液检查或引流，注射药物进行治疗。

(2) 关节腔内注入空气或造影剂　行关节腔造影术，了解关节软骨或骨端的病理变化。

2. 操作方法

(1) 穿刺前准备

①无菌操作，严格无菌技术，严格消毒皮肤、无菌手套、无菌巾，标出穿刺点。

②器材准备，18~20号穿刺针，注射器，无菌试管，1%~2%利多卡因或普鲁卡因等。

(2) 操作过程　选择距离关节腔最近的皮肤表面处穿刺，先注入1%普鲁卡因2~10ml，术者右手持穿刺针注射器，左手固定穿刺点，穿刺针垂直徐徐穿入，进入关节腔时有阻力消失的感觉，然后进行抽液或注射药物。

(3) 穿刺标本　根据目的和需要妥善处理（涂片或固定等），送交实验室进行检查。

(4) 术后包扎　对渗出性积液或关节内出血，术后应加压包扎。

3. 穿刺途径

(1) 肩关节

①后侧穿刺：上臂轻度外展、内旋，在肩胛冈外端，紧贴肩峰下缘和三角肌外侧头前缘垂直穿刺。

②前侧穿刺：上臂轻度外旋、外展，肘关节屈曲位，在肱骨小结节与肩胛喙突间连线的中点穿刺，针尖斜向后、内侧穿入，局部有化脓性炎症时不宜采用。

肩关节应用解剖：肩关节由肩胛盂和肱骨头组成，肱骨头关节面为半球形，向后上内倾斜；肩胛盂较小，盂唇浅。由于球大、盂小，仅以肱骨头部分关节面与肩胛盂接触，关节囊松弛。肩胛骨背侧有一横嵴为肩胛冈，肩胛骨向外延伸的扁平突起为肩峰，肱骨头前方隆起即为小结节，肩胛骨外侧分有肩胛切迹，切迹外侧向前的指状突起即为喙突。

（2）肘关节

①后侧穿刺：肘关节屈曲90°，于尺骨鹰嘴尖端，经肱三头肌腱穿刺，或在尺骨鹰嘴与肱骨外髁之间，向前下穿刺。

②桡侧穿刺：肘关节轻度屈曲，在桡骨头与肱骨小头之间垂直穿刺（图4－37）。

肘关节应用解剖：肘关节由肱骨下端与尺桡骨上端组成，包括肱尺关节、肱桡关节及尺桡近侧关节，并被包在一个共同的关节囊内。肱尺关节由肱骨滑车和尺骨滑车切迹构成，肱桡关节由肱骨小头和桡骨头的关节凹构成，肱三头肌腱在肱骨后侧向下止于尺骨鹰嘴。

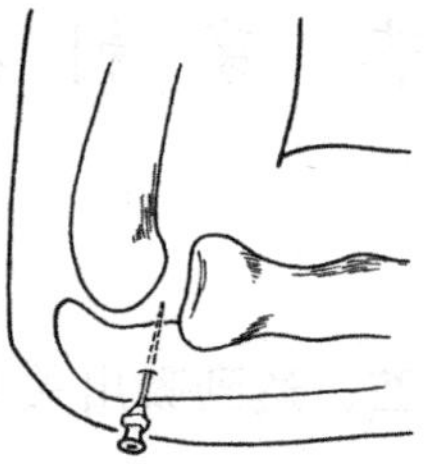

图4－37　肘关节桡侧穿刺点

（3）腕关节

①桡侧背侧穿刺：腕取轻度掌屈及尺偏位，于拇长伸肌肌腱与食指固有伸肌肌腱之间，或从桡骨茎突远端鼻烟壶处垂直穿入。

②尺侧旁穿刺：腕取轻度掌屈及桡偏位，在尺骨茎突尖端，尺侧腕伸肌肌腱与指总伸肌肌腱之间垂直穿入。

腕关节应用解剖：腕关节的组成有掌骨基底、腕骨、桡骨远端、尺骨远端、三角纤维软骨复合体、韧带和关节囊。拇长伸肌和食指固有伸肌起于桡、尺骨的背面，以一定角度绕过桡骨背侧结节，止于拇指远节指骨底背面。食指固有伸肌起于桡、尺骨的背面止于食指指背腱膜。指总伸肌肌腱从腕背侧中部穿过，尺侧腕伸肌肌腱在尺骨茎突基底部后面通过。

（4）髋关节

①外侧穿刺：取侧卧位，于股骨大粗隆前下方，针尖向上向内，与下肢成45°方向贴骨骼穿入5～10cm。

②后侧穿刺：取半俯卧位，腹壁与手术台面成45°角，于大粗隆中点与髂后上棘之联线的中外1/3交界处垂直穿入。

③前侧穿刺：取仰卧位，自腹股沟韧带的中点向下和向外侧2.5cm处，即股动脉稍外侧处垂直穿入直达股骨头处，再退出2～3mm。

髋关节解剖特点（图4－38）：髋关节由髋臼和股骨头构成。股骨头圆小、髋臼由髋臼唇加深。髂骨翼上缘肥厚，形成弓形的髂嵴，髂嵴的后端为髂后上嵴。股骨颈与体连接处上外侧的方形隆起为大粗隆，可在体表扪及。

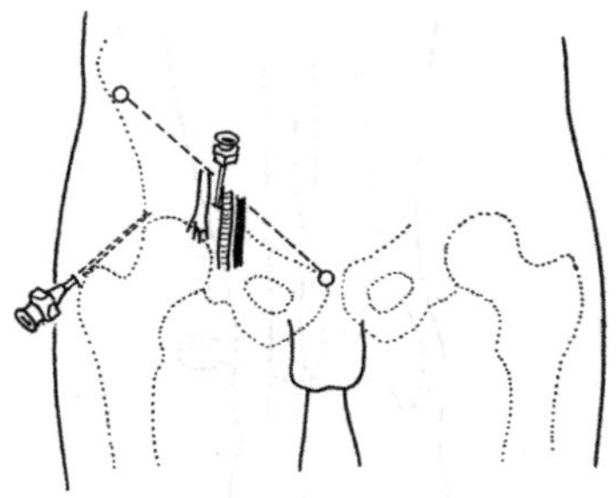

图 4-38　髋关节外侧穿刺点

(5) 膝关节　膝关节伸直，于髌骨外上、外下、内上、内下方，距髌骨边缘约 1cm 处，针尖与额面平行，斜向髌骨与股骨关节面的间隙穿刺（图 4-39）。

膝关节应用解剖：膝关节由股骨远端、胫骨近端和髌骨共同组成，其中髌骨与股骨滑车组成髌股关节，股骨内、外髁与胫骨内、外髁分别组成内、外侧胫股关节。髌骨上下及两侧分别为股四头肌肌腱、髌韧带、髌内外侧支持带。

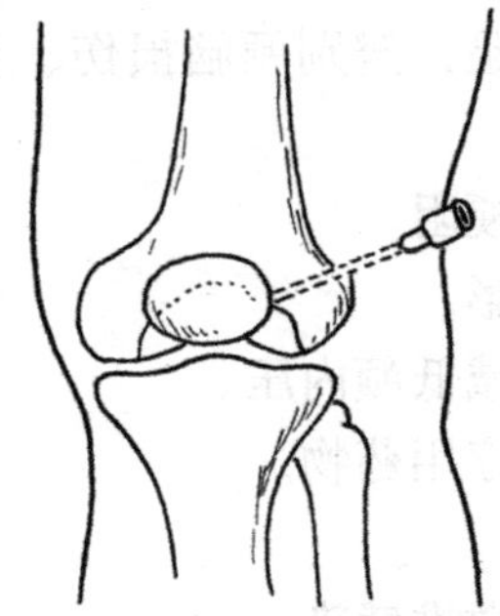

图 4-39　膝关节外侧穿刺点

(6) 踝关节

①前外侧穿刺：患足取轻度下垂及内收位，在外踝前方，趾伸肌肌腱与外踝间斜向内后方穿刺。

②前内侧穿刺：患足取轻度下垂及外翻位，于内踝前方，高于内踝尖端约1横指处紧贴胫骨前肌腱内侧与内踝之间斜向外后方进针。

③后外侧穿刺：踝关节轻度背屈，紧贴外踝后侧，在高于外踝尖端 2 横指处斜向前内方穿刺。

踝关节应用解剖：踝关节由胫、腓骨下端与距骨上面的关界面组成。关节囊附着于两关节面的周围，其两侧由韧带加强。有四条肌腱通过踝关节的前方，它们的排列位置由内侧向外侧依次是：胫骨前肌、踇长伸肌、趾长伸肌和第三腓骨肌腱。

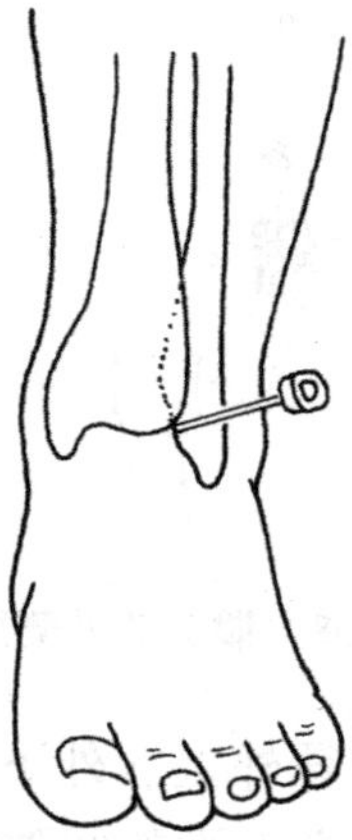

图4－40 踝关节前外方穿刺点

二、腰椎穿刺技术

1. 适应证

（1）测定脑脊液压力或动力试验，辨别颅脑损伤、脊髓损伤或其他中枢神经系统占位疾病。

（2）用于辨别有无蛛网膜下腔梗阻。

（3）通过注射造影剂作髓腔造影。

（4）在治疗上可放出脑脊液以减低颅内压。

（5）麻醉或拟鞘内注射某种治疗用药物。

2. 禁忌证

（1）穿刺部位的软组织感染或脊椎感染。

（2）严重颅内压增高，或疑有脑疝存在者。

（3）已有脑干症状者，应视为绝对禁忌证。

（4）对休克或濒临休克，或躁动不合作者，均不宜行腰椎穿刺。

3. 操作方法（图4－41）

（1）体位　患者侧卧于床缘，背部与床面垂直，双手抱膝，两髋尽量屈曲，头向前屈，尽量使腰椎棘突间隙增宽。头下置1枕头，使头的位置与脊柱保持在一直线。

（2）消毒　用5%碘酊及70%酒精常规消毒，铺上消毒洞巾。

（3）定位　确定与髂嵴最高点，相当于腰椎棘突，一般为第4腰椎，在其下面的间隙即第4、5腰椎间隙。

（4）麻醉　1%普鲁卡因局部浸润麻醉。

（5）穿刺　用20号（儿童用22号）腰椎穿刺针于定点处水平穿刺，进入椎管时可突然感到阻力消失。

（6）取脑脊液　进入椎管后，拔出针芯，可见脑脊液滴出。

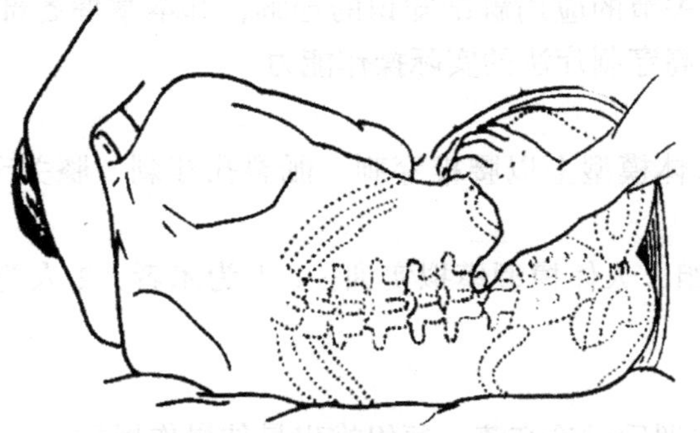

图4－41 腰穿体位

4. 并发症 注意腰椎穿刺可能发生以下并发症：化脓性脑膜炎、脑疝、头痛、恶心、呕吐、眩晕，腰部疼痛和神经根痛，硬脊膜外或蛛网膜下腔出血等。

5. 穿刺后处理

（1）体位 疑有脑疝时，垫高腰部，仰卧6～8小时，取头低位，然后平卧2～3日。

（2）卧床休息 腰椎穿刺后至少平卧休息1天，以减少头痛等并发症。

（3）病情记录 详细记录穿刺过程，脑脊液外观及标本处理，记录病情发展，如有并发症，应及时处理。

（4）脑脊液检查

①颜色：正常为无色透明的液体，如为红色，表示混有血液；若呈白色，多为化脓性脑膜炎的结果。

②取量：取两个试管，第1管收集脑脊液3～5cm，作生物化学和细菌学检查，第2管收集1～2cm作细胞计数和球蛋白试验用。

③送检时间：脑脊液标本取得后，应立即送检，以免放久而变性影响检验结果。

三、骶裂孔穿刺技术

操作方法 病人取俯卧位，下腹垫一薄枕，双下肢略外展，便于患者放松臀部肌肉、术者触及骶管裂孔上缘，在尾骨尖下塞一团纱布，防止消毒液流向会阴。沿棘中线向下触及骶管裂孔上缘，或从尾尖向上4～5cm处触及骶管裂孔凹陷。常规消毒后在稍高于两骶角连线处作局麻皮丘。用长4cm、7.5或8号带药液的注射针管，与皮肤约成20°角（女性可成30°角）直接刺入骶管裂孔。当针穿破骶尾韧带时，术者感觉落空感，即为穿刺成功，然后将针体的斜面紧贴骶管裂孔前壁进针3～4cm，回吸无血无脑脊液，再缓缓注入治疗药液，注药时无阻力，约1～2分钟内完毕，起针后取仰卧位，观察患者脉搏、呼吸及其他反应。

四、穿刺技能实训

【实训目的】

通过各部位的穿刺技能实训，加深对穿刺疗法适应证、禁忌证、注意事项等的认识，加深对穿刺部位和主要关节的应用解剖知识的理解，基本掌握各部位、各主要关节穿刺点的定位及进针技术，提高穿刺疗法的实际操作能力。

【实训形式】

1. 教师演示：在人体模型上以腰椎穿刺、骶裂孔穿刺、膝关节穿刺等为例进行演示，并播放相关 DV；

2. 学生 2～3 人 1 组，人体模型模拟实训：1 人为术者，2 人为助手，然后轮流交换角色反复训练；

3. 教师现场指导；

4. 学生人体模拟实训后讨论交流，每组推出最佳操作展示；

5. 教师评估总结；

6. 学生提交实训报告。

【实训设施】

人体模型、相关光碟、注射器、消毒用具等。

【实训考核】

根据操作能力，讨论时的发言，发表观点的准确度，以及提交的实训报告，综合考核计分。

第五节　局部封闭疗法

局部封闭是由局部麻醉演变而来的一种治疗疼痛的方法。封闭疗法的基本操作方法是，将局麻药和激素类药物的混合液注射于疼痛的部位或穴位，达到消炎、镇痛的目的。封闭疗法是一种简单、安全、疗效可靠的缓解疼痛或不适的治疗方法。

一、封闭疗法的适应证和禁忌证

1. 适应证

（1）急慢性软组织损伤及无菌性炎症　在骨伤科疾病中，软组织压痛点封闭主要用于急慢性软组织损伤及无菌性炎症，如风湿性肌纤维组织炎、肌筋膜炎及运动系统慢性损伤性炎症。

（2）腰交感神经节封闭　适用于下肢软组织创伤及下肢神经、血管疾患的治疗。

（3）臂丛神经封闭　适用于治疗上肢关节、肌肉或血管疾病所致的疼痛，肩胛上神经封闭适用于肩关节周围炎及原因不明的肩部疼痛。

（4）坐骨神经封闭　主要用于坐骨神经干疼痛的治疗，如梨状肌综合征、坐骨神经炎或其他原因所致坐骨神经损害，并在臀部有明显压痛者。

2. 禁忌证

（1）严重肝脏疾病，肾功能不全慎用。如果选用普鲁卡因为主，因普鲁卡因的分解在肝脏中进行，故患有严重肝脏疾病时应禁用，而分解产物要从肾脏排出，肾功能不全时，就相应增加了中毒的可能性，必须慎重考虑使用。

（2）患有慢性肺炎、结核、心肌炎、心内膜炎、肺气肿者禁用。

（3）诊断不明者，最好不用或慎用。

（4）严重感染患者，如严重脓毒血症及败血症、大血管晚期炎症或坏死，局部封闭可能加速坏死组织脱落而引起大出血。

（5）肿瘤、结核病、骨质疏松症，禁用局部封闭。

二、封闭疗法的常用药物及作用机理

1. 常用药物

（1）局麻药物　1%～2%普鲁卡因或利多卡因2～5ml，用于局部浸润、神经传导阻滞麻醉、硬膜外麻醉、脊椎麻醉，也是封闭疗法的主要药物。

（2）激素类药物　泼尼松、地塞米松、泼尼松龙等注射剂1～5ml，用于治疗软组织无菌性炎症、软组织损伤、严重的变态反应性疾病的抗炎作用。

2. 作用机理

封闭疗法的治疗机制是通过药物对神经的阻滞作用和抗炎作用，有效地阻止病灶对中枢系统的病理反射过程，减轻或消除疼痛感觉，松弛紧张痉挛的肌肉，促进机体血液循环，消除局部无菌性炎症。故封闭治疗效果显著而迅速，适应范围广泛。

三、封闭疗法的种类及操作方法

1. 封闭疗法种类

（1）软组织压痛点封闭　准确而有效的痛点封闭治疗，是根据患者所述的疼痛部位，医生反复用手触摸按压疼痛区域，辨明引起疼痛的组织是否有增厚、变性、萎缩或其他异变，确定进针方向、深度和注射范围，对压痛范围较大或多点压痛者，应做扇形或多点封闭。痛点封闭后，应再次触压封闭部位，询问疼痛反应，判定封闭治疗效果。

（2）关节腔与滑囊封闭　骨伤科常用的关节腔与滑囊封闭有：

①肩关节腔与肩峰上、下滑囊封闭。

③肘关节腔与尺骨鹰嘴突滑囊封闭。

③膝关节腔与髌上或髌骨下滑囊封闭。

④髋关节腔与转子滑液囊封闭。

以上4种封闭方法多用于肩周炎、肘关节长时间固定后僵直、膝关节退行性骨关节病、关节周围软组织损伤、无菌性关节炎和慢性滑囊炎等。

（3）神经根封闭　骨伤科常用的神经根封闭有：颈丛神经节封闭，腰丛交感神经节封闭，坐骨神经封闭和椎管内硬膜外腔封闭。适用于因神经根被压或受到刺激而引起的根性神经痛。

（4）穴位注射　穴位注射主要在穴位进行，也可选用痛点注射。在选择药物时应根据病情，结合药物的药理作用选择有一定刺激性但刺激性又不宜过大的．一般以维生素B族和中草药制剂为多，剂量一般以每穴1～1.5ml为宜，每次选用1～2穴，取穴时要避开大血管和神经，但是当某些与脊髓、神经有关的病变需要取沿神经走行的穴位时，可直接取用相应穴位。

2. 操作方法

（1）压痛点局部封闭

①药物：0.5%普鲁卡因或利多卡因2～5ml，泼尼松、地塞米松、泼尼松龙等注射剂1～5ml。

②疗程：每周1次，一般不超过4次。

③方法：找明显的压痛点，做好标记，根据痛部深浅用长度适合的针头。压痛点较浅，用细的短针头，直接刺至痛点深层或骨膜上，局部有酸胀沉重感，有时伴有沿经络放射感时，即可注入药液。如压痛范围较大，单点注射不能达到全部，应作多点或扇形注射，改变方向时，针头应先退至皮下，再行刺入。

（2）关节腔与滑囊封闭

①药物：0.5%普鲁卡因或利多卡因2～5ml，泼尼松、地塞米松、泼尼松龙等注射剂1～5ml。

②疗程：每周1次，一般不超过4次。

③方法：选取正确的进针点是关节腔与滑囊封闭能否成功的第一要素。肩关节腔封闭时，肩前侧关节间隙为常用进针点，一般进针约1.5～2cm达关节腔。肘关节桡侧关节间隙为常用进针点，先触摸到肱骨外上髁尖端，继而摸到肱骨外上髁与桡骨头之间间隙，进针1～1.5cm。髌骨下与髌韧带两侧的凹陷处，是膝关节腔常用的进针点，进针方向斜向中后方1.5～2cm达膝关节腔内。各滑液囊都有其最佳进针点，封闭前患者取适宜体位，医生反复触摸滑液囊周围，寻找适当的部位进针。

（3）神经根封闭

①药物：0.5%普鲁卡因或利多卡因2～5ml，泼尼松、地塞米松、泼尼松龙等注射剂1～5ml。

②疗程：每周1次，一般不超过4次。

③方法：颈交感神经节封闭：病人取仰卧位。颈后垫枕头转向对侧45°在胸锁乳突肌后缘中点与颈静脉相交处，或位于胸锁乳突肌后缘上3/4与下1/4交界处为封闭穿刺点。局麻后用右手持连接22号长穿刺针（6～8cm）的注射针管，在穿刺点与皮肤呈垂直方向，向中、向后方刺入，直达颈椎椎体的前、外侧面，穿刺深度约3cm，再退针少许，使针头退出脊椎前筋膜到达椎前间隙，抽吸针管内无血液及脑脊液时便可注射普鲁卡因或1%利多卡因。

坐骨神经封闭：患者取侧卧位，健肢伸直，患侧下肢微屈曲。在股骨大转子和坐骨结节间作一连线，其连线的中、外1/3交界处为穿刺点。消毒后，用20号10cm长的穿刺针垂直刺入，针尖若触及坐骨神经患者会出现下肢放射性疼痛，针略后退，回抽无血，即可注药物。也可将一部分药液由封闭处向周围作浸润注射，以期起到局部封闭作用。

硬脊膜外封闭：患者取侧卧位，在腰椎间盘突出处硬膜外穿刺，穿刺针经过皮肤、皮下、棘上韧带、棘间韧带和黄韧带后，即可到达硬脊膜外腔，进行气泡压缩试验、气泡上涌试验、气泡搏动试验或负压试验等判断是否在硬脊膜外腔。到达硬脊膜外腔后置入硬膜外导管，行硬膜外腔点滴：1%利多卡因5ml、泼尼松100mg或地塞米松10mg，加入0.9%生理盐水150～200ml，视病情选用。适用于腰椎间盘突出症急性发作等。

骶管封闭：患者取俯卧位，下腹垫一薄枕，双下肢略外展，便于患者放松臀部肌肉、术者触及骶管裂孔上缘，在尾骨尖下塞一团纱布，防止消毒液流向会阴。沿骶骨正中线找到骶骨角下缘的骶管裂孔，或从尾尖向上4～5cm处触及骶管裂孔凹陷。常规消毒后在稍高于两骶角连线处作局麻皮丘。用长4cm，7.5或8号带药液的注射针管，与皮肤约成20°角（女性可成30°角）直接刺入骶管裂孔。当针穿破骶尾韧带时，术者有落空感，即为穿刺成功，然后将针体的斜面紧贴骶管裂孔前壁进针3～4cm，回吸无血、无脑脊液，试验注射无阻力且局部无隆起时，即可将地塞米松5～10mg、生理盐水40ml缓慢注入，起针后取仰卧位。观察患者脉搏、呼吸及其他反应。适用于腰椎间盘突出症急性发作等。

（4）穴位注射

①药物：0.25%～0.5%普鲁卡因，当归、丹参、麝香、红花注射液、维生素B_{12}、20%葡萄糖等。剂量视损伤部位的深浅和范围的大小而定，一般普鲁卡因2～5ml配以当归、丹参注射液各2～4ml、红花注射液0.5～1ml、维生素B_{12}250～500μg、葡萄糖一般用量为10～18ml。

②疗程：每2～3天1次，一般不超过10次。

③具体穴位注射操作方法

阿是穴痛点封闭：适用于单纯软组织急慢性损伤，肌肉附着点痛、筋膜痛等。按阿是穴采用适当体位，以拇指尖仔细寻找明显的压痛点，做好标记，根据痛部深浅用长度适合的针头。压痛点较浅，用细的短针头，直接刺至痛点深层或骨膜上，局部有酸胀沉重感，有时伴有沿经络放射感时，即可注入药液。如压痛范围较大，单点注射不能达到全部，应作多点或扇形注射，改变方向时，针头应先退至皮下，再行刺入。

天窗穴注射：因迷走神经及交感神经从此处通过，故适用于头面部及上肢血管痉挛，防止由于头颈部、胸部、上肢创伤而引起的休克。患者仰卧，肩后垫一软枕，头稍后仰并转向对侧。穴位点在胸锁乳突肌外缘与颈外静脉交叉处，以左手示指将注射侧颈部器官压向内侧，用长约4cm的针头，向内后缓慢刺入，碰到椎体后针尖退出0.5cm，注入药液。

肾俞穴注射：适用于下肢创伤、神经痛等症。患者侧卧，穴位注射侧在上。用腰椎穿刺长针头垂直刺入，触及横突时将针头稍退，向上或向下避开横突，以45°角向正中刺入到达椎体外侧，再向前推进1cm，抽吸无血和脑脊液，即可注入药液。

小肠俞和关元俞注射：适用于腰椎间盘突出症，腰骶部损伤疾病等。患者取俯卧位，用腰椎穿刺针呈60°～70°角斜向内刺入，找到横突后稍向上或向下滑行1～2cm，刺至患肢有酸胀或触电感，抽吸无回血或脑脊液，即可注射药液。

环跳穴注射：适用于梨状肌损伤综合征。患者侧卧或俯卧位，穴位点在股骨大粗隆与坐骨结节连线中心偏内0.5～1cm。用腰椎穿刺长针头垂直缓慢刺入，深达5～8cm直至出现下肢酸胀触电感，抽吸无回血，即可注入药液。

在具体的操作上，应按照“三快”进行，即进针快、推药快、出针快。进针后应进行轻微的提插，得气后抽吸看是否有回血。若无回血方可推药，若病人有触电感，则需将针尖稍上提，或调整针尖方向。

四、封闭疗法的不良反应

1. 轻反应 可有头晕等不适，应停止注射后平卧，一般可迅速自行消失，不需特殊处理。

2. 重反应 极少见，主要表现为恶心，呕吐，胸闷，痉挛，呼吸困难，昏迷，惊厥等。应立即进行抢救，调整体位，取平卧位，呼吸衰竭者行人工呼吸和吸氧。

五、封闭疗法的注意事项

1. 封闭治疗前应向患者说明治疗意义及作用，消除患者的恐惧和疑虑心理，以配合好治疗。

2. 封闭时患者应取卧位，对年老体弱、饥饿及过度疲劳者，注射药物应缓慢并随时观察患者的反应。

3. 封闭治疗一定要严格无菌操作，特别是关节腔与滑液囊封闭时更要注意皮肤消毒。

4. 开启后反复使用的药液，应注意保存，严防细菌污染。首次使用普鲁卡因的患者要作皮肤试验，有普鲁卡因不良反应者以及在服用磺胺类药物期间，不宜再用普鲁卡因，应改用利多卡因。

5. 封闭药物由多种药组成时，要注意药物的配伍禁忌。注入关节腔内的激素若过量，可引起关节滑膜及骨骼变化，每次应限量使用并间隔5～7天再用药。普鲁卡因每次用量不能超过20mg。

6. 封闭注射进针后或变换针头位置后，均应先抽吸，遇有回血即退针，并改变进针方向。

六、局部封闭疗法技能实训

【实训目的】

通过局部封闭疗法技能实训，加深对局部封闭作用机理和适应证、禁忌证的认识，基本掌握局部封闭要求和操作技术。

【实训形式】

1. 教师演示：以网球肘、臀部坐骨神经封闭为例进行演示，并播放相关DV；

2. 学生2人1组，人体模型模拟实训：1人为术者，1人为助手，然后2人轮流交换角色，反复训练；

3. 教师现场指导；

4. 学生人体模拟实训后讨论交流，每组推出最佳操作展示；

5. 教师评估总结；

6. 学生提交实训报告。

【实训设施】

局部封闭的器材，5ml注射器，生理盐水、人体模型等。

【实训考核】

根据操作能力、讨论时的发言，以及提交的实训报告，综合考核计分。

第五章　创　伤　急　救

第一节　现场急救技术

创伤的现场救护是在创伤发生后作出的即刻处理，包括检查、诊断和必要的临时处治。创伤急救的目的是：用简单而有效的方法维持伤员的生命，避免继发性损伤，防止伤口污染，减少患者痛苦，创造运送条件，使其能安全、迅速地运送至附近医院，以便获得妥善的处理。这就要求医务人员必须熟练掌握创伤急救知识与救护技能，力求做到速诊、速救、速送。

急救原则是：先抢后救，先重后轻，先急后缓，先近后远，连续监护，救治同步。现场急救技术主要包括保持呼吸道通畅、止血、包扎固定、搬运。本节实训内容以止血、包扎固定的技能实训为主。

一、迅速诊断

现场急救时，首先要对患者做出诊断，以便采取有目的的急救。先查全身体征，后查局部伤情，以确定损伤性质、部位和范围。医务人员动作要谨慎、轻柔、迅速、准确，不可对患者粗暴地翻身和搬运。重点检查有无呼吸道阻塞、呼吸困难、发绀、异常呼吸等；有无休克；伤口有无出血；患者神志是否清醒，有无瞳孔大小改变以及五官出血等颅脑损伤体征；有无脊髓、周围神经损伤和肢体瘫痪；肢体有无肿胀、疼痛、功能障碍、畸形、骨擦音、异常活动，以确定是否有骨折与脱位。凡有可疑骨折的，均应按骨折处理。

二、保持呼吸道通畅

使伤员仰卧，解开伤员衣领和腰带等妨碍呼吸的约束物，及时清除口鼻咽喉中的假牙、血块、黏痰、呕吐物和其他异物等，保持呼吸道通畅。对呼吸道阻塞及有窒息危险的伤员，可插入口咽通气管（图5－1），或鼻咽通气管，或急行环甲膜切开（图5－2、图5－3）插管、用粗针头穿刺环甲膜通气、气管内插管及气管切开插管。对呼吸骤停者，可行口对口或经口咽通气管或鼻咽通气管行口对口人工呼吸。对下颌骨折或昏迷伤员，有舌后坠阻塞呼吸道者，可将下颌提起或托起下颌角、颈后仰等，同时将舌牵出，用别针或丝线穿过舌尖固定于衣服上，同时将伤员置于侧卧位。

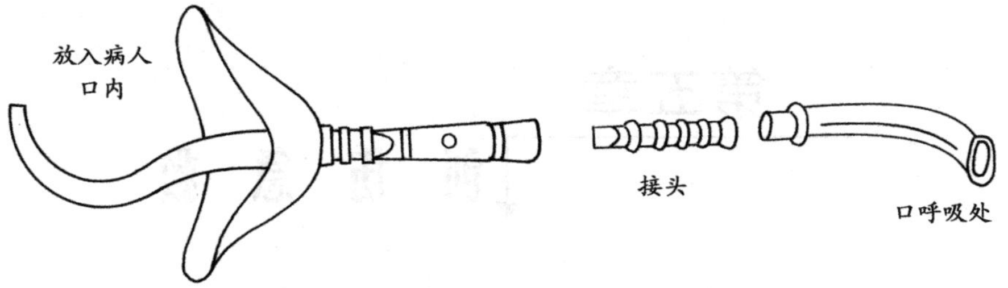

图5-1 口咽通气管

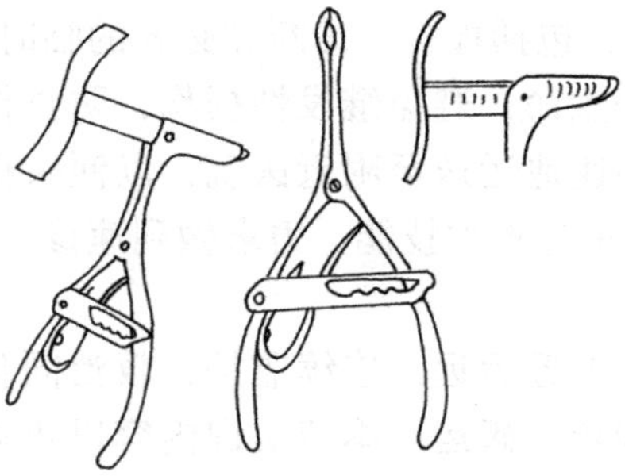

图5-2 环甲膜切开器

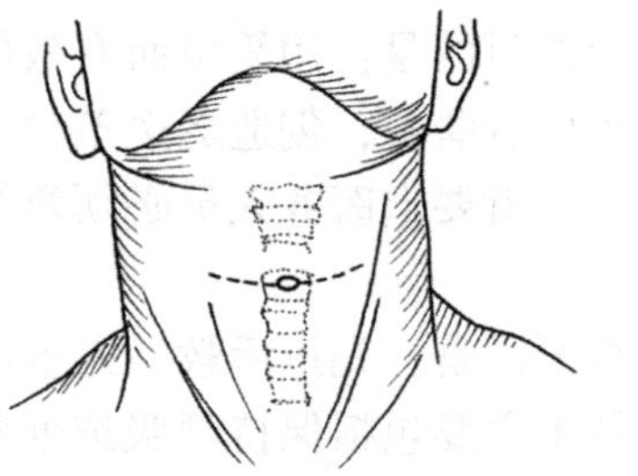

图5-3 环甲膜切开、穿刺部位

三、止血技术

出血是创伤死亡的重要原因之一，对创伤出血首先要进行准确有效的止血，急救常用的止血方法有：

（一）一般止血法

比较小的创伤出血，用生理盐水冲洗局部后，覆盖无菌纱布，用绷带加压包扎。

（二）指压止血法

在出血的大血管的近心端，用手指或手掌把血管压在邻近的骨骼上，紧急时可隔着衣服压迫，使之止血。此法仅适用于四肢及头面部的大出血急救，不宜长时间使用。常用的指压止血法有：

1. 头面部出血指压止血法

（1）颞浅动脉指压止血法　在耳前一指处压迫颞浅动脉，可减少同侧头皮和额、颞部出血。

（2）面动脉指压止血法　在下颌骨咀嚼肌的前方，触到面动脉的搏动处，将面动脉压在下颌骨上（图5-4），可止住同侧下半面部出血。

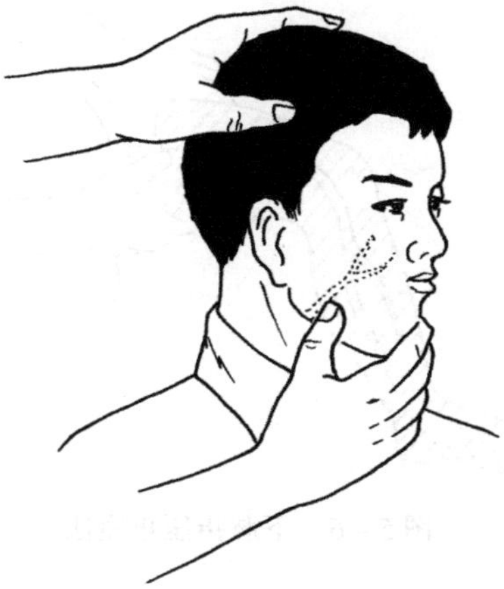

图5-4 面动脉指压止血法

（3）颈总动脉指压止血法 在胸锁乳突肌内侧触到颈总动脉搏动处，将颈总动脉压向后方的颈椎横突上，可止住同侧头面部出血。但该处压迫止血的时间不宜过长，而且只能压迫一侧，不能双侧同时压迫，以免引起脑部缺血。

2. 肩部出血指压止血法

在锁骨上窝向下向后触到锁骨下动脉搏动，将此动脉压在第一肋骨上，可止住同侧肩部和腋窝部出血。

3. 上肢出血指压止血法

手、前臂、上臂中下段的动脉出血，在上臂肱二头肌内侧可触到肱动脉的搏动，用拇指或四指并拢将肱动脉压在肱骨上止血（图5-5）。

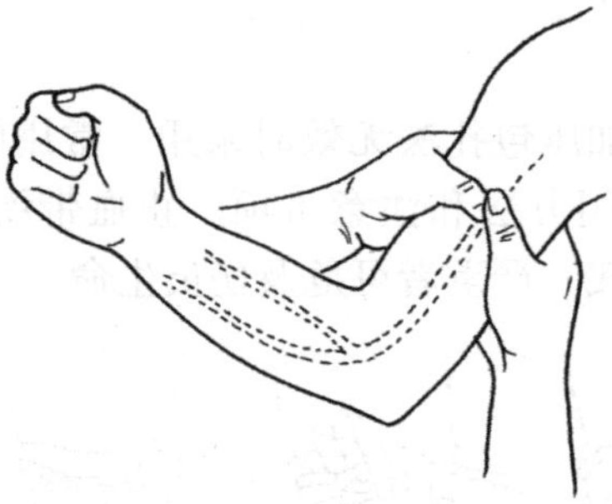

图5-5 上肢指压止血法

4. 下肢出血指压止血法

足部、小腿、大腿动脉出血，在腹股沟中点偏下方可触及股动脉搏动。用双手拇指或拳将股动脉压在股骨上止血（图5-6）。

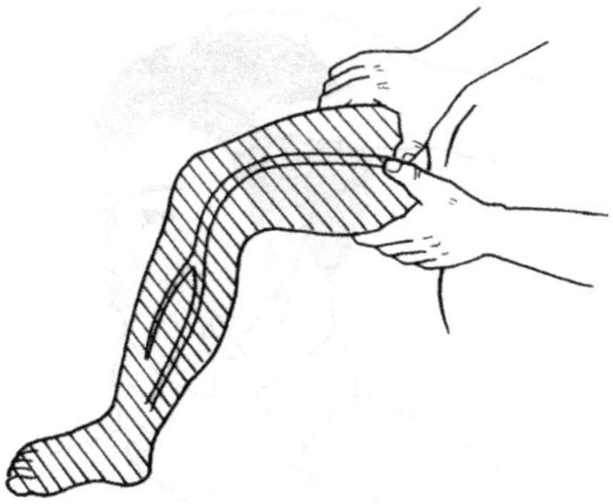

图5-6 下肢指压止血法

(三) 加压包扎止血法

适用于全身各部位的静脉和大多数的动脉出血。先用无菌或干净敷料覆盖伤口，外加消毒或干净纱布压垫，再用绷带或三角巾进行加压包扎。使用急救包止血时，拆开急救包，将备用无菌敷料和纱布压垫覆盖伤口后直接加压包扎。加压包扎时，松紧要适宜，既要止血，又不能阻断肢体的血循环。进行止血时，应先将患肢抬高，包扎范围超出伤口2~3横指，使用绷带时要从肢体远端向近端包扎。包扎后如继续出血渗透敷料，可再加敷料包扎，直至有效地止血。

(四) 填塞止血法

用无菌纱布1~2层贴于伤口，再向内填塞纱块或纱布，或直接用消毒急救包、棉垫填塞伤口，外用绷带或三角巾加压包扎，松紧以达到止血为度。3~4日后，待出血停止时，再更换填塞的纱块。

(五) 止血带止血法

此法在四肢大血管出血用加压包扎法无效时采用。常用的止血带有橡皮管（条）与气压止血带两种，要严格掌握使用方法和注意事项。止血带缚上时间太长将导致肢体疼痛，甚至引起肢体缺血性坏死而致残，严重者可危及伤员生命。

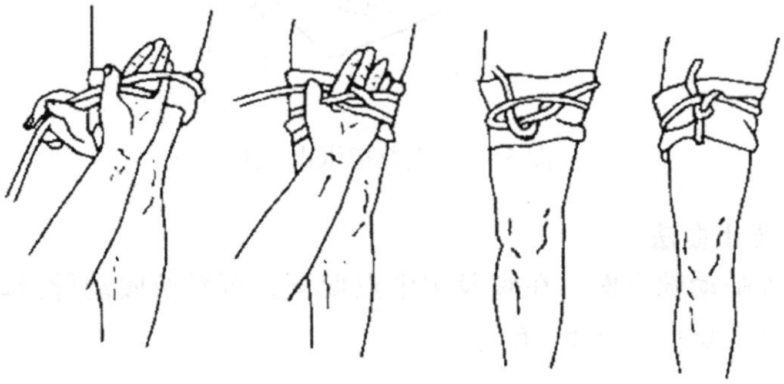

图5-7 止血带止血法

1. 操作方法

选择弹性良好的橡皮管（条）或气压止血带，确定缚止血带的部位。上肢缚于上臂上1/3处，下肢缚于大腿中上1/3处，距离伤口上方10～15cm，前臂和小腿禁用止血带。在扎止血带部位先用1～2层软敷料或毛巾、衣服等垫好，上止血带时先将患肢抬高，尽量使静脉回流。若用橡皮管止血，则用手握住橡皮管一端，拉长另一端缠绕肢体两圈，以不出血为度，在肢体外侧打结固定（图5－7）。用气压止血带，缚上后充气直至达到有效的止血。

2. 注意事项

使用止血带，以出血停止、远端无血管搏动为度。要标明上止血带的时间，扎止血带的时间越短越好。如需延长，应每隔1小时放松1次，待肢体组织有新鲜血液渗出后，再重新扎上，若出血停止则不必重复使用。

（六）屈肢加垫止血法

在腋窝或肘窝、腹股沟和腘窝处加纱布垫或棉垫，上臂内收靠近胸壁或屈肘、屈髋、屈膝，用绷带或三角巾固定其于内收或屈曲位，即可止血。

四、包扎固定技术

（一）包扎

及时而妥善地包扎伤口，能达到压迫止血，保护伤口，防止再度感染，可给以后清创创造有利条件。可选用急救包、包扎可压迫止血，保护创面，减少污染，固定骨折断段的夹板和创面的敷料，减轻疼痛，有利于搬运和转送。包扎时动作要轻巧、迅速、准确，敷料要包住伤口，松紧适宜，切忌填塞污物或用手触摸伤口。对开放性气胸应及时进行密封包扎，以阻断气体从伤口进出而改善呼吸。开放性骨折断端已戳出创口，但未压迫血管神经时，不应立即复位，可原位加以包扎固定，送医院做清创术后再进行复位。如发生肢体离断，应把断离的肢体包起，在情况许可时进行断肢再植。伤口内的表浅异物可去除，但对血凝块和大血管附近的骨折不要轻易移动，以免再次出血。包扎完毕应检查肢体远端血循环是否正常，若完全阻断，应予放松，重新包扎。

常用的包扎方法有：

1. 绷带包扎法

（1）环形包扎法（图5－8）

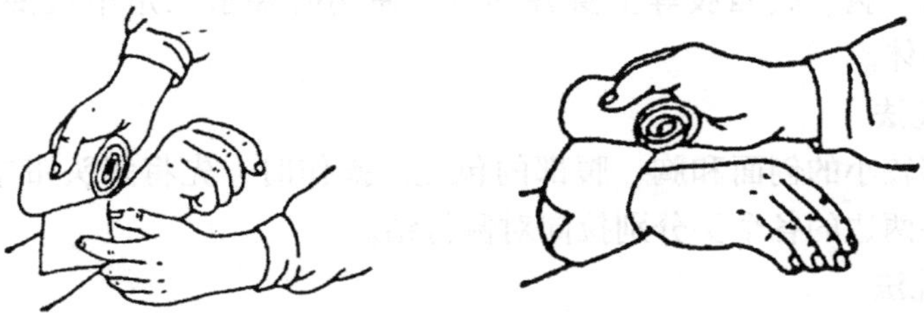

图5－8 环形包扎法

（2）螺旋形包扎法（图 5 –9）

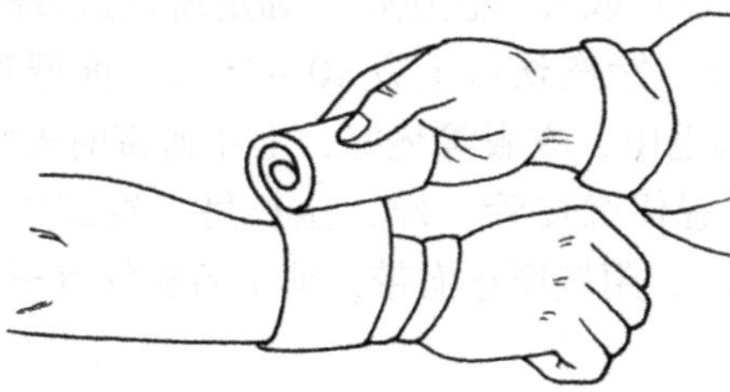

图 5 –9　螺旋形包扎

（3）螺旋形反折包扎法（图 5 –10）

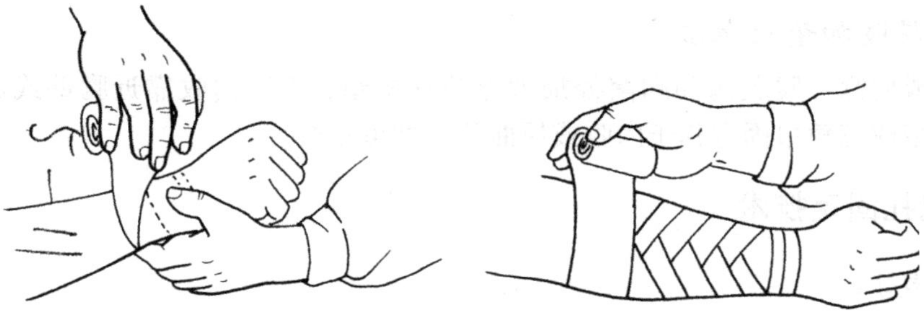

图 5 –10　螺旋形反折包扎法

（4）“8”字环形包扎法（图 5 –11）

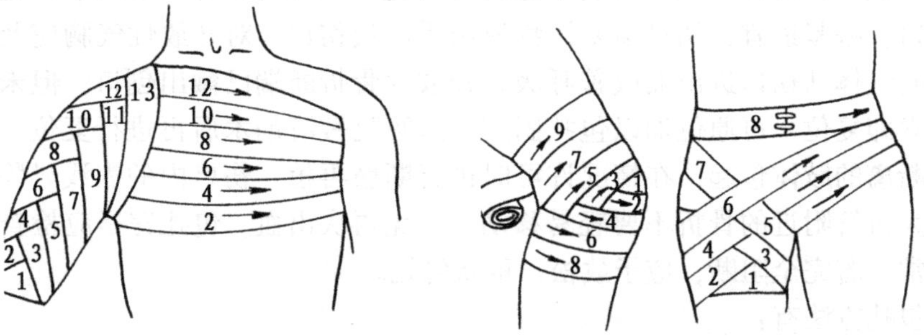

图 5 –11　“8”字环形包扎法

2. 三角巾包扎法

适用于头、面、胸、腹四肢等全身各部位，使用时要求三角巾边要固定，角要拉紧，中心舒展，敷料贴体。

3. 多头带包扎法

多用于头面部较小的创面和胸、腹部的包扎。操作时，先将多头带中心对准覆盖好敷料的伤口，然后将两边的各个头分别拉向对侧打结。

4. 急救包包扎法

多用于头胸部开放性损伤。使用时拆开急救包，将包中备有的无菌敷料和压垫对准伤口盖住，再按三角巾包扎法将带系好。

5. 其他包扎法

(1) 体腔脏器膨出包扎法:(略)

(2) 其他:(略)

(二) 固定

对骨折、关节损伤、肢体挤压伤、大块软组织损伤等病人，在运送前，必须及时固定肢体，以减少疼痛、便于搬运、防止继发损伤。凡有可疑骨折的，均应按骨折处理。固定时不必脱去患者的衣服、鞋袜等，以免过多搬运伤肢增加患者伤痛，若伤肢肿胀较剧，可剪开衣袖或裤管。若备有特制的夹板，最为妥善，否则就地取材，如可用绷带、棉垫、木夹板、树枝、木棍、木板、步枪等。若一无所有，也可将受伤的上肢固定于胸壁，下肢固定于对侧健肢。固定的范围应包括骨折处的上、下两个关节，为防止皮肤受压损伤，在夹板与肢体之间要加棉垫、衣片等衬垫。四肢固定要露出指（趾）端，以便观察远端血运。

五、现场搬运技术

伤员经止血、包扎固定等处理后，要将伤员尽快搬运和转送到救护站或医院进行治疗。有昏迷、气胸，或疑有脊柱骨折的病人，可采用平卧式（图 5－12）或滚动式搬运（图 5－13），勿使躯干扭曲和旋转，用担架、门板、铺板等工具，并注意患者体位。对于颈椎骨折脱位的患者，最好 1 人托扶患者枕颌部稍作牵引，1 人托扶肩腰部，1 人托扶髋部及下肢，3 人动作协调，使头颈部不屈曲和旋转，移至担架后，取仰卧位，头与颈项两侧分别用砂袋、枕头或衣服围起，以免头颈部左右旋转或弯曲活动。骨折患者未作临时固定禁止搬运。运送时要力求平稳、舒适、迅速、不倾斜和少震动，搬动要轻柔。有开放性伤口者，应力争在 6～8 小时内送到医院，以便做一期缝合；对上了止血带的患者，应在 1～1.5 小时放松止血带 1 次，在运送中应携带必要的急救药品和氧气等，并密切观察患者的神志、呼吸、瞳孔、脉搏、血压等变化。

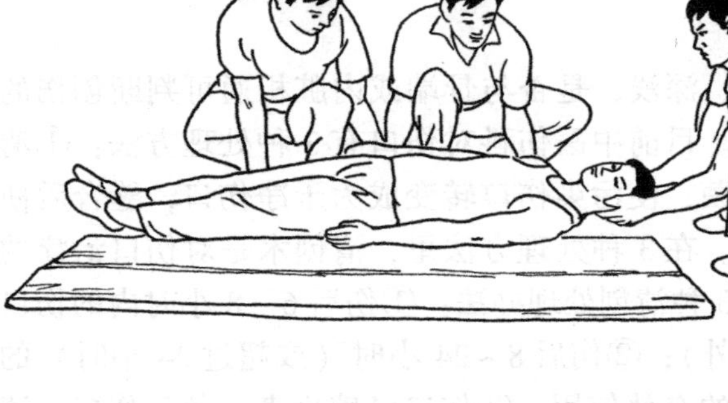

图 5－12 平卧式搬运

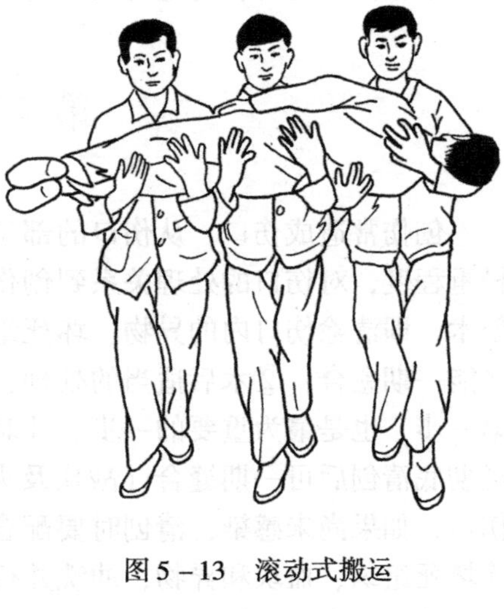

图 5－13 滚动式搬运

六、现场急救技能实训

现场急救技术是对医务工作者的操作技能、诊断技能、综合分析能力等综合素质的一个考验，伤员是否接受安全、稳妥、有效的救护，关系到其生命的安危，损伤的治疗，康复的预后等，也是中医骨伤科临床最常用的急救技术。

【实训目的】

通过现场急救技能实训，加深对创伤现场救治病症特点的认识，掌握创伤急救的基本原则和相关知识，增强救护技能，提高急救医学中的保持呼吸道通畅、止血、包扎固定、搬运等技术的应用能力。

【实训形式】

首先学生们进行分组，其中1人为术者、1人为助手、另1人为患者，3人轮流交换角色反复训练，直至每人都能熟练、准确的实施各处出血的指压止血的操作方法，及掌握其他止血方法的使用与要求，熟练掌握对各处骨折的急救包扎固定技术。

1. 教师提示伤员出血部位，学生立即选择有效止血和固定的方法，选择相应的器械，在自己或同学相关部位进行操作。随后可播放现场急救技术的教学DV；
2. 教师现场演示，并对学生操作进行必要的指导；
3. 学生人体模拟实训后进行讨论交流（每组推出最佳操作展示）；
4. 教师评估总结；
5. 学生提交实训报告。

【实训设施】

口咽通气管、环甲膜切开器、止血带、绵垫、纱布、绷带、扎带、三角巾、多头带、急救包、生理盐水、橡皮管、胶布、各部位夹板等材料。

【实训考核】

根据操作能力，讨论时的发言，发表的观点，以及提交的实训报告，综合考核计分。

第二节　清创技术

创伤常造成伤口，从伤口的部位、大小、深浅、是否与骨端或内脏相通可判断创伤的轻重程度，对伤口的处理关系到创伤的预后。目前中医伤科对伤口有3种处理方法：①清创术，即清除伤口内的异物、坏死组织和细菌，使污染伤口转变成为干净伤口，缝合后使之能一期愈合；②术后适当的处理；③内治。在3种处理方法里，清创术是对伤口治疗的第一步，也是最为重要的一步。针对创口有3种清创处理办法：①伤后6～8小时内的伤口经彻底清创后可一期缝合（战伤及火器伤除外）；②伤后8～24小时（或超过24小时）的伤口，如果尚未感染，清创时要配合抗生素的有效使用；③伤口已感染者，敞开伤口，清除坏死组织、血块和异物，冲洗并行伤口引流。

清创术主要包括术前准备、清创、修复创口；术后的处理包括适当的固定、适当抬高患肢、更换敷料、观察患肢远端血运和神经功能、正确使用抗生素、术后感染的处理等；内治法包括利用药物治疗，调和脏腑阴阳，使气血流畅，促进创伤的痊愈。本节实训内容以清创术的技能实训为主。

一、伤口

伤口一般分为创面、创缘、创腔和创底 4 个部分。根据伤口情况可判断损伤的性质，如创缘不整齐，多为钝器伤；边缘整齐，多为利器伤；创口小而深，多为锐器刺伤；创口周围有褐色的灼伤迹象，多属火器伤。

伤口若出血急促，血色鲜红，呈搏动性喷射状，为动脉出血；若出血呈暗红色，流出缓慢，为静脉出血。出血多少与创伤部位、程度、深浅有关。创伤轻微仅有毛细血管破裂出血，则出血量较少。创伤严重，致较大动、静脉血管破损，可造成大出血，伤员会出现肤色苍白、四肢厥冷、心烦口渴、胸闷呕恶、脉数、尿少等休克现象。

二、清创术

清创术是指清除伤口内的异物、坏死组织和细菌，使污染伤口转变成为干净伤口，主要包括术前准备技术、清创技术、修复创口技术。

（一）术前准备技术

在麻醉下进行伤口的清洗和消毒。

1. 麻醉

四肢损伤可用神经阻滞麻醉或局麻，颅脑损伤、开放性气胸或多部位损伤者应用全麻。

2. 清洗

先用无菌纱布覆盖伤口，剃去伤口周围的毛发，严格按照无菌要求，彻底清洗创面四周健康组织上的污垢和尘土。刷洗伤口周围皮肤 3 次。冲洗可用冷开水、生理盐水或 1:1000苯扎溴铵溶液，并可用乙醚脱去油垢。

3. 消毒

除去纱布，反复冲洗伤口，尽量清除伤口内异物和细菌，对较大、较深或污染严重的伤口，应用双氧水泡洗，再用生理盐水冲洗 5 ~ 10 分钟。

消毒完毕，铺无菌巾。

（二）清创

清创时，如无大出血则不宜使用止血带，以免使健康组织缺血，同时增加识别坏死组织与健康组织的难度以及伤口感染的机会。

1. 充分暴露创腔

充分暴露创腔是清创能否彻底的关键之一。方法为扩大创腔出入口、典型手术切口及辅助性切口，切口要大到能充分显露创底，切开筋膜要使肢体骨筋膜间隔区得到充分减压。如对有感染的伤口，在局部彻底的清创后，可根据需要和条件延长或另作切口。伤口周围邻近的皮肤无明显碾挫，可以在伤口梭形切除后的两端纵向延长，尽量避免与伤口交叉另作切口，以防局部皮肤坏死。

2. 彻底止血

活动性出血要止住，但各部位的主要血管尽量不结扎。对四肢主要血管的损伤，有条件时应尽量修复或吻合；除脾脏破裂多采用切除外，肝、肾损伤等尽量采用缝合止血，迫不得已时才切除部分肝脏和肾脏。

3. 彻底切除坏死组织

清除或切除创腔内的血凝块、异物和碎裂坏死组织。粉碎性骨折中与骨膜相连的骨片不应切除，防止骨缺损。对脑、脊髓等重要器官组织要特别珍惜，不能随便切除，神经、血管和肌腱应尽量少切除。如伤口边缘不整齐，可切除伤口内缘1～2mm，颜面、手指、关节附近和会阴区等部位的皮肤要尽量保留。

4. 充分冲洗和引流

清创后用3%过氧化氢、1∶1000苯扎溴铵或无菌生理盐水反复冲洗，进一步清除碎骨及表面异物。冲洗后根据需要，另行切口放置引流条（管），伤口内尽量不放置引流条（管），尤其是关节腔内不宜置放引流条（管），避免发生关节僵硬。引流通道必须通畅，引流方向尽可能为直线，多创口小引流不畅者应扩大切口。

就诊时间晚，污染严重，无把握获得彻底清创，或已明确感染，也应尽可能清创，但不闭合伤口，以消毒敷料包扎，肢体固定。

（三）修复创口

尽量保护和修复重要的神经血管等组织器官，恢复其正常的解剖关系。神经、血管、肌肉、肌腱和皮肤等组织要逐层对应吻合，不可错乱吻合，避免愈合后出现或加重障碍；神经和肌腱因缺损不能一期吻合者，应原位固定覆盖，不可裸露，留待以后修复。

三、术后处理

（一）有效固定

骨折、关节损伤、血管和软组织严重损伤等修复后都应适当外固定，可减轻疼痛、防止休克和预防感染。一般情况下，严重污染的开放性骨与关节损伤、火器伤骨折初期不宜进行内固定。

（二）适当抬高患肢和更换敷料

抬高患肢与心脏于同一水平线上，有利于消肿，又不会导致组织缺血。换药时，要按常规无菌操作。未感染伤口，不必过多更换敷料；伤口若发生感染，应及时打开敷料检查，伤口小而感染轻，可用生理盐水或0.2%呋喃西林液等湿敷；感染重脓液多者，应拆除伤口缝线充分引流，用生理盐水或敏感抗生素溶液冲洗，清除坏死组织，争取二期缝合或植皮修复。

（三）密切观察患肢远端血循环和神经功能

防止筋膜间隔区综合征的发生，一旦出现，及时解开敷料，对症处理，必要时拆除缝线或重新切开，彻底减压，延期缝合。

（四）正确使用抗生素

早期使用破伤风抗毒素，预防破伤风的发生；根据伤口污染程度、清创情况、机体抵抗力的强弱和脓液的细菌培养及药物敏感试验决定使用抗生素的种类、是否联合用药、用药剂量和给药途径（局部和全身）。用药时间：一期缝合者7～10天，其他持续到二期处理之后。

（五）术后感染的处理

一方面根据伤口感染程度和全身情况进行抗菌治疗，防治感染性休克；另一方面要按照感染伤口拆开缝线，充分引流、冲洗和换药，争取二期缝合或植皮修复伤口。

四、内治

（一）预防伤口感染

使用抗生素，防治感染。联合使用五味消毒饮合黄连解毒汤加减，以清热解毒，化瘀通络。

（二）伤口瘀肿疼痛

用复元活血汤或活血止痛汤等化裁，以活血化瘀、消肿止痛。

（三）伤口感染

按痈和附骨疽分3期，予以“消、托、补”。可配合使用抗生素抗感染。

（四）防治休克、并发症和继发症

输液防治休克、并发症、继发症，可根据患者具体情况，辨证施治。

五、清创术技能实训

中医骨伤科对伤口的3种处理方法是在继承传统中医理论的基础上，结合现代创伤医学理论而发展起来的骨伤科临床最常用的清创技术。对伤口的处理直接关系到创伤的预后。

【实训目的】

通过对清创术的操作方法和诊断思维技能实训，熟悉中医伤科对创口的处理原则，掌握术前准备、清创、修复创口及术后处理的内容，了解通过伤口判断损伤预后的方法，从而提高对创口处理的诊治能力。

【实训形式】

1. 教师演示：播放中医治疗开放性创伤的教学片，对操作部分教师可在创口模型上演示，清创部分留待临床实习时再具体操作。

2. 学生2人1组，在创口模型上进行伤口缝合模拟实训。依照相应于神经、血管、肌肉、肌腱和皮肤等组织的模型部分逐层对应缝合（1人为术者，1人为助手，然后2人轮流交换角色反复训练）。

3. 教师现场指导。

4. 学生模拟实训后讨论交流，每组推出最佳操作展示。

5. 教师评估总结。

6. 学生提交实训报告和缝合后的伤口模型。

【实训设施】

伤口模拟教具、敷料、注射器、手术台、无影灯、手术巾、手术器械包等。

【实训考核】

根据操作能力，伤口模型缝合情况，讨论时的发言，提交的实训报告，综合考核计分。

第三节　创伤性休克

创伤性休克是由于机体遭受严重创伤、重要脏器损伤等所造成大出血或血浆丢失，使有效循环血量锐减，同时伴有剧烈疼痛、恐惧，加上组织破坏后分解产物的释放和吸收等因素加重休克的过程。因此及时有效地控制活动性出血，补充血容量，改善微循环，防治创伤并发症，纠正体液电解质和酸碱度的紊乱是治疗的原则。

救治方法主要包括：抢救生命、消除病因、处理创伤、补充与恢复血容量、血管活性药物的应用、纠正电解质和酸碱度的紊乱、防治并发症。本节实训内容以急救处理、对活动性大出血的救治、清创缝合、对内脏功能衰竭的防治以及中医急救处理的技能实训为主。

一、诊查要略

（一）诊断要点

1. 病史（略）

2. 症状体征

（1）意识与表情　轻度休克，患者表现为兴奋、烦躁、焦虑或激动。重者，患者表现由表情淡漠或意识模糊到神志不清与昏迷等。

（2）皮肤　苍白，出现斑状阴影，四肢湿冷，口唇紫钳，随着休克的加重，皮肤可出现瘀紫色，毛细血管充盈时间延长。

（3）脉搏　脉率为100～120次/分以上，当出现心力衰竭时，脉搏又变缓慢且微细欲绝。

（4）血压　随着休克加重，出现血压降低。血压开始降低时主要表现为收缩压降低，舒张压升高，脉压减小，脉搏增快。当血压下降超过基础血压的30%，脉压差低于30mmHg时，要考虑休克的发生。

（5）呼吸　休克患者常有呼吸困难和发绀。如出现代谢性酸中毒时，呼吸急促深快；

严重代谢性酸中毒时，呼吸深而慢；发生呼吸衰竭或心力衰竭时，出现严重呼吸困难。

(6) 尿量　是内脏血液灌注量的一个重要标志，尿量减少是休克早期的征象。若每小时尿量少于30ml，常提示肾脏血液灌注量不足，有休克存在，应留置尿管，连续观测尿量、比重、pH值、电解质和蛋白等，预测休克的程度和发展。

(7) 中心静脉压　正常值是6~12mmHg，当出现休克与血容量不足时，中心静脉压可降低。若正确判断血容量情况和休克的程度，应将血压、脉压、脉搏和每小时尿量测定等数据结合来综合分析。

3. 实验室检查

(1) 血红蛋白及血细胞比容测定；

(2) 尿常规、比重和酸碱度测定；

(3) 电解质测定；

(4) 血小板计数、凝血酶原时间和纤维蛋白原含量测定；

(5) 血儿茶酚胺和乳酸浓度测定；

(6) 血气分析。

4. 心电图检查（略）

(二) 辨证分型

1. 气脱　创伤后突然神色颓变，面色苍白，口唇发绀，汗出肢冷，胸闷气憋，呼吸微弱，舌质淡，脉虚细或结代无力。

2. 血脱　头晕眼花，面色苍白，四肢厥冷，心悸，唇干，舌质淡白，脉细数无力或芤脉。

3. 亡阴　烦躁，口渴唇燥，汗少而黏，呼吸气粗，舌质红干，脉虚细数无力。

4. 亡阳　四肢厥冷，汗出如珠，呼吸微弱，舌质淡润，脉细欲绝。

二、治疗

(一) 急救处理

救护的步骤：患者平卧位，头略放低，以增加回心静脉血量和减轻呼吸的负担，止住明显外出血，包扎伤口，妥善固定，迅速搬运及转送，保持呼吸道通畅，吸氧；注意安静，保暖防暑；尽快建立输液通道，及时补充血容量。

(二) 有效止血

导致本证最主要的原因是活动性大出血及其并发的神经、循环、内分泌和代谢等生理功能的紊乱，故应采取补充血容量与紧急止血措施。

外出血要立即止血。对下腹部、骨盆和下肢创伤大出血及收缩压低于100mmHg者，可使用抗休克裤进行加压止血，同时可将下半身的血液驱至上半身，以增加和保证心脑的血液供应。对内出血，则需在大量输血输液的同时，积极准备手术探查止血。

(三) 清创缝合

伴开放性创伤的患者，经抗休克治疗情况稳定后，应尽快手术清创缝合，消灭创口，防治感染，争取一期愈合。对于骨折与脱位等要进行复位和适当的内、外固定或牵引等，对危及生命的张力性或开放性气胸与连枷胸等应紧急地做必要的处理。

（四）补充与恢复血容量

1. 全血或红细胞混悬液 最好使用新鲜血，紧急时可动脉输入300～600ml，以后再逐渐补足。

2. 血浆 新鲜血浆、干冻血浆、706羧甲淀粉均可选用。

3. 右旋糖酐 中分子右旋糖酐（平均分子量70000）输入后12小时体内尚存40%，为较理想的血液增量剂。低分子右旋糖酐（分子量20000～40000）排泄较快，4～6小时内就失去增量作用，它能降低血液黏稠度，减少血管内阻力而改善循环，还能吸附于红细胞和血小板表面，防止凝集。一般用量在24小时以内不超过1000ml为宜。

4. 葡萄糖和晶体液 葡萄糖能给热量，但不能单独大量使用，在紧急情况下，可先用50%的葡萄糖60～100ml静脉注射，以暂时增强心肌收缩力和提高血压。晶体溶液可供给电解质，如乳酸钠、复方氯化钠或生理盐水均可选用。

经过输血输液补充血容量之后，如休克情况未能改善，则应考虑是否存在潜在性活动性出血、代谢性酸中毒、细菌感染、心肺功能不全或DIC因素，并立即予以正确处理。

（五）血管收缩剂与扩张剂的应用

1. 血管扩张剂 主要作用为解除小血管痉挛，改善组织灌注与缺氧状况，使休克好转。但必须在没有大血管出血，补足有效血容量的基础上使用，否则将会加剧循环血量的不足，使休克恶化。如异丙肾上腺素、多巴胺等。

2. 血管收缩剂 具有收缩周围血管，增加外周阻力而升高血压作用。只有在血容量已补充足，血管扩张药也使用过，各种措施效果不显著时，或在紧急情况下，一时无全血也无代用品时，为保证心脑不缺氧，可短时间予小剂量使用，以维持血压在一定水平。如去甲肾上腺素、甲氧明、间羟胺等。

（六）纠正电解质和酸碱度的紊乱

由于休克引起组织缺氧必然导致代谢性酸中毒，尤其是微循环障碍得到纠正后，存聚在微循环中的无氧代谢产物进入到全身血循环中，使酸中毒变得更为严重，而酸中毒可加重休克和阻碍其他治疗，故纠正电解质和酸碱度的紊乱是治疗休克的主要方法之一。纠正酸中毒及高钾血症应根据化验检查结果，适量应用碱性缓冲液及保钠排钾药物（如碳酸氢钠）。

（七）防治并发症

1. 心功能的维护

患者出现心功能不全时，应减慢输液速度；纠正电解质紊乱和酸中毒，给予利尿和扩张血管药物；改善心率、增强心肌收缩力可使用洋地黄制剂。纠正心律失常可改善心肌缺氧，纠正酸碱度和电解质紊乱，保持呼吸道通畅，给氧，改善微循环，补充血容量是纠正心律失常的重要措施。

2. 肺功能的维护

(1) 注意呼吸道通畅，清除分泌物；

(2) 给氧；

(3) 人工辅助呼吸；

(4) 呼吸兴奋剂的应用。

3. 肾功能的维护

(1) 严重休克患者应插置导尿管，记录每小时尿量；

(2) 纠正低血容量及低血压，改善肾血流量；

(3) 若心输出量及血压正常而尿少，可使用利尿剂；

(4) 根据伤情和二氧化碳结合力及电解质的测定结果，使用碳酸氢钠碱化尿液；

(5) 尽量少用使肾血管收缩的去甲肾上腺素和间羟胺等药物。

若经上述处理仍不能增加排尿量，说明已发生肾实质性损害，应按肾衰竭处理，及早进行透析疗法。

(八) 中医疗法

1. 中药辨证施治

气脱宜补气固脱，急用独参汤；血脱宜补血益气固脱，用当归补血汤加减；亡阴宜益气养阴，用生脉饮加减；亡阳宜温阳固脱，用四逆汤和参附汤加减。

2. 针灸

通过针刺和艾灸行气活血，通络止痛，回阳固脱，调整阴阳，从而建立起新的平衡，达到抗休克的目的。常选用涌泉、足三里、血海、人中为主穴，内关、太冲、百会为配穴，昏迷则加十宣，呼吸困难加素髎。

三、临床技能实训

创伤性休克救治原则是根据病情轻重，抓住主要矛盾，积极抢救生命与消除不利因素的影响，是在中医骨伤辨证思想指导下，结合现代创伤医学急救技术，对患者进行的综合救治。

【实训目的】

通过对创伤性休克患者救治的技能实训，加深对创伤性休克病理的认识，熟悉创伤性休克的诊断内容，掌握创伤性休克的救治方法，特别是对抢救生命、消除病因、处理创伤等技术的应用，提高救治创伤性休克的成功率。

【实训形式】

1. 教师演示：播放有关救治创伤性休克的教学影片。教师展示并详细讲解救治过程各阶段所采用的器械及药品的使用。

2. 教师举若干典型病例，并加以分析。

3. 学生根据典型病例的临床资料，分组讨论诊断方法和处理原则。

4. 教师就各组讨论结果进行归纳总结，尤其要强调对该病例相关的诊断、处置方法。

5. 学生提交实训报告。

【实训设施】

血压计、止血包扎材料、手术包、针灸针、酒精棉等材料。

【实训考核】

根据讨论时的发言情况，发表观点的准确度，以及提交的实训报告等，综合考核计分。

第四节　周围血管损伤

四肢血管损伤常与四肢骨折脱位和神经损伤同时发生。四肢血管损伤的处理包括：及时诊断与止血，抗休克，挽救患者生命；其次是作好伤口的早期清创，正确修复损伤的血管，尽早恢复肢体的血供，保全肢体，降低致残率；同时，认真处理好骨关节和神经等并发性损伤，密切观察和防治感染、继发性出血和血栓形成等继发症，最大限度地恢复肢体功能。血管损伤中动脉损伤是其主要矛盾，必须修复，大静脉要尽量修复。本节实训内容以掌握影像学诊断技术、急救止血、清创与探查术及手术治疗技能实训为主。

一、诊查要略

（一）临床表现

1. 明显的外伤史。

2. 出血、血肿、低血压和休克。

3. 肢体远端血供障碍。

（1）患肢远端动脉搏动减弱或消失；

（2）远端皮肤因缺血或血供不足表现为苍白，皮温下降；

（3）毛细血管充盈时间延长；

（4）远端肢体疼痛，疼痛是神经缺血的早期反应，约缺血30分钟后出现；

（5）感觉障碍；

（6）运动障碍。

4. 静脉回流障碍主要表现在12～24小时内出现肢体严重水肿、皮肤发绀和温度下降。

（二）检查

1. X线检查　了解有无导致血管损伤的骨折、脱位或异物等。

2. 动脉造影术　当诊断和定位困难时，可作动脉造影。动脉造影可显示动脉多处伤、晚期动脉伤、创伤性动脉瘤或动静脉瘘等，但动脉造影可引起严重并发症，应谨慎进行。通过造影可了解血管有无断裂、狭窄、缺损或造影剂溢出等损伤的表现。

3. 其他　多普勒血流检测仪、彩色多普勒血流图像、双功能超声扫描和超声波血流探测器等方法，对血管损伤的诊断有一定帮助。

二、治疗

（一）急救止血

1. 常用止血法 四肢血管损伤大多可用加压包扎法止血，止血效果良好。紧急情况下，无消毒敷料和设备时，可用指触眼压测量法。使用止血带止血要注意记录时间，防止并发症。

2. 血管钳止血法和血管结扎法 可用血管钳夹住出血的动脉，送手术室做进一步处理，但要防止钳伤血管邻近的神经和正常血管。对无修复条件而需长途运送者，经初步清创后，结扎血管断端，疏松缝合皮肤，不用止血带，立即转运。

（二）休克和多发性损伤的处理

应首先止血和输血输液，补充血容量与抗休克，纠正脱水和电解质的紊乱，同时迅速处理危及生命的内脏损伤和多发性损伤。

（三）血管痉挛的处理

预防为主，如用温热盐水湿纱布覆盖创面，减少创伤、寒冷、干燥和暴露的刺激，及时解除骨折断端与异物的压迫等。无伤口而疑有动脉痉挛者，可试用普鲁卡因阻滞交感神经，也可口服或肌注盐酸罂粟碱。经上述处理仍无效者，应及早探查动脉。

（四）清创与探查术

对于开放性血管损伤，创口清创后再进行损伤血管的清创、探查和修复。及时彻底的清创是防治感染与成功修复血管的基础及重要环节，应争取在6~8小时内尽快清创。

探查术的指征是：

1. 肢体远端动脉搏动消失，皮温下降，皮肤苍白或发绀，感觉麻木，肌肉瘫痪，屈曲挛缩，伤口剧痛。

2. 伤肢进行性肿胀，伴有血循环障碍。

3. 伤口反复出血，骨折已整复，但缺血症状仍未消除者。

（五）手术治疗

血管损伤一般需要在4~6小时内手术治疗，否则易发生血栓蔓延、缺血区域扩大和远端肢体严重缺血或坏死。手术方法有血管结扎术、端端吻合术、端侧吻合术、侧面修补术和移植修补术等。

1. 手术治疗原则

（1）血管损伤，如伤口曾有搏动性出血与血肿、内出血伴休克、交通性血肿和患肢远端有缺血性表现等诊断明确者应立即手术。不明确者可限时动态观察，必要时早期手术探查，以确定诊断和治疗方法。

（2）对于血肿或创伤性动脉瘤术前应钳夹血管远近断端，防止术中大出血。

（3）应修复所有大的或主要的血管。

（4）大静脉损伤如股静脉和腘静脉，宜修复，尤其有严重软组织损伤和浅静脉损伤者，应同时修复动静脉，避免因血液回流不足，肢体肿胀，血肿形成，肌肉缺血而致肢体坏死。

（5）创伤性动脉瘤与动静脉瘘切除后，行血管移植修复。

（6）同时妥善处理血管周围的组织损伤，如骨折、肌腱和神经断裂等。

（7）防治伤肢筋膜间隔区综合征，根据需要可早期行筋膜间隔区切开减压。

2. 血管部分损伤修复术 适用于血管被锐器整齐切割不超过血管周径1/2，无需扩创者。不适用于火器伤与需清创的锐器伤或挫伤。

3. 血管裂口修复术 适用于伤口比较整齐清洁的锐器伤。如裂口较小，缝合口应与血管长轴垂直。如裂口较大，可取伤口附近自体小静脉一段，纵向切开制成片状，缝补在裂口上。

4. 血管端端吻合术 重要血管断裂，有条件的应努力行端端吻合，要求吻合处无张力。吻合方法是用无创动脉夹夹住血管两断端，切除血管两端多余的外膜，用肝素溶液冲洗断端血管腔去除血栓。为防止血栓形成，术中应不停冲洗血管腔，同时保持血管组织的湿润度。

5. 血管移植术 如缺损过大不能端端吻合者或估计端端吻合时张力过大者，即用自身静脉或人造血管行移植术，取用静脉血管的长度应较缺损处长1cm，不能选用伤侧静脉，避免影响伤侧静脉回流。

（六）血管损伤的术后处理

1. 密切观察患者全身情况 包括温度、呼吸、脉搏、血压、神志和血、尿常规检查，尤其有合并损伤者更应密切注意。

2. 固定 用石膏托或管形石膏固定患肢关节于半屈曲位4～5周。

3. 体位 保持伤肢与心脏处于同一水平面，不可过高或过低。如静脉回流不畅，可稍抬高。

4. 密切注意伤肢血循环 术后24小时内密切观察患肢脉搏、皮肤温度、颜色、感觉、肌肉活动和毛细血管充盈时间等是否正常，每小时记录1次。

5. 预防感染 及时应用抗生素，以预防感染。

6. 继发性大出血 应立即清除血肿，止血，次要动脉宜结扎，重要动脉应争取修复，伤口感染严重或肌肉广泛坏死者截肢。床旁应常备止血器具和敷料等。

7. 抗凝药物的使用 术后每天静脉输入低分子右旋糖酐500ml，连续3～5天，以降低血液的黏稠度。3～5天后，根据情况再酌情使用抗血小板或抗凝药。

8. 中医治疗

（1）寒滞经脉 治以温经散寒，化瘀通络，用当归四逆汤合桃红四物汤加减。

（2）瘀阻经脉 治以活血化瘀，通络止痛，用桃红四物汤合圣愈汤加减。

（3）经脉瘀热 治以清热化瘀，用四妙勇安汤合桃红四物汤加减。

（4）湿阻经脉 治以益气活血，利湿通络，用济生肾气丸或五苓散加减。

（5）其他 伤口感染，按痈和附骨疽分3期，予以“消、托、补”；继发性大出血，须辨证施治，或益气止血，或清热化瘀止血等。

三、临床技能实训

四肢血管损伤的正确处理直接关系着患者的生命和患肢的预后，因此，对患处周围血管损伤程度的诊断技能、伤处的救治操作技能要求较高。

【实训目的】

通过对周围血管损伤的诊断及救治操作技能实训，加深学生对血管损伤的诊断知识，对创口的处理技能，对血管修复操作方法等的认识，并基本掌握周围血管损伤早期的急救处理、抗休克、清创探查及手术治疗前后处理等的具体内容和方法，提高学生在处治血管损伤过程中的动手能力。

【实训形式】

1. 教师演示：大量阅读四肢各部血管损伤相关的影像资料，观看合并有血管损伤患者救治过程，其中包括止血、清创及血管吻合术、结扎术、修补术的影片。
2. 教师举若干典型病例，并加以详细解释。
3. 学生根据典型病例的临床资料，分组讨论其诊断方法和处理原则。
4. 教师现场对学生讨论结果归纳总结，特别是对手术治疗和血管损伤的术后处理的原则、方法详尽说明。
5. 学生提交实训报告。

【实训设施】

X线片、消毒敷料、止血带、相关止血器械、止血钳、手术包、输液器械、注射器、止血包扎材料、脱脂棉等材料。

【实训考核】

根据讨论时的发言情况，发表观点的准确度，以及提交的实训报告，综合考核计分。

第五节 周围神经损伤

周围神经损伤常常合并于肢体损伤或继发于其后，若受伤周围神经不能恢复，可使四肢功能活动部分或完全丧失。在四肢闭合性损伤合并的神经损伤中，80%左右属于神经失用症或轴索断裂，常无需手术治疗多能自行恢复，20%属于神经断裂需手术治疗。开放性损伤合并/或神经断裂，根据伤口情况，行一期神经修复或二期修复。

周围神经损伤可根据外伤史、症状体征和检查等判定神经损伤的性质与程度，进而提出最佳治疗方案，以争取最大限度地恢复神经、关节与肌肉的功能。本节实训内容以神经损伤的症状体征、非手术疗法的技能实训为主。

一、诊查要略

根据外伤史，结合不同神经损伤特有的症状体征、解剖关系和神经检查，可判断有无神经损伤，或损伤的部位、范围、性质和程度等，必要时可做电生理检查。

（一）外伤史（略）

（二）局部检查

根据损伤类型、部位和伤口的位置，可判断某一支或某一组神经损伤。伤口已愈合的病例，注意检查瘢痕硬度及其下面组织粘连的情况。有骨折者根据骨痂情况，判断神经是否受压。触诊还可扪到神经瘤或已纤维化的神经。

（三）神经损伤的症状体征

1. 畸形 由于神经损伤，肌肉瘫痪而致。多发生在伤后数周或更长一段时间内。如桡神经损伤后出现的腕下垂，尺神经损伤后出现的爪形指，正中神经损伤后出现的猿手畸形，腓总神经损伤后出现的足下垂等。

2. 感觉障碍 周围神经损伤后它所支配的皮肤区发生感觉障碍，检查感觉减退或消失的范围可判断是何神经损伤。临床上要注意检查痛觉、触觉、温觉和两点分辨能力的变化。其次，由于各感觉神经分布区的边界有互相重叠现象，因此受伤后短时间内感觉障碍仅表现为感觉区域的略缩小。故要注意检查各部分神经自主支配区的感觉变化，以便为神经损伤定位。深感觉为肌肉和骨关节的感觉，可检查手指或足趾的位置觉和用音叉检查骨突出部的震颤感。感觉障碍可用6级法来判断其程度。

3. 运动障碍 神经损伤后所支配的肌肉瘫痪，通过检查肌肉瘫痪的程度可判断神经损伤的程度。用6级法来检查肌力，可了解运动障碍的程度。

4. 腱反射的变化 神经受伤后，有关肌腱的反射即消失。

5. 自主神经功能障碍 周围神经损伤后所支配的皮肤出现营养障碍，如无汗、干燥、灼热和发红等，晚期皮肤发凉，失去皱纹，变得平滑、少汗、干燥，毛发过多和指甲变形，可做出汗试验以判断交感神经是否损伤。

6. 神经本身的变化 沿神经纤维走行区触诊和叩诊可了解神经本身的变化。神经不全损伤时，触诊可引起神经全段疼痛。叩击损伤神经的远端，引起该神经支配区针刺样麻痛，则表明该神经开始再生（Tinel 征），是神经轴索再生的证据。临床上常以此推测神经再生的情况，Tinel 征若停滞不前，说明神经纤维生长受阻；若远端反应敏感且越来越明显，表示神经生长良好。

（四）电生理检查

1. 肌电图检查 肌肉收缩可引起肌肉电位的改变。神经断裂后，主动收缩肌肉的动作电位消失，2～4周后出现去神经纤颤电位。神经再生后，去神经纤颤电位消失，而表现为主动运动电位。

2. 诱发电位检查 目前临床上常用的检查项目有感觉神经动作电位（SNAP）、肌肉动作电位（MAP）和体感诱发电位（SEP）等，其临床意义主要为神经损伤的诊断、评估神经再生和预后情况，及指导神经损伤的治疗。

二、治疗

（一）非手术疗法

其目的是为神经和肢体功能的恢复创造条件，防止肌肉萎缩和关节僵硬等。

1. 妥善保护患肢 避免冻伤、烫伤与压伤，及其他损伤等。

2. 复位，解除骨折断端和关节头的压迫 凡因骨折脱位导致神经损伤，首先应整复骨折与脱位并加以固定，解除骨折断端和关节头对神经的压迫。未断裂的神经，有望在1～3个月后恢复其功能；如神经断裂或嵌入骨折断端或关节面之间，则应尽早手术探查处理。

3. 外固定 骨折脱位整复后需要外固定。神经损伤合并肢体一侧肌肉瘫痪，为避免拮抗肌将关节牵拉到畸形位引起的关节僵直，需用夹板与石膏等将患肢固定于功能位；神经损伤合并肢体全部肌肉瘫痪，为防止肢体重力导致的关节脱位，同样需用外固定将患肢固定于功能位，为日后肢体功能的全部恢复奠定良好的基础。

4. 手法治疗和功能锻炼 有针对性地进行手法治疗和功能锻炼，保持肌张力，防治肌肉萎缩、肌纤维化、关节僵硬、关节萎缩及关节畸形等。手法由肢体近端到远端，反复捏揉数遍。强度以肌肉感觉酸胀为宜，可涂搽活血酒；瘫痪较重者用弹筋法和穴位推拿法。上肢取肩井、肩髃、曲池、尺泽、手三里、内关和合谷等穴。下肢取环跳、承扶、殷门、血海、足三里、阳陵泉、阴陵泉、承山、三阴交、解溪和丘墟等穴，强刺激以得气为度。最后，在患肢上来回揉滚1～2遍结束。功能锻炼着重练习患肢各关节各方向的运动，待肌力逐步恢复，可训练抗阻力活动。

5. 药物治疗 损伤致经络气滞血瘀，筋脉失养。症见肢体瘫痪，张力减弱，感觉迟钝或消失，皮肤苍白湿冷，汗毛脱落，指甲脆裂，舌质紫暗或有瘀斑，脉弦涩。治宜活血化瘀，益气通络，用补阳还五汤加减。后期在此基础上重用补肝肾强筋骨之药，外用骨科外洗一方熏洗。

6. 针灸治疗 损伤中后期多用。根据证候循经取穴，配以督脉相应穴位，或沿神经干取穴，或兼取两者之长，用强刺激手法或电针。

（1）正中神经损伤：取手厥阴心包经穴，如天泉、曲泽、郄门、间使、内关、大陵、劳宫和中冲等。

（2）桡神经损伤：取手太阴肺经穴，如中府、侠白、尺泽、列缺、鱼际和少商等。

（3）尺神经损伤：取足少阳胆经穴和足阳明胃经穴，如阳陵泉、外丘、光明、悬钟、丘墟、足窍阴、足三里、丰隆、上巨虚、下巨虚、解溪、冲阳和内庭等。

（4）胫神经损伤：取足太阳膀胱经穴和足太阴脾经穴，如委中、合阳、承筋、承山、阴陵泉、地机、三阴交、商丘、公孙、太白和隐白等。

（二）手术疗法

神经损伤修复的时机原则上愈早愈好，一期修复最好在6～8小时内进行，恢复效果好。二期手术时间最好在伤后1～3个月内进行，6个月内也能获得较好效果，之后则越来越差。正中神经和尺神经伤后6个月修复，其有效恢复率为56.7%，坐骨神经与桡神经损伤超过6～13个月后修复，则不能获得有效恢复。影响神经功能恢复的因素除时间外，还与手术操作细致与否、吻合处张力大小、损伤的神经种类与部位、伤者年龄大小及局部条件好坏等因素有关。

1. 开放性损伤神经一期修复的条件

(1) 无菌手术中损伤的神经;

(2) 开放性指神经损伤;

(3) 整齐的锐器伤、肌腱等软组织损伤较少;

(4) 能够确定神经损伤范围,技术条件具备,应立即彻底清创,减少感染机会,修复相应的血管,吻合神经,处理骨折脱位与肌腱损伤等。

2. 二期修复术包括

(1) 神经松解术　又分为神经外与内松解术。前者解除骨端压迫,松解和切除神经周围瘢痕组织。后者除对神经外围进行松解外,还须切开神经外膜,松解束间瘢痕粘连,行神经束膜切开术。

(2) 神经吻合术　找到神经断端,将近端假性神经瘤和远端瘢痕组织切除至正常组织。如此两神经断端仍不能吻合,可采用游离神经法、屈曲关节法以消除或减小神经的张力和改变神经位置路径的神经移位法等使两端靠拢,如此可克服的缺陷长度为3~10cm。术后用石膏将关节固定于屈曲位,消除或减小缝合部张力。4~6周后去除石膏,逐渐伸直关节,恢复其功能。

(3) 神经移植和转移术　当神经缺损太大,用游离神经、屈曲关节和神经移位等方法不能实现无张力吻合时,应用神经移植和转移术。

(4) 肌腱转移术和关节融合术　当神经损伤严重且范围大,无法吻合或吻合后1~2年功能仍未恢复者,在上肢可采取肌腱转移术,在下肢可采取关节融合等矫形手术,以改善肢体的运动功能,使患者能自理其生活。

三、临床技能实训

周围神经损伤是在正确诊断的基础上,根据肢体和神经损伤的具体情况选择手术或非手术治疗。

【实训目的】

通过对周围神经损伤的诊断,特别是对神经损伤特有的症状体征、解剖关系和神经检查,以及与其相关的非手术疗法等技能实训,加深对周围神经损伤病因病理的理解,掌握周围神经损伤的诊断内容,提高非手术疗法所包括的动手操作能力。

【实训形式】

1. 教师演示:放映拍摄的尺神经、正中神经、桡神经、坐骨神经和腓总神经等损伤的片子,展示周围神经损伤的诊治过程,在放过片子后,教师演示非手术治疗过程。

2. 学生3人1组,人体模拟实训。将整个的诊断、非手术治疗等处理演示1遍,1人为术者,1人为助手,另1人为患者,然后3人轮流交换角色反复训练。

3. 教师现场指导。

4. 学生人体模拟实训后进行讨论交流,每组推出最佳操作展示。

5. 教师对各组讨论情况、操作情况评估总结。

6. 学生提交实训报告。

【实训设施】

叩诊锤、夹板、石膏绷带、脱脂棉、扎带、针灸针、酒精棉、治疗巾、影像片等材料。

【实训考核】

根据操作能力，讨论时的发言，以及提交的实训报告，综合考核计分。

第六节 筋膜间隔区综合征

筋膜间隔区综合征又称为骨筋膜室综合征、筋膜间室综合征、伏克曼（Volkmann）缺血性肌挛缩等。由于创伤或其他原因所致肢体压力升高，影响了血液循环和组织功能，导致骨筋膜室内肌肉和神经急性严重缺血而产生的一组症状和体征。它是一种继发性综合征，如不早期诊断，积极防治，将导致肌肉、神经干发生进行性缺血性坏死。本病最常见于前臂掌侧和小腿。筋膜间隔区综合征的治疗原则是早诊早治，减压彻底，减小伤残率，避免并发症。

筋膜间隔区综合征注重诊断和治疗两部分，诊查包括患者的外伤史、症状体征、理学检查、影像学检查、实验室检查、辨证分型；治疗包括改善血循环为目的的非手术治疗、切开减压、防治感染及其他并发症和中医中药治疗。本节实训内容以非手术治疗的基本处理和筋膜切开减压的技能实训为主。

一、诊查要略

（一）诊断要点

1. 损伤史（略）

2. 症状体征

（1）局部症状

①疼痛：初以疼痛、麻木与异样感为主，疼痛为伤肢深部广泛而剧烈的进行性灼痛。晚期因神经功能丧失，则无疼痛。一般患者对麻木和异样感很少申诉，而剧痛可视为本病最早和唯一的主诉，应引起高度重视。

②皮温升高：局部皮肤略红，皮温稍高。

③肿胀：早期不显著，但局部压痛重，可感到局部组织张力增高。

④感觉异常：受累区域出现感觉过敏或迟钝，晚期感觉丧失。其中两点分辨觉的消失和轻触觉异常出现较早，较有诊断意义。

⑤肌力变化：早期患肢肌力减弱，进而功能逐渐消失，被动屈伸患肢可引起受累肌肉剧痛。

⑥患肢远端脉搏和毛细血管充盈时间：因动脉血压较高，故绝大多数伤者的患肢远端脉搏可扪及，毛细血管充盈时间仍属正常。但若任其发展，肌内压继续升高可至无脉。若属主干动静脉损伤引起的筋膜间隔区综合征，早期就不能扪及脉搏。

（2）全身症状　发热，口渴，心烦，尿黄，脉搏增快，血压下降等。

①由疼痛转为无痛；

②苍白或紫绀，大理石花纹等；

③感觉异常；

④肌肉瘫痪；

⑤无脉。

（3）理学检查　正常前臂筋膜间隔区组织压为9mmHg，小腿为15mmHg。如组织压超过20～30mmHg者，即须严密观察其变化。当舒张压与组织压的压差为10～20mmHg时，必须紧急彻底切开深筋膜，以充分减压。

（4）影像学检查　超声多普勒检查血循环是否受阻，可供临床诊断参考。

（5）实验室检查　当筋膜间隔区内肌肉发生坏死时，白细胞总数和分类均升高，血沉加快；严重时尿中有肌红蛋白，电解质紊乱，出现高钾低钠等。

（6）各部筋膜间隔区综合征特征

前臂间隔区综合征：①背侧间隔区压力增高时，患部肿胀，组织紧张，有压痛，伸拇与伸指肌无力，被动屈曲5个手指时引起疼痛。②掌侧间隔区压力增高时，患部肿胀，组织紧张，有压痛，屈拇与屈指肌无力，被动伸5个手指均引起疼痛，尺神经与正中神经支配区的皮肤感觉麻木。

小腿间隔区综合征：①前侧间隔区压力增高时，小腿前侧肿胀，组织紧张，有压痛，有时皮肤发红，伸趾肌与胫前肌无力。被动屈踝与屈趾引起疼痛，腓深神经支配区的皮肤感觉麻木。②外侧间隔区压力增高时，小腿外侧肿胀，组织紧张，有压痛，腓骨肌无力，内翻踝关节引起疼痛，腓深浅神经支配区的皮肤感觉麻木。③后侧浅部间隔区压力增高时，小腿后侧肿胀，有压痛，比目鱼肌及腓肠肌无力，背屈踝关节引起疼痛。④后侧深部间隔区压力增高时，小腿远端内侧、跟腱与胫骨之间组织紧张，有压痛，屈趾肌及胫后肌无力，伸趾时引起疼痛，胫后神经支配区的皮肤感觉丧失。

（二）辨证分型

1. 瘀滞经络　损伤早期，血溢脉外，瘀积不散，阻滞经络，气血不能循行分布，受累部位筋肉失养，故患肢肿胀灼痛，压痛明显，屈伸无力，皮肤麻木，舌质青紫，脉紧涩。

2. 肝肾亏虚　损伤后期，病久耗气伤血，肝肾亏虚。肝主筋，肝不荣筋，筋肉拘挛萎缩；肾主骨，肾亏则骨髓失充，骨质疏松，关节僵硬，舌质淡，脉沉细。

二、治疗

（一）改善血循环

解除所有外固定及其敷料；视局部情况可涂敷活血化瘀、消肿止痛中药；患肢制动；对疑有筋膜间隔区综合征的肢体，应将患肢放置水平位，不可将其抬高，避免缺血加重，促使本病形成。

（二）切开减压

要求及时、准确、彻底，不仅要切开皮肤和筋膜，而且还应该将肌膜一并切开。确诊后，最有效的办法是立即将所有的间隔区全长切开，解除间隔区内高压，打断缺血－水肿恶性循环链，促进静脉淋巴回流，加大动静脉的压差，恢复动脉的血运，让组织重新获得血供，消除缺血状态，越早减压效果越好。彻底解压后，局部血液循环应迅速改善，若无改善，则可能是间隔区外主干动静脉有损伤等，应扩大范围仔细检查，防止漏诊失治。

1. 切开位置　通常沿肢体纵轴方向做切口，深部筋膜切口应与皮肤切口一致或略长，以便充分减压。上臂和前臂均在旁侧作切口，手部在背侧做切口，大腿应在外侧切开，小腿应在前外侧或后内侧切开。必要时可在前臂掌背侧与小腿内外侧同时切开减压。

2. 切口范围　应切开每一个受累的筋膜间隔区，否则达不到减压的目的。小腿切开减压时，可将腓骨上2/3切除，以便将小腿4个筋膜间隔区充分打开。

3. 切开后的处理与注意事项

（1）尽量彻底清除坏死组织，消灭感染病灶。暂不缝合切口，以便更换敷料时密切观察组织的存活情况。如切口不大，可待其自行愈合或二期缝合；若创面较大，可植皮覆盖。

（2）切口不可加压包扎，避免再度阻断血循环。

（3）切口创面可用凡士林纱布、生理盐水纱布或生肌橡皮膏加珍珠粉换药。

（4）严格无菌操作，预防破伤风与气性坏疽。

（5）注意观察伤口分泌物的颜色，必要时可将分泌物送细菌培养和药敏试验，以便选用适合的抗生素。

（三）防治感染及其他并发症

根据病情需要，选用适当的药物对症处理，防治其他并发症。

（四）中医治疗

1. 中药治疗

（1）瘀滞经络　治宜活血化瘀，疏经通络。方用圣愈汤加减，手足麻木者去白芍，加赤芍、三七、橘络、木通；肿胀明显着加紫荆皮、泽兰；刺痛者加乳香、没药。

（2）肝肾亏虚　治宜补肝益肾，滋阴清热。方用虎潜丸加减，阴虚去干姜，加女贞子、菟丝子、蟹甲；阳虚者去知母、黄柏，酌加鹿角片、补骨脂、仙灵脾、巴戟天、附子、肉桂等。

（3）损伤后期，瘀阻经络　方用大活络丹、小活络丹等。若风寒趁虚入络，方用蠲痹汤、宽筋散或独活寄生汤等。

外治可选用八仙通遥汤、舒筋活血洗方熏洗患肢，或用活血散外敷患肢。

2. 理筋手法　对恢复期的筋膜间隔区综合征用理筋手法治疗效果较好。其步骤是先对前臂或小腿屈肌群从远端向近端，用摩、揉与推等手法，由浅入深，反复施行5分钟，然后逐一揉捏每个手指或足趾，被动地牵拉伸指（趾），以患者略感疼痛为度，不可用暴力，继而推、摩、揉与屈伸腕或踝关节，幅度由小渐大，维持3分钟左右。在患部外循经点揉穴位，上肢可取曲池、少海、合谷、内外关等穴，下肢可取足三里、丰隆、委中、承山、血海等穴，最后以双手揉搓前臂或小腿，放松挛缩肌群。

3. 练功疗法 上肢用健肢协助患肢做屈伸腕指关节、握拳与前臂旋转动作；下肢练习屈伸踝趾关节与站立行走。

三、临床技能实训

筋膜间隔区综合征是在搜集整理患者的外伤史、症状体征、理化检查、影像检查等材料的基础上进行诊断。根据不同病变程度，采用相应的治疗方法，如改善循环的非手术治疗，切开彻底减压治疗，以及在损伤的后期采用中医理筋手法，以减小伤残率，避免并发症。

【实训目的】

通过对不同病变程度治疗的技能实训，加深对筋膜间隔区综合征这一骨伤科临床常见病症的病理转归的理解，加深对本病诊断及治疗的认识，掌握筋膜间隔区综合征非手术治疗的基本处理和筋膜切开减压的技能，从而提高对筋膜间隔区综合征的诊治能力。

【实训形式】

1. 教师演示：播放临床诊治筋膜间隔区综合征的教学片，教师以前臂、小腿间隔区综合征为例，演示非手术治疗的基本处理和筋膜切开减压的方法。

2. 学生 3 人 1 组，人体模拟实训。从望局部开始，将整个的诊断、治疗等演示 1 遍，1 人为术者，1 人为助手，另 1 人为患者，以非手术治疗内容为主，然后轮流交换角色反复训练。用彩笔描画出筋膜手术切开的位置、范围。

3. 教师现场指导。

4. 学生人体模拟实训后讨论交流，每组推出最佳操作展示。

5. 教师评估总结。

6. 学生提交实训报告。

【实训设施】

X 线片、手术包、彩笔、叩诊锤、体温计、血压计、扎带等材料。

【实训考核】

根据操作能力，讨论时观点的准确度，以及提交的实训报告，综合考核计分。

第七节　挤压综合征

挤压综合征常发生在地震、房屋倒塌、塌方、车祸等重大自然或人为灾害中，肢体受到重物长时间挤压，一旦患者被解救，压力被解除，即可出现挤压综合征的典型表现，是骨伤科临床较为常见的危急重症。当解压后出现肌组织崩解、低血容量性休克和急性肾衰竭，并发症和死亡率都很高。应做到早期诊断，积极救治，早期切开减压与防治肾衰。凡重压超过 1 小时以上者，均应按挤压综合征处理，密切注意其变化，积极防治并发症。

对于挤压综合征应注重诊断和治疗两部分，诊查要点主要包括患者的外伤史、症状体征、实验室检查、辨证分型；治疗包括现场急救处理、伤肢局部治疗和全身治疗。本节实训内容以现场急救处理、伤肢局部治疗的技能实训为主。

一、诊查要略

（一）诊断要点

1. 外伤史（略）

2. 局部表现 受伤肢体有广泛压痕，疼痛与肿胀持续增剧，皮下瘀血，受压处及周围皮肤有水泡，远端皮肤发白发凉。伤肢肌肉与神经功能障碍，患肢感觉减退或麻木，主动与被动活动及牵拉时出现疼痛。

3. 全身表现

（1）休克；

（2）肌红蛋白血症与肌红蛋白尿；

（3）高血钾症；

（4）酸中毒及氮质血症。

4. 实验室检查

（1）血、尿常规检查；

（2）血红蛋白、红细胞计数与血细胞比容检查；

（3）血小板与出凝血时间检查；

（4）谷草转氨酶，肌酸激酶检查；

（5）血钾、血镁、血肌红蛋白测定。

（二）辨证分型

1. 瘀阻下焦 伤后血溢脉外，恶血内留，阻隔下焦，腹中胀满，尿少黄赤，大便不通，舌红有瘀斑，苔黄腻，脉弦紧数。此型多见于发病初期。

2. 水湿潴留 伤后患处气滞血瘀，气不行则津液不能敷布而为水湿，水湿潴留则小便不通，津不润肠则大便秘结，二便不通则腹胀满，津不上承故口干渴；湿困脾胃，中焦运化失常则苔厚腻，脉弦数或滑数。此型多见于肾衰少尿期。

3. 气阴两虚 患者长时间无尿或少尿，加之外伤、发热、纳差，致气阴两虚。肾气虚，固摄失司，故有尿多，尿多则进一步伤阴及气，而出现气短、乏力、盗汗、面色苍白、舌质红无苔或少苔、脉虚细数等气阴两虚的一系列表现。此型多见于肾衰多尿期。

4. 气血不足 患者饮食与二便已基本正常，但肢体肌肉尚肿痛，面色苍白，全身乏力，舌质淡苔薄，脉细缓。此型多见于肾衰恢复期。

二、治疗

（一）现场急救处理

1. 医护人员迅速进入现场，尽早解除重物对伤员的压迫，避免或降低本病的发生率。

2. 伤肢制动，减少坏死组织分解产物的吸收与减轻疼痛，强调活动的危险性。

3. 伤肢用凉水降温或裸露在凉爽的空气中，禁止按摩与热敷，防止组织缺氧加重。

4. 不要抬高伤肢，避免降低其局部血压，影响血液循环。

5. 伤肢有开放性伤口和活动性出血者应止血包扎，但避免使用加压包扎法和止血带。

6. 凡受压伤员一律饮用碱性饮料（每 8 ~ 10g 碳酸氢钠溶于 1000ml 水中，再加适量糖与食盐）以碱化尿液。避免肌红蛋白与酸性尿液作用后在肾小管中沉积，如不能进食者，可用 5% 碳酸氢钠 150ml 静脉点滴。

（二）伤肢局部治疗

1. 早期切开减压适应证

（1）有明显挤压伤史。

（2）伤肢明显肿胀，局部张力高，质硬，有水泡，运动和感觉障碍者。

（3）尿肌红蛋白试验阳性，包括无血尿时潜血阳性，或肉眼见有茶褐色尿。

切开可使筋膜间隔区内组织压下降，改善静脉回流，恢复动脉血供，防止或减轻挤压综合征的发生或加重。如肌肉已坏死，清除坏死组织，同时引流可防止坏死分解产物进入血液，减轻中毒症状，减少感染的发生或减轻感染程度。切开后伤口用敷料包扎时，不能加压，如伤口渗液量多，应保证全身营养供给，防治低蛋白血症。

2. 截肢适应证

（1）伤肢肌肉已坏死，并见尿肌红蛋白试验阳性，或早期肾衰的迹象。

（2）全身中毒症状严重。经切开减压等处理仍不见症状缓解，已危及伤员生命者。

（3）伤肢并发特异性感染，如气性坏疽等。

三、全身治疗

（一）中医治疗

1. 瘀阻下焦 治宜化瘀通窍。方用桃仁四物汤合皂角通关散加琥珀 20g。

2. 水湿潴留 治宜化瘀利水，益气生津。方用大黄白茅根汤合五苓散加减。

3. 气阴两虚 治宜益气养阴，补益肾精。方用六味地黄汤合补中益气汤加减。

4. 气血不足 治宜益气养血。方用八珍汤加鸡血藤 30g、肉苁蓉 30g、红花 12g、木香 10g。

（二）急性肾衰竭的治疗

对挤压综合征患者，一旦有肾衰竭的证据，应及早进行透析疗法。本疗法可以明显降低由于急性肾衰所致高钾血症等造成的死亡，是一个很重要的治疗方法。有条件的医院可以作血透（即人工肾）。腹膜透析操作简单，对大多数患者亦能收到良好效果。有关急性肾衰竭的治疗详见本章第三节创伤性休克。

（三）其他治疗

纠正电解质紊乱，随时监测血钾、钠、氯和钙的浓度，严格控制使用含钾量高的药物和食物，不用长期库存血，发生酸中毒立即给予纠正；增进营养，给予高脂高糖低蛋白食物；正确应用抗生素防治感染等。

四、临床技能实训

挤压综合征是在正确诊断的基础上，发挥中医骨伤辨证思想，结合现代创伤医学急救技术，对患肢乃至全身症状加以辨证治疗，以使患者安全渡过肾衰竭期，促进肾功能恢复，使患者获得治愈。

【实训目的】

通过对现场急救处理、伤肢局部治疗的技能实训，加深对挤压综合征这一骨伤科临床常见的危急重症的病理转归的理解，熟悉对本病的诊断及治疗，了解全身治疗方法，掌握对挤压综合征患者现场急救处理、伤肢局部治疗操作技术等。

【实训形式】

1. 教师演示：以下肢挤压综合征为例播放 DV 教学片，展示从现场急救开始至入院治疗转归过程，并举若干典型病例，教师先对其进行分析。
2. 学生分组，人体模拟实训。从进入现场开始，将整个诊断、急救处理等演示一遍。
3. 教师现场指导。
4. 学生人体模拟实训后讨论交流。
5. 教师评估总结，特别对现场急救处理、伤肢局部治疗的内容详细归纳总结。
6. 学生提交实训报告。

【实训设施】

叩诊锤、止血包扎材料、手术包等材料。

【实训考核】

根据操作能力，讨论时的诊断思路，发表观点的准确度，以及提交的实训报告，综合考核计分。

第六章 骨伤科疾病康复技能实训

第一节 全身各主要部位功能锻炼

功能锻炼的运用是对骨伤疾病后期治疗和功能恢复的重要技术手段，是中医骨伤临床治疗技术的重要组成部分。随着康复技术与传统的练功方法不断地渗透和结合，这一临床技术越来越受到重视。

功能锻炼可分为主动功能锻炼法及被动功能训练法两大类。主动功能锻炼法是病人在医生指导下，根据疾病的不同阶段和需要进行练功、体操等自主锻炼。被动功能训练法是医生根据不同疾病特点，选用相应手法的被动训练。这些方法包含了古时的“导引”和推拿按摩方法。

功能锻炼具有活血化瘀消肿止痛、加速骨折愈合、疏筋利节促进关节功能活动的恢复、防止筋肉萎缩、防止骨质疏松的作用，是中医骨伤科治疗的一大特色。

功能锻炼的原则：

1. 做好病人的思想工作，消除顾虑，发挥病人的主观能动作用，取得病人的配合。
2. 在保证骨折对位、有利骨折愈合的情况下进行锻炼，避免剪力及扭曲力，严密观察，耐心指导病人锻炼，并随时加以指正。
3. 功能锻炼应从整复固定后开始，并贯穿于治疗的全过程。
4. 循序渐进，持之以恒，不能操之过急，避免粗暴。
5. 严格选择手法和适应证。

一、上肢功能锻炼

上肢功能锻炼主要包括肩、肘、腕部的功能锻炼，其目的是最大限度恢复上肢的功能。

（一）主动功能锻炼法

1. 肩臂练功法 适用于肩、肘关节脱位，肱骨头、干、髁上，内上髁撕脱骨折，前臂骨折，以及肩周炎等。

（1）前伸后展 两足分开站立，左臂前伸，右臂屈肘向后，如此左右交替反复数次。

（2）弯腰画圈 两足分开站立，向前弯腰至90°，患侧下垂并画圈，先顺时针，后逆时针反复数次。

（3）云手 半蹲位，两上肢及手做旋转云手活动。

（4）反转手 半蹲位，肘关节屈曲，前臂旋后位，由腋后向前屈，而后外展外旋，再将前臂旋后，从背后收回至腋下。两臂交替活动，如此反复数次。

（5）旋转 两足分开站立，健侧一手叉腰。患肩做肩关节旋转活动，先向后旋转再向前旋转。

(6) 手指爬墙　面对或者侧向墙壁，双手或单手沿墙面缓缓向上爬升，使上肢尽量举高，然后缓缓回到原处，反复数次。

(7) 体后抬肩　双手放在背后，由健侧手握住患肢腕部，渐渐向上拉，反复进行。

(8) 压肩　两足分开同肩宽，距离桌子 1 米，下肢伸直。患手放在桌上，健侧手掌按压患肩，利用身体重力向下摆动，松解关节。

2. 腕、手练功法　适用于尺桡骨下端骨折、前臂骨折、腕部扭伤或劳损、指间关节脱位、手部掌指或指间关节脱位、手部骨折或外伤等。

(1) 握拳　五指用力张开，再用力抓紧握拳。

(2) 旋前旋后　前臂贴于胸侧，手握棒做前臂旋前、旋后活动。

(3) 背伸掌屈　手握拳，做腕背伸，掌屈活动。

(二) 被动功能训练法

患者术后或肌肉乏力，尚不能自主活动，在医生帮助下活动筋骨，应该遵循无痛、适度、骨折病人充分固定、避免频繁变换体位等原则。

一般采用抚摸、摩擦、揉捏和舒筋等轻柔手法。

二、下肢功能锻炼

下肢功能锻炼主要包括髋、膝、踝部的功能锻炼，其目的是最大限度恢复下肢的功能。

(一) 主动功能锻炼法

1. 髋关节练功法

(1) 仰卧屈伸法　仰卧，下肢中立位，先屈膝，用自己两手抱住膝关节，使髋关节尽量屈曲，再伸直，反复数次。

(2) 仰卧外展内收法　在同上体位下，使髋关节尽量外展及内收。

(3) 屈髋外展内收法　在同上体位下，使髋、膝关节屈曲，做尽量的外展及内收活动。

(4) 站立摆动法　直立，两手叉腰，使患肢股部筋肉在收缩紧张的情况下，尽量向前屈髋、还原，再尽量后伸、还原，如此反复数次。

(5) 股四头肌（大腿前侧肌群）等长练习　即大腿肌肉绷劲及放松。在不增加疼痛的前提下尽可能多做。

(6) 腘绳肌（大腿后侧肌群）等长练习　患腿下压所垫枕头（枕头的高度在松软的状态下不要大于 5cm），使大腿后侧肌肉绷劲及放松。

(7) 直抬腿练习法　卧在床上，双腿自然伸直，在膝关节伸直状态下抬起 15°，保持抬起 15°的姿势，坚持到颤抖 3 分钟。休息 2 分钟后再次重复。

2. 膝、踝关节练功法

(1) 卧位伸膝抬腿法　卧位，患腿伸直中立位，使下肢各部肌肉收缩紧张，足背伸，在用力伸膝关节的情况下，作抬腿动作，用以锻炼股四头肌力量及膝、踝关节的功能活动。

(2) 坐位伸膝抬腿法　患者坐于床边，屈膝，小腿下垂。自己用两手扶持按压膝关节上部以固定，然后绷紧肌肉伸膝抬腿。随着肌力的增强，可于踝部缚以重物，做对抗的抬腿伸膝活动。

(3) 床缘屈膝法　患者坐于床边，两手把持按压膝关节上部。用力屈曲膝关节后放松，反复操作数次，可锻炼膝关节周围肌力，恢复膝关节功能活动。

(4) 指推活髌法　膝关节伸直，置于床上，肌肉放松，自己用拇、食二指捏持髌骨，并推动髌骨上下、左右活动，松解粘连，恢复功能。

(5) 背伸蹬足法　仰卧中立位，踝关节尽量用力背伸，足下蹬，连做数次，有恢复踝关节背伸的作用。

(6) 站立背伸法　站立位，患足在后，健膝屈曲，利用健腿的屈曲和躯体的前倾力，使踝关节背伸。

（二）被动功能训练法

患者术后或肌肉乏力，尚不能自主活动，在医生帮助下活动筋骨，应该遵循无痛、适度、骨折部位充分固定、避免频繁变换体位等原则。

一般采用捏拿通络法、摇摆松筋法、牵趾抖动法等轻柔手法。

三、脊柱功能锻炼

脊柱功能锻炼主要包括颈椎、腰椎部的功能锻炼，其目的是最大限度恢复脊柱旁肌肉的力量，增加脊柱的稳定性，恢复功能。

（一）主动功能锻炼法

1. 颈椎练功法

(1) 与颈争力　站立，两足分开与肩同宽，两手叉腰，两手交叉，放于后脑，抬头望天，双手向上拔伸头颈，然后放松，反复练习。

(2) 前伸探海　头颈前伸（屈）并转向右下方，双目前下视，似向海底窥视，然后还原。再向左，反复进行。

(3) 回头望月　头颈向右后上方尽力转，双目转视右后上方，似向天空望月亮一样，然后慢慢放松，再转向左后上方，双目望月。

(4) 往后观瞧　头颈向右后转，目视右方，头颈向左后转，目视左方。

(5) 金狮摇头　头颈向左、右各方向环绕数周。

2. 腰椎练功法

(1) 仰卧支撑法　仰卧位，不用枕，两肘屈曲，置于身体两侧，以头、两肘、两足5点作为支点，腰部向上拱起，离开床面，尽量支持。还原，重复数次。

(2) 俯卧背伸法　俯卧位，两上肢微外展，置于身体两侧或背部，两下肢伸直并拢，以胸腹为支点，头和四肢上抬，离开床面，使腰部尽量背伸。还原，重复数次。

(3) 体前屈练习　身体直立，双腿分开，两足同肩宽，以髋关节为轴，上体尽量前倾，双手可扶于腰两侧，也可自然下垂，使手向地面接近。

(4) 体后伸练习　身体直立，双腿分开，两足同肩宽。双手托扶于臀部或腰间，上体尽量伸展后倾，并可轻轻震颤，以加大伸展程度。

(5) 体侧弯练习 身体开立，两足同肩宽，两手叉腰，上体以腰为轴，先向左侧弯曲，还原。再向右侧。

(6) 后伸腿练习 双手扶住床头或桌边，挺胸抬头，双腿伸直交替后伸摆动，摆动幅度逐渐增大。

(7) 提髋练习 身体仰卧，放松，左髋及下肢尽量向身体下方送出，同时右髋右腿尽量向上牵引，使髋骶关节做大幅度的上下扭动，左右交替。

(8) 伸腰练习 身体直立，两腿分开，两足同肩宽，双手上举或扶腰，同时身体做后伸动作，逐渐增加幅度，并使活动主要在腰部而不是髋骶部。还原休息再做，动作要缓慢，自然呼吸，不要闭气，适应后可逐渐增加练习次数。

(二) 被动功能训练法

患者损伤或术后，尚不能自主活动，在医生帮助下活动筋骨，应该遵循无痛、适度、骨折部位充分固定、避免频繁变换体位等原则。

一般采用捏拿、按压、弹拨等轻柔手法。

第二节 常见骨伤疾病的练功方法

一、肩关节损伤

适用于肩部损伤的疾患，有疼痛及活动受限。

(一) 主动功能锻炼法

1. 屈肘旋臂法 站立位，两臂自然下垂，两肘关节屈曲 90°，微握拳，前臂旋后位，肌肉放松，重复数次（图 6－1）。有松解肩部粘连和挛缩作用。

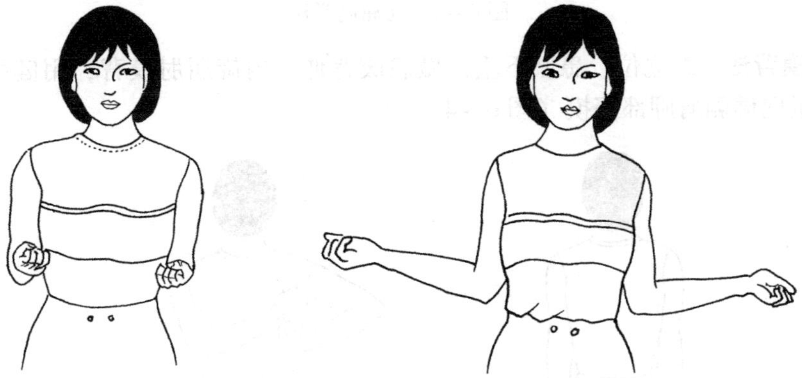

①预备姿势 ②屈肘旋臂

图 6－1 屈肘旋臂法

2. 抱颈撑合法 站立位，两手交叉，用健手带动患肢，将双手置于颈后，呈抱颈状。

做肩关节内收、外展撑合动作，重复数次（图6－2）。

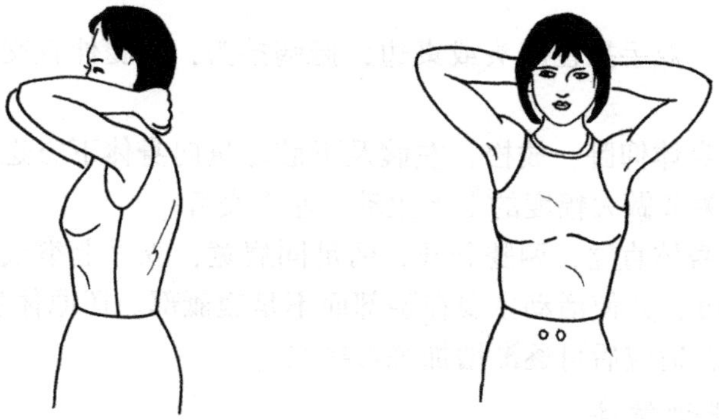

①预备姿势　②抱颈外展

图6－2　抱颈撑合法

3. 前屈高举法　站立位，患肢下垂，用健手握患肢腕部，使患肢前屈，高举再放下，重复数次（图6－3）。

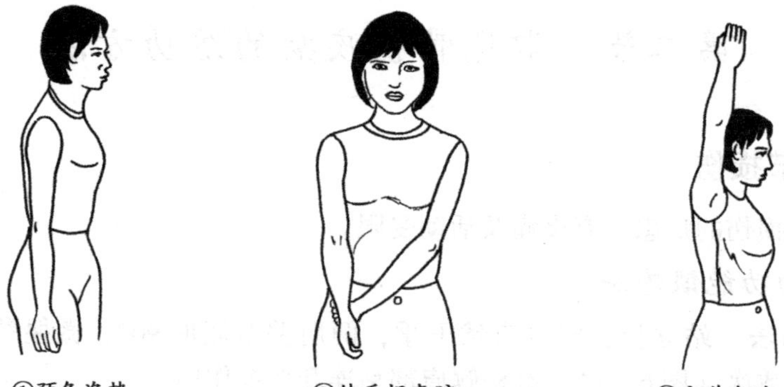

①预备姿势　②健手握患腕　③高举患肢

图6－3　前屈高举法

4. 后伸摸背法　站立位，患肢下垂，做患肢背伸、内旋屈肘摸背，用健手于背后握住患腕，使尽量向健侧肩胛部探摸（图6－4）。

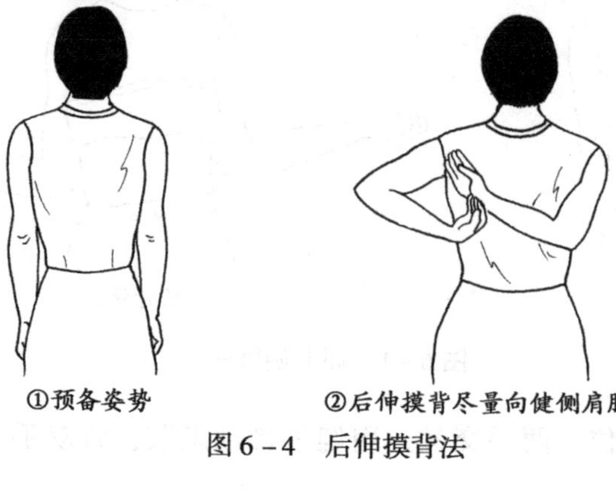

①预备姿势　②后伸摸背尽量向健侧肩胛部

图6－4　后伸摸背法

5. 内收探肩法　站立位，患肢屈肘，用健侧手托持患肘，使患臂尽量内收，患侧手尽量探摸健侧肩胛部（图6－5）。

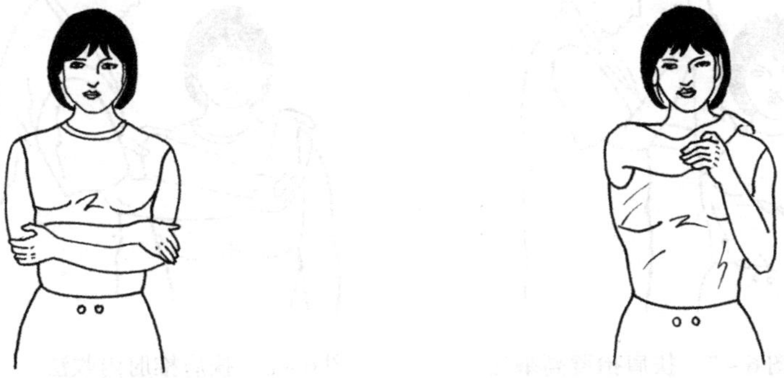

①预备姿势　②患手尽量探摸健侧肩胛部

图6－5　内收探肩法

6. 旋臂划圈法　站立位，患肢自然下垂，以患肢为半径，手为指针，旋转成圆形。先顺时针方向旋转肩关节，再逆时针旋转肩关节，反复数次（图6－6）。

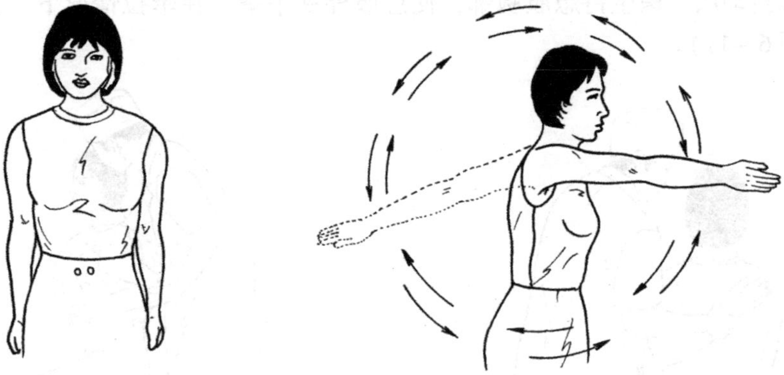

①预备姿势　②旋臂划圈

图6－6　旋臂划圈法

（二）被动功能训练法

1. 药物按摩法　在肩关节周围涂以舒筋活血的外用药剂，施以按揉手法。

2. 理筋法　以揉摩、捏拿和摇晃松肩为主的手法，达到舒筋、理筋、活血、通络的作用。

3. 舒筋法　有舒筋活血止痛、分离粘连、松解挛缩，促使肩关节功能恢复的作用。具体方法如下：

（1）扶肩抬臂高举法　医生一手扶患肩，一手持患肢前臂，使患肩尽量前屈，患臂尽量高举（图6－7）。

（2）扶肩推肘内收法　医生一手扶患肩，一手推患肢肘部，使肩关节尽量内收（图6－8）。

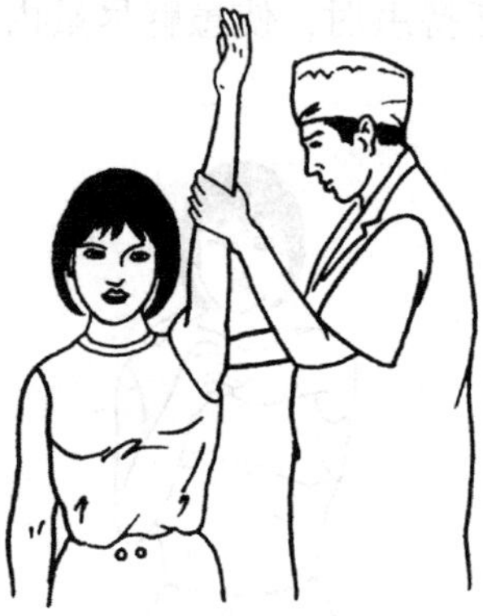

图6－7 扶肩抬臂高举法

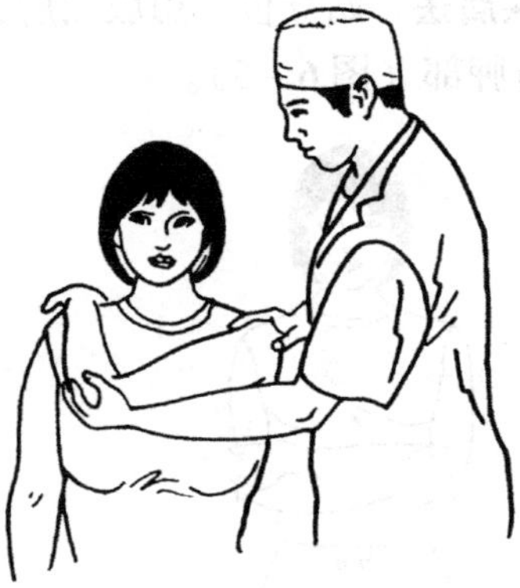

图6－8 扶肩推肘内收法

（3）扶肩提腕摸背法 医生一手扶患肩，一手提患肢腕部，使患肩背伸、内旋、屈肘摸背（图6－9）。

（4）牵拉旋肩法 医生一手扶患肩，一手牵握患肘，或医生两手牵握腕部，使肩关节作回旋活动（图6－10）。

（5）牵拉抖动法 医生持患肢腕部，使患肢外展平举，在牵拉情况下，抖动患肢使肩关节活动（图6－11）。

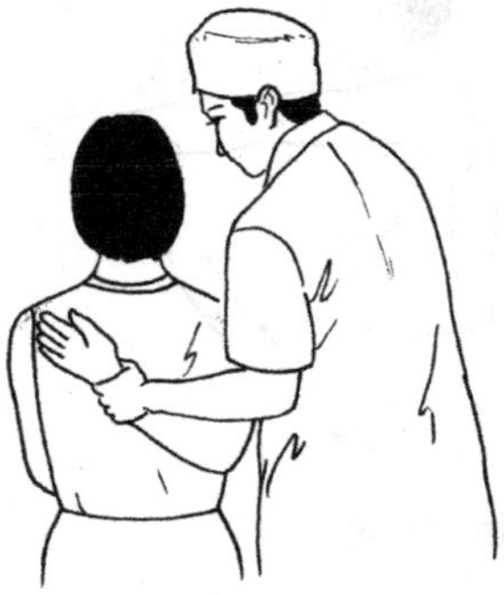

图6－9 扶肩提腕摸背法

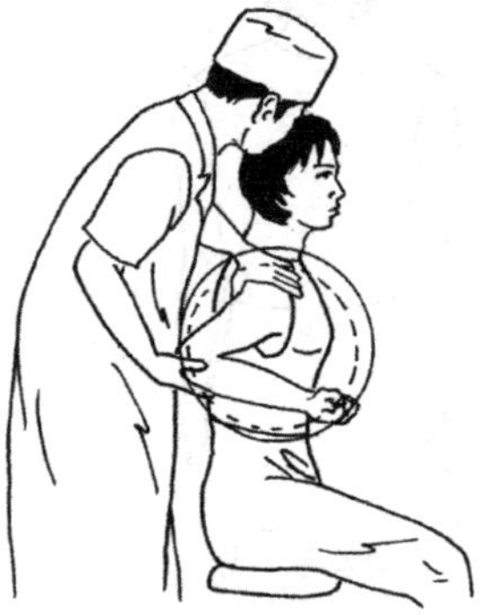

图6－10 牵拉旋肩法

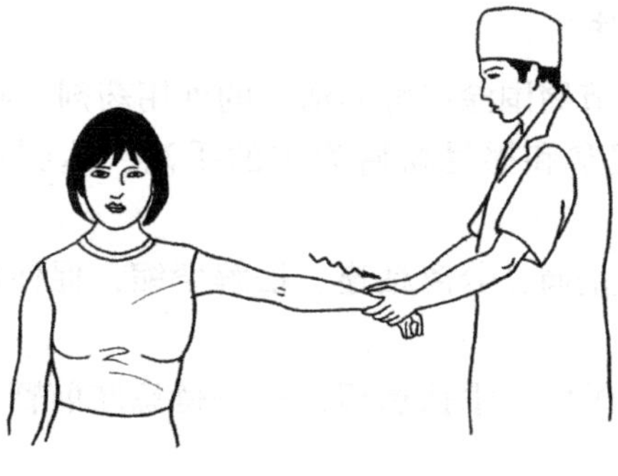

图6－11 牵拉抖动法

二、膝关节损伤

适于膝关节损伤及疾患，大小腿部的损伤，膝关节功能障碍等。

（一）主动功能锻炼法

1. 卧位伸膝抬腿法　仰卧，患腿伸直中立位。使下肢各部肌肉收缩紧张，足背伸，在用力伸膝关节的情况下，做抬腿动作（图6－12）。用以锻炼股四头肌力量及膝、踝关节的功能活动。

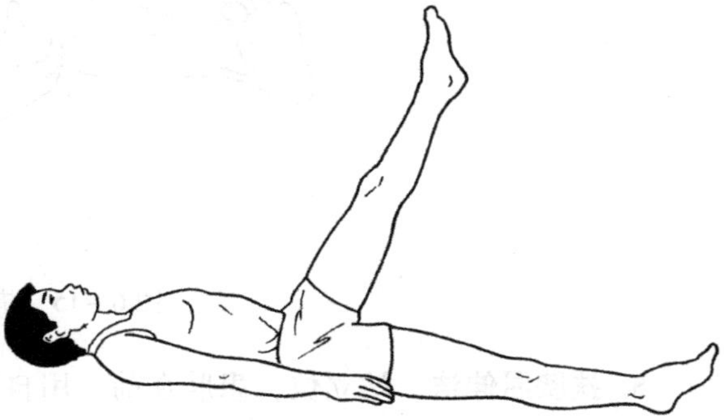

图6－12　卧位伸膝抬腿法

2. 坐位伸膝抬腿法　患者坐于床边，屈膝，小腿下垂，然后绷紧大腿肌肉伸膝抬腿，随着肌力的增强，可于踝部缚以重物做对抗的抬腿伸膝活动（图6－13）。

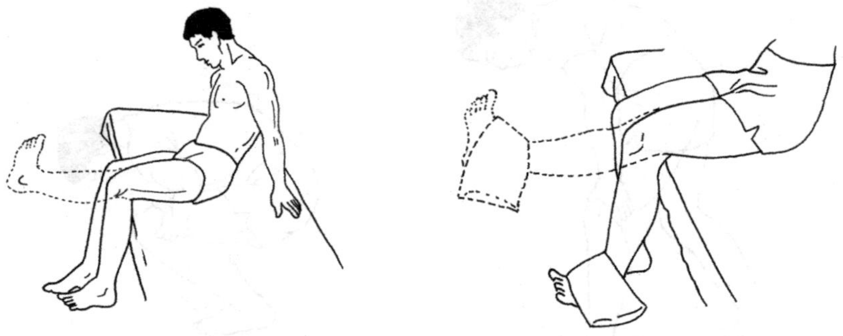

①坐位伸膝抬腿　②坐位伸膝抬腿缚以重物

图6－13　坐位伸膝抬腿法

3. 床缘屈膝法　患者坐于床边，两手把持按压膝关节上部，用力屈曲膝关节后放松，重复数次（图6－14）。可锻炼膝关节周围肌力，恢复膝关节功能活动。

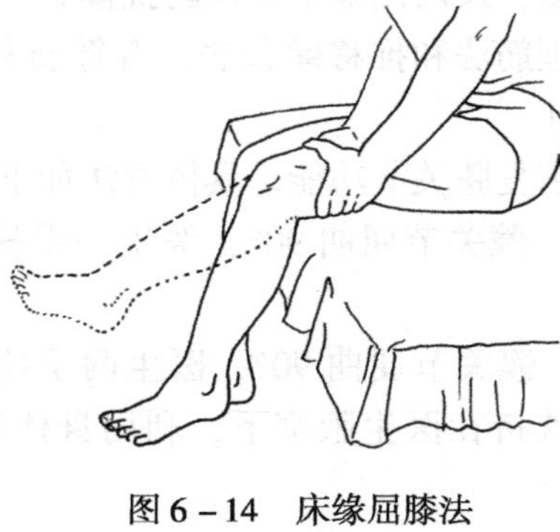

图6－14　床缘屈膝法

4. 指推活髌法 膝关节伸直，置于床上，肌肉放松，自己用拇、食二指，捏持髌骨，并推动髌骨上下、左右活动（图6-15），可活动髌骨关节，松解粘连，恢复功能。

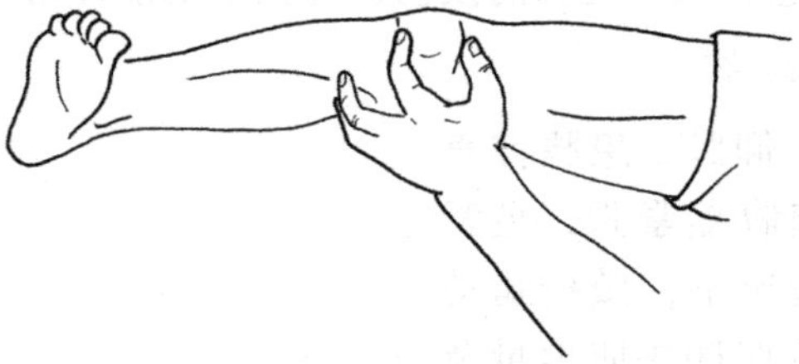

图6-15 指推活髌法

5. 扶膝屈伸法 站立位，患肢在前，用自己两手环抱患肢大腿下段，利用躯干的前倾力及下蹲力，迫使膝关节作屈曲活动（图6-16），可松解关节粘连，解除肌肉挛缩，疏利关节，恢复膝关节的屈曲功能。

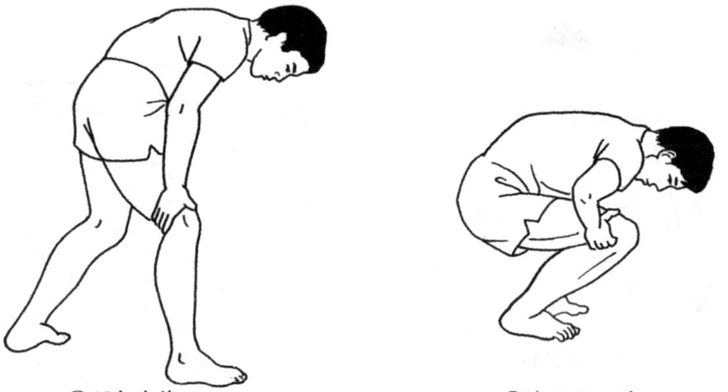

①预备姿势　　②膝屈曲下蹲

图6-16 扶膝屈伸法

（二）按摩活筋被动活动法

1. 揉药法 在膝关节内外侧，及两侧膝眼处揉药抚摸。

2. 理筋法 主要包括捏拿理筋法和推移髌骨法，有舒筋利节，行气活血的功效，达到舒筋、理筋、活血、通络的作用。

3. 舒筋法 可松筋利节，恢复膝关节功能。具体方法如下：

（1）推按屈膝法 仰卧位，髋关节屈曲90°，医生一手扶膝，一手持小腿，推按膝关节使其屈曲（图6-17）。

（2）腋压屈膝法 仰卧位，髋关节屈曲90°，医生两手持膝上部，两手拇指在腘窝处推大腿前屈，同时将小腿下段挟持在医生腋窝下，利用身体的前倾、腋窝向下压的力量，迫使膝关节屈曲（图6-18）。

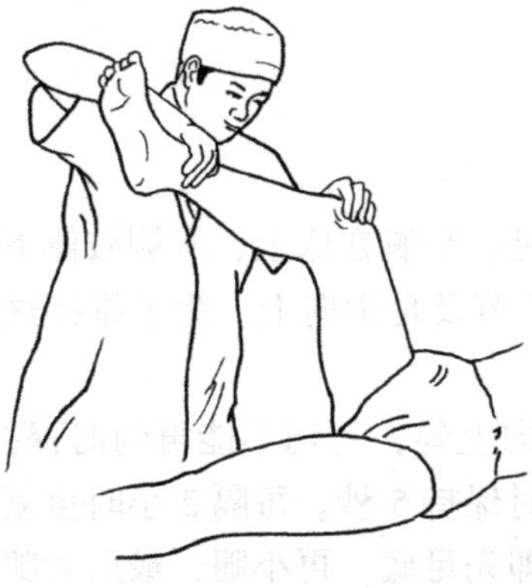

图6－17 推按屈膝法

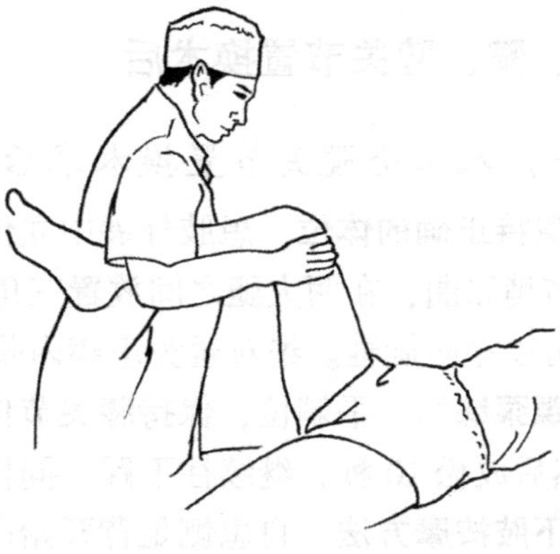

图6－18 腋压屈膝法

（3）手推屈膝法 俯卧位，医生一手按腘窝，另手持小腿，推或扳使膝关节屈曲（图6－19）。

（4）肩扛屈膝法 俯卧位，医生两手按压腘窝上部，将患肢小腿前部置于医者肩上，利用医者躯体前倾力，推压使膝关节屈曲（图6－20）。

（5）床边按压屈膝法 患者坐于床边，使腘窝部恰置于床边缘，医生一手按于膝上，一手按压小脚，使膝关节屈曲（图6－21）。

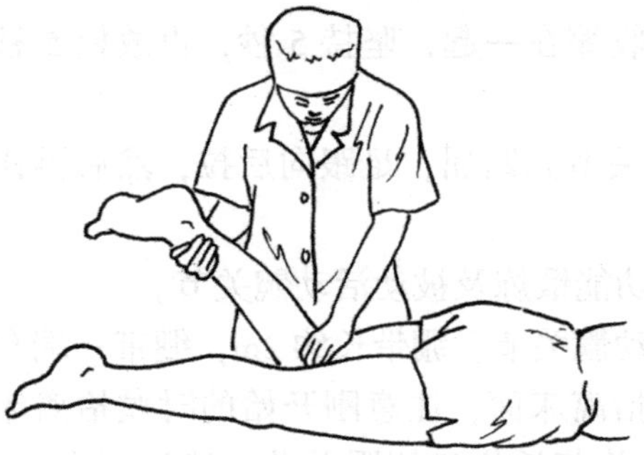

图6－19 手推屈膝法

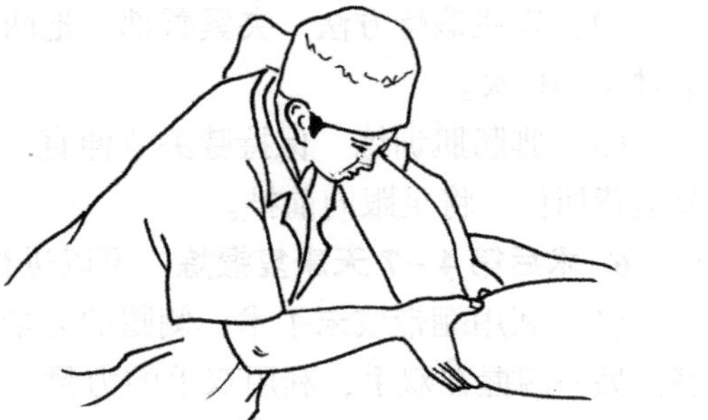

图6－20 肩扛屈膝法

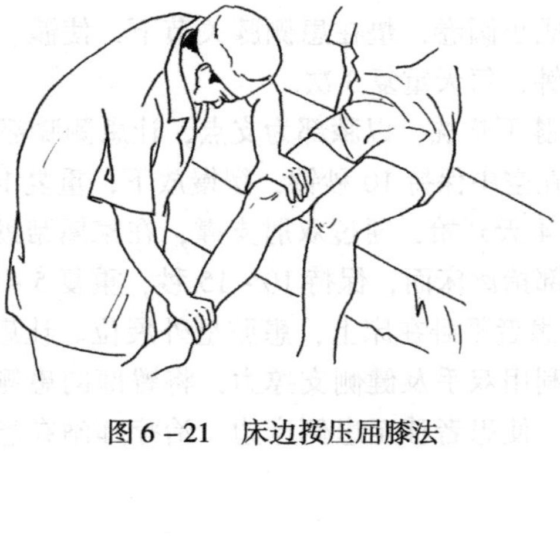

图6－21 床边按压屈膝法

三、髋、膝关节置换术后

（一）人工全髋关节置换术术后康复

1. 保持正确的体位 患肢外展中立位。具体方法是：平躺在床上，术侧肢体下垫软枕，使髋关节稍屈曲，在两大腿之间放置三角枕，使双膝关节及足尖向上，为了维持这个体位，必要时可以穿防旋鞋。绝对避免患髋内收、内旋。

2. 踝泵练习 平躺位，保持膝关节伸直，足尽量向上勾，勾到不能再勾时保持该姿势5秒，然后放松10秒，继续往下踩，同样在不能再踩时保持5秒。每隔2小时重复20次。

3. 下肢按摩方法 自患侧足背开始向心性按摩，即先足底，再小腿，最后大腿的顺序。每次按摩10分钟。每2小时按摩1次。

4. 健侧下肢锻炼 一般情况下，术后第二天，如果病人一般情况好，就可以进行关节的活动练习。健侧肢体的活动包括踝关节、膝关节和髋关节的活动。方法：平躺或半坐在病床上，依次练习踝关节、膝关节、髋关节。

5. 患肢肌肉锻炼

（1）股四头肌练习 平躺在床上，绷紧大腿肌肉，膝关节保持伸直，并用力将膝关节向床的方向压，感觉已经用自己最大力时，保持这个姿势5～10秒钟，然后放松5秒，重复10次，尽量每个小时能做5～10次。

（2）臀肌锻炼方法 夹紧臀部，把两边臀部收缩在一起，坚持5秒，再放松5秒，每小时5～10次。

（3）腓肠肌训练 保持膝关节伸直，患者踝关节先跖屈，足跟向后拉，然后再让踝关节呈背屈位，将足跟向前推。

6. 术后第4～7天康复锻炼 可以进行CPM功能锻炼及被动活动髋关节。

（1）利用绷带或未手术一侧腿的力量被动活动髋关节。绷带长约2m，绷带一端套在足底，另一端握在双手，利用双手的力量，将下肢抬离床面，注意刚开始的时候抬离床面的距离不应过大。如果没有绷带，也可以将健侧踝关节托住患侧踝关节，然后用力往上抬，抬到最高处时保持5～10秒钟。

（2）如果身体还很虚弱，没有力气完成用绷带或健腿被动活动患侧髋关节，可以尝试下面的方法：将毛巾被叠成小圆卷，垫在患侧膝关节下，使髋、膝关节处于屈曲状态（度数要求同上），保持30分钟，每天重复3次。

7. 膝关节训练 患侧膝下垫枕，以膝部为支点，让患侧膝部向下用力压，小腿往上举，抬离床面做伸膝动作，并在空中保持10秒钟，缓慢放下，重复10～20次。

8. 抬臀训练 术后第4天开始，通过双肘支撑，在家属帮助下，或双手握住床上方的吊环挺起上半身，同时臀部抬离床面，保持10～15秒，重复5～10次。

9. 卧位到坐位训练 患者平卧在床上，患肢呈外展位。让患者屈曲健侧下肢，伸直患肢，用双手支撑半坐起。利用双手及健侧支撑力，将臀部向患侧移动，然后再移动患侧下肢及上身。重复以上动作，使患者移至患侧床边。治疗师站在患侧床边，一手托住患者患肢，一手抱住患者肩部，助患者双手及健肢同时用力撑床，以臀部为旋转轴坐起。注意髋部屈曲不能超过90°。

10. 悬腿练习　由他人帮助将患者身体向手术一侧外移至床边，让小腿自然垂挂于床边，使膝关节屈曲逐渐达到90°。移动中避免髋关节旋转。

11. 坐位水平转移训练　向患侧移动时，应先移动患肢，使其呈外展位，再利用双手支撑床，移动臀部和患肢。向健侧移动时，应先用双手支撑床，移动臀部和健肢，再移动患肢。

12. 坐位到站位转移　患者端坐床旁，双足着地，健肢在前，患肢在后，双手握住助行器，利用健肢和双手的支撑力挺髋站起。有条件时，利用直立床帮助患者卧位－站位的转换。站立时健腿完全负重，患腿部分负重。

13. 术后第二周康复锻炼　术后第二周的重点是加强患侧下肢部分负重下的主动运动，改善关节活动范围，进一步提高肌力，增加床上自主活动能力。继续加强床边体位转换训练，即卧位－坐位转移训练、坐位水平移动训练、坐－站转换训练，方法同术后前几天。注意在转换过程中避免身体向两侧移动。肌力恢复后可以扶拐行走。

（二）人工全膝关节术后康复

1. 术后前3天被动锻炼

（1）主动屈、伸踝关节　用力使踝关节做被动的屈伸运动。双足用力尽量向上勾，保持5～10秒钟，然后用力做往下踩的动作，再保持5～10秒。在做这个动作的时候，要保持一定的节奏，每隔1小时做10次。这个动作可以一直做到病人完全康复为止。

（2）转动踝关节　病人由内向外转动自己的踝关节，每天5次，每次重复5遍。

（3）直腿抬高　在床上伸直并绷紧膝关节，用力将足抬离床面20cm，并保持10秒钟，慢慢放下。病人也可以坐在床上完成该动作，到大腿肌肉疲劳为止。

通过术后前3天的锻炼应该达到：基本消除手术侧肢肢体肿胀，患侧大腿、小腿肌肉能够协调用力做出肌肉收缩动作。

2. 术后第4～7天

这个阶段康复的重点是恢复关节的活动范围，加强肌肉力量的练习。在这个阶段，可继续前3天的锻炼内容，并增加以下练习：

（1）悬垂小腿动作　仰卧于床上，利用双肘及健侧肢体的力量将身体移向床边（注意安全，勿摔倒在地），将自己的患侧小腿悬于床沿下。通过自我调节髋关节的位置及外展角度来调整膝关节的屈曲度，以完成膝关节自我控制下的主动屈曲，角度逐渐增大。

（2）坐位膝关节屈曲练习　当病人自然下垂小腿习惯以后，可以在坐位下练习屈曲膝关节。

（3）适应性站立练习　在医护人员的保护下，下床做适应性站立练习，重心放在健侧肢体上，患肢不负重，站立的时间随练习的增多逐渐延长。

但是如果手术中不是使用骨水泥固定方式的膝关节，应于手术后5～6周才可下地。固定方式病人可以咨询手术医生。通过本阶段的练习，应达到膝关节能完全伸直，被动时能达到屈曲90°。

3. 术后8～14天

（1）卧床直腿抬高练习　①仰卧于床上，伸直并绷紧膝关节，然后用力将手术一侧下肢抬离床面30°，保持5～10秒，后慢慢放下。每天练习3次，每次练习20～30遍。②在陪护人员的保护下，扶住栏杆，尽量往下蹲，同时脚跟不要离开地面，保持10～15秒后缓慢站起。

（2）行走练习　在陪护人员的保护下扶助行器练习平地行走。行走练习时一定不要着急，并根据自己的情况调整行走的时间和速度，这个阶段行走时患肢负重约10kg，最好是在平地上练习。练习时要注意安全，避免摔跤等意外的发生。通过这个阶段的练习，最好能达到：膝关节可以主动伸直，主动屈曲能达到90°。

四、腰椎间盘突出症术后康复锻炼

（一）第一阶段

1. 直腿抬高运动法　仰卧位，由30°开始，保持时间15秒，逐渐增加角度，防止神经根粘连，每天10次，每次2～3遍（图6－22）。

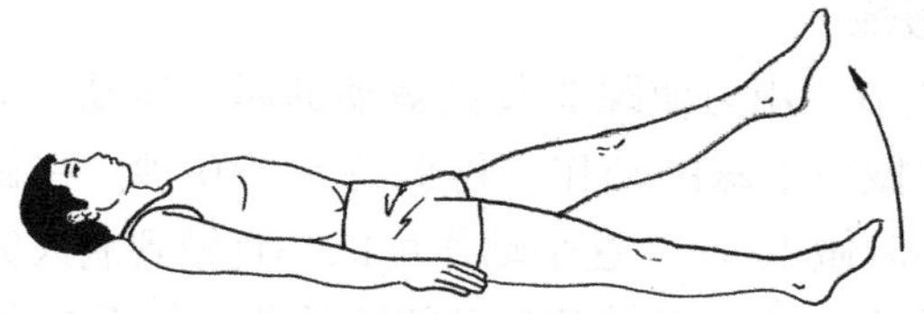

图6－22　直腿抬高运动法

2. 踝关节伸屈运动法　每个动作保持10秒，重复20次，每天3～4次（图6－23）。

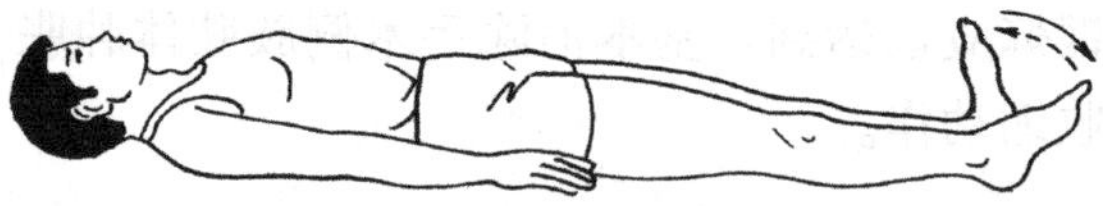

图6－23　踝关节伸屈运动法

（二）第二阶段

1. 5点支撑法　平躺位，用头、双脚、双肘5点支撑，将臀部抬起，臀部尽量抬高。保持10秒，重复20次，每天2～3次（图6－24）。

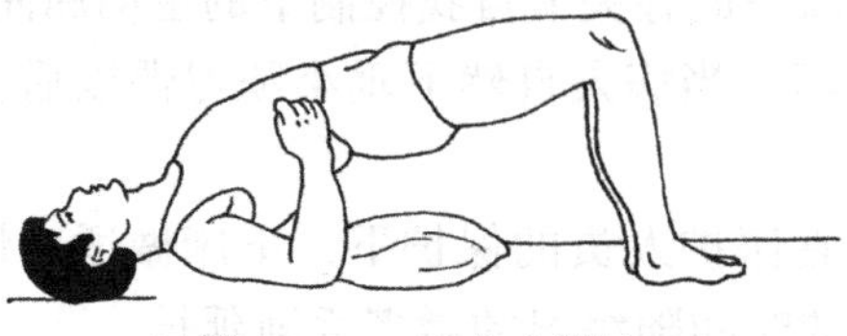

图6－24　五点支撑法

2. 3点支撑法　平躺位，用头、双脚3点支撑，将臀部撑起，臀部尽量抬高，保持10秒，重复20次，每天2～3次（图6－25）。

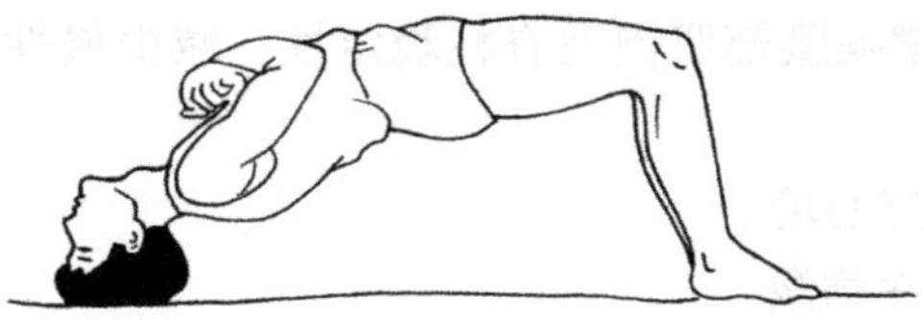

图6－25 三点支撑法

3. 4点支撑法 即拱桥支撑法，平躺位，用双手、双脚将身体全部撑起，呈拱桥状。保持10秒，重复20次，每天2～3次（图6－26）。

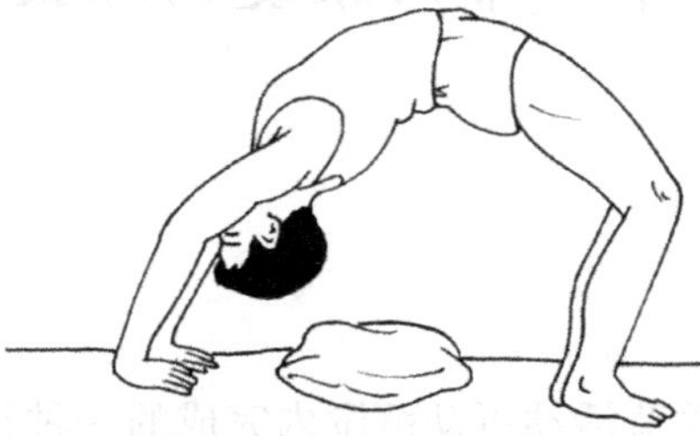

图6－26 四点支撑法

4. 飞燕点水法 俯卧位，头、双上肢、双下肢后伸，腹部接触床的面积尽量小，呈飞燕状。保持10秒，重复20次，每天2～3次（图6－27）。

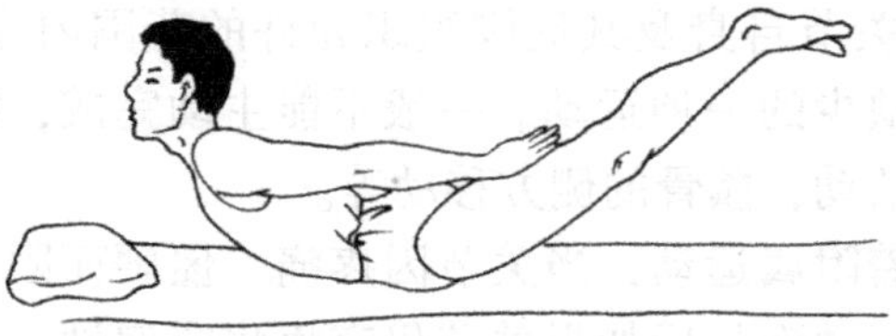

图6－27 飞燕点水法

（三）第三阶段

指导患者正确使用腰围，维持腰椎稳定性。选择腰围与患者的体型相适应，一般上至上肋弓，下至髂嵴下，不宜过紧。在佩带腰围情况下练习下床活动、站立，站立时双脚分开与肩同宽，双手叉于腰部，挺胸，使腰背肌收缩。行走时保持正确姿势，抬头挺胸收腹，坐位时必须端正，不要过度弯腰。

（四）注意事项

1. 出院后继续院内所学的锻炼内容，选择性实施，次数时间取决于具体情况，运动量循序渐进，运动中有一定间歇，避免腰部过度劳累。

2. 不要连续使用腰围，以免造成腰背肌肉失用性萎缩。

3. 3～6个月以内避免剧烈活动及提重物，尽可能避免久坐、跑、跳，避免睡软床，从地上搬起重物时应采取屈膝、下蹲的姿势拿取，建立良好的生活方式，经常改变坐姿，加强腰背肌锻炼半年以上，增强腰部肌肉及脊柱稳定性，减少慢性腰痛的发作，防止腰部损伤及腰椎间盘突出的复发。

4. 加强营养，保持良好心境。

5. 注意保暖，避免寒冷刺激。

6. 单纯腰椎压缩性骨折，伤后8～12周下床活动，不要弯腰，3个月后练习弯腰，4～6月后适当参加劳动。

第三节 常用康复训练技术

一、关节松动技术

（一）基本概念

关节松动技术是治疗者在关节活动可动范围内完成的一种针对性很强的手法操作技术，属被动运动范畴，其操作速度比推拿速度慢，在应用时常选择关节的生理运动和附属运动作为治疗手段。

1. 关节的生理运动 指关节在生理范围内完成的运动，可以主动完成，也可以被动完成。

2. 关节的附属运动 关节自身及其周围组织允许的范围内完成的运动，叫附属运动，是维持关节正常活动不可缺少的一种运动。一般不能主动完成，需要其他人或对侧肢体帮助才能完成，如关节分离活动，髌骨的侧方移动等。

任何一个关节都存在着附属运动，当关节因疼痛、僵硬而限制活动时，其生理及附属运动均受到限制。在生理运动恢复后如果关节仍有疼痛或僵硬，可能附属运动尚未完全恢复正常。通常在改善生理运动之前，先改善附属运动，而附属运动的改善，又可以促进生理运动的改善。

（二）基本方法

1. 摆动 是指骨的杠杆样运动，即生理运动。摆动时要固定关节近端，关节远端做往返运动或摆动。摆动必须在关节正常活动范围的60%以上才可应用。例如，肩关节前屈（正常肩关节前屈180°）的摆动手法，至少要在肩前屈达到100°（60%）时才应用，如果没有达到这一范围应先用附属运动手法来改善。

2. 滚动 当一块骨在另一块骨表面发生滚动时，两块骨的表面形状必然不一致，接触点同时变化，所发生的运动为成角运动，其滚动的方向总是朝向成角运动的方向，常伴随着关节的滑动和旋转。

3. 滑动 当一块骨在另一块骨上滑动，如为单纯滑动，两骨表面形状必须一致，或是平面，或是曲面（两骨面的凹凸程度必须相等）。滑动时，一侧骨表面的同一个点接触对侧骨表面的不同点。滑动方向取决于运动骨关节面的凹凸形状（凸出－滑动方向与成骨角运动方向相反；凹陷 - 骨动方向与成骨角运动方向相同）关节表面形状越接近，滑动就越多，关节表面形状越不一致，滚动就越多。临床应用时，由于滑动可以缓解疼痛，合并牵拉可以松解关节囊，使关节放松，改善关节活动范围，因此应用较多。

4. 旋转　旋转是指移动在静止骨表面绕旋转轴转动，旋转时，移动表面的同一点作圆周运动。旋转常与滑动、滚动同时发生，很少单独作用。

5. 分离和牵拉　分离和牵拉称为牵引。

（1）分离　当外力作用使构成关节两骨表面呈直角相互分开时称分离或关节内牵引。分离因外力与关节面垂直，关节两侧骨端必然分离。

（2）牵拉　当外力作用于骨长轴使关节远端移位时，又称长轴牵引。

（三）手法分级

1. Matland 分级标准

（1）Ⅰ级　治疗者在病人关节活动的起始端，小范围、节律性地来回松动关节。

（2）Ⅱ级　治疗者在病人关节活动允许的活动范围内，大范围、节律性来回松动关节，但不接触关节活动起始和终末端。

（3）Ⅲ级　治疗者在病人关节活动允许的活动范围内，大范围、节律性来回松动关节，每次均接触到关节活动的终末端，并能感到关节周围软组织的紧张。

（4）Ⅳ级　治疗者在病人关节的终末端，小范围、节律性地来回松动关节，每次接触到关节活动的终末端，并能感觉到关节周围软组织的紧张。

2. 手法应用选择

（1）单纯关节疼痛　适合Ⅰ、Ⅱ级手法。

（2）疼痛伴关节僵硬　适合Ⅲ级手法。

（3）关节粘连伴挛缩　适合Ⅳ级手法。

手法分级可用于关节的附属运动和生理运动。附属运动：Ⅰ~Ⅳ均可用。生理运动必须在关节正常活动的60%以上才可应用，多用Ⅲ~Ⅳ级，极少用Ⅰ级。

（四）治疗作用和临床应用

1. 治疗作用

（1）生理效应　力学作用+神经作用。

①力学作用：促进关节液流动，增加关节软骨和软骨盘无血管的营养，缓解疼痛，防止关节退变。②神经作用：抑制脊髓和脑干致痛因子的释放，提高痛阈。

（2）保持组织的伸展性　关节松动术，特别是Ⅲ、Ⅳ级手法，直接牵拉了关节周围的软组织，可保持或增加伸展性，改善关节的活动范围。

（3）增加本体反馈　关节松动可以提供下列感觉信息：关节静止位置和运动速度及变化，关节的运动方向，肌肉张力及变化。

2. 临床应用

（1）适应证　任何损伤（非神经性）引起的关节功能障碍。

①疼痛，肌肉紧张及痉挛；

②正常关节活动障碍；
③进行性关节活动受限；
④功能性关节制动。
（2）禁忌证
①正常关节活动范围过度伸展；
②关节肿胀；
③炎症；
④肿瘤及未愈合骨折。

（五）操作程序

1. 病人体位 舒适、放松、无痛的体位。

2. 治疗者的位置 治疗者应靠近治疗的关节，一手固定关节的一端，一手松动另一端。

3. 治疗前评估 找出存在的问题，如疼痛程度、关节僵硬程度等。

4. 手法应用

（1）手法操作的运动方向 可以垂直或平行于治疗平面。治疗平面是指垂直于关节面中点旋转轴线的平面。分离手法、滑动手法和长轴牵引手法兼施。

（2）手法操作程度 应达到关节活动极限：出现疼痛但不宜超过痛点，应超过僵硬极限但不宜太过。手法平衡，有节奏，持续30秒~1分钟。

（3）治疗反应 轻微疼痛属于正常反应，24小时仍不减轻，甚至增加说明治疗强度过大或持续时间过长。

二、肌力训练

肌肉最大的功能就是收缩，对于人体运动最大的作用就是通过收缩产生的力量来维持或者完成动作。其功能就是在收缩和放松的过程中实现的。

肌肉的收缩方式有多种，各自有着不同的特点和作用，但都是完成人体运动和维持身体姿势所必需的，哪一种收缩方式有了障碍都会影响人体的正常运动功能。在损伤或者手术后的康复功能练习中，更是必须全面考虑到不同的伤病情况，不同的时期、不同的肌力水平，采用不同的或者综合不同的肌肉收缩方式进行练习，才能安全有效逐步恢复肢体的功能。

肌肉收缩方式的分类有等长收缩、等张收缩二类。

（一）等长收缩

1. 基本概念

等长收缩是指肌肉在收缩过程中肌肉长度不变，不产生关节运动，但肌肉内部的张力增加，俗称肌肉“绷紧”，是生活中非常常见的一种收缩方式。如坐在电脑前保持一定的姿势，就是髋关节和腰背颈部脊柱周围的相关肌肉一直在做等长收缩，才能对抗重力、维持坐着的姿势不瘫倒下来。所以虽然是坐着不动，但是时间一久一样会觉得腰部的肌肉疲劳酸痛，只是看起来不动，而实际一直在收缩做功。再如倒立，肢体和关节并没有活动，但是上肢胳膊的肌肉，还有肩部的肌肉，甚至腰腹部、腿部的肌肉都要很强力地做这种等长收缩，才能保持倒立不倒。虽然不动，但是很快就会累得肌肉发抖。

2. 等长收缩的训练

①等长收缩时间：损伤或手术之后的 2 ~ 3 天可以开始训练。因为不引起关节的活动，是非常安全的常用肌力练习方法，即使是肌肉或者肌腱本身的断裂缝合，也一样可以进行轻柔的等长肌肉收缩放松练习，以维持基础肌力，同时促进血液循环和损伤局部的组织生长。

②等长收缩方式：一般不需要特殊的器械辅助就可以随时进行。在练习的时候要长时间多次数地进行才会有作用。如在膝部手术之后进行的等长股四头肌收缩放松训练，要每天做 500 ~ 1000 次，才会逐渐看出效果。

③等长收缩强度：强度的大小应遵循循序渐进、少量多次的原则。自己可以随时调节和控制，条件允许就多用一点力，疲劳或者疼痛可以随时放松或暂停，初期可以采用少量多次原则。

（二）等张收缩

1. 基本概念

等张收缩是指肌肉收缩的过程中张力保持不变，但长度缩短或者延长，引起关节活动。等张收缩根据运动方向的不同分为向心性收缩和离心性收缩。向心性收缩时肌肉起点和止点相互接近；反之则为离心性收缩。

日常生活中的一举一动都是肌肉等张收缩完成的。比如我们用力弯胳膊的时候，肱二头肌就会鼓起来，这就是肱二头肌在做向心性等张收缩，内部的张力没变，但是肌腹的长度缩短，所以凸起来，同时引起了肘关节的屈曲运动。再如下楼的时候股四头肌肯定是要收缩发力的，不然就会腿发软从楼梯上摔下，但是这个时候支撑腿（脚踩在台阶上，准备弯腿的那条腿，向下让另一条腿去踩到下面一层台阶上）的膝关节是从伸直到弯曲的（这样才能弯腿让身体重心下降，踩到下一层台阶上），所以这个时候就是肌肉收缩的时候变长，是肌肉的离心性收缩。

与向心性收缩相比较，离心性收缩更难以控制，所以在下肢的伤病和手术后的恢复过程中，力量恢复到一定程度的时候，先是能够上楼了，但是下楼的时候还是力量不够，腿会发抖发软，甚至是害怕不敢下楼，原因就是肌肉的离心性收缩需要更强的控制，而且恢复得相对要慢一些。当然，也就需要更专门的康复功能训练。

2. 等张收缩的训练

临床实践证明，肌肉的等张收缩是肌肉本身长度有变化而引起关节的活动，对于周围的组织刺激会比等长收缩大很多，所以在伤病和手术后的康复功能练习中，要晚些时间才开始，要有一定的基础肌力，而且组织要有一定的愈合强度才可以，不能自己随便尝试。等张训练一般比等长训练时间长，消耗的能量多，易使人疲劳，引起肌肉酸痛，因此，等张训练后需要较长的时间休息恢复。所以，损伤和术后的等张收缩训练，不能一概而论。对于比较稳定的骨折，在确保医疗安全的情况下，在医生指导下择期训练，训练量由小到大，循序渐进。

此外，临床上还有等速收缩和等动收缩等训练方法。

三、本体感觉训练

（一）基本概念

1. 本体感觉 也叫运动觉，是指人对自己身体的肌肉、关节、韧带的活动及身体的位置、姿势的一种自觉或不自觉的感受肢体空间位置的感觉，包含了关节运动觉和位置觉的一种特殊形式的感觉。

2. 本体感觉损伤机制 本体感觉不像肌力和活动度之类的运动素质，能看得见摸得着的，肌肉有没有劲，关节能不能活动，是马上就能知道能体会到的，而当关节发生损伤，或者运动系统的手术之后，由于组织的损伤或持续的肢体制动，如石膏、夹板、支具的固定等，使肢体的活动减少，本体感觉感受器丧失了控制肢体的运动能力，必然降低了关节周围的肌肉、肌腱和韧带的本体感觉甚至缺失，从而引起关节的不稳，关节运动控制能力的下降，运动中身体姿势调整和平衡能力的下降，人体的整个运动功能下降。

研究表明，关节周围的肌肉、肌腱、韧带等正常结构，是关节具有本体感觉功能的物质基础。本体感觉的下降，不像肌肉萎缩和关节粘连，是某个肢体受伤的问题。因为本体感觉包括了神经系统对本体感觉的传入、传出和整合调控功能，也是神经肌肉控制能力的减弱，所以即使只是一条腿受伤造成活动减少，本体感觉的下降也是全身性的，也意味着没受伤的胳膊和腿的本体感觉也随之下降（见图 6-28）。

总而言之，近年来国内外学者越来越重视本体感觉的康复训练。

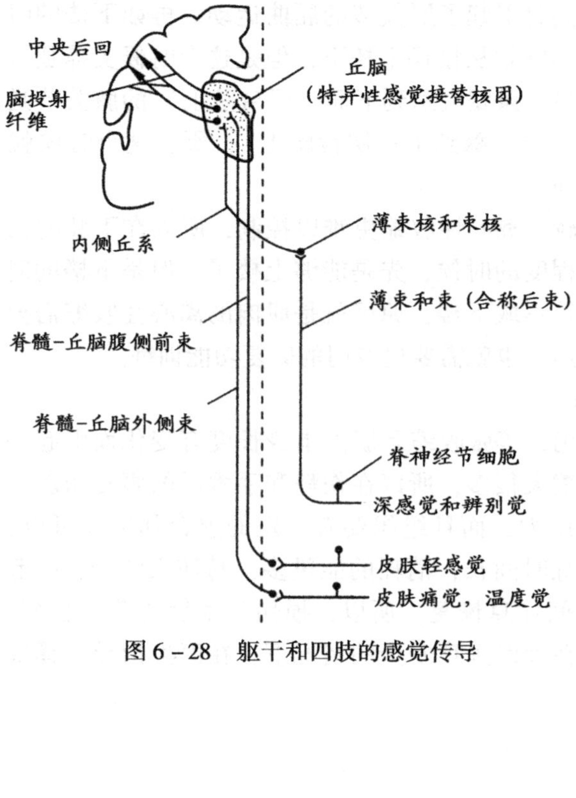

图 6-28 躯干和四肢的感觉传导

3. 本体感觉分类

（1）关节位置的静态感知能力　反映本体感觉的传入活动能力。

（2）关节运动的动态感知能力　反映本体感觉的传入活动能力。

（3）肌肉收缩反射和肌肉张力的调节能力　反映本体感觉传出的活动的能力。

（二）基本方法

康复医学的直接目标是恢复功能，康复的最终目标是回归社会。因为每个关节和肢体的运动模式不同，损伤或术后功能的障碍也不相同，方法和手段也十分繁多，常用的基本方法有以下几种：

1. 运动疗法　根据肌肉动力来源分为主动运动、被动运动、等长运动、等张运动等，是本体感觉最基本的康复方法。适用于四肢骨折固定后关节粘连、僵硬、肌肉萎缩的康复。

2. 平衡和协调训练　人体的运动要以本体感觉的平衡和协调为基础，运动必须具备活动性、速度、耐力和力量这4个要素，通过人体大脑的协调产生平滑、准确、有控制的运动，才能真正达到日常生活的能力。所以，该训练也是本体感觉必须使用的康复方法，适用于脊髓损伤后遗症、中风等。

3. 生物反馈　是一种借助精密电子仪器进行的练习，使人体能对自己体内异常的不随意生理活动进行自我调节控制，使之正常化。常用有肌电生物反馈、手指皮温生物反馈、血压和心率生物反馈等，是临床常用的康复方法。适用于脊髓损伤后截瘫、脑震荡引起的头痛等。

4. 神经肌肉促通技术（PNF）　基于外周信号对脊髓运动神经元的兴奋性的刺激，利用人体各种生理反射，充分调动人体的潜能，“唤醒”人体功能的“沉睡”，逆转肢体的残废，是本体感觉常用的康复方法，如拮抗肌的逆转、站立的逆转、行走的逆转等。适用于脊髓损伤后截瘫、中风等。

总之，本体感觉训练只能遵循“具体问题具体分析”的原则，不能一概而论，除上述介绍的4种本体感觉康复方法以外，临床常用的方法还有很多，如电疗法、光疗法、超声波疗法、磁疗法、水疗法等。

四、传统优秀功法训练

功法是中医药防治疾病、保健康复的传统技术方法，古代将这种方法统称为“导引”，有“导气令和，引体令柔”的含义。中国传统功法应用基于调身、调息、调心的三调技术，在内容形式中糅合了肢体锻炼、呼吸调整和精神调节3个方面，目前已经被广泛应用于运动系统疾病的防治康复中。功法训练可以增强骨伤患者整体体能，改善情绪状况，提高患者主动运动能力，尤其对于各关节功能的恢复以及肌肉、韧带等软组织机能调整和增加有着积极作用。

功法是中华民族医疗体育的核心组成和代表，中国也是世界上最早应用功法体疗的国家之一。《吕氏春秋·古乐篇》记载：“昔陶唐之始，阴多滞伏而湛积，水道壅塞，不行其源，民气郁阏而滞着，筋骨瑟缩不达，故作舞以宣导之。”这是我国应用古代功法治疗运动系统疾病的最早事例。之后，汉代《导引图》中的功法锻炼方法、华佗的“五禽戏”、北宋八段锦以及明代易筋经等许多优秀功法不断涌现，形成了内容多样、风格鲜明的中国传统功法体系，不断丰富了中医学防病治病、康复养生的理论和实践。

（一）中国传统功法应用的基本方法、形式、原则与流程

1. 基本方法 调身、调息、调心。

2. 基本形式 卧式（仰卧位、俯卧位、侧卧位、半靠位）、坐位（端坐位、盘坐位）、立式（平站位、半蹲位）、行式、爬式。

3. 基本原则

（1）三调技术的整合协调应用原则。

（2）局部功能恢复与整体机能发展相结合原则。

（3）个人差异性原则。

（4）功法锻炼持久性、强度渐进性原则。

（5）预防性功法锻炼和维持性功法康复相结合原则。

（6）个别功法训练、互助功法训练与团队功法训练相结合原则。

4. 基本流程

（1）评估受训者的身心状况和运动能力，充分了解其疾病基本状况。

（2）设计功法训练方案，规范组织训练。

（3）选择合适训练场地。

（4）完成受训者的训练前辅导，做好训练前准备。

（5）功法训练中的交流与互动，密切关注训练过程，确保训练安全。

（6）做好训练后记录。

（二）八段锦

“八段锦”起源于北宋，是我国古代动静结合功法中较有代表性的套路，首见于明·洪武三十一年（1398）朱权所编著的《活人心法》。“八段”，是指其动作共有八节；“锦”俗称“织锦”，有典雅华美之意，谓其珍贵。八段锦的体式有两种，一种是坐着练，称为“坐式八段锦”，一种是站着练，称为“站式八段锦”。两种锻炼方法，可以根据患者的不同情况选择性应用。八段锦功法练习要注意意念、呼吸和动作的有机结合，每日可锻炼1～2次，每次时间10～15分钟。

八段锦在骨伤疾病中十分适合于患者整体机能恢复提高，增强患者体能。也可以选择其中的一些动作姿势用于颈椎病、腰肌劳损、骨折后遗症等疾病的康复治疗。一些卧床的骨伤疾病患者可以在医师指导下，采用坐式八段锦进行锻炼，随着体能恢复和关节功能恢复，站式八段锦也可以逐步开展。

1. 坐式八段锦的动作

（1）叩齿集神法 叩齿36次，两手抱头掩两耳，击后脑24次。

（2）摇天柱法 左右摇颈各24次。

（3）舌搅漱咽法 左右舌搅上腭36次，漱口36，唾液下咽。

（4）摩肾堂法 搓热手掌，按摩腰部36次。

（5）单关辘轳法 左右肩各摇动36次。

（6）双关辘轳法 两肩向前后同时摇动36次。

（7）托天按顶法 两手向上托天按顶各9次。

（8）钩攀法 两手向前攀双脚心12次。

2. 站式八段锦的动作

（1）两手托天理三焦 直立，两臂自两侧上举至头顶，两手手指相叉，翻掌掌心托天，两足跟离地吸气，复原呼气。

（2）左右开弓似射雕 直立，右足横出一步，呈骑马蹲裆式，双手在胸前交叉后，左手手指呈剑指向左推出，头随之左转，目视左手食指，右手握拳平胸，此拉弓状吸气，复原呼气。再向右做同样动作。

（3）调整脾胃需单举 直立，左手翻掌上举，五指并紧，掌心向上，指尖向右，同时右手下按，掌心向下，指尖向前吸气，复原呼气。再向右做同样动作。

（4）五劳七伤往后瞧 直立，头慢慢左转，眼望后方吸气，复原呼气。再向右做同样动作。

（5）攒拳怒目增气力 两足分开，蹲成马步，双手握拳，放在腰侧，拳心向上呼气，复原吸气。

（6）两手攀足固肾腰 直立，上身前屈，膝盖挺直，两手攀握两足尖，头略高抬，随后恢复直立，再两手背抵住后腰，上体后仰，复原。

（7）摆头摆尾去心火 两足分开约3脚掌长之宽度，屈膝成骑弓势，两手扶大腿，虎口向身躯，头及上肢前俯，随即向左作弧形摆动吸气，复原呼气。再向右做同样动作。

（8）背后七颠百病消 直立，两臂下垂，掌心紧贴大腿，两膝保持伸直，两足跟提起，离地1~2寸，同时头向上顶吸气，复原呼气。

（三）易筋经

易筋经十二式首见于明末章氏辑本，是一种针对人体筋肉机能训练的专门功法。易筋经功法认为，人的筋有弛、挛、靡、弱、缩、壮、舒、劲、和等情形。筋壮则强，舒则长，劲则刚，和则康，拥有健康的筋就会拥有健康的肌体。筋弛则病，挛则瘦，靡则痿，弱则懈，缩则亡，筋的病变会导致机体多种疾病。易筋经就是通过特定的方法，进行自我调身、调息、调心的锻炼，针对人体不同部位的关节软组织状况展开修复、调整，增强经筋机能的目的。

易筋经可以显著增强肌肉力量和耐力，提高肌肉柔顺性，增加关节活动度，可用于肩关节周围炎、颈椎病、项背筋膜炎、腰肌劳损、网球肘、膝骨关节炎等退行性疾病治疗和康复，也可以选择一些动作治疗骨折后遗症的关节肌肉康复。

易筋经十二式的锻炼要领是“伸筋拔骨”，即在一定体式姿势下，伸展、旋转肢体到最大限度，并在该姿势下，维持一定时间。易筋经十二式训练可以每日1次，时间30分钟左右。

易筋经十二式的动作：

（1）韦驮献杵　直立，两臂曲肘，徐徐平举至胸前成抱球势，屈腕立掌，指头向上，掌心相对。动作配合呼吸调节反复3～15次。

（2）韦驮献杵　两足分开，与肩同宽，足掌踏实，两膝微松；两手自胸前徐徐外展，至两侧平举。立掌，掌心向外，两目前视吸气时胸部扩张，臂向后挺，呼气时，指尖内翘，掌向外撑。动作配合呼吸调节反复3～10次。

（3）韦驮献杵　两脚开立，足尖着地，足跟提起。双手上举高过头顶，掌心向上，中指相对，仰头目观掌背。舌舐上腭，鼻息调匀。吸气时，两手用暗劲尽力上托，两腿同时用力下蹬，呼气时，全身放松，两掌向前下翻。收势时，两掌变拳，拳背向前，上肢用力将两拳缓缓收至腰部，拳心向上，脚跟着地。动作配合呼吸调节反复3～10次。

（4）摘星换斗势　右脚稍向右前方移步，与左脚形成斜八字，随势向左微侧，屈膝，提右脚跟，身向下沉，右虚步。右手高举伸直，掌心向下，头微右斜，双目仰视右手心；左臂曲肘，自然置于背后。吸气时，头往上顶，双肩后挺，呼气时，全身放松，再左右两侧交换姿势锻炼。动作配合呼吸调节反复3～10次。

（5）倒拽九牛尾势　右脚前跨一步，屈膝成右弓步。右手握拳，举至前上方，双目观拳，左手握拳，左臂屈肘，斜垂于背后。吸气时，两拳紧握内收，右拳收至右肩，左拳垂至背后，呼气时，两拳两臂放松还原为本势预备动作。再身体后转，成左弓步，左右手交替进行。动作配合呼吸调节反复1～3次。

（6）出爪亮翅势　两脚开立，两臂前平举，立掌，掌心向前，十指用力分开，虎口相对，两眼怒目平视前方，随势脚跟提起，以两脚尖支持体重。再两掌缓缓分开，上肢成一字样平举，立掌，掌心向外，随势脚跟着地。吸气时，两掌用暗劲伸探，手指向后翘，呼气时，臂掌放松。动作配合呼吸调节反复3～7次。

（7）九鬼拔马刀势　脚尖相衔，足跟分离成八字形，两臂向前成叉掌立于胸前。左手屈肘经下往后，成勾手置于身后，指尖向上，右手由肩上屈肘后伸，拉住左手指，使右手成抱颈状。足趾抓地，身体前倾，如拔刀一样，吸气时，双手用力拉紧，呼气时放松。左右交换。动作配合呼吸调节反复3～5次。

（8）三盘落地势　左脚向左横跨一步，屈膝下蹲成马步。上体挺直，两手叉腰，再屈肘翻掌向上，小臂平举如托重物状，稍停片刻，两手翻掌向下，小臂伸直放松，如放下重物状。动作随呼吸进行，吸气时，如托物状，呼气时，如放物状。动作配合呼吸调节反复1～3次。

（9）青龙探爪势　两脚开立，两手成仰拳护腰。右手向左前方伸探，五指捏成勾手，上体左转，腰部自左至右转动，右手亦随之自左至右水平划圈，手划至前上方时，上体前倾，同时呼气，划至身体右侧时，上体伸直，同时吸气。左右交换，动作相反。

（10）卧虎扑食势　右脚向右跨一大步，屈右膝下蹲，成右弓左仆腿势，上体前倾，双手撑地，头微抬起，目注前下方。吸气时，同时两臂伸直，上体抬高并尽量前探，重心前移，呼气时，同时屈肘，胸部下落，上体后收，重心后移，蓄势待发。如此反复，随呼吸而两臂屈伸，上体起伏，前探后收，如猛虎扑食。动作配合呼吸调节反复1～3次。

（11）打躬势　两脚开立，脚尖内扣。双手仰掌缓缓向左右而上，用力合抱头后部，手指弹敲小脑后片刻，配合呼吸做屈体动作。吸气时，身体挺直，目向前视，头如顶物，呼气时，直膝俯身弯腰，两手用力使头探于膝间作打躬状，勿使脚跟离地。动作配合呼吸调节反复1～3次。

（12）掉尾势　两腿开立，双手仰掌由胸前徐徐上举至头顶，目视掌而移，身立正直，勿挺胸凸腹、十指交叉，旋腕反掌上托，掌以向上，仰身，腰向后弯，目上视，然后上体前屈，双臂下垂，推掌至地，昂首瞪目，呼气时，屈体下弯，脚跟稍微离地，吸气时，上身立起，脚跟着地。动作配合呼吸调节反复3～10次。

五、传统优秀功法实训

【实训目的】

通过传统优秀功法中的八段锦、易筋经的实训，加深对其作用、原理，以及训练的方法、形式、原则和流程的理解，熟记功法的动作要领，加深对功法训练在骨伤疾病康复中重要作用的理解，从而基本掌握八段锦、易筋经的练功方法。

【实训形式】

教师演示讲解，并配放八段锦、易筋经练功的相关DV；

学生在教师的指导下训练；

教师现场指导；

学生交流讨论；

教师评估总结；

学生提交实训报告。

【实训设施】

功法训练室（场地）、八段锦和易筋经光碟。

【实训考核】

根据训练态度和能力、功法演示质量、讨论发言、实训报告，综合考核打分。

下篇

本篇内容包括骨折、脱位、筋伤，以及内伤和骨病四章，为了突出实训的特点，每一章中的病种均以典型病例的形式出现，通过对病例解析、疾病概述、技术运用及注意事项等的分析和归纳，体现对每一个疾病从诊断、鉴别诊断到治疗方案确立和治疗技术运用的全过程，以及临床思维的建立、引导和训练。因为这一部分的实训着重是对临床思维能力的训练，因此可以借鉴 CBL 的教学模式开展训练，引导学生主动地针对问题探究式地展开学习和讨论，并要在实训室训练的基础上结合临床实践进一步强化训练，真正提高骨伤科临床分析问题和解决问题的能力

第七章　骨折病例综合实训

第一节　上肢骨折病例综合实训

一、锁骨骨折

（一）典型病例

患者，男性，50岁，左侧肩胸部肿痛，活动受限1小时就诊。患者于1小时前骑自行车时不慎跌倒，左肩部外侧着地，当即感左侧肩胸部疼痛，左肩及上肢活动受限，右手托住左肘部，头向左侧倾斜，下颌偏向右侧，并出现左侧肩胸部肿胀，当时无昏迷，无恶心、呕吐，无气喘呼吸困难症状。患者否认颈椎病、糖尿病、高血压、冠心病等病史。否认手术、外伤史。

体检：心率90次/分，血压130/80mmHg，呼吸20次/分，神志清楚，两肺呼吸音清晰，叩诊清音，触诊未及皮下捻发感。左侧肩胸部畸形、肿胀，局部压痛，可扪及骨擦音，肩关节活动受限，被动活动肩关节时伤处疼痛加重。左腕桡动脉搏动可触及，左手手指感觉、活动、肤色正常。

X线检查：摄左肩关节正位片，结果示左锁骨中1/3处骨折，远端向前下移位，近端向后上移位。见图7－1。

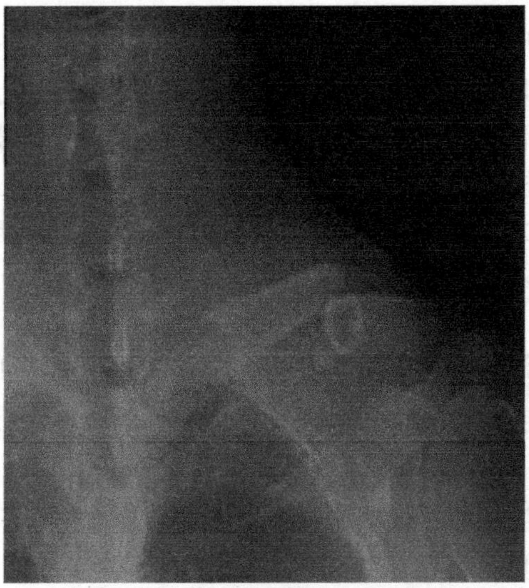

图7－1　左侧锁骨骨折X线片

（二）病例解析

1. 主症特点

一般情况：男性，50 岁。

起病时间：1 小时。

病因：左肩部外侧着地跌倒致伤。

症状：左侧肩胸部畸形、肿痛，活动受限。

体征：左侧肩胸部肿胀，并见高凸畸形，局部压痛，可触及骨擦感，肩关节活动受限，被动活动肩关节时伤处疼痛加重。

2. 临床表现与鉴别诊断要点

患者主要临床表现为左侧肩胸部畸形、肿胀，局部压痛，可扪及骨擦感，肩关节活动受限，被动活动肩关节时伤处疼痛加重。左腕桡动脉搏动可触及，左手手指感觉、活动、肤色正常，呼吸正常。排除了锁骨下血管、臂丛神经和胸膜及肺损伤的可能，但仍需和肩锁关节脱位鉴别。

肩锁关节脱位：可表现为肩峰隆起、有压痛、肩关节活动受限，但一般无肩胸部畸形，更无骨擦感，用力按压锁骨外侧端可以致复位，松手后又隆起，X 线片可见肩锁关节间隙增宽。

3. 现病史、既往史、个人史、家族史等

现病史：跌伤致左侧肩胸部畸形和肿痛 1 小时。

既往史：患者否认肝炎、肺结核、糖尿病、高血压、冠心病等病史。否认手术、外伤史，否认药物及食物过敏史。

医生通过询问病史和详细的体格检查，掌握了患者的局部和全身情况、现有疾病和过去疾病的情况，为正确诊断和处理疾病奠定基础。

（三）锁骨骨折概述

1. 病因及病机分析

锁骨骨折多为间接暴力所致，肩部外侧或手掌先着地跌倒，外力经肩锁关节传至锁骨而发生骨折。直接暴力打击锁骨亦可造成骨折，多为横断或粉碎骨折，开发性骨折极为少见。

锁骨古称锁子骨。锁骨全长为一 S 形骨，与肩胛骨同为上肢带骨，与躯干骨性连接，其内端与胸骨的锁骨切迹构成胸锁关节，外端与肩峰形成肩锁关节。锁骨中 1/3 是内外两端的移行交接部位，是应力上的弱点，且没有韧带和肌肉的附着，故骨折多发生在中 1/3 处。锁骨骨折较常见，尤以幼儿多见。

2. 临床分型

锁骨骨折一般按骨折部位分为外 1/3 骨折、中 1/3 骨折和内 1/3 骨折。

（四）临床技能运用

1. 诊断要略

复习了上述锁骨骨折的概要，结合本病例，诊断思路如下：

主要症状：左肩部外侧着地跌倒致伤，左侧肩胸部肿痛，活动受限；主要体征：左侧肩胸部畸形、肿胀，局部压痛，骨擦感。结合 X 线左锁骨中 1/3 处骨折，远端向前下移位，近端向后上移位，可以明确诊断为左锁骨中段骨折。

2. 治疗原则

大多数有移位的锁骨骨折不易整复，而且复位不易固定，两骨折端常常相互重叠愈合，并形成一骨性突起，随着时间的推移，骨折端骨痂可被吸收，隆起的骨块缩小，对外形无明显影响。由于锁骨仅仅具有连接功能，即使畸形愈合，对上肢功能亦无明显影响。因此，锁骨骨折的治疗大多数采用非手术治疗，不宜因患者或其家属的要求而轻易采用切开复位内固定术，特别是儿童锁骨骨折。少数采用手术治疗。

（1）整复方法　患者坐位，双手叉腰，术者将膝部顶住患者背部正中，双手握其两肩外侧向背部徐徐牵引，使之挺胸伸肩，此时骨折移位可以改善，如仍有移位，可用捺正手法矫正（图7-2）。

（2）固定方法　临床上可选用“∞”字绷带固定或双圈固定或特制锁骨固定带固定（图7-3）。

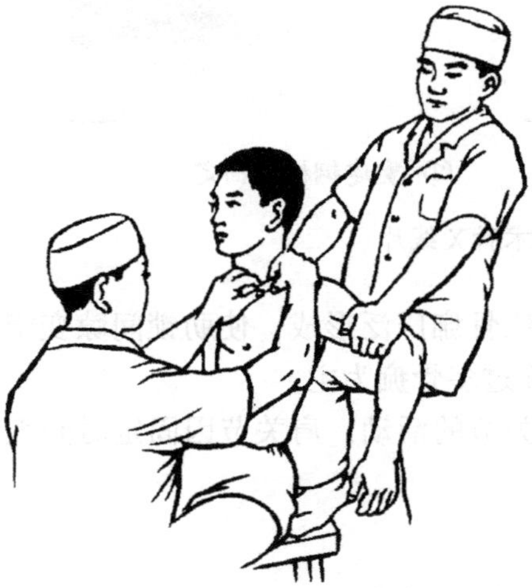

图7-2　锁骨骨折复位手法

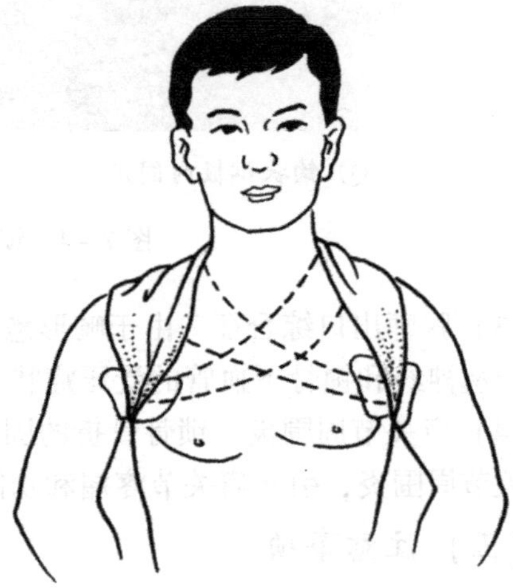

图7-3　锁骨骨折“∞”字绷带固定法

（3）手术治疗　手术治疗指征是骨折不愈合、开放性骨折、合并血管神经损伤、靠近锁骨外端的移位骨折及畸形明显的成年人。内固定一般采用克氏针或重建钢板，靠近锁骨外端的骨折可选用锁骨钩状钢板（图7-4）。

（4）中药治疗　初期宜活血化瘀、消肿止痛，可内服活血止痛汤，外敷消瘀止痛膏；中期宜接骨续筋，可内服新伤续断汤，外敷接骨续筋药膏；后期宜补肝肾、壮筋骨，可内服六味地黄丸等。

3. 锁骨骨折的并发症

（1）骨折不愈合　不适当的手术治疗和不合理的内固定是造成骨折不愈合的重要原因，因此应严格掌握锁骨骨折的手术指征，规范手术操作，选择合理的内固定。治疗可考虑采用切开复位内固定加植骨术。

（2）骨折畸形愈合　移位的锁骨骨折经非手术治疗后，由于固定不牢，骨折容易发生再移位，导致畸形愈合，一般对功能活动无明显影响。畸形明显者，可根据患者的要求行截骨矫形术。

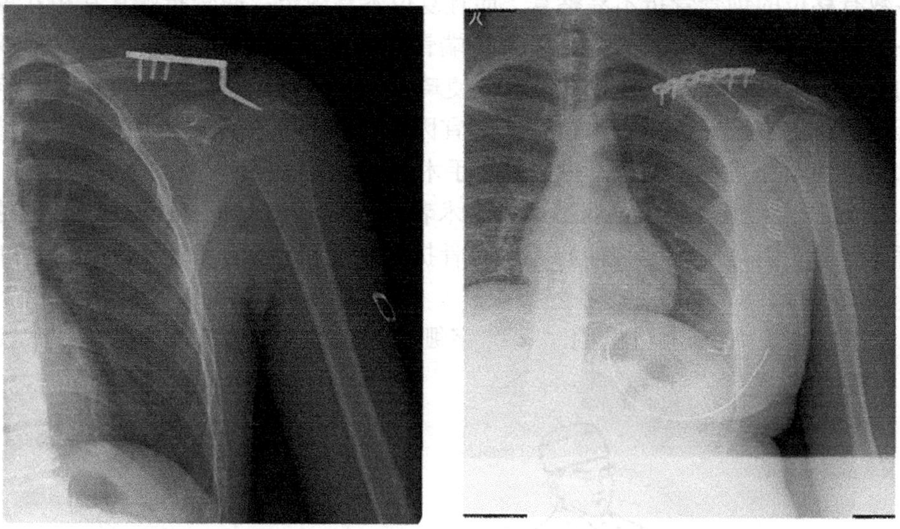

① 钩状钢板内固定　　② 重建钢板内固定

图 7－4　锁骨骨折内固定术后 X 线片

（3）胸廓出口综合征　由于畸形愈合或骨折部位骨痂广泛形成，使肋锁间隙变窄，可引起臂丛神经和锁骨下血管的受压症状。治疗以切除过多骨痂为主。

（4）肩关节周围炎　锁骨骨折的固定限制了肩关节的活动，肩关节因固定时间太长导致肩关节周围炎，引起肩关节疼痛和功能障碍。

（五）注意事项

1. 固定时间　儿童骨折一般固定 2～3 周，成人骨折一般固定 4～6 周。

2. 注意合并损伤及漏诊　诊断锁骨骨折时应考虑到有无合并伤，如肩部损伤、臂丛神经和胸膜损伤等。幼儿患者由于缺乏自诉能力，特别是青枝骨折，临床表现不明显，容易漏诊，被动活动患儿的肩关节，可因疼痛加重而啼哭，常可明确诊断。

3. 功能锻炼　初期可作腕、肘关节屈伸活动和用力握拳活动，中后期逐渐做肩部练功活动，防止肩关节周围炎的发生。锁骨只有连接功能，锁骨骨折不必强求解剖对位，即使畸形愈合对上肢功能影响不大。

二、肱骨外科颈骨折

（一）典型病例

患者，女性，72 岁，右手掌着地跌倒致右侧肩部疼痛、肿胀和活动受限 2 小时就诊。患者于 2 小时前在家中不慎跌倒，右手掌着地，当即感右侧肩部疼痛、肿胀、活动受限，当时无昏迷，无恶心、呕吐，无发热。既往无高血压病、糖尿病等病史。否认手术、外伤史，否认药物及食物过敏史。

体检：心率 80 次/分，血压 120/70mmHg，呼吸 20 次/分，神志清楚，两肺呼吸音清，心律齐，脊柱无畸形及压痛，右侧肩部畸形、肿胀，上臂内侧可见瘀斑，局部压痛，右上肢纵轴叩击痛阳性，肩关节活动功能障碍，未见明显右肩畸形，但可扪及骨擦感。右腕部无肿胀及压痛，右腕桡动脉搏动可触及，右手手指感觉、活动、肤色正常。

X 线检查：摄右肩关节正、侧位（穿胸）片。结果示右肱骨外科颈骨折，向内侧成角移位（图 7－5）。

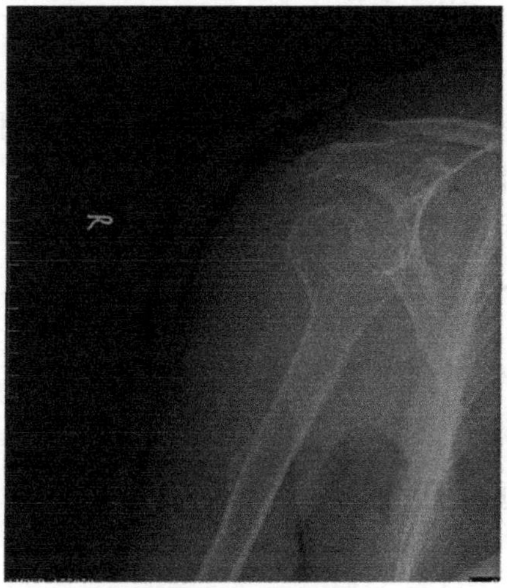

①右肩关节正位节

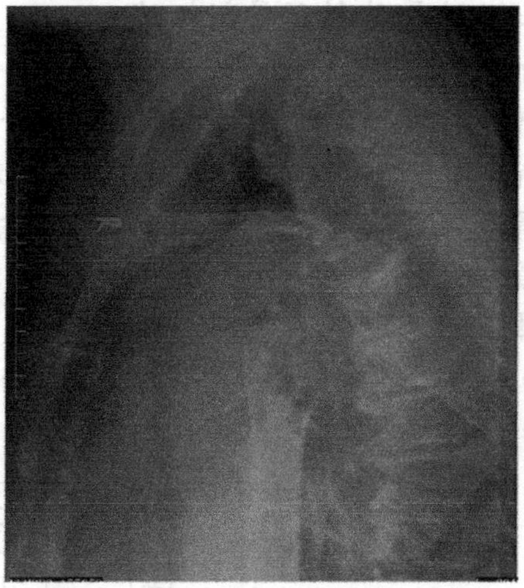

②右肩关节侧位片

图 7－5　右侧肩关节 X 线片

（二）病例解析

1. 主症特点

一般情况：女性，72 岁。

起病时间：2 小时。

病因：右手掌着地跌倒致伤。

症状：右侧肩部畸形、肿痛，活动受限。

体征：右侧肩部畸形、肿胀，上臂内侧可见瘀斑，局部压痛，右上肢纵轴叩击痛阳性，肩关节活动功能障碍。

2. 临床表现与鉴别诊断要点

患者右手掌着地跌倒致右侧肩部疼痛、肿胀和活动受限，无昏迷，无恶心、呕吐，无发热。右侧肩部畸形、肿胀，上臂内侧可见瘀斑，局部压痛，右上肢纵轴叩击痛阳性，肩部扪及骨擦感，肩关节活动功能障碍，提示肱骨外科颈骨折的可能。右腕桡动脉搏动可触及，右手手指感觉、活动和肤色正常，排除了血管、神经损伤的可能，但仍需与肩关节脱位鉴别。

肩关节脱位：有方肩畸形、弹性固定和杜加征，X 线检查可以确诊。

3. 现病史、既往史、个人史、家族史等

现病史：右手掌着地跌倒致右侧肩部疼痛、肿胀和活动受限 2 小时就诊。患者于 2 小时前在家中不慎跌倒，右手掌着地，当即感右侧肩部疼痛、肿胀、活动受限。

既往史：否认高血压病和心脏病等病史。

医生通过询问病史和详细的体格检查，掌握了患者的局部和全身情况、现有疾病和过去疾病的情况，为正确诊断和处理疾病奠定基础。

（三）肱骨外科颈骨折概述

1. 病因及病机分析

肱骨外科颈骨折多为间接暴力所致，肘部或手掌先着地跌倒，外力经传导作用于肱骨外科颈而发生骨折。直接暴力造成的肱骨外科颈骨折少见。

肱骨外科颈位于肱骨解剖颈 2～3cm，相当于肱骨大、小结节下缘与肱骨干的交界处，为松质骨与密质骨的交界处，是应力上的薄弱点，容易发生骨折。

2. 临床分型

（1）按受伤机制分型　外展型骨折、内收型骨折和肱骨外科颈骨折合并肩关节脱位。

（2）按移位方向 NEER 分型（图 7－6）。

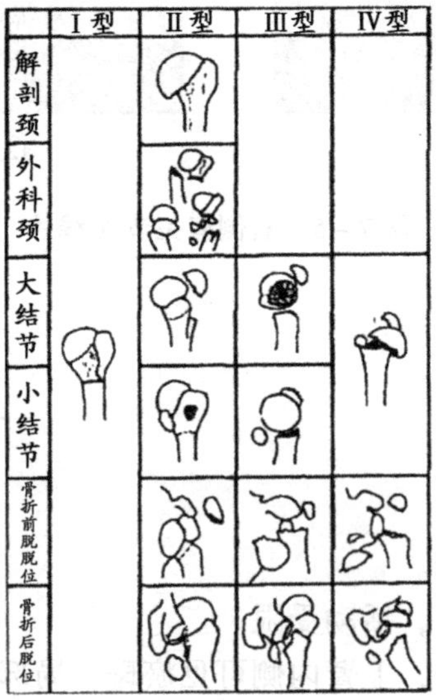

图 7－6　NEER 分类法

①Ⅰ型：肱骨上端骨折，无论骨折的位置和数目，各骨折块移位都在 1cm 和旋转 45°以内

②Ⅱ型：一处骨折有超过 1cm 和旋转 45°的移位，其余部分无骨折，或虽有骨折但无显著移位。

③Ⅲ型：肱骨上端粉碎性骨折，其中两部分骨折有明显移位，另两部分无骨折或骨折后仍基本维持对位。

④Ⅳ型　肱骨上端4部分均有骨折分离移位，大、小结节骨折移位尤显著，肱骨头骨折多有血供障碍。

（四）临床技能运用

1. 诊断要略

复习了上述肱骨外科颈骨折的概要，结合本病例，诊断思路如下：

主要症状：右手掌着地跌倒致伤。右侧肩部畸形、肿痛，活动受限；主要体征：右侧肩部畸形、肿胀，上臂内侧可见瘀斑，局部压痛，可扪及骨擦感，右上肢纵轴叩击痛阳性，肩关节活动功能障碍，结合X线检查，可以明确诊断为右肱骨外科颈骨折。

2. 治疗原则

肱骨外科颈骨折的治疗原则是争取理想的复位，保持骨折端的稳定，早期进行功能锻炼。肱骨外科颈骨折大多数采用保守疗法，少数采用手术治疗。

（1）保守治疗　必须认识到肩关节是人体活动范围最大的关节，即使发生一定程度的畸形，由于活动范围的代偿，一般不会造成明显的肩关节功能障碍，特别是对功能要求不高、全身情况不是太好的老年人更是如此。因此肱骨外科颈骨折的治疗应根据骨折的移位程度、患者的年龄、全身情况等综合考虑。

①整复手法：患者卧位，屈肘90°，前臂中立位，一助手用布带绕过腋窝向上提拉，另一助手握其肘部，沿肱骨纵轴方向牵拉，纠正重叠移位，术者双手握骨折部，两拇指按于骨折近端的外侧，其他各指紧抱骨折远端的内侧向外捺正，助手同时在牵引下内收其上臂即可复位。内收型骨折与之相反（图7－7）。

②固定方法：临床上常用上臂超肩关节夹板固定法（图7－8）。无移位的骨折或嵌插骨折，仅用三角巾悬吊患肢2～3周即可。有移位的肱骨外科颈骨折原则上首选闭合复位外固定治疗，骨折端成角畸形大于45°者应予以手法矫正。

③中药治疗：初期宜活血化瘀、消肿止痛，可内服活血止痛汤，外敷消瘀止痛膏；中期宜接骨续筋，可内服新伤续断汤，外敷接骨续筋药膏；后期宜补肝肾、壮筋骨，可内服六味地黄丸，外敷强筋壮骨膏。

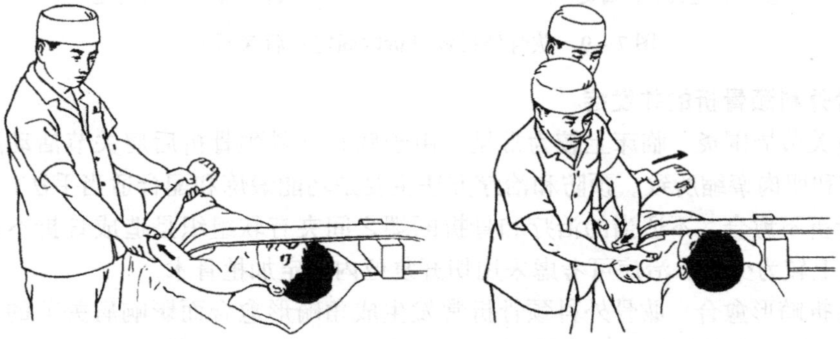

① 拔伸牵引　　　② 矫正成角和侧方移位

图7－7　肱骨外科颈骨折整复手法

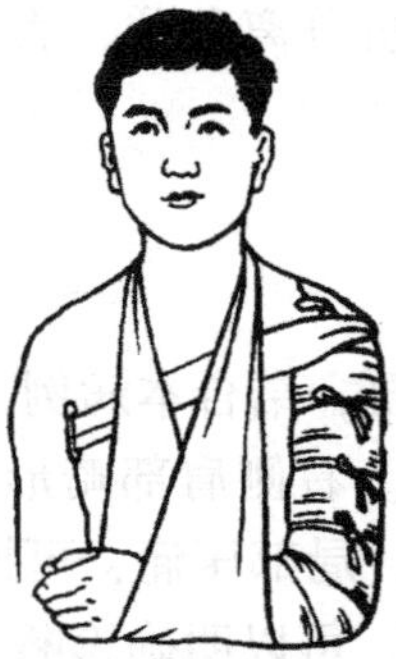

图7-8 肱骨外科颈骨折固定方法

（2）手术治疗 手术治疗的参考指征是移位明显的骨折或合并脱位手法复位失败者，或合并血管神经损伤，老年病人可酌情处理。内固定一般采用钢板螺丝钉或克氏针内固定（图7-9）。

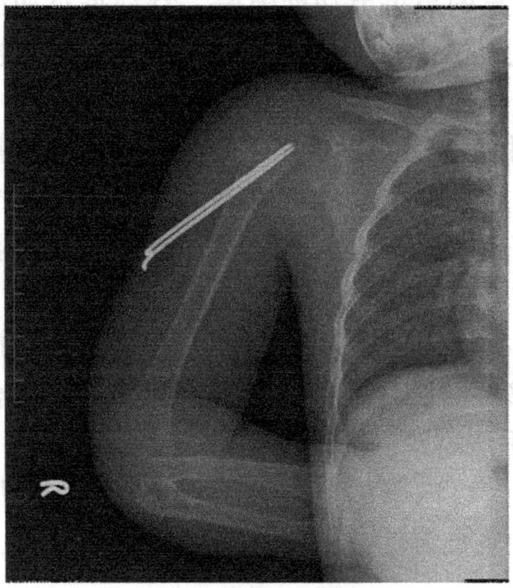

① 交叉克氏针内固定

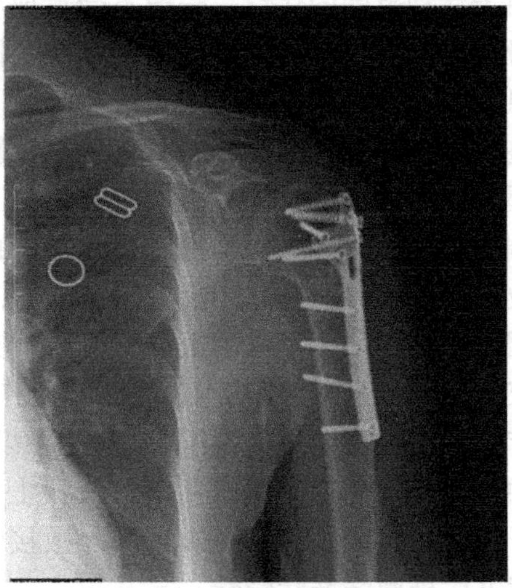

② 钢板螺钉内固定

图7-9 肱骨外科颈骨折内固定术后X线片

3. 肱骨外科颈骨折的并发症

（1）肩关节周围炎 临床上较为常见。由于肱骨外科颈骨折后肩关节活动障碍引起关节囊、韧带和肌肉挛缩所致。预防和治疗方法主要是功能锻炼和配合适当手法。

（2）骨折不愈合 不适当的治疗和骨折断端之间夹有软组织是造成骨折不愈合的主要原因，临床上较为少见。治疗可考虑采用切开复位内固定加植骨术。

（3）骨折畸形愈合 肱骨外科颈骨折常发生成角畸形愈合而影响肩关节的功能。畸形明显者，可根据患者的年龄和要求采用截骨矫形术。

（五）注意事项

1. 门诊随访 注意合并损伤，诊断肱骨外科颈骨折时应考虑到有无合并伤，如肱动脉损伤，臂丛神经、腋神经损伤和胸部损伤等。

2. 固定时间　肱骨外科颈骨折固定时间一般为3～5周。

3. 功能锻炼　初期可作腕、肘关节屈伸活动和用力握拳活动，中后期逐渐做肩部练功活动，防止肩关节周围炎的发生。

三、肱骨干骨折

（一）典型病例

患者，男性，38岁，车祸致右上臂肿痛，活动受限2小时来本院急诊。患者诉2小时前被汽车撞到右上臂，当即感到右上臂疼痛难忍、肿胀，右肩、肘关节活动受限，勉强活动疼痛加剧，当时无昏迷，无恶心、呕吐等其他不适，送至本院急诊。平素体健，否认肝炎、肺结核、糖尿病、高血压、冠心病等病史。

体检：心率78次/分，血压120/80mmHg。右上臂肿胀，轻度外旋畸形，中、下1/3处环形压痛，有异常活动，局部触及骨擦音，右上臂略有短缩并纵轴叩击痛（+），右腕及手部运动正常，右手部皮肤感觉、肤色正常，右腕桡动脉搏动正常。

X线检查：摄右肱骨干正、侧位片。结果示右肱骨干中下1/3螺旋形粉碎性骨折，见图7－10。

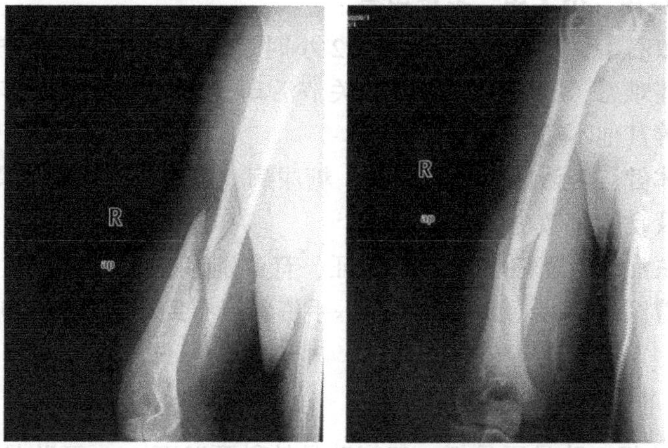

① 右肱骨干正位片　② 右肱骨干侧位片

图7－10　右肱骨干骨折X线图

（二）病例解析

1. 主症特点

一般情况：男性，38岁。

起病时间：2小时。

病因：汽车撞伤右上臂。

症状：右上臂疼痛，肿胀，右肩、肘关节活动受限，活动时疼痛加剧。

体征：右上臂肿胀，轻度外旋畸形，中、下1/3处环形压痛，有异常活动，局部触及骨擦音，右上臂纵轴叩击痛（+），右腕及手部运动正常，右手部皮肤感觉、肤色正常，右腕桡动脉搏动正常。

2. 临床表现及鉴别诊断要点

患者被汽车撞倒后当即感到右上臂疼痛难忍，肿胀，右肩、肘关节活动受限，无昏迷，无恶心、呕吐等其他不适。查体：右上臂肿胀，轻度外旋畸形，中、下 1/3 处环形压痛，有异常活动，局部触及骨擦音，右上臂纵轴叩击痛（+），右腕及手部运动正常，右手部皮肤感觉、肤色正常，右腕桡动脉搏动正常。

上述的一些阴性症状和体征如当时无昏迷，无恶心、呕吐，生命体征正常，右腕及手部运动正常，右手部皮肤感觉、肤色正常，右腕桡动脉搏动正常，有助于我们判断是否有头部外伤、桡神经和肱动脉等神经和血管损伤，但仍需与上臂损伤相关疾病相鉴别。

上臂扭伤：与肱骨干骨折相比在临床表现、X 线检查有明显不同。

①上臂扭伤肿胀较轻，压痛局限于损伤部位，有牵拉痛，上臂功能障碍较轻，无环形压痛及纵向叩击痛，无异常活动；肱骨干骨折一般伤后就感剧烈疼痛，肿胀迅速并且范围较广，部分患者有皮下瘀斑，甚至局部有张力性水泡出现，查体有环形压痛，异常活动，右上臂纵轴叩击痛（+），可扪及骨擦音及移位的骨折端。

②上臂扭伤 X 线检查一般无阳性发现，肱骨干骨折者 X 线检查明显显示骨折线、骨折类型和移位情况。

3. 现病史、既往史、个人史、家族史等

现病史：车祸致右上臂肿痛，活动受限 2 小时。患者于 2 小时前被汽车撞到右上臂，当即感到右上臂疼痛难忍，肿胀，右肩、肘关节活动受限，勉强活动疼痛加剧，当时无昏迷，无恶心、呕吐等其他不适。

既往史：平素体健，否认肝炎、肺结核、糖尿病、高血压、冠心病等病史。否认手术、外伤史，否认药物及食物过敏史。

掌握了患者的主症、伴随症状和阳性体征、有鉴别诊断意义的阴性体征以及过去疾病的情况，也就意味着医生掌握了该患者的第一手资料，有助于医生对疾病作出正确的诊断，不至于漏诊和误诊。

（三）肱骨干骨折概述

1. 病因及病机分析 肱骨干骨折一般指肱骨外科颈以下 1cm 至肱骨髁上 2cm 之间的骨折，约占全身骨折总数的 1.31%。可发生于任何年龄，多见于青壮年，部位以中 1/3，中、下 1/3 交界处为多见，下 1/3 次之，上 1/3 最少见。由于肱骨干和桡神经特殊的解剖关系，桡神经于肱骨干中、下 1/3 交界处外侧紧贴骨干，并绕到前面，故肱骨干中、下 1/3 交界处骨折时易引起桡神经损伤。

本病主要由强大暴力引起，如棍棒或锐器的直接打击、汽车撞伤、机械的挤压、高处坠落伤、摔倒时肘部或手掌着地等。由于老年人活动较少，受伤机会亦相对较少，因此发病率较低。

2. 临床分型 根据骨折部位不同，分为上、中、下 1/3 骨折。

（1）上 1/3 骨折（骨折线在三角肌止点以上） 近端因胸大肌、背阔肌和大圆肌的牵拉向前、向内移位，远端因三角肌、喙肱肌、肱二头肌、肱三头肌的牵拉向上、向外移位。

（2）中 1/3 骨折（骨折线在三角肌止点以下）　近端因三角肌和喙肱肌牵拉向外向前移位，远端因肱二头肌和肱三头肌的牵拉向上移位。

（3）下 1/3 骨折　多为斜形或螺旋形骨折，移位方向因暴力的方向、前臂和肘关节的位置而异，无一定规律。多为断端成角，远端内旋移位。

（四）临床技能运用

1. 诊断要略

复习了上述的肱骨干骨折概述，结合本病例，诊断思路如下：患者因车祸致右上臂肿痛，活动受限 2 小时，查体见右上臂肿胀，轻度外旋畸形，中、下 1/3 处环形压痛，有异常活动，局部触及骨擦音，右上臂纵轴叩击痛（+），右腕及手部运动正常，右手部皮肤感觉、肤色正常，结合 X 线检查，可诊断为右肱骨干骨折。

2. 治疗原则及方法

（1）非手术治疗（保守治疗）　对于肱骨干骨折的治疗首先采用保守治疗，往往用手法复位，外固定。对于移位不明显的骨折和有移位的中、下 1/3 骨折保守治疗效果较好。

①手法复位：患者坐位或卧位，一助手用布带通过腋窝向上提拉，另一助手握其前臂在中立位向下，予上臂纵轴拔伸牵引，待重叠移位矫正后，根据骨折不同部位，不同移位情况进行复位。上 1/3 骨折：在助手牵引下，术者两拇指抵住远端外侧，其余四指环抱近端内侧，将近端托起向外，使断端微向外成角，继而拇指由外推远端向内，即可复位。中 1/3 骨折：在助手牵引下，术者两拇指抵住近端外侧推向内，其余四指环抱远端内侧拉向外，纠正移位后，术者捏住骨折部，助手徐徐放松牵引，使断端互相接触，微微摇摆骨折远端，或从前后内外以两手掌相对挤压骨折，矫正残余侧方移位，若感到断端骨擦音逐渐减小，直到消失，骨折处平直，表示已基本复位。下 1/3 骨折：多为螺旋或斜形骨折，仅需轻微力量牵引。斜形骨折：断端成角可用按捺手法矫正成角畸形，再用端挤手法，两手掌将两斜面相对挤紧。螺旋骨折：应分析是由于内旋暴力还是外旋暴力所造成的，复位时可握住骨折远端做与旋转暴力方向相反的较轻的旋转手法以矫正旋转畸形。

②外固定：可使用小夹板加外展支架（图 7－11）、悬垂石膏、“U”形石膏，或“O”形石膏。固定时间：成人 6～8 周，儿童 3～5 周。

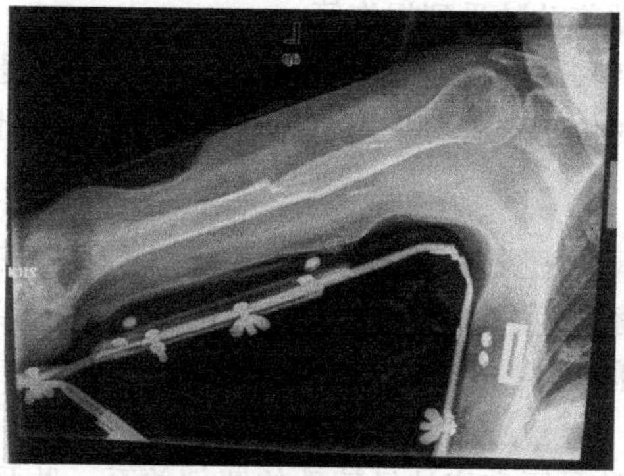

图 7－11　肱骨中段骨折小夹板加外展支架固定

（2）中药治疗　除了骨折后采用中医三期辨证论治外，有桡神经损伤者，可使用神经营养药物，中药拟益气活血通络，予补阳还五汤加蕲蛇、蜈蚣、全蝎等治疗。

（3）手术治疗　采用切开复位内固定，内固定方法有以下几种。

①交锁髓内钉或膨胀式髓内钉：优点是软组织剥离少，术后可以适当活动，对于粉碎性骨折优点更加突出。

②钢板：操作简单，易于掌握，无需C臂机等辅助设备。

③拉力螺钉：适用于长斜形或螺旋形骨折，术后需要外固定保护一段时间。

④外固定支架：优点是创伤小，固定相对可靠，愈合周期比较短，不需二次手术取出内固定物，对邻近关节干扰小。

3. 肱骨干骨折常见并发症

（1）桡神经损伤

①病因及临床表现：肱骨干骨折的最常见合并症是桡神经损伤，约占肱骨干骨折的5%～10%，多见于中、下1/3交界处的骨折。其损伤原因早期以牵拉、挫伤、挤压为主，后期以骨痂包裹所致。损伤后的表现是：腕下垂，掌指关节不能伸直，拇指不能外展、背伸，手背第一、二掌骨间（即虎口区）感觉障碍。

②治疗：开放性骨折予清创缝合，复位内固定，神经探查，一期修复。闭合性骨折先处理骨折，一般不做早期探查，大多由于牵拉、挫伤造成，能自行恢复，一般观察3个月，仍无恢复者行手术探查术。

（2）血管损伤

①临床表现：临床并不多见，如果发现肱骨干骨折患者肢体远端有缺血表现，如皮温低、甲床充盈欠佳、桡动脉搏动减弱或消失，应考虑到有肱动脉损伤的可能。有时会引起肱深动脉损伤，虽不会引起肢体坏死，但也可造成供血不足。

②治疗：探查，血管修复，内固定。

（3）骨折迟缓愈合或不愈合

①骨折迟缓愈合或不愈合的原因：肱骨干骨折延迟愈合或不愈合的发生率相对较高，在骨干骨折中仅次于胫骨。多见于中、下1/3骨折，常见原因是横断分离移位，骨折端有软组织嵌入，多段骨折，滋养动脉受到损伤等。

②治疗：骨折不愈合者采用切开复位内固定，植骨术。迟缓愈合首先要消除原因，继续固定，加强治疗。对于对位不佳者可采用切开复位内固定，植骨术。

（五）注意事项

1. 门诊随访时间　保守治疗患者3天后复诊，查看固定后的松紧度、肢端的血运、肤色等情况，若有肢端的瘀紫、麻木、发凉等情况，需要立刻复诊。手术治疗患者出院后2周复诊，以后间隔一段时间定期复查，拍X线片，观察骨折的愈合情况，直至功能完全恢复。

2. 并发症告知　由于肱骨干和桡神经特殊的解剖关系，肱骨干中、下1/3交界处骨折时易引起桡神经损伤，故对就诊患者要认真检查，确定有无桡神经损伤，如存在损伤，则要及时告诉患者，并作相应的处理。由于局部因素和自身因素，主要是骨折位置、骨折粉碎程度、软组织损伤程度、手术治疗的干扰等使肱骨干骨折延迟愈合或不愈合的发生率相对较高，在骨干骨折中仅次于胫骨，在治疗前应向患者及家属交待清楚。

3. 功能锻炼　保守治疗患者，外固定后即可作腕、掌、指的屈伸活动，肿胀开始消退后，患肢上臂肌肉应用力做舒缩活动，逐渐进行肩、肘关节活动。肱骨中、下1/3骨折因延迟愈合或不愈合的发生率相对较高，固定时间可适当延长，固定期间应经常纵向叩击、挤压。手术治疗若内固定坚强可靠，术后一周内即可进行肩、肘关节活动，以便早期恢复关节功能。

四、肱骨髁上骨折

（一）典型病例

患者，女性，7岁，左手掌着地跌倒致左侧肘部疼痛、肿胀和活动受限3小时就诊。患者3小时前在家中玩耍不慎跌倒，左手掌着地，当即感左肘部疼痛，不能活动，当时无昏迷，无恶心、呕吐，无发热。患者否认肝炎、肺结核和遗传病等病史。否认手术、外伤史，否认药物及食物过敏史。

体检：心率100次/分，血压110/70mmHg，呼吸20次/分，神志清楚，两肺呼吸音清晰，心律齐。脊柱无畸形及压痛，左侧肘部靴状畸形、肿胀，可见瘀斑，局部压痛，左上肢纵轴叩击痛（+），肘关节活动功能障碍，并有异常活动。肘后三角存在。左腕桡动脉搏动可触及，左手手指感觉、活动、皮肤颜色和温度正常。

X线检查：摄左肘关节正、侧位片，结果示左肱骨髁上骨折，远端向尺侧和后上方移位（图7-12）。

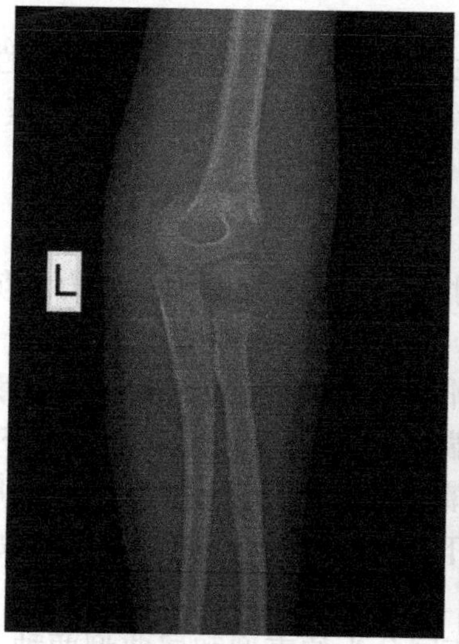

① 左肘关节正位片

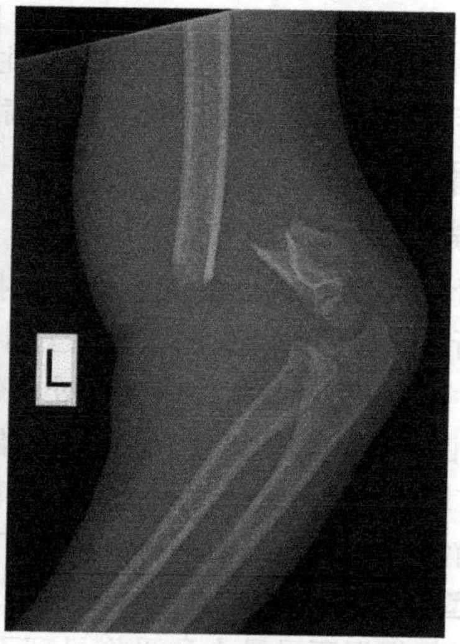

② 左肘关节侧位片

图7-12　左侧肘关节X线片

（二）病例解析

1. 主症特点

一般情况：女性，7岁。

起病时间：3小时

病因：跌倒，手掌撑地。

症状：左侧肘部靴状畸形、肿痛，活动受限。

体征：左侧肘部靴状畸形、肿胀，可见瘀斑，局部压痛，左上肢纵轴叩击痛（+），并有异常活动。左肘关节主动活动受限，被动活动时左肘疼痛加重，肘后三角存在。患肢末端感觉、活动、肤色正常，左桡动脉搏动正常。

2. 临床表现与鉴别诊断要点

患者左手掌着地跌倒致左侧肘部疼痛、肿胀和活动受限，无昏迷，无恶心、呕吐，无发热。左侧肘部靴状畸形、肿胀，可见瘀斑，局部压痛，左上肢纵轴叩击痛（+），左肘关节主动活动受限，被动活动时左肘疼痛加重，患肢末端感觉、活动、肤色正常，左桡动脉搏动正常。上述的一些症状和体征，有助于我们判断是否有肘部骨折以及头部外伤、神经和肱动脉等的损伤，并应与肘关节脱位鉴别：

肘关节脱位：肘后三角消失，而肱骨髁上骨折时肱骨内、外上髁和鹰嘴三点关系正常，X线检查可作出明确诊断。

3. 现病史、既往史、个人史、家族史等

现病史：患者3小时前在家中玩耍不慎跌倒，左手掌着地，当即感左肘部疼痛，活动困难、受限。

既往史：否认肝炎、肺结核和遗传病等病史。否认手术、外伤史，否认药物及食物过敏史。

全面掌握了患者的主症、伴随症状和阳性体征、有鉴别诊断意义的阴性体征以及过去疾病的情况是非常重要的，有助于医生对疾病作出正确的诊断和治疗，不至于漏诊和误诊。

（三）肱骨髁上骨折概述

1. 病因及病机分析

肱骨髁上骨折多为间接暴力所致，跌倒时肘部或手掌先着地，外力经传导作用于肱骨髁上而发生骨折。直接暴力造成的肱骨髁上骨折少见。

肱骨髁上骨折，是指肱骨髁上2～3cm处的骨折，也是小儿肘部最常见的骨折，占肘部骨折的60%～70%，占小儿骨折的26.7%。肱骨下端扁薄，髁上部处于松质骨和密质骨交界处，前有冠状窝，后有鹰嘴窝，两窝之间仅为一层极薄的骨片，两髁稍前屈，并与肱骨纵轴形成向前30°～50°的前倾角，该处又是肱骨圆柱形往下移行为三棱形的应力弱点，故容易发生骨折。

2. 临床分型

肱骨髁上骨折根据所受暴力和受伤机理不同分为伸直型和屈曲型两种，其中伸直型最多见，约占髁上骨折的90%以上（图7－13），每型又根据骨折远端侧方移位的不同，分尺偏型和桡偏型。

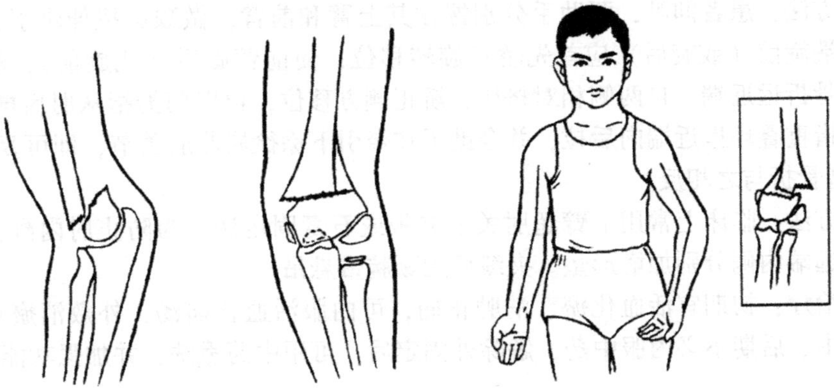

图 7－13　伸直型肱骨髁上骨折的典型移位

（四）临床技能运用

1. 诊断要略

复习了上述肱骨髁上骨折的概要，结合本病例，诊断思路如下：

主要症状：左侧肘部疼痛、肿胀和活动受限；主要体征：左侧肘部靴状畸形、肿胀，可见瘀斑，局部压痛，左上肢纵轴叩击痛（＋），肘关节活动功能障碍，并有异常活动，肘后三角存在；结合 X 线片可以明确诊断为左肱骨髁上骨折。

2. 治疗原则

肱骨髁上骨折的治疗原则是争取理想的复位，保持骨折端的稳定，早期进行功能锻炼，防止并发症的发生。肱骨髁上骨折大多数采用保守疗法，极少数采用手术治疗。

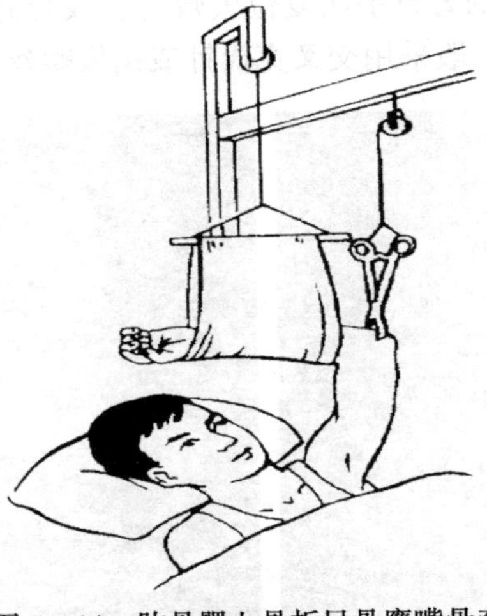

图 7－14　肱骨髁上骨折尺骨鹰嘴骨牵引

（1）保守治疗　无移位的骨折可用外固定 2～3 周即可，有移位的肱骨髁上骨折原则上首选闭合复位外固定治疗。如骨折后即就诊者，适于立即手法复位，多能达到满意疗效，若就诊较晚，肿胀明显、有水疱者，可行尺骨鹰嘴骨牵引后复位（图 7－14）。

①整复方法：患者仰卧，两助手分别握住其上臂和前臂，做顺势拔伸牵引，纠正重叠移位。若远端旋前（或旋后）应首先矫正旋转移位，使前臂旋后（或旋前），然后术者双手分别握住骨折远近端，自两侧相对挤压，矫正侧方移位，再以两拇指从肘后推远端向前，两手其余四指重叠环抱近端向后拉，并令助手在牵引下徐徐屈曲肘关节，即可复位（图7－15）。屈曲型骨折与之相反。

②固定方法：临床上常用上臂超肘关节夹板或石膏固定法。为防止肘内翻，可在骨折近端外侧及远端内侧分别加塔形垫。夹缚后用颈腕带悬吊。

③中药治疗：初期宜活血化瘀、消肿止痛，可内服活血止痛汤，外敷消瘀止痛膏。儿童骨折愈合中、后期不必内服中药，解除外固定后，可用中药熏洗，并加强功能锻炼。

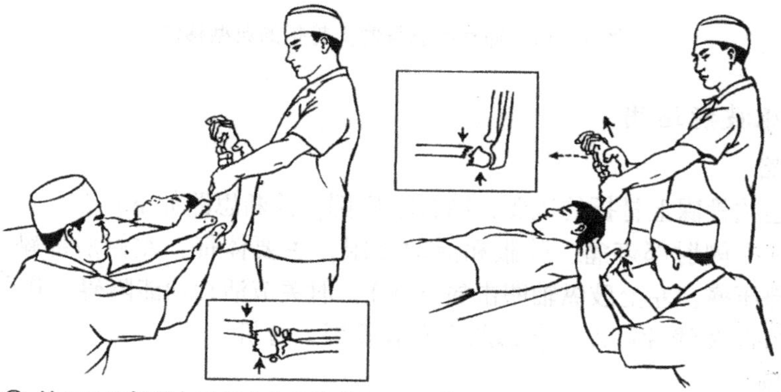

① 矫正远端折断向尺侧方和旋前移位　② 矫正远端折断向后侧方移位

图7－15　肱骨髁上骨折手法复位方法

（2）手术治疗　移位明显的骨折手法复位失败者，或合并血管神经损伤需要手术探查者，可采用手术治疗。内固定一般采用交叉克氏针或钢板螺丝钉内固定（图7－16）。

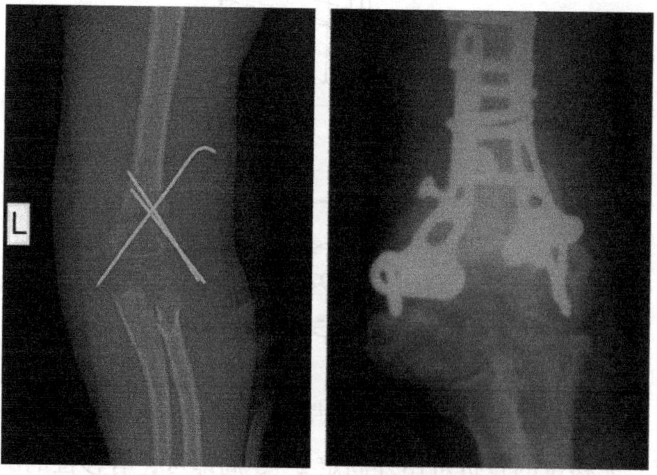

① 交叉克氏针内固定　② 钢板螺钉内固定

图7－16　肱骨髁上骨折内固定术后X线片

3. 肱骨髁上骨折的并发症

（1）Volkmanns 缺血挛缩　为肱骨髁上骨折最严重并发症。可原发于骨折或并发血管损伤病例（图 7－17）。若肘部严重肿胀，出现“5P”征，即剧痛难忍（pain），桡动脉搏动消失（pulselessness），皮肤苍白（pallor），感觉异常（paresthesia）和肌肉无力或瘫痪（paralysis），特别是被动伸指有剧烈疼痛者，为前臂缺血症状，处理不当则发展形成缺血性肌挛缩。防治的方法是仔细观察，正确判断，及时解除固定，必要时应手术减压或血管修补。

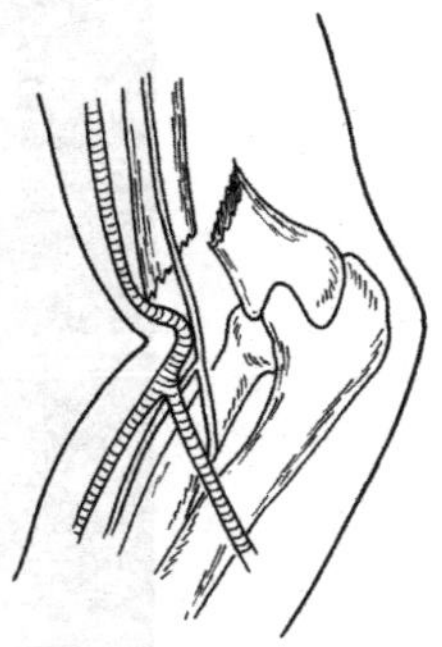

图 7－17　肱骨髁上骨折近端损伤肱动脉

（2）肘内翻　尺偏型骨折发生率高达 50%，由于内侧皮质压缩或骨折端旋转移位或骨折愈合过程中成骨能力不平衡等原因所致。防治的方法是准确复位，正确可靠固定，肘内翻 > 30°畸形明显者，在成年后可行髁上截骨矫形术。

（3）神经损伤　肱骨髁上骨折并发神经损伤比较常见。正中神经从肱二头肌腱膜下通过，桡神经通过肘窝前外方并分成深浅两支进入前臂，髁上骨折发生时容易被刺伤或压伤。大多数可自然恢复，神经断裂很少见。

（4）关节功能障碍　大多数患儿愈合后肘关节功能不受影响，只有少数患儿因骨折畸形愈合或手术或外固定时间过长等所致，应该注意避免。

（五）注意事项

1. 门诊随访　注意观察有无前臂缺血症状以及正中神经、桡神经情况，检查病人时要着重观察患肢的感觉、运动和末梢血液循环情况，应做到仔细观察，详细了解，以便及时处理。

2. 固定时间　儿童肱骨髁上骨折固定时间不宜过长，一般为 3～4 周。

3. 功能锻炼　初期可做用力握拳活动，中后期逐渐做肘部屈伸练功活动，尽快恢复肘关节功能。

五、肱骨外髁骨折

（一）典型病例

患者柳某，女性，7 岁。因摔伤致左肘部肿痛，活动受限 2 小时就诊。2 小时前翻单杠时摔下，左肘伸直位手掌着地，当即发现左肘部肿痛，不能伸屈活动肘关节。

体检：左肘部外侧肿胀，左肱骨外髁部压痛（＋），肘后三角关系改变，桡动脉可触及，手部活动及感觉正常。

X 线检查：摄左肘关节正、侧位片。结果示肱骨外侧髁骨折（图 7－18）。

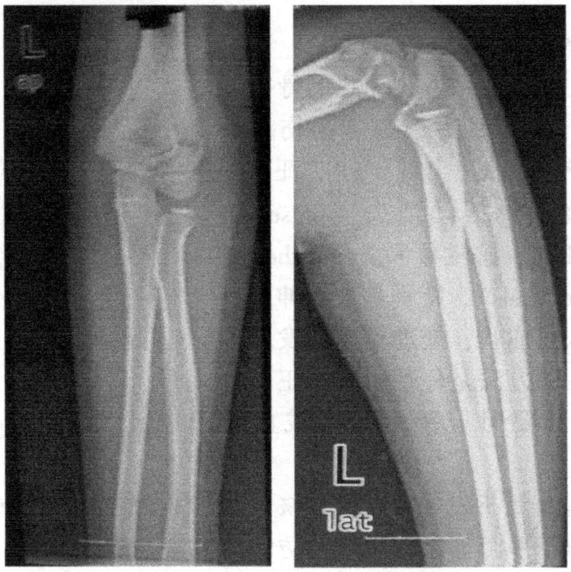

① 左肘正位片　② 左肘侧位片

图 7－18　左肱骨外侧髁骨折

（二）病例解析

1. 主症特点

一般情况：女性，7 岁。

起病时间：2 小时。

病因：翻单杠时摔下，左肘伸直位手掌着地。

症状：疼痛明显，活动受限。

体征：左肘部外侧肿胀，左肱骨外髁部压痛（＋），肘后三角关系改变。

2. 临床表现与鉴别诊断要点

患者因摔伤致左肘部肿痛 2 小时，活动受限就诊。2 小时前翻单杠时摔下，左肘伸直位手掌着地，当即发现左肘部肿痛，不能伸屈活动肘关节。查体：左肘部外侧肿胀，左肱骨外髁部压痛（＋），肘后三角关系改变，桡动脉可触及，手部活动及感觉正常。

据病史的阴性症状和体征，如手部活动及感觉正常，说明该患者没有血管和神经的损伤，以免漏诊。

3. 现病史、既往史、个人史、家族史等

现病史：患者因摔伤致左肘部肿痛 2 小时，活动受限就诊。患者 2 小时前翻单杠时摔下，左肘伸直位手掌着地，当即发现左肘部肿痛，不能伸屈活动肘关节。查体：左肘部外侧肿胀，左肱骨外髁部压痛（＋），肘后三角关系改变，桡动脉可触及，手部活动及感觉正常。

既往史：平素体健，否认肝炎、肺结核、糖尿病、高血压、冠心病等病史。

上述的临床特点和阴性体征，有助于我们判断和鉴别是否有正中神经、桡神经、桡动脉等神经和血管的损伤以及是否有感染等相关情况。本案只局限于外伤所致左肘、前臂疼痛和畸形。

（三）肱骨外髁骨折概述

1. 病因及病机分析　肱骨外髁骨折是儿童常见的一种肘关节损伤，其骨折部位可包括外上髁、肱骨小头骨骺部分、滑车骨骺及干骺端骨质，属关节内骨折。本病多由间接暴力引起，如跌倒时手部先着地，肘关节处于外展位或内收位均可引起肱骨外髁骨折，绝大多数发生于5～10岁的儿童。一般多由外力从手部传达至桡骨头撞击肱骨外髁而引起，或因附着肱骨外髁伸肌群牵拉而将肱骨外髁撕脱。

2. 临床分型　根据骨折块的移位情况，将肱骨外髁骨折分为以下3种：

（1）无移位骨折　骨折无移位，仅有骨裂缝。

（2）侧方移位骨折　骨折块向外侧或后侧移位。

（3）翻转移位型　受前臂伸肌群的牵拉，骨折块向外前下方移位，并可发生纵轴和横轴上的旋转，移位可达90°～180°。

（四）临床技能运用

1. 诊断要略

复习了上述的骨折概要，结合本案例，诊断思路如下：

主要症状：摔伤致左肘部肿痛2小时，活动受限；主要体征：左肘部外侧肿胀，左肱骨外髁部压痛（+），肘后三角关系改变；结合X线检查（临床常规申请肘关节正侧位片），可以明确诊断为左肱骨外髁骨折。

2. 治疗原则及方法

（1）非手术治疗（保守治疗）

①麻醉：臂丛麻醉或局麻。

②复位方法及步骤：术者左手握患者腕部，置肘关节屈曲45°，前臂旋转位，加大肘内翻使关节腔外侧间隙增宽，腕背伸使伸肌群松弛，并以左手食指或中指扣住骨折块的滑车端，拇指扣住肱骨外上髁端，先将骨折块稍平行向后方推移，再将滑车端推向后内下方，把肱骨外上髁端推向外上方向以矫正旋转移位，然后用左手拇指将骨折块向内挤压，并将肘关节屈伸、内收、外展以矫正残余移位。如复位确已成功，则可触及肱骨外髁骨嵴平整，压住骨折块时肘关节伸屈活动良好，且无响声。侧方移位骨折要求解剖复位，最好争取在软组织肿胀之前予以手法整复。

③固定：无移位骨折，前臂旋后，屈肘90°，前臂悬吊胸前即可，亦可屈肘90°用小夹板或肘关节绷带固定2～3周。有移位骨折手法整复后，肘伸直，前臂旋后位石膏或夹板固定。夹板从上臂中段至前臂中下段，分别置于掌、背、尺和桡侧，压垫置于肱骨外髁处，4条布带敷扎。2周后改伸直位为屈曲位。

（2）手术治疗：关节内骨折复位要求较高，若手法复位不成功者、晚期未复位者，可行切开复位内固定术。

3. 肱骨外髁骨折常见并发症

（1）骨折不连接合并肘外翻畸形　关节软骨翻转使骨折面无法愈合，肱骨外髁部位骨发育停滞而形成外翻畸形，提携角可明显加大，但一般关节活动尚好，可不予特殊处理。

（2）迟发型尺神经损害　如果骨折后十年或者数十年，可能引起迟发型尺神经麻痹。尺神经在肘关节伸展时松弛，屈曲时紧张，肘外翻时，尺神经经肘关节内侧途径变长，即使肘关节伸展时尺神经也紧张，屈曲时尺神经受到牵拉更明显。如此长期机械刺激可发生麻痹，需要行尺神经移位术。

（3）肘关节僵硬　与固定时间和损伤程度有关。

（五）注意事项

1. 门急诊处理　肱骨外髁骨折多发于 5～10 岁儿童，在幼儿，大部分骨折块是软骨性的，仅骨化中心才在 X 线片上显影，易被误认为是一小块骨片的轻微骨折，甚至被漏诊，故应引起重视以防漏诊。肱骨外髁骨折属关节内骨折，故复位要求较高，以免肘外翻畸形、创伤性关节炎及迟发型尺神经炎等。必须向患儿家属告知。

2. 固定时间　肱骨髁上骨折经整复与小夹板固定，儿童固定时间约 4 周，成人适当延长固定时间。

3. 功能锻炼　经过整复和固定后，早期肘、肩关节不活动情况下，做上臂、前臂肌肉舒张、收缩活动。中期（2 周后）逐渐做肘关节的伸屈活动和前臂的旋转活动。需注意，屈曲型骨折肘关节不能做过度屈曲活动，伸展型骨折不能做肘关节过度伸展活动，防止骨折端移位。后期可加大做肘关节屈伸活动。

六、尺骨鹰嘴骨折

（一）典型病例

患者刘某，男性，25 岁，摔伤致右肘部肿痛 1 小时，活动受限。1 小时前不慎跌倒，右肘撑地，出现右肘关节肿胀，疼痛，肘关节伸屈困难，半屈曲位，且左手掌托住右前臂来院急诊。患者以往无高血压、心脏病及糖尿病病史。

查体：心率 88 次/分，血压 125/85mmHg。左手掌托住右前臂，右肘关节后侧肿胀，肘关节活动受限，屈曲受限明显，尺骨鹰嘴部压痛（+），右手指无麻木，桡动脉可触及，右肘后三角存在。

X 线检查：摄右肘关节侧位片。结果示右尺骨鹰嘴骨折（图 7－19）。

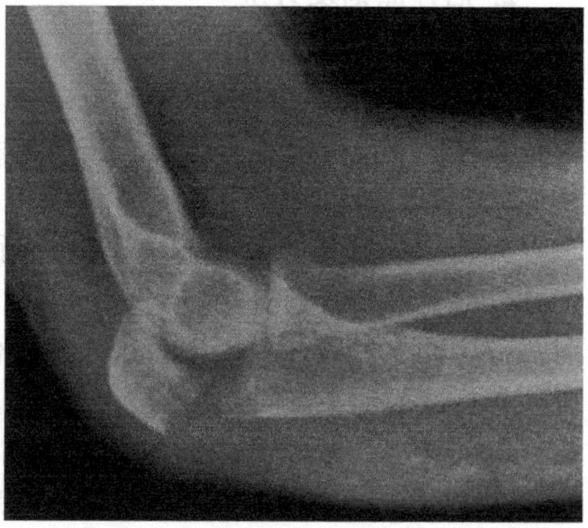

图 7－19　右肘关节侧位片

（二）病例解析

1. 主症特点

一般情况：男性，25 岁。

起病时间：1 个小时。

病因：摔伤右肘着地。

症状：疼痛明显，活动受限。

体征：右肘关节后侧肿胀，肘关节活动受限，屈曲受限明显，局部压痛（+），右手指无麻木。

2. 临床表现与鉴别诊断要点

患者，男性，25岁，摔伤致右肘部肿痛1小时，活动受限。患者因不慎跌倒，右肘撑地，出现右肘关节肿胀、疼痛，肘关节伸屈困难，半屈曲位，且左手掌托住右前臂来院急诊。查体：心率88次/分，血压120/80mmHg。右肘关节后侧肿胀，肘关节活动受限，屈曲受限明显，尺骨鹰嘴部压痛（+），右手指无麻木，桡动脉可触及，右肘后三角存在。

根据病史中的阴性症状和体征，如右肘关节“肘后三角”存在，右手指无麻木，桡动脉可触及，说明没有损伤邻近的肱动脉和尺神经，以利判断损伤程度和预后。

3. 现病史、既往史、个人史、家族史等。

现病史：患者，男性，25岁，摔伤致右肘部肿痛1小时，活动受限。患者因不慎跌倒，右肘撑地，出现右肘关节肿胀、疼痛，肘关节伸屈困难，半屈曲位，左手掌托住右前臂来院急诊。

既往史：既往体健，患者否认高血压、心脏病及糖尿病病史。

上述的临床特点和阴性体征，有助于我们判断和鉴别是否有尺神经肱动脉、桡动脉等重要血管和神经的损伤情况。

（三）尺骨鹰嘴骨折概述

1. 病因及病机分析　尺骨鹰嘴是肱三头肌的附着处，尺骨半月切迹关节面与肱骨滑车关节面构成肱尺关节，是肘关节屈伸的枢纽。尺骨鹰嘴骨折多发生于成年人，多由于间接暴力造成。如跌倒时，肘关节突然屈曲，同时肱三头肌强烈收缩，发生尺骨鹰嘴撕脱骨折。直接暴力也可造成尺骨鹰嘴骨折，如肘后部的直接打击。

2. 临床分型　按骨折形状可以分为无移位骨折和移位骨折两大类。

（1）无移位骨折　指骨折端分离小于2mm，伸肘装置尚完整，有抗主动伸肘活动的能力。

（2）移位骨折　骨折端分离大于2mm，因骨膜及肱三头肌腱也断裂，不能抗引力伸肘。此类骨折又分为：

①撕脱骨折，多在肱三头肌腱止点处，骨折线不进入关节腔内。

②横行骨折或斜线骨折，骨折线多从前上向后下。

③粉碎性骨折，多为直接外力致伤，半月切迹软骨面可塌陷。

④合并肘关节脱位的尺骨鹰嘴骨折，骨折线多在尺骨冠状突水平，同时伴有尺桡骨近端向前脱位。

（四）临床技能运用

1. 诊断要略

复习了上述的尺骨鹰嘴骨折概要，结合本案例，诊断思路如下：

主要症状：摔伤右肘着地后肿痛1小时，活动受限；主要体征：右肘关节后侧肿胀，尺骨鹰嘴压痛（+），结合X线片（临床常规申请肘关节正侧位片），可以明确诊断为右尺骨鹰嘴骨折。

2. 治疗原则及方法

无移位骨折或老年人骨折移位不明显者，不必手法整复，予石膏固定即可；分离移位者可根据情况行手法整复或行切开复位内固定术。

（1）非手法治疗　整复前，根据受伤原理及X线片显示骨折类型、部位和移位方向，确定整复步骤及复位手法。

①麻醉：局麻。

②复位方法及步骤：先做肘关节穿刺，抽出关节腔内的积血。患者平卧，肘关节伸直位，向骨折部位注入利多卡因10ml，10分钟后开始手法复位。术者一手固定前臂，另一手拇/食指将上移的骨折块向远侧推挤，使骨折复位。若为粉碎性骨折，可在X线透视下，根据骨折移位情况，对骨折块施以挤压手法，使其复位。在手法整复过程中，可轻微做肘关节的伸屈活动，以使肘关节的关节面恢复平整。

③固定方法：无移位骨折，固定肘关节于屈曲20°~60°位3周。有移位骨折，整复后固定肘关节于屈曲0°~20°位3周，以后逐渐改为90°位1~2周。

（2）手术治疗　对手法复位后关节面仍不平整，复位后骨折裂隙仍大于3mm，及陈旧性骨折有功能障碍者，应行切开复位内固定术，一般采用张力带钢丝内固定。另外，开放性鹰嘴骨折，经彻底清创后及时行内固定术。

3. 常见并发症

尺骨鹰嘴骨折容易引起肘关节僵硬、创伤性关节炎等。

（五）注意事项

1. 固定时间　石膏固定，无移位骨折或行内固定术者，宜置肘关节于伸直位固定2~3周，再改为屈肘位固定2周左右。

2. 功能锻炼　第4周以后才可以逐步做肘关节屈伸，3周内可做腕及指关节的屈伸活动。此外，还应进行肩关节的功能锻炼以防肩关节粘连。

七、尺骨上1/3骨折合并桡骨头脱位（蒙氏骨折）

（一）典型病例

患者，男性，45岁，不慎跌倒，左手掌撑地致左肘、前臂肿痛，畸形2小时伴活动受限急诊。今上午骑车不慎跌倒，左掌撑地，出现左肘关节肿胀、剧痛，肘关节伸屈和前臂旋转受限，送本院急诊。患者有糖尿病、高血压病史3年，平时药物控制血糖和血压在正常范围内。受伤后无手掌、手指麻木，无头痛、眩晕、恶心等。

体检：心率80次/分，血压140/80mmHg。左肘和前臂肿胀，肘后触及桡骨头，局部压痛（+），左腕桡动脉博动可及，左腕背伸、手指感觉、活动、肤色正常。

X线检查：摄左肘关节正侧位片（图7-20）。

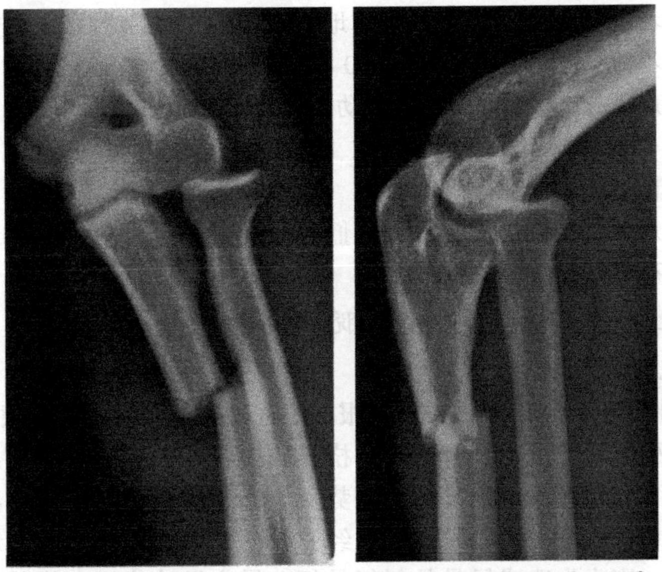

① 左肘正位片示尺骨上端骨折　② 左肘侧位片示尺骨上端骨折，桡骨头脱位明显

图 7-20　左肘关节正侧位片

（二）病例解析

1. 主症特点

一般情况：男性，45 岁。

起病时间：2 个小时。

病因：跌倒，手掌撑地。

症状：左肘、前臂肿痛，局部畸形及压痛明显。

体征：左肘、前臂肿胀，畸形，肘后触及桡骨头，活动受限，包括主动活动和被动活动。

2. 临床表现与鉴别诊断要点

患者，男性，45 岁，不慎跌倒，左手掌撑地致左肘、前臂肿痛，畸形 2 小时伴活动受限急诊。患者骑车不慎跌倒，左掌撑地，出现左肘关节肿胀、剧痛，肘关节伸屈和前臂旋转受限，送本院急诊。体检：心率 80 次/分，血压 140/80mmHg。左肘和前臂肿胀，肘后触及桡骨头，局部压痛（+），左腕桡动脉博动能触及，左腕背伸、手指感觉、活动、肤色正常。

据病史中的阴性症状和体征如左腕桡动脉博动能触及，左腕背伸、手指感觉、活动、肤色正常，说明骨折和脱位没有血管和神经的损伤。

本病应与单纯尺骨骨折或单纯的桡骨头脱位相鉴别，尤其是儿童的蒙氏骨折，脱位的桡骨头可能会自行复位而误诊为单纯尺骨骨折，所以，儿童尺骨骨折或桡骨头脱位，应仔细阅 X 线片，以免误诊误治。

3. 现病史、既往史、个人史、家族史等

现病史：患者，男性，45 岁，不慎跌倒，手掌撑地致左肘、前臂肿痛，畸形 2 小时伴活动受限急诊。患者骑车不慎跌倒，左掌撑地，出现左肘关节肿胀，剧痛，肘关节伸屈和前臂旋转受限，送本院急诊。体检：心率 80 次/分，血压 140/80mmHg。左肘和前臂肿胀，肘后触及桡骨头，局部压痛（+），左腕桡动脉博动能触及，左腕背伸、手指感觉、活动、肤色正常。

既往史：否认糖尿病、高血压病史。

上述的临床特点和阴性体征，有助于我们判断和鉴别是否有正中神经、桡动脉等神经和血管的损伤以及有否感染等相关情况。

（三）尺骨上 1/3 骨折合并桡骨头脱位概述

1. 病因及病机分析

1814 年意大利外科医生 Monteggia 最早报导了这种类型骨折，故称蒙太奇骨折。直接暴力和间接暴力均能引起尺骨上 1/3 骨折合并桡骨头脱位，而以间接暴力所致者为多。间接暴力多为传导暴力，由于上肢触地部位和姿势不同，造成的骨折类型各异，如肘关节伸直或过伸位，前臂旋后位掌心触地，身体重力经肱骨向前下方传至尺骨，地面的作用力由掌心经前臂向上传导，应力先造成尺骨的斜行骨折，暴力继续作用于桡骨上端，迫使桡骨小头冲破或滑出环状韧带而脱向前外侧，同时骨折端向掌及桡侧成角。如跌倒时肘关节微屈，前臂旋前位，掌心触地，身体重力由肘关节向下向后作用尺骨，暴力经手掌传向上方，造成尺骨较高平面的横断或短斜形骨折，而此时前臂旋前位，尺骨桡骨中上 1/3 交叉形成支点，桡骨头可因杠杆作用而向后、外侧脱位，骨折也随之向背、桡侧移位。根据暴力方向及移位情况一般分 3 种类型。

2. 临床分型（图 7－21）

（1）伸直型　比较常见，多发生儿童。跌倒时，肘关节伸直或过伸位跌倒，前臂旋后掌心触地，作用力顺肱骨传向下前方，先造成尺骨斜形骨折，残余暴力转移于桡骨上端，迫使桡骨头冲破、滑出环状韧带，向前外方脱位，骨折断端向掌侧及桡侧成角。在成人，直接暴力打击背侧所造成的骨折，为横断或粉碎型，发病率占 40% 以上。

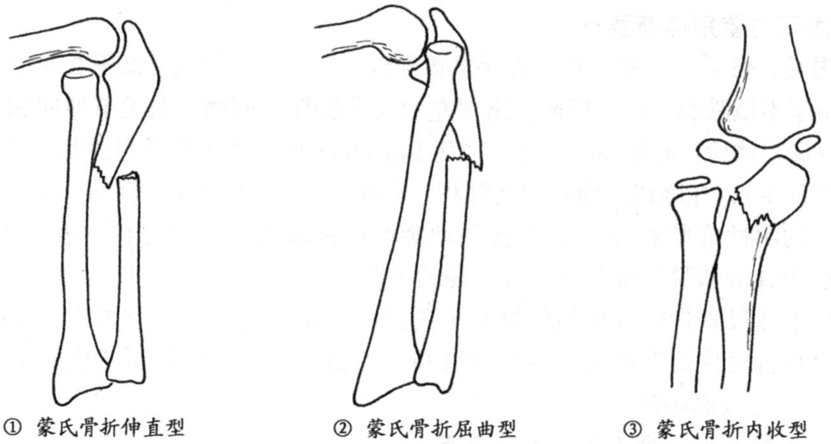

① 蒙氏骨折伸直型　② 蒙氏骨折屈曲型　③ 蒙氏骨折内收型

图 7－21　尺骨干上段骨折合并桡骨头脱位常见分型

(2) 屈曲型　多见于成人。跌倒时，肘关节微屈曲，前臂旋前位掌心触地，作用力先造成尺骨较高平面横型或短斜型骨折，桡骨头向后外方脱位，骨折断端向背侧、桡侧成角，桡骨头向后方滑脱。

(3) 内收型　极少见，多发生幼儿。跌倒时，手掌着地，肘关节伸直，前臂旋前位，上肢略内收位向前跌倒，暴力自肘内方推向外方，造成尺骨喙突处横断或纵行劈裂骨折，移位较少，而桡骨头向外侧脱位。

（四）临床技能运用

1. 诊断要略

复习了上述的蒙氏骨折的概要，结合本案例，诊断思路如下：

主要症状：跌倒手掌撑地致左肘和前臂肿痛；主要体征：左肘肿、畸形，局部压痛（+），肘后扪及桡骨头；结合 X 线图，可以作出明确诊断为尺骨上 1/3 骨折合并桡骨头脱位。临床常规申请肘关节正侧位片，注意摄片时应包括肘关节以免漏诊，注意肱桡关节的解剖关系，必要时可拍健侧 X 线片作对照。凡尺骨上段骨折，而 X 线片未见到桡骨头脱位时，应按此种骨折处理，因为桡骨头脱位后有时会自行复位。

2. 治疗原则及方法

恢复肘关节屈伸和前臂旋转功能是治疗本骨折的基本原则。

(1) 非手术治疗　原则上先整复桡骨头脱位，后整复尺骨骨折。当尺骨上 1/3 骨折时，X 线片必须包括肘关节，注意肱桡关节解剖关系，以免漏诊。

①麻醉：全麻或臂丛麻醉。

②伸直型整复方法：病人平卧肩外展，屈肘 90°。前臂中立位，对抗牵引后，术者两拇指分别放在桡骨头外侧及掌侧，用力向尺侧、向背侧推挤桡骨头使之复位。一助手固定复位桡骨头并维持对抗牵引，术者一手捏住尺骨骨折近端，另一手握住骨折远端，使之向掌侧成角徐徐加大，然后向背侧提拉，使之复位（图 7－22）。如已复位用石膏托或夹板将肘关节固定在极度屈曲位 2～3 周，待骨折初步稳定后，改用纸压垫夹板局部固定。肘关节在 90°屈曲位开始肩、腕、肘的活动，直至骨折完全愈合。

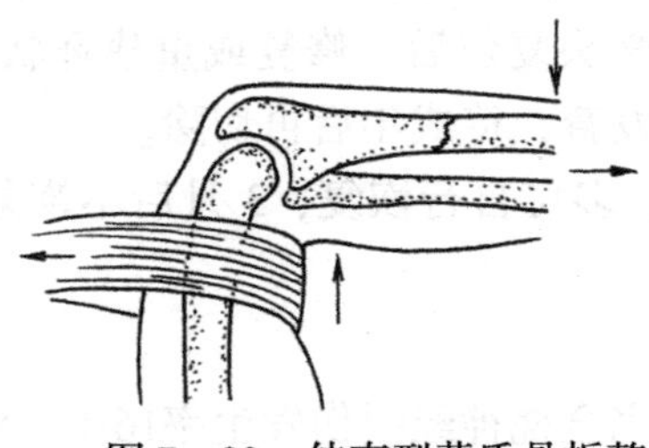

图 7－22　伸直型蒙氏骨折整复法

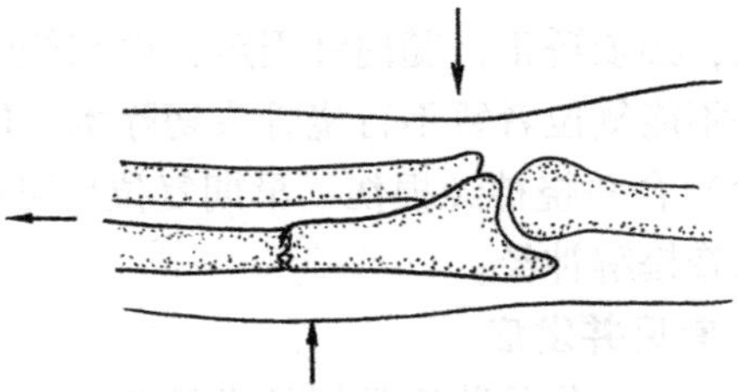

图 7－23　屈曲型蒙氏骨折整复法

③屈曲型整复方法：麻醉体位同伸直型，肘关节伸直位对抗牵引后，两拇指用力向内、向掌侧推按桡骨头，复位后一助手用拇指固定桡骨头，并继续牵引。两手分别握住尺骨骨折远近二端，向背侧徐徐加大成角，然后向掌侧挤按，如复位满意用掌背侧石膏托固定肘关节在近伸直位

2~3周，而后改用纸压垫短夹板固定，肘关节屈曲90°开始练功，直到骨折愈合（图7-23）。

④内收型整复方法：手法复位桡骨头后，尺骨多可自行复位，如轻度成角，桡骨头位置无明显改变则不需复位，仅用长臂石膏固定2~3周。矫正尺骨向桡侧移位及成角，有时比较困难，在维持牵引下，肘关节屈曲外旋90°，捏住骨折端，使肩关节及上臂外展90°，然后术者捏住骨折近端向尺侧提拉，固定远位助手用力牵引手腕向桡偏，以复位桡骨头为支点，使尺骨远端向尺侧偏斜而矫正尺骨向桡侧移位。

⑤夹板固定方法：在维持牵引、分骨、捏住骨折断端，稳定桡骨头的情况下，在掌、背侧放妥分骨垫。在分骨垫外，骨折部的掌背侧各放固定垫一个。伸直型掌侧垫略厚于背侧，防止向掌侧成角，屈曲型反之。将葫芦型固定垫放于桡骨头的前外侧，环抱桡骨头（屈曲型放在后外侧）。在尺骨干的尺侧上、下两端各放一固定垫（图7-24）。夹缚包扎方法同尺桡骨骨干双骨折，但包扎完毕后，再在上臂及前臂腕部用“∞”字形绷带包扎，将肘关节固定于相应的屈曲位置中。

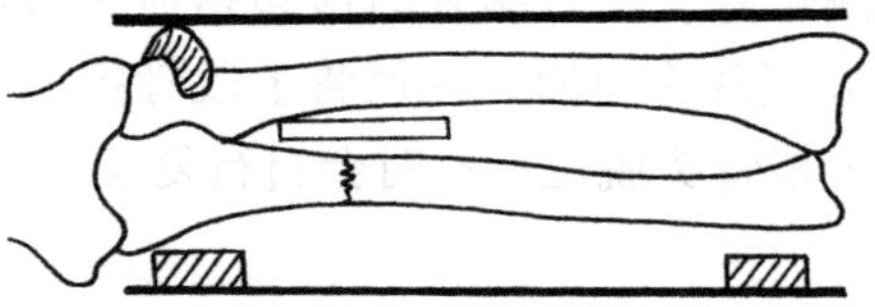

图7-24 分骨垫和固定垫放置法

（2）手术治疗 手法复位不成功的蒙氏骨折或骨折已复位而桡骨头脱位不能还纳者，应早期手术复位内固定。先整复桡骨头脱位，并了解环状韧带损伤情况并加以修补，髓内针或钢板螺钉固定尺骨。要防止尺骨再向桡侧成角，成角较大时有迫使桡骨头向外脱离的可能，应及时矫正。6~8周后，可拆除夹板。

（3）陈旧性蒙氏骨折处理

①成人陈旧性骨折，如尺骨已获矫正而骨折愈合坚固，仅前臂旋转功能受限，可切除桡骨头以改善旋转功能。如尺骨骨折未愈合，有畸形，可手术矫正骨折内固定，并复位桡骨头。如桡骨头不能复位，可行桡骨头切除术。

②儿童陈旧性骨折，但尺骨骨折移位不大，并不影响桡骨头复位者可不处理。如果畸形明显，必须矫正，髓内针固定，以利桡骨头复位，桡骨头复位后，修复或重建环状韧带，桡骨头不能复位者暂不行桡骨头切除术，以免影响桡骨发育，待成年后再切除。

（4）合并桡神经损伤 早期复位后可观察1~3月，多可自行恢复，3月后不恢复者应手术探查松解神经。

3. 常见并发症

桡神经损伤是蒙氏骨折的常见并发症，文献报道不完全桡神经损伤发生率16%~56%。

（五）注意事项

1. 门诊随访时间。一般3天后需要复诊，查看固定后的松紧度、肢端的血运、肤色等情况，若有肢端的瘀紫、麻木、发凉等情况，需要立刻复诊。

2. 功能锻炼。整复固定后，应作指、掌关节的屈伸，握拳活动和肩关节的活动功能锻炼。肘关节不宜过早活动，禁止做前臂旋转活动。3 周内伸直型和特殊型禁止做伸肘活动，屈曲型禁止做屈肘活动，以免因肱二头肌牵拉引起桡骨头再脱位、环状韧带再损伤，以及骨折部位向掌侧或背侧成角移位。前臂的旋转活动必须在 X 线片显示尺骨骨折线模糊并有连续性骨痂生长时才可以锻炼。待骨折初步稳定后，可逐步做肘关节伸屈活动。解除夹板固定后，可加强肘关节伸屈活动，并开始进行前臂旋转活动功能锻炼。

3. 在随访中应注意检查腕和手指的感觉和运动功能，以便确定有无合并桡神经损伤。

八、桡、尺骨干双骨折

（一）典型病例

患者王某，女性，45 岁，重物砸伤致左前臂肿痛、畸形 1 小时，伴活动受限。今上午不慎左前臂被重物砸伤，出现前臂肿胀剧痛，成角短缩畸形，旋转活动困难，送本院急诊。患者以往无高血压、心脏病及糖尿病病史。

查体：心率 85 次/分，血压 130/80mmHg。左前臂肿胀、畸形，有骨擦音，局部见假关节异常活动，局部压痛（+），左手指感觉、活动好，桡动脉可触及。

X 线检查：摄左前臂正侧位片（图 7－25）。

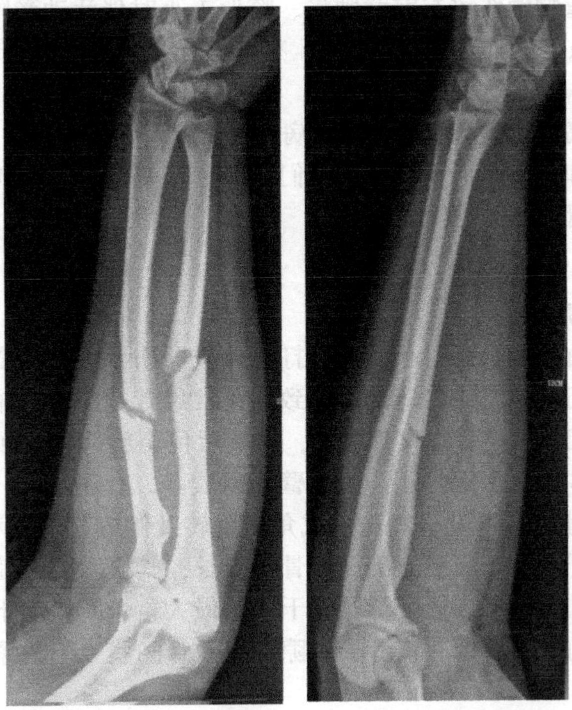

① 左前臂正位片见骨折线在同一平面　② 左前臂侧位片

图 7－25　左前臂正侧位片

（二）病例解析

1. 主症特点

一般情况：女性，45 岁。

起病时间：1 个小时。

病因：重物砸伤左前臂。

症状：左前臂肿痛、畸形伴活动受限。

体征：左前臂肿胀、畸形，有骨擦音，局部见假关节异常活动，局部压痛（+）。

2. 临床表现与鉴别诊断要点

患者王某，女性，45 岁，重物砸伤致左前臂肿痛、畸形 1 小时伴活动受限。今上午不慎左前臂被重物砸伤，出现前臂肿胀剧痛，成角短缩畸形，旋转活动困难，送医院急诊。查体：心率 85 次/分，血压 130/80mmHg。左前臂肿胀、畸形，有骨擦音，局部见假关节异常活动，局部压痛（+），左手指感觉、活动好，桡动脉可触及。

据病史中的阴性症状和体征，如左手指感觉、活动好，桡动脉可触及，说明没有伤及患者左前臂的重要血管和尺、桡神经，以利判断损伤程度和预后。

3. 现病史、既往史、个人史、家族史等

现病史：患者因重物砸伤致左前臂肿痛、畸形 1 小时伴活动受限。查体：心率 85 次/分，血压 130/80mmHg。左前臂肿胀、畸形，有骨擦音，局部见假关节异常活动。局部压痛（+）。

既往史：以往无高血压、心脏病、糖尿病病史。

上述的临床特点和阴性体征，有助于我们判断和鉴别是否有尺神经、桡神经、正中神经、桡动脉等重要血管和神经的损伤情况。

（三）尺桡骨双骨折概述

1. 病因及病机分析

尺桡骨双骨折可由直接暴力引起，多见打击或机器伤，骨折为横型或粉碎型，骨折线在同一平面，亦可由间接暴力或传达暴力引致。正常尺骨是前臂的轴心，通过上、下尺桡关节及骨间膜与桡骨相连。桡骨沿尺骨旋转，自旋后位至旋前位，回旋幅度可达 150°。尺桡骨双骨折较常见，多发生于青少年，而前臂肌肉较多，有屈肌群、伸肌群、旋前肌和旋后肌等，故尺桡骨双骨折后可发生重迭、成角、旋转及侧方移位 4 种畸形，整复较困难。前臂骨间膜是致密的纤维膜，几乎连接尺桡骨的全长，其松紧度是随着前臂的旋转而发生改变。前臂中立位时，两骨干接近平行，骨干间隙最大，骨间膜上下松紧一致，对尺桡骨起稳定的作用，当旋前或旋后位时，骨干间隙缩小，骨间膜上下松紧不一致，而两骨间的稳定性消失。

2. 临床分型

（1）直接暴力　尺桡骨双骨折可由直接暴力引起，多见打击或机器伤，骨折为横型或粉碎型，骨折线在同一平面。

(2) 间接暴力 尺桡骨双骨折可由间接暴力或传达暴力引致，如跌倒手掌触地，暴力向上传达桡骨中或上 1/3 骨折，残余暴力通过骨间膜转移到尺骨，造成尺骨骨折，所以骨折线位置低，桡骨骨折线为横型或锯齿状，尺骨骨折线为短斜型。

(3) 扭转暴力 更有扭转暴力，如受外力同时，前臂又受扭转外力所造成的尺桡骨双骨折，跌倒时身体向一侧倾斜，前臂过度旋前或旋后，发生双骨螺旋性骨折，多数由尺骨内上斜向桡骨外下，骨折线方向一致，尺骨干骨折线在上，桡骨骨折线在下（图 7－26）。

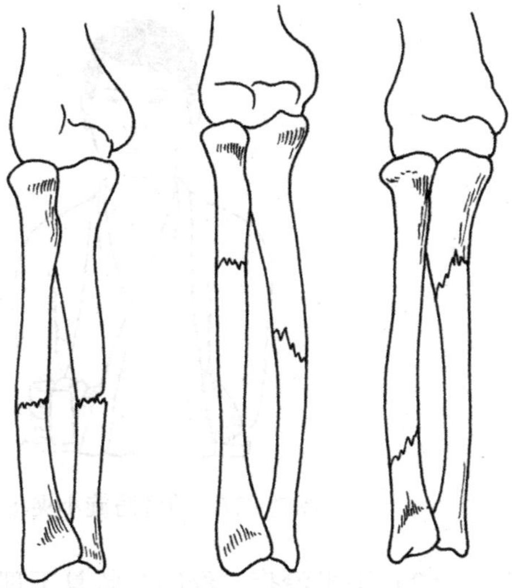

图 7－26 不同暴力造成前臂不同类型的骨折

（四）临床技能运用

1. 诊断要略

复习了上述的前臂双骨折概要，结合本案例，诊断思路如下：

①症状：重物砸伤致左前臂肿痛畸形 1 小时伴活动受限；②查体：心率 85 次/分，血压 130/80mmHg。左前臂肿胀、畸形，有骨擦音，局部见假关节异常活动，局部压痛（＋），左手指感觉、活动好，桡动脉可触及。③X 线片：临床常规申请前臂正侧位片，可以明确诊断为左前臂尺桡骨双骨折。

2. 治疗原则及方法

治疗尺桡骨干双骨折目的就是恢复两骨近远端正确对位，矫正重叠、旋转及成角畸形，恢复两骨的生理长度，保持前臂的旋转功能。

(1) 非手术治疗(保守治疗) 该骨折复位比较困难，复位后容易移位，但是中西医结合治疗骨折经验证明，手法整复，适当外固定，多数病例可以治愈。外固定应使骨间膜上下松紧一致，并预防骨间膜挛缩，尽可能在骨折整复时及复位后将前臂固定在中立位。整复前，根据受伤原理及 X 线片显示骨折类型、部位和移位方向，确定整复步骤及复位手法。

①麻醉：臂丛麻醉或全麻。

②复位方法及步骤：病人仰卧肩外展 90°，屈肘 90°。中或下 1/3 骨折时，前臂中立位，即手掌、前臂和地面平行。上 1/3 骨折时稍旋后位，即手掌前臂和地面有 45°倾斜。肘上和手掌两处对抗牵引，重叠和成角畸形纠正后，首先采用分骨方法，然后根据骨折移位情况可分别用提按、折顶、摇摆等手法使骨折断端复位。骨折已复位，骨擦音完全消失，手下有一种稳定感。如有一骨折为横形稳定骨折，另一骨折为不稳定骨折，首先整复稳定骨折。若两骨折均为不稳定骨折，先整复结构上粗大的那根骨折，再整复细小的骨折。如两骨折均属稳定骨折，可先整复尺骨，再复位桡骨。

③固定：4 块小夹板，二个分骨及手纸压垫固定，防旋小夹板固定（图 7－27）。也可用长臂石膏固定（图 7－28）。固定期间注意松紧度合适，8 周后拆除外固定，并加强功能锻炼。

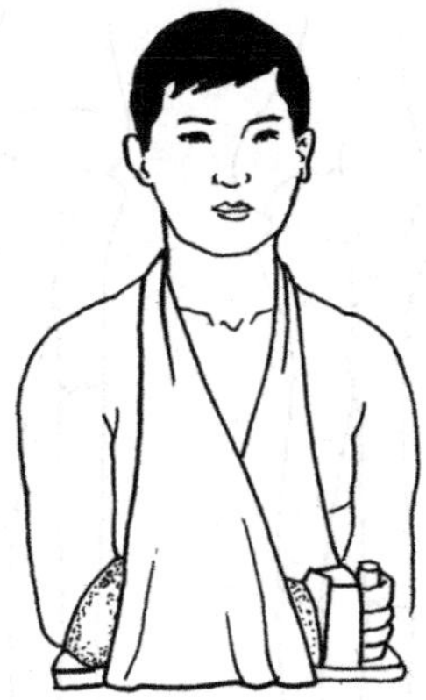

图 7－27　前臂防旋小夹板固定

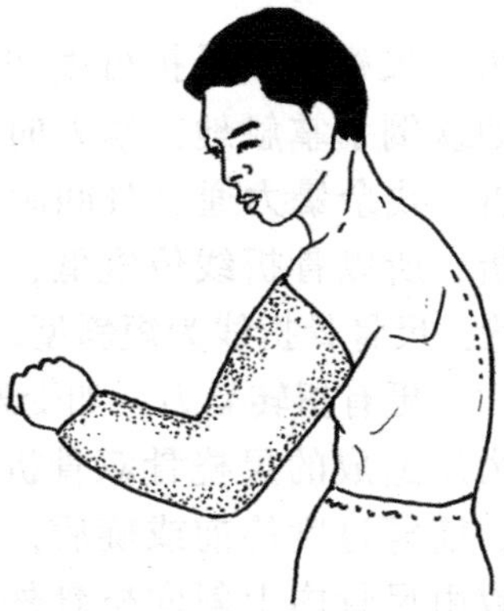

图 7－28　前臂双骨折石膏固定

（2）手术治疗　经闭合整复不理想，应考虑手术切开复位内固定，适应证有：

①尺桡骨骨折手法复位失败；

② 陈旧性骨折；

③ 多段骨折；

④ 尺桡骨中下段粉碎性骨折；

⑤ 合并有脑损伤或多发骨折；

⑥ 软组织严重损伤或合并有神经血管损伤者，手术方法可采取钢板螺钉固定（图 7－29），或髓内钉固定。

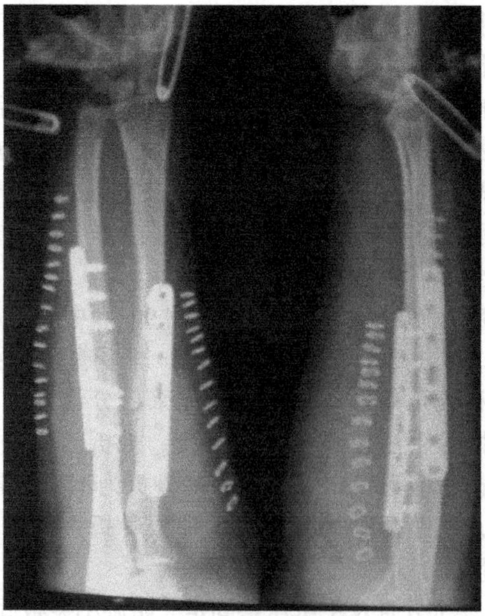

图 7－29　尺桡骨双骨折钢板螺钉内固定

3. 常见并发症

（1）骨不愈合

①多为粉碎性骨折，周围软组织损伤大，往往伴有血管损伤，影响骨折愈合。

②感染。

③内固定器材选择不当，如钢针过短、过细，钢板过短，电解反应等。

④骨折端分离，当双骨骨折一骨固定后，在固定另一骨时往往遇到断端不能严密对合，存在一定的间隙。

（2）感染　主要由于清创不彻底引起，它与软组织损伤的严重程度有关，与内固定器材无关。

（3）前臂旋转功能障碍　旋转功能是前臂的主要功能，也是评价尺桡骨骨折治疗效果的主要根据。发生障碍的主要原因是，畸形后造成尺骨及桡骨于旋转过程中相接触的骨性阻挡，或引起骨间膜紧张而妨碍旋转活动，其他还有交叉愈合、旋转肌损伤及挛缩、软组织疤痕粘连等原因。

（4）拇长伸肌肌腱断裂　内固定进针时直接损伤拇长伸肌肌腱或针尾长期磨擦肌腱引起迟发断裂。

（五）注意事项

1. 固定时间和位置　因前臂受四组肌群的作用，尤其旋转肌的作用，所以内固定术后往往需加用石膏外固定，固定位置应在旋后20°为佳，固定时间为4～6周。

2. 功能锻炼　前臂双骨折经整复和固定后，初期就应鼓励患者握拳锻炼，肿胀消退后，行肩、肘关节活动，如云手等。解除外固定后，尤其需做前臂旋转活动，恢复其旋转功能。在前臂的旋转活动中，旋前时以旋前方肌为主动肌，旋前圆肌为辅助肌来完成旋前动作，旋后时以旋后肌为主动肌，肱二头肌为辅助肌来完成旋后动作。根据生物力学力矩的概念，把上尺桡关节作为受力支点，则旋前方肌与支点力臂长，功能锻炼省力，而旋后肌与支点力臂短，功能锻炼费力，力矩是相等的，故同样从中立位开始锻炼，旋后运动比旋前运动恢复差。

九、桡骨下1/3骨折合并桡尺远端关节脱位

（一）典型病例

患者，女性，45岁，不慎跌倒，手掌撑地致右前臂、腕部肿痛、畸形3小时伴活动受限。3小时前骑车不慎跌倒，右手掌撑地，出现右腕肿胀，疼痛，前臂畸形且旋转活动受限，来院急诊。无手掌、手指麻木，无发热。患者否认高血压、心脏病及糖尿病病史。

体检：心率90次/分，血压130/ 70mmHg。右腕肿，前臂远端背侧成角畸形，腕部压痛（+），下尺桡关节压痛（+），尺骨头膨出。腕关节主动活动消失，被动活动欠配合，右腕桡动脉搏动能触及，右手指感觉、活动、肤色正常。

X线检查：摄右腕关节正、侧位片（图7－30）。

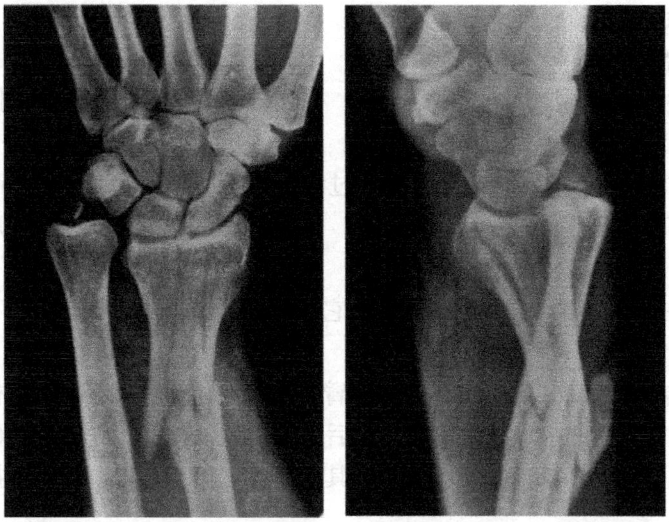

① 右腕正位片示桡骨远端骨折伴下尺桡关节脱位　② 右腕侧位片示桡骨远端骨折向背侧成角

图 7－30　右腕关节正侧位片

（二）病例解析

1. 主症特点

一般情况：女性，45 岁。

起病时间：约 3 个小时。

病因：跌倒受伤，手掌撑地。

症状：右前臂、腕部肿痛剧烈，局部压痛明显。

体征：右腕肿，前臂远端背侧成角畸形，腕部压痛（＋），尺骨头膨出，旋转活动以及腕关节主动活动消失，被动活动欠配合。

2. 临床表现与鉴别诊断要点

患者，女性，45 岁，不慎跌倒，手掌撑地致右前臂、腕部肿痛、畸形 3 小时伴活动受限。3 小时前骑车不慎跌倒，右手掌撑地，出现右腕肿胀，疼痛，前臂畸形且旋转活动受限，来院急诊。无手掌、手指麻木，无发热。体检：心率 90 次/分，血压 130/ 70mmHg，右腕肿，背侧成角畸形，腕部压痛（＋），腕关节主动活动消失，被动活动欠配合，右腕桡动脉搏动能触及，右手指感觉、活动、肤色正常。

据病史中的阴性症状和体征，如右腕桡动脉搏动能触及，右手指感觉、活动、肤色正常，说明骨折和脱位没有损伤桡神经、正中神经、尺桡动脉等重要血管和神经，以利判断损伤程度和预后。

3. 现病史、既往史、个人史、家族史等

现病史：患者，女性，45 岁，不慎跌倒，手掌撑地致右前臂、腕部肿痛、畸形 3 小时伴活动受限。患者因骑车不慎跌倒，右手掌撑地，出现右腕肿胀、疼痛，前臂畸形且旋转活动受限，来院急诊。无手掌、手指麻木，无发热。

既往史：患者既往无糖尿病、高血压病史。

上述的临床特点和阴性体征，有助于我们判断和鉴别是否有正中神经、桡动脉、尺桡动脉等重要神经和血管的损伤，以及是否有感染等相关情况。本病例只局限于外伤所致的右腕部的疼痛和畸形。掌握了患者的局部和全身情况，现病史和过去疾病的情况，也就意味着医生掌握了该患者的第一手资料，以利诊治过程中对各项体征的全面观察和医疗安全。

（三）桡骨下 1/3 骨折合并下尺桡关节脱位概述

1. 病因及病机分析　桡骨下 1/3 骨折合并下尺桡关节脱位以间接暴力多见。跌倒损伤，手掌撑地由于前臂过度旋前、腕关节背伸位手部桡侧着地摔伤为常见的损伤原因。早在 1929 年法国人即称之为反孟氏骨折。1934 年意大利医生 Galeazzi 详细描述了此种损伤，所以该骨折脱位又称为盖氏骨折。桡骨中下 1/3 骨折合并下尺桡关节脱位较蒙氏骨折更为多见，其发生率约高于后者 6 倍，这与创伤严重程度有关。移位不显著的骨折仅有疼痛，肿胀和压痛。如移位明显则桡骨出现短缩和成角，下尺桡关节压痛，尺骨头膨出，这多为闭合性骨折。如开放骨折时，多为桡骨近折端穿破皮肤所致，伤口小，神经血管损伤罕见。X 线片表现通常骨折部位在桡骨中下 1/3 交界处，为横形或短斜形，多无严重粉碎。如桡骨骨折移位明显，下尺桡关节将完全脱位。于前后位 X 线片上，桡骨表现为短缩，远侧尺桡骨间距减少，桡骨向尺骨靠拢。侧位 X 线片上，桡骨通常向掌侧成角，尺骨头向背侧突出。

2. 临床分型　受伤机制不同，其骨折也有不同特点。

（1）Ⅰ型　桡骨干下 1/3 青枝骨折合并尺骨小头骨骺分离，均为儿童。此型损伤轻，易于整复。

（2）Ⅱ型　桡骨干下 1/3 骨折，骨折可为横形、短斜形、斜形。短缩移位明显，下尺桡关节脱位明显，多为跌倒手撑地致伤。前臂旋前位致伤时桡骨远折端向背侧移位，前臂旋后位致伤时桡骨远折端向掌侧移位，临床上以掌侧移位者多见。此型损伤较重，下尺桡关节掌背侧韧带、三角纤维软骨盘多已断裂（三角纤维软骨盘无断裂时多有尺骨茎突骨折），骨间膜亦有一定的损伤。

（3）Ⅲ型　桡骨干下 1/3 骨折，下尺桡关节脱位，合并尺骨干骨折或尺骨干之外伤性弯曲畸形，多为机器绞轧伤所致。损伤重，并可能造成开放性伤口。此时除下尺桡关节掌、背侧韧带及三角纤维软骨盘破裂外，骨间膜多有严重损伤。

（四）临床技能运用

1. 诊断要略

复习了上述的盖氏骨折的概要，结合本病例，诊断思路如下：

①症状：跌倒手掌撑地致右前臂、腕部肿痛、畸形；②体征：右前臂、腕部肿，背侧成角畸形，局部压痛（+）。③X 线片：临床常规申请腕关节正侧位片，在拍片时保持腕关节处于正确的侧位至关重要。必要时可双侧对比摄片或复位前后对比以防漏诊。对于一些可能合并有神经损伤的患者还可以进行神经 – 肌电图检查合等。可以明确诊断为桡骨下 1/3 骨折合并下桡尺关节脱位。

2. 治疗原则及方法

恢复腕关节的伸屈功能和前臂的旋转功能是治疗该病的基本原则。有非手术治疗和手术治疗。

（1）非手术治疗　Ⅰ型骨折，按桡骨下端骨折处理；Ⅱ型骨折，先整复下桡尺关节脱位，后整复骨折。

现将Ⅱ型骨折的整复固定方法分述如下。

①麻醉：臂从麻醉或全麻。

②整复方法：a 整复下尺桡关节脱位：患者平卧，肩外展、肘屈曲、前臂中立位，两助手行拔伸牵引 3～5 分钟，将重叠移位矫正。然后术者用左手拇指及食、中指挤平掌侧移位，再用两拇指由尺桡侧向中心扣紧下尺桡关节。关节脱位整复后，将备妥的合骨垫置于腕部背侧，由桡骨茎突掌侧 1cm 处绕过背侧到尺骨茎突掌侧 1cm，作半环状包扎，再用 4cm 宽的绷带缠绕 4～5 圈固定，然后嘱牵引远程的助手，用两手环抱腕部维持固定，持续牵引。

b 整复桡骨骨折：桡骨远折端向尺、掌侧移位时，术者一手作分骨，另一手拇指按近骨折端向掌侧，食、中、环 3 指提远骨折端向背侧，使断端对位；桡骨远骨折端向尺、背侧移位时，术者一手作分骨，另一手拇指按远折端向掌侧，食、中、环 3 指提近折端向背侧，使断端对位。骨折整复后再次扣挤下尺桡关节。

③固定方法：在维持牵引和分骨前提下，术者捏住骨折部，再用绷带松松缠绕 3～4 层，掌、背侧各置一个分骨垫。分骨垫在骨折线远侧占 2/3，近侧占 1/3，用手捏住掌、背侧分骨垫，各用二条黏膏固定。根据骨折远端移位方向，再加用小平垫。然后再放置掌背侧夹板和尺、桡侧夹板。桡侧夹板下端稍超过腕关节，以限制手的桡偏，尺侧夹板下端不超过腕关节，以限制手的尺偏。对于桡骨骨折线自外侧上方斜向内侧下方者，分骨垫应置在骨折线近侧，尺侧夹板超过腕关节，以限制手的尺偏，利于骨折对位。

（2）手术治疗　Ⅲ型骨折，对尺骨仅有弯曲无骨折者，需先将尺骨的外形矫正，桡骨骨折及下桡尺关节脱位才能一起整复。尺骨弯曲畸形不能矫正，或整复不当者，则切开整复内固定。

3. 常见并发症

下尺桡关节疼痛与腕关节畸形是桡骨下 1/3 骨折合并下桡尺关节脱位的常见并发症。

（五）注意事项

1. 门诊随访时间。一般固定后 3 天需要复诊，查看固定后的松紧度、肢端的血运、肤色等情况，若有肢端的瘀紫、麻木、发凉等情况，需要立刻复诊，防止肌筋膜间隔综合征。

2. 功能锻炼。整复固定后，应做掌指关节的屈伸、握拳活动和肩肘关节的功能锻炼，禁止作前臂旋转活动。3 周后，前臂的旋转活动必须在 X 线片显示桡骨骨折线模糊并有连续性骨痂生长时才可以锻炼。骨折初步稳定后，可逐步做腕关节伸屈活动。解除夹板固定后，可加强肘关节伸屈活动，开始进行前臂旋转功能锻炼。

3. 应注意检查腕和手指的感觉和运动功能，对于一些可能合并有神经损伤的患者还可以进行神经－肌电图检查等，以便确定是否合并桡神经损伤。

十、桡骨远端骨折

（一）典型病例

患者，女性，65 岁，不慎跌倒，手掌撑地致左腕渐进性肿胀，疼痛剧烈，伴畸形、活动受限 2 小时。2 小时前晨练不慎跌倒，左手掌撑地，出现左腕肿胀、疼痛、畸形、腕关节活动受限，来院急诊。无手掌、手指麻木，无发热。既往无高血压、心脏病及糖尿病病史。有骨质疏松史 5 年。

体检：心率 88 次/分，血压 140/80mmHg。左腕肿胀，呈餐叉样畸形，局部压痛（+），腕关节主动活动消失，被动活动欠配合，左腕桡动脉搏动能触及，左手指感觉、活动、肤色均正常。

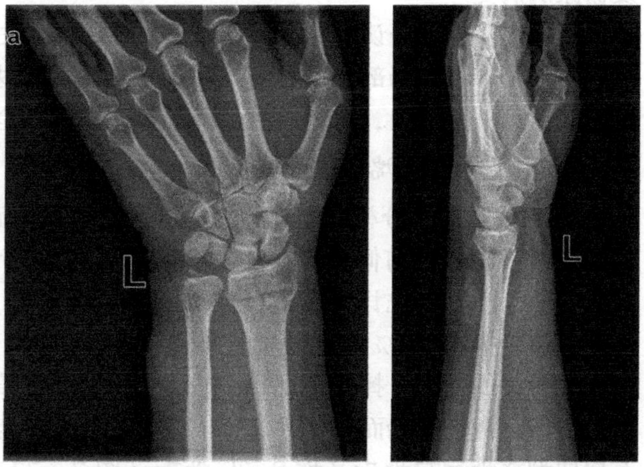

① 左腕正位片示桡骨远端骨折　② 左腕侧位片示骨折远端略背侧移位

图 7－31　左腕正侧位 X 线片

X 线检查：摄左腕关节正、侧位片（图 7－31）。

（二）病例解析

1. 主症特点

一般情况：女性，65 岁。

起病时间：约 2 个小时。

病因：跌倒受伤，手掌撑地。

症状：左腕肿胀，疼痛剧烈，活动受限，包括主动活动和被动活动。

体征：左腕肿，餐叉样畸形，局部压痛（+），腕关节主动活动消失，被动活动欠配合，左腕桡动脉搏动能触及，左手指感觉、活动、肤色均正常。

2. 临床表现与鉴别诊断要点

患者，女性，65 岁，不慎跌倒，手掌撑地致左腕渐进性肿痛、畸形，伴活动受限 2 小时急诊。2 小时前晨练不慎跌倒，左手掌撑地，出现左腕肿胀、疼痛、畸形，腕关节活动受限，来院急诊。体检：心率：88 次/分，血压：140/86mmHg。左腕肿，餐叉样畸形，局部压痛（+），腕关节主动活动消失，被动活动欠配合，左腕桡动脉搏动能触及，左手指感觉、活动、肤色均正常。

根据病史中的阴性症状和体征，如左腕桡动脉搏动能触及，左手指感觉、活动、肤色正常，有助于我们判断和鉴别是否有正中神经、桡动脉等重要神经和血管的损伤，以及是否有感染等相关情况。本病例只局限于外伤所致的左腕部的疼痛和畸形。

3. 现病史、既往史、个人史、家族史等。

现病史：女性，65 岁，2 小时前晨练不慎跌倒，左手掌撑地，出现左腕肿胀、疼痛、畸形，腕关节活动受限，来院急诊。无手掌、手指麻木，无发热。既往无高血压、心脏病及糖尿病病史。

既往史：患者否认高血压、心脏病及糖尿病病史。

掌握了患者的局部和全身情况，刻下情况和过去疾病的情况，也就意味着医生掌握了该患者的第一手资料，以利诊治过程中各项体征的全面观察和医疗安全。

（三）桡骨远端骨折概述

1. 病因及病机分析 桡骨远端骨折是指距关节面 2. 5cm 以内的骨折，常伴有远侧骨折断端向背侧倾斜，前倾角度减少或呈负角，典型者伤手呈餐叉畸形。1814 年由爱尔兰人 Abraham Colle's首先详细描述此类骨折，故命名为Colle's骨折。它是最常见的骨折之一，约占所有骨折的6. 7%，好发于老年人，女性较多，有“老年性骨折”之称。老年性骨质疏松是骨折的内因，摔倒则是外因。患者跌倒时肘部伸直位，前臂旋前，腕关节背伸，手掌撑地传至桡骨远端而发生骨折。本患者系伸直型桡骨远端骨折（Colle's骨折）。临床上还有屈曲型桡骨远端骨折又称 Smith 骨折（图 7 – 32）、伤及腕关节面的桡骨远端骨折又称 Barton 骨折（图 7 – 33）。

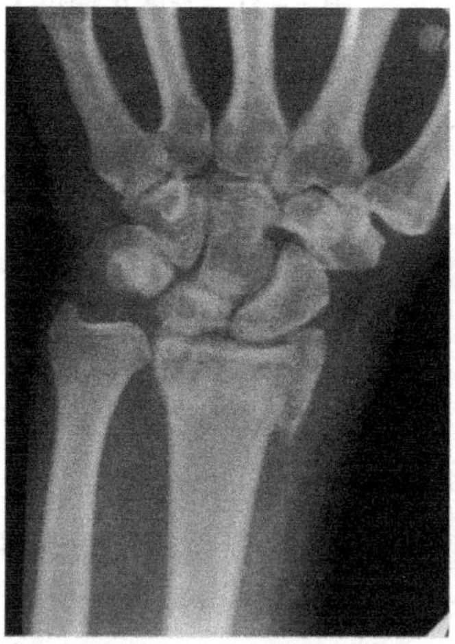

① 腕关节正位片示桡骨远端骨折

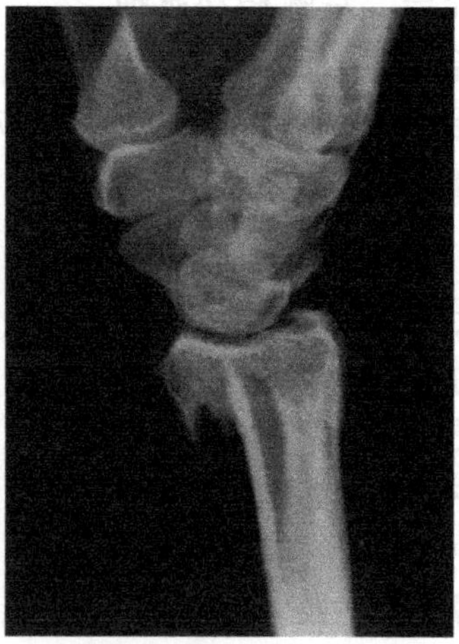

② 腕关节侧位片示桡骨远端向掌侧移位

图 7 – 32 Smith 骨折

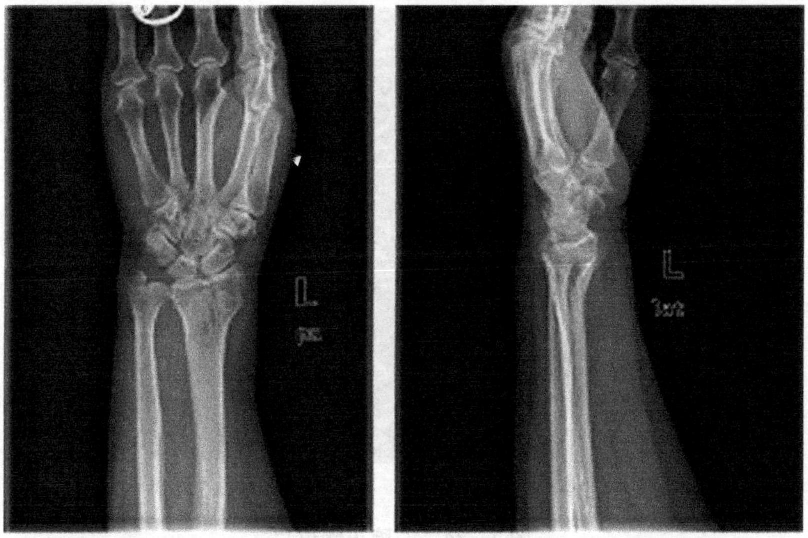

① 桡骨远端骨折正位片　　② 桡骨远端骨折侧位片

图 7－33　Barton 骨折　桡骨远端骨折线延伸至桡腕关节

2. 临床分型

（1）Ⅰ型（无移位）　轻微暴力，骨折嵌插而无明显移位。

（2）Ⅱ型（有移位）　较重暴力，骨折远端桡侧和背侧移位，未累及关节面。

（3）Ⅲ型（不稳定）　重度暴力，骨折常呈粉碎并可波及关节面，常伴有尺骨茎突骨折和下尺桡关节分离。

（四）临床技能运用

1. 诊断要略

复习了上述的桡骨远端骨折概要，结合本病例，诊断思路如下：

主要症状：跌倒手掌撑地致左腕肿痛、畸形 2 小时；主要体征：左腕肿，餐叉样畸形，局部压痛（＋）；结合 X 线检查，可以明确诊断为桡骨远端骨折。

2. 治疗原则及方法

（1）Ⅰ型骨折　采用前臂背侧石膏托固定，将手和腕固定于功能位 4 周。

（2）Ⅱ型骨折　骨折整复后，用前臂背侧石膏托将腕部固定于旋前及掌屈尺偏位 2 周，之后改为功能位固定 2～3 周（图 7－34）。

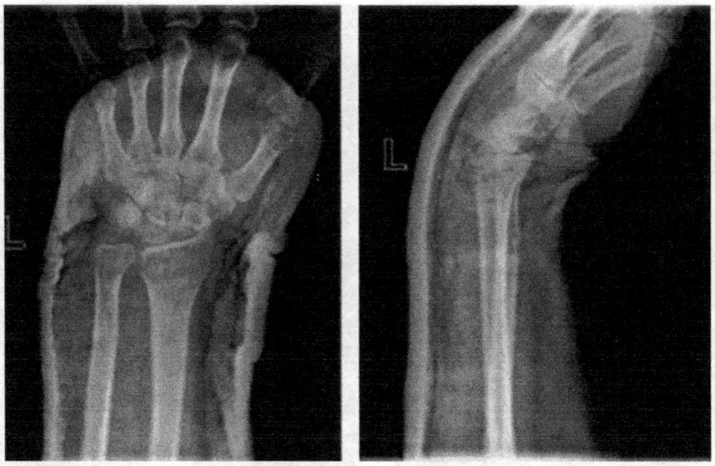

① 石膏固定后左腕正位片　　② 石膏固定后左腕侧位片

图7－34　左腕正侧位片

（3）Ⅲ型骨折　采用穿针外固定的方法，或切开复位内固定。

Colle's骨折手术指征是患腕向桡侧倾斜，腕关节功能严重受限，下尺桡关节分离且疼痛。

3. 闭合整复技能

（1）无痛原则　常用局部血肿麻醉。

（2）操作要领　患者坐位，前臂旋前，一助手双手把持前臂中下段，双拇指分别按住尺桡骨。医生双手把持患者大小鱼肌，双拇指按在桡骨远端背侧，反向牵引，并轻轻摇动，接触骨折嵌插，待有骨擦音后，术者骤然用力抖腕，同时掌屈尺偏。若有残余畸形，术者在牵引下以拇指按压桡骨远端，直到满意复位。

（3）固定　可以选择前臂石膏托，或者夹板固定（图7－35）。

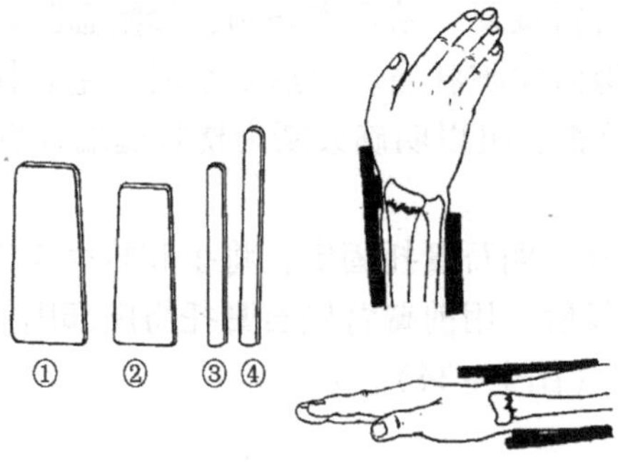

图7－35　Colle's骨折夹板固定示意图

4. 桡骨远端骨折常见并发症

（1）畸形愈合　在整复固定后1～2周内经常检查固定效果，如出现再移位，应尽早重新整复，并予可靠固定，或者考虑切开复位内固定术。

（2）外伤性骨营养不良　系外伤和固定导致脱钙，骨质疏松。反射性交感性骨萎缩表现为腕、手指肿胀、僵硬、皮肤红肿而变薄发亮，常由骨折后未能主动活动所致。

（3）伸拇长肌腱断裂　通常发生在伤后4周或更长时间，由于原始损伤，伤及肌腱血运，缺血坏死而引起，也可能波及Lister结节，肌腱在不平滑的骨沟上经常磨擦而断裂。

（4）下尺桡关节半脱位　由于桡骨未恢复原有长度，尺骨头长于桡骨茎突所致，可考虑切除尺骨头。

（五）注意事项

1. 固定时间　骨折经整复治疗后，一般需固定4～6周。

2. 门诊随访　要求患者定期随访，严密仔细观察手指远端感觉、肤色、皮温等情况，防止肌筋膜间隔综合征；石膏松动需及时更换，2周左右肿胀消退可更换前臂管形石膏。本病内治采用中医三期辨证论治，即早期活血化瘀、消肿止痛，中期接骨续筋、和营止痛，后期补养气血、补益肝肾、强壮筋骨。

3. 功能锻炼　固定期间，应指导患者积极做指间关节、掌指关节屈伸及肩肘部的活动，解除石膏后做腕关节的屈伸和前臂的旋转锻炼。

十一、腕舟骨骨折

（一）典型病例

患者，男性，25岁，跌伤致左腕疼痛、肿胀、活动受限2小时来院急诊。患者于2小时前不慎跌倒，左手掌撑地，腕部极度桡侧挤压，即刻出现腕部疼痛、肿胀、腕关节活动受限。患者以往身体健康，否认左腕部损伤等病史。

体检：左腕鼻烟窝部肿胀，压痛（+），腕关节背伸掌屈活动受限，腕关节桡偏，屈曲拇指和食指而叩击其掌指关节，腕部剧烈疼痛。手指末梢血运正常。

X线检查：摄左腕关节正侧位片，结果见图7－36。

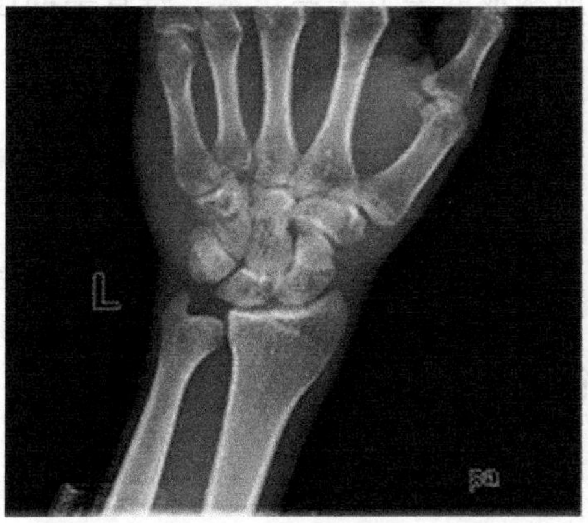

① 左腕关节正位片

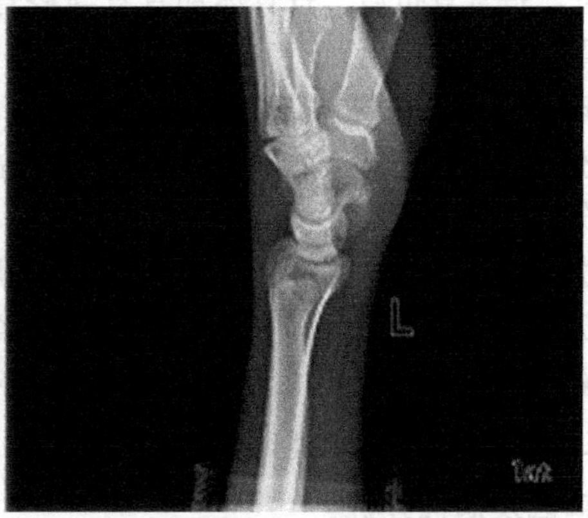

② 左腕关节侧位片

图7－36　左腕正侧位片

（二）病例解析

1. 主症特点

一般情况：男性，25岁。

起病时间：约2个小时。

病因：跌伤致左腕桡侧挤压伤。

症状：左腕疼痛、肿胀、活动受限。

体征：阳性体征：左腕鼻烟窝部肿胀，压痛（+），腕关节背伸掌屈活动受限，腕关节桡偏，屈曲拇指和食指而叩击其掌指关节，腕部剧烈疼痛。阴性体征：手指末梢血运正常。

2. 临床表现与鉴别诊断要点

患者2小时前不慎跌倒，左手掌撑地，腕部极度向桡侧挤压后即刻出现左腕疼痛、肿胀、活动受限，体检发现左腕鼻烟窝部肿胀，压痛（+），腕关节背伸掌屈活动受限，腕关节桡偏，屈曲拇指和食指而叩击其掌指关节，腕部剧烈疼痛。

据病史中的阳性症状和体征诊断应该考虑舟状骨骨折，应及时行X线检查以明确诊断。由于舟状骨的特殊性，在X线检查时应注意两点：一是必须摄舟状位，因为这样能更清晰判断是否有骨折存在；二是急诊时X线征象可以出现假阴性，因此在1~2周内必须予以复查。在临床上舟状骨骨折的漏诊常有发生，必须认真仔细地予以检查和鉴别。

由于腕关节与周围组织结构关系复杂，本病例仍需与其他相关损伤相鉴别：

（1）腕关节扭挫伤　腕关节扭挫伤往往类似外伤，疼痛范围较大，肿胀部位也较广泛，不仅仅局限于鼻烟部的肿胀疼痛和压痛，早期X片很难区分骨折和挫伤，CT和MRI对于早期的舟状骨骨折较有意义。

（2）经舟骨月骨腕骨脱位　如果腕关节极度背伸且向桡倾及旋转，可使腕舟骨撞击于桡骨茎突上致舟骨骨折，同时使舟骨的近端与月骨被挤出腕关节的掌侧，形成经舟骨月骨腕骨脱位。舟骨骨折后，舟骨体和月骨与桡骨所构成的关节关系正常，舟骨头部连同其他腕骨向背侧或掌侧脱出。

3. 现病史、既往史、个人史、家族史等

上述现病史已经详细说明，既往患者无左腕部损伤史，说明上述所有症状和体征都是本次外伤所致。

上述的临床特点和阴性体征，有助于判断舟状骨骨折，同时可以排除正中神经、血供状态和筋膜间隔综合征等相关情况。掌握患者的局部和全身情况，现病史和过去疾病的情况，以免漏诊和误诊，以利诊治过程中各项体征的全面观察和医疗安全。

（三）舟状骨骨折概述

1. 病因及病机分析

腕舟骨骨折多为间接暴力所致。跌倒时，手掌先着地，腕关节极度桡偏背伸，暴力向上传达，腕舟骨被锐利的桡骨关节面的背侧缘或茎突缘切断而发生骨折。

腕舟骨分结节、腰部和体部3个部分。腕舟骨的血液供应较差，只有腰部及结节部有来自背侧桡腕韧带和掌侧桡腕韧带的小血管供应。因此，骨折的位置若在腰部近端或体部，

常导致近侧骨折块发生缺血而影响骨折愈合。

正常腕关节的活动，一部分通过桡腕关节，另一部分通过两排腕骨间关节及第 1、2 掌骨之间。在腕舟骨腰部发生骨折后，腕舟骨远侧的骨块就与远排腕骨一起活动，两排腕骨间关节的活动就通过腕舟骨骨折线的活动，故腕舟骨骨折端所受的剪力很大，骨折两端难于固定在一起，以致骨折难于愈合。血运不良和剪力大，是造成腕舟骨骨折迟缓愈合或不愈合的主要原因。

2. 临床分型

根据腕舟骨骨折部位分型，见图 7－37。

（1）舟骨腰部骨折　此型骨折临床最常见。大部分腰部骨折的病例，给予及时适当的固定，骨折可在 10～12 周愈合，但少数病例因局部血运不良和剪力大，骨折愈合缓慢，有时需固定半年至一年的时间骨折才能愈合。有个别病例会发生不愈合或近端骨块缺血性坏死。

（2）舟骨近端骨折　根据血运分布情况，近端骨折约 1/3 的近侧骨折块血液供应会受到影响，较易出现缺血性坏死，骨折固定时间与腰部骨折类似。

（3）舟骨结节骨折　骨折若仅涉及舟骨结节的，属于关节外骨折，骨折两端都有血运，愈合多无困难，均不影响骨折端的血液供应，6～8 周可以愈合。

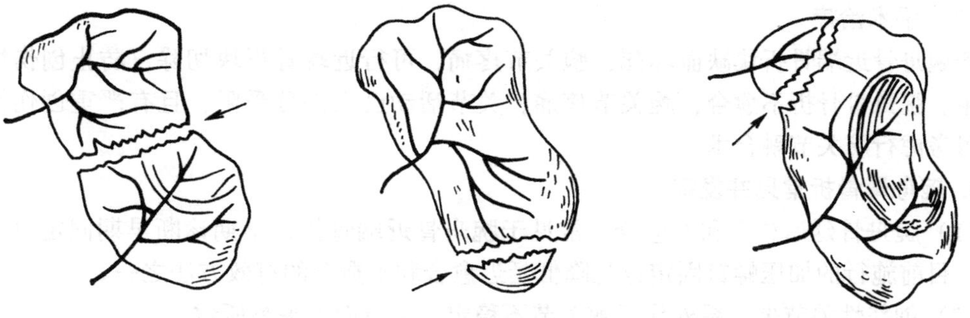

① 舟骨腰部骨折　② 舟骨近端骨折　③舟骨结节骨折

图 7－37

（四）临床技能运用

1. 诊断要略

复习了上述的腕舟骨骨折的概要，结合本案例，诊断思路如下：

（1）抓住主症特点　跌倒左手掌撑地，腕部极度向桡侧挤压后即刻出现左腕疼痛、肿胀、活动受限，体检发现左腕鼻烟窝部肿胀，压痛（＋），腕关节背伸掌屈活动受限，腕关节桡偏，屈曲拇指和食指叩击其掌指关节，腕部剧烈疼痛，结合 X 线片，可以明确诊断为左腕舟骨骨折。

（2）认真体检和阅片　结合所学本章节知识要点，认真查体，本病例鼻烟窝既有肿胀又有疼痛，X 线检查应申请腕部正侧位和外展位，以协助诊断。本骨折容易漏诊，有些裂纹骨折在早期时 X 片可能是阴性，常被误认为是腕关节扭挫伤。如第一次 X 线片未发现骨折，临床表现仍有可疑时，应于2周后复查X线片。仔细阅片，防止漏诊和误诊，必要时可健侧摄片对照，也可作CT、MRI检查。

(3) 注意全身情况和局部并发症　仔细全面问诊，有助于排除神经、血管和肌腱的损伤。

2. 治疗原则及方法

早期、合理、有效固定，绝大多数腕舟骨骨折都可以保守治疗解决。

(1) 非手术治疗

①复位原则：无移位骨折，可作前臂超腕关节夹板固定。有移位骨折，则必须行手法复位。

②手法复位操作要领：患者取坐位，前臂轻度旋前位，术者一手握患侧腕上，另一手拇指置于阳溪穴处，其余4指环握拇指，在牵引下使患腕尺偏，然后以拇指向掌侧、尺侧按压移位的骨折远端，即可复位。

③固定范围：复位后，可在阳溪穴处放置一压垫，腕关节伸直而略向尺侧偏，拇指于对掌位，固定范围包括前臂下1/3、腕至掌横纹处、拇掌指关节及指间关节。

④固定方式：可以用4块前臂超腕夹板或管型石膏进行固定，以不妨碍患肢末端血运为宜。

(2) 手术治疗

若腕舟骨近端骨折块缺血坏死，腕关节疼痛，可行近端骨折块切除，防止创伤性关节炎发生，腕舟骨骨折不愈合，腕关节疼痛，关节活动已大部分受限，且有严重创伤性关节炎，可考虑行腕关节融合术。

3. 腕舟骨骨折常见并发症

(1) 腕舟骨延迟愈合和不愈合　常见于腕舟骨近端骨折，早期诊断早期固定可减低发生率，目前施行的加压螺钉固定也是降低延迟愈合和不愈合的有效方法之一。

(2) 创伤性关节炎　系外伤后腕关节不稳定，关节面不平整所致。

(3) 缺血性骨坏死　腕舟骨的解剖结构决定，早期诊断和有效固定可减低其发生率。

(五) 注意事项

1. 固定时间

复位后固定时间一般要超过8周，视具体骨折类型而定，近端骨折和腰部骨折一般固定时间12周。

2. 门诊随访

定期检查摄片，有些裂纹骨折在早期时X线片可能是阴性，常被误认为是腕关节扭挫伤，如第一次X线片未发现骨折，临床表现仍有可疑时，应于2周后复查X线片。在此期间仍需夹板或石膏托固定。

3. 功能锻炼

固定期间鼓励患者作其余掌指及指间关节伸屈活动，解除固定后，开始作腕关节主动伸屈活动，握拳等锻炼。

十二、第一掌骨基底部骨折

（一）典型病例

患者张某，男性，21 岁，工人。因跌伤致右腕桡侧部肿痛 1 小时，活动受限就诊。1 小时前劳作时不慎跌倒，右手撑地，腕部挤压，当即出现右腕部桡侧肿痛，拇指活动受限。患者否认糖尿病、高血压史。无手掌、手指麻木，无发热。

体检：心率 85 次/分，血压 130/80mmHg。右腕部桡侧略肿胀，右腕关节活动尚可，第一掌骨基底部压痛（+），并略向桡背侧突起，拇指活动受限，握拳无力，右拇指无麻木，桡动脉搏动能触及。

X 线检查：摄右手正斜位片（图 7-38）。

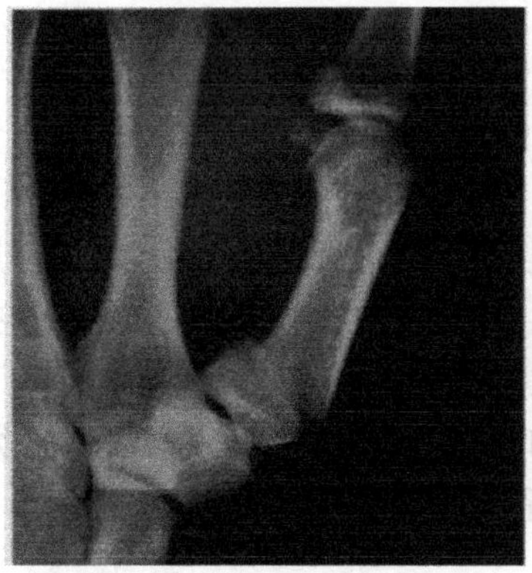

① 右手正位片示第一掌骨基底骨折未脱位

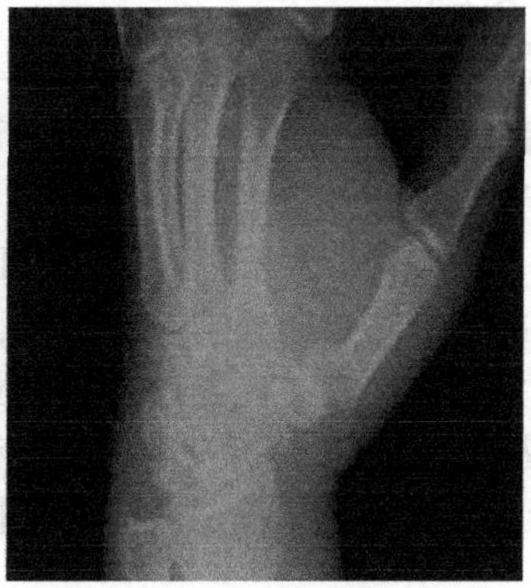

② 右手斜位片

图 7-38　右手正斜位片

（二）病例解析

1. 主症特点

一般情况：男性，工人，21 岁。

起病时间：约 1 个小时。

病因：不慎跌倒，右手撑地，腕部挤压。

症状：右腕桡侧部肿痛，活动受限。

体征：右腕部桡侧略肿胀，右腕关节活动尚可，第一掌骨基底部压痛（+），并略向桡背侧突起，拇指活动受限，握拳无力，右拇指无麻木。

2. 临床表现与鉴别诊断要点

患者因跌伤致右腕桡侧部肿痛 1 小时，活动受限就诊。1 小时前劳作时不慎跌倒，右手撑地，腕部挤压所致，当即出现右腕部桡侧肿痛，拇指活动受限。患者否认糖尿病、高血压史，无手掌、手指麻木，无发热。体检：心率 85 次/分，血压 136/80mmHg。右腕部桡侧略肿胀，右腕关节活动尚可，第一掌骨基底部压痛（+），拇指活动收限，握拳无力，右拇指无麻木。

据病史中的阴性症状和体征如右拇指无麻木，桡动脉搏动能触及说明骨折和脱位没有损伤桡神经、正中神经、尺桡动脉等重要血管和神经，以利判断损伤程度和预后。

3. 现病史、既往史、个人史、家族史等

现病史：因跌伤致右腕桡侧部肿痛 1 小时，活动受限就诊。1 小时前劳作时不慎跌倒，右手撑地，腕部挤压所致，当即出现右腕部桡侧肿痛，拇指活动受限。

既往史：患者无糖尿病、高血压病史。

上述的一些症状和体征，有助于我们排除桡骨远端骨折及舟状骨骨折，桡骨远端骨折多为摔倒时手腕着地所致，一般以腕关节活动受限为体征，且压痛点在桡骨远端，舟状骨骨折压痛在鼻咽窝，此可做为主要的鉴别点。掌握了患者的局部和全身情况，现病史和过去疾病的情况，也就意味着医生掌握了该患者的第一手资料，以利诊治过程中各项体征的全面观察和医疗安全。

（三）掌骨骨折概述

1. 病因及病机分析 第一掌骨基底骨折多由间接暴力所致，一般位于掌骨基底 1cm 处。是常见的手部骨折。

第 1 掌骨短而粗，骨折多发生于基底部且最常见，骨折远端受拇长掌肌和拇短屈肌与拇指内收肌的牵拉，近端受拇长掌肌的牵拉，骨折总向桡背侧移位，如骨折线呈斜形经过第 1 掌腕关节面并脱位，为关节内骨折伴脱位，称为 Bennett's 骨折。

2. 临床分型 根据掌骨骨折发生的部位和骨折特点，将其分为以下分类：

（1）未累及腕掌关节第一掌骨基底部骨折（图 7－39），即本案病例。

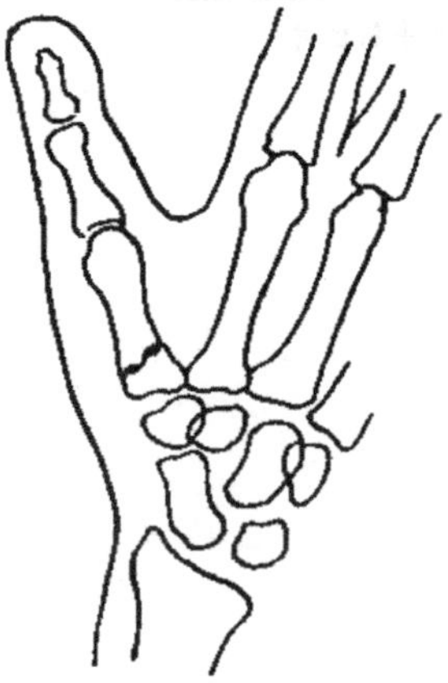

图 7－39 第一掌骨基底骨折未及腕掌关节

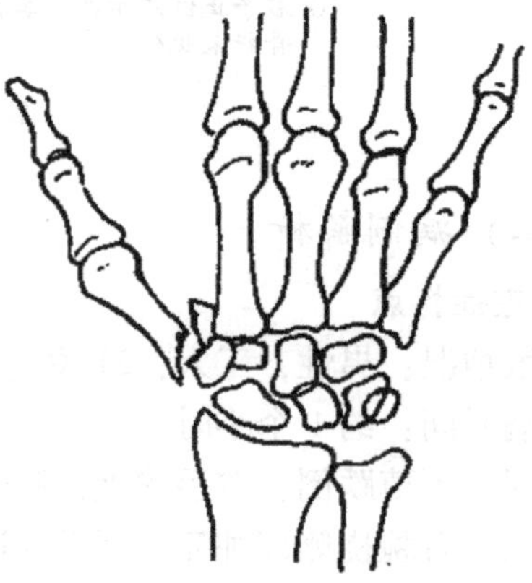

图 7－40 Bennett's骨折

（2）累及腕掌关节第一掌骨基底部骨折脱位（图 7－40）又称Bennett's骨折。

（四）临床技能运用

1. 诊断要略

复习了上述第一掌骨基底部骨折概要，结合本案例，诊断思路如下：

主要症状：跌伤致右腕桡侧部肿痛 1 小时，活动受限就诊。1 小时前劳作时不慎跌倒，右手撑地，腕部挤压。主要体征：右腕部桡侧略肿胀，右腕关节活动尚可，第一掌骨基底部压痛（+），拇指活动受限，握拳无力，右拇指无麻木；X 线片：临床常规摄手正、斜位片，怀疑桡骨远端骨折可加拍腕正、侧位，怀疑舟状骨骨折应拍腕外展位片，可以明确诊断为第一掌骨基底部骨折。

2. 治疗原则及方法

临床上首先选择非手术治疗，大多可获满意疗效；对手法及牵引复位效果不理想者，可行开放复位加克氏针及钢板内固定术。

（1）手法复位外固定

整复前，根据受伤原理及 X 线片显示骨折类型、部位和移位方向，确定整复步骤及复位手法。

①第一掌骨基底部骨折：麻醉下，术者一手握患者腕部，另一手握患者拇指向桡、背侧牵引。同时，握腕之手以拇指向患者尺、掌侧按压骨折成角处，牵引拇指之手将患拇第一掌骨头向桡背侧扳拉，以矫正其向桡背侧的成角，整复后用外展夹板固定，或穿入克氏针固定，3～4 周后解除外固定，进行功能锻炼。第一掌骨基底部骨折脱位，亦可采用同样的方法治疗。

②掌骨颈骨折：手法复位时，必须在牵引下先屈曲掌指关节至直角位，使掌指关节两侧的副韧带紧张，移位的掌骨头受近节指骨基底部的压迫而推向背侧，同时另一手拇指由背侧向掌侧推挤骨折近端，骨折即可复位。将直角竹片或铝片放在手背及近节指骨的背侧，用胶布固定，保持掌指关节于 90°屈曲位，而后用绷带包扎。或用轻便石膏板放于背侧，将掌指关节固定于 90°屈曲位，3 周后解除固定，练习活动。

③掌骨干骨折：横断、短斜形骨折整复后比较稳定者，宜采用手法整复夹板固定。在神经阻滞或臂丛麻醉下，术者一手握持患手，另一手 4 指握持腕部，拇指置于骨折成角畸形处。如骨折向掌侧成角时，须将拇指放在掌侧。在牵引下屈曲其掌指关节，向背侧推挤，使成角消失。纠正掌侧成角后，在牵引下，由掌及背侧夹挤骨折部两侧骨间隙，矫正其侧方移位。根据其骨折成角方向，将小毡垫放在掌骨骨折的顶角处，用胶布固定。最后在手背及掌侧各放一块夹板，其厚度为 2mm，用胶布固定，再用绷带包扎，4 周后解除外固定，练习活动。

（2）切开复位固定　对手法及牵引复位效果不理想者，可行开放复位加克氏针及钢板内固定术。

3. 常见并发症

拇指功能障碍及手部功能不全是第一掌骨基底骨折的常见并发症。

（五）注意事项

1. 门诊随访时间一般于损伤部位固定后 3 天复诊，查看固定的松紧度、肢端的血运、肤色等情况。若有肢端瘀紫、麻木、发凉等情况，需要立刻复诊。

2. 第 1 掌骨基底部骨折伴脱位涉及关节面，属不稳定骨折，要求解剖复位，但固定较为困难，处理不当可严重影响拇指的对掌击外展功能。第 1 掌骨基底部骨折伴脱位者，更容易发生再移位，故应定期进行 X 线的复查。

3. 功能锻炼一般在 4 周后解除外固定，应该进行相邻关节的主动功能锻炼。

第二节 下肢骨折病例综合实训

一、股骨颈骨折

（一）典型病例

患者，女性，64 岁，跌倒后左髋部疼痛、活动受限 3 小时来本院急诊。患者诉 3 小时前在家中行走不慎跌倒，左髋部着地，当即感左髋部疼痛，不能站立、行走，左下肢短缩外旋畸形。当时无昏迷，无恶心、呕吐，送至本院急诊。患者否认肝炎、肺结核、糖尿病、高血压、冠心病等病史。有腰椎间盘突出症 14 年，曾多次行保守治疗，目前病情稳定。

体检：心率 80 次/分，血压 140/80mmHg。左下肢呈外旋、短缩畸形，左髋部无明显肿胀，左腹股沟中点压痛（+），左大粗隆叩击痛（+），左下肢纵轴叩击痛（+），左髋关节主动活动受限，被动活动时左髋疼痛加重，左膝关节活动可，左下肢不能站立、行走，患肢末端感觉、活动、肤色正常，左足背动脉搏动正常。

X 线检查：摄左髋关节正、侧位片。结果示左股骨颈骨折（图 7－41）。

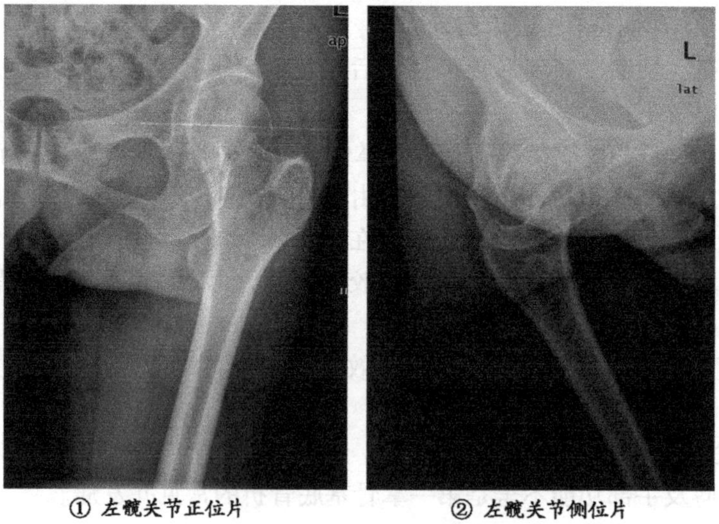

① 左髋关节正位片　② 左髋关节侧位片

图 7－41　左股骨颈骨折

（二）病例解析

1. 主症特点

一般情况：女性，64 岁。

起病时间：约 3 小时。

病因：跌倒后，左臀部着地。

症状：左髋部疼痛，不能站立、行走。

体征：左下肢呈外旋、短缩畸形，左髋部无明显肿胀，左腹股沟中点压痛（+），左大粗隆叩击痛（+），左下肢纵轴叩击痛（+），左髋关节主动活动受限，被动活动时左髋疼痛加重，左膝关节活动可，左下肢不能站立、行走，患肢末端感觉、活动、肤色正常，左足背动脉搏动正常。

2. 临床表现与鉴别诊断要点

患者跌倒后左髋部疼痛，不能站立、行走，无昏迷，无恶心、呕吐，左下肢呈外旋、短缩畸形，左髋部无明显肿胀，左腹股沟中点附近压痛（+），左大粗隆叩击痛（+），左下肢纵轴叩击痛（+），左髋关节主动活动受限，被动活动时左髋疼痛加重，左膝关节活动可，患肢末端感觉、活动、肤色正常，左足背动脉搏动正常。

上述的症状和体征说明本案例生命体征平稳，无全身重要器官以及坐骨神经和股动脉等的损伤，损伤局限在髋部，但仍需与股骨粗隆间骨折、髋关节脱位进一步鉴别：

（1）股骨粗隆间骨折　股骨粗隆间骨折与股骨颈骨折的受伤姿势、临床表现大致相同。其不同点如下：

①股骨粗隆间骨折属关节外骨折，局部肿胀、瘀斑明显、疼痛剧烈，而股骨颈骨折属关节内骨折，局部肿胀不明显、疼痛相对较轻。

②股骨粗隆间骨折压痛点主要在大粗隆部，而股骨颈骨折压痛点主要在腹股沟中点附近。

③股骨粗隆间骨折外旋畸形更明显，而股骨颈骨折外旋畸形相对不明显，X 线检查可以明确诊断。

（2）髋关节脱位　髋关节脱位与股骨颈骨折相比在发病年龄、受伤姿势、临床表现上均有较大差异：

①髋关节脱位的发病年龄以青壮年为主，而股骨颈骨折以老年为主。

②髋关节脱位往往由车祸、塌方、高处坠落等强大暴力而引起，而造成股骨颈骨折外力较小，有时仅受到轻微的旋转外力即可引起骨折。

③髋关节脱位伤后患髋疼痛、肿胀、活动受限、畸形明显，并有弹性固定。其典型畸形是后脱位患肢呈屈曲、内收、内旋、短缩畸形，前脱位患肢呈屈曲、外展、外旋、增长畸形，而股骨颈骨折大多无明显肿胀，疼痛、活动受限相对较轻，其典型畸形是患肢呈屈曲、外旋、短缩畸形。X 线检查可作出明确诊断。

3. 现病史、即往史、个人史、家族史等

现病史：跌倒后左髋部疼痛、活动受限 3 小时。患者 3 小时前在家中行走不慎跌倒，左髋部着地，当即感左髋部疼痛，不能站立、行走，左下肢短缩外旋畸形。当时无昏迷，无恶心、呕吐，送至本院急诊。

既往史：患者否认肝炎、肺结核、糖尿病、高血压、冠心病等病史。有腰椎间盘突出症 14 年，曾多次行保守治疗，目前病情稳定。否认手术、外伤史，否认药物及食物过敏史。

（三）股骨颈骨折概述

1. 病因及病机分析 股骨颈骨折是指股骨头下至股骨颈基底部之间的骨折，患者多为老年人，女性多于男性。股骨头、颈的血供来源于关节囊小动脉、股骨干滋养动脉、圆韧带的小动脉，此3条血管均较细小，且血供主要依靠关节囊小动脉，当骨折后移位，关节囊容易与股骨头分离，因此，临床上很容易发生股骨头缺血性坏死和骨折不愈合。

随着我国人口趋向老龄化，本病的发病率逐渐提高。由于股骨颈部细小，为松质骨与密质骨交界处，应力集中，加之老年人骨质疏松，该部位脆弱，有时仅受到轻微的外力即可引起骨折，如跌倒，髋关节旋转内收，臀部着地，便可引起骨折。儿童、青壮年相对发病较少，多由车祸、高处坠下等强大暴力引起，但一旦发生则预后较差，并且常合并其他部位的损伤。如儿童、青壮年长期使用激素引起骨质疏松，则较小暴力也可引起骨折。

2. 临床分型 目前临床上常用的分类方法有以下3种。

（1）按骨折部位分型 可分为头下部、颈中部、基底部3种类型。

①头下部：骨折线在股骨头下，整个股骨颈在骨折远端，属囊内骨折。

②颈中部：骨折线均通过股骨颈，属囊内骨折。

③基底部：骨折线在股骨颈基底部，属囊外骨折。

（2）按X线表现（按骨折走向）分型 可分为外展型和内收型两种类型。

①外展型：骨折线与股骨干纵轴的垂直线所形成的倾斜角（Linton角）小于30°。

②内收型：骨折线与股骨干纵轴的垂直线所形成的倾斜角（Linton角）大于50°。

（3）Garden分型 可分为4型。

①Ⅰ型：不全骨折。

②Ⅱ型：完全骨折，无移位。

③Ⅲ型：骨折部分移位，股骨头外展，股骨颈轻度上移并外旋。

④Ⅳ型：骨折完全移位，股骨颈明显上移并外旋。

（四）临床技能运用

1. 诊断要略

复习了上述的股骨颈骨折概要，结合本病例，诊断思路应抓住以下要点：患者跌伤后左髋部疼痛、活动受限3小时，查体见左下肢呈外旋畸形，左髋部无明显肿胀，左腹股沟中点附近压痛（+），左大粗隆叩击痛（+），左下肢纵轴叩击痛（+），左髋关节主动活动受限，被动活动时左髋疼痛加重，结合X线检查，可诊断为左股骨颈骨折。

2. 治疗原则及方法

（1）非手术治疗（保守治疗）

①卧床：采用伤肢外展中立位，皮牵引或骨牵引，穿丁字鞋治疗。适用于病人或家属拒绝手术者，具有多系统疾病的老年患者、存在手术禁忌证的患者，儿童GardenⅠ～Ⅱ型

骨折患者。

②中药治疗：本病内治采用中医三期辨证论治，即早期活血化瘀、消肿止痛，中期接骨续筋、和营止痛，后期补养气血、补益肝肾、强壮筋骨。对老年人伤前即有气血虚弱、肝肾亏虚，受伤暴力不大，髋部肿胀又不明显，可按益气活血兼补肝肾的原则用药，不宜过分重用活血化瘀之品，以免祛瘀而伤正，因此常选用八珍汤加生姜、大枣、川断、补骨脂等内服，通过调理全身气血运行，促进微循环而改善股骨头颈的血供。

（2）手术治疗

①中空螺钉内固定术适用于 Garden Ⅰ ~ Ⅱ型骨折（儿童除外），见图 7 - 42。

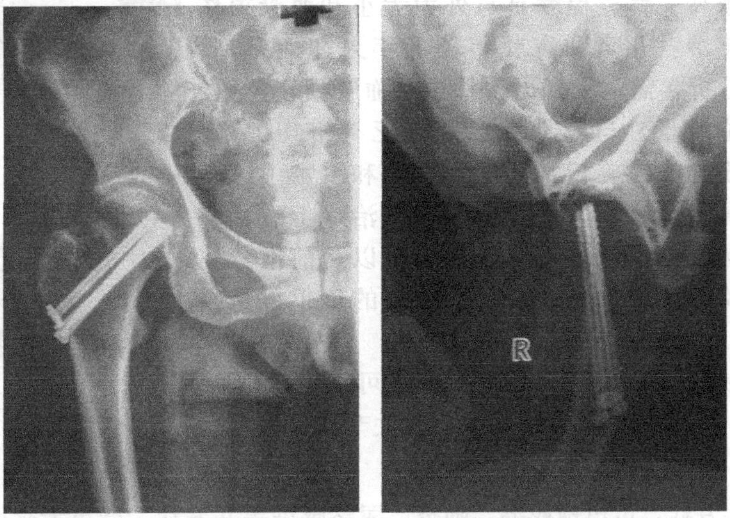

① 髋正位空心钉内固定　　② 髋侧位空心钉内固定

图 7 - 42　股骨颈骨折空心钉内固定术

②闭合复位、中空螺钉内固定术适用于青壮年、儿童 Garden Ⅲ ~ Ⅳ型骨折。

③切开复位、中空螺钉内固定术或中空螺钉内固定加带肌骨瓣或血管蒂骨瓣移植术，适用于青壮年骨折，难以闭合复位或闭合复位失败者。

④人工关节置换术适用无手术禁忌证的 Garden Ⅲ ~ Ⅳ型骨折患者，或股骨颈近端严重骨质疏松，难以行内固定或内固定术后失败者（图 7 - 43）。

⑤人工全髋关节置换术适用于年龄在 60 ~ 75 岁的 Garden Ⅲ ~ Ⅳ型骨折患者，少数 75 岁以上、体质良好的老年人。

3. 股骨颈骨折常见并发症

（1）骨折不愈合

①影响不愈合的因素：年龄：年龄越高，愈合越困难，在国外 75 岁往往为年龄界限。治疗时间：趋向尽早手术，两天以内手术内固定，不愈合率少，时间越长，不愈合率增加。骨折移位程度：是公认的影响骨折愈合的重要因素，移位越严重，其愈合越困难。Garden Ⅲ、Ⅳ型，骨折不愈合率高。部分粉碎性骨折：粉碎性骨折多发生在股骨颈后侧，且在复

位前难以发现，而在复位后的X线侧位片上清楚地显示出来。近年来不少报道认为此类型骨折使骨折及内固定极不稳定，成为一个影响骨折愈合的不利因素。

②治疗：根据不同情况可采用粗隆间内移截骨术、植骨术、人工股骨头置换术、全髋关节置换术。

（2）股骨头缺血性坏死

①引起股骨头缺血性坏死的因素：骨折本身的条件：骨折部位越高，移位越严重、进入股骨头的血运被阻断越多，坏死率越高，移位程度是与外力大小和血管损伤程度成正比。年龄：儿童和青壮年较老年人坏死率高。儿童、青壮年骨折常需强大暴力，移位对血管损伤严重，复位困难。复位质量：与股骨头发生坏死有密切关系。影响最大者为股骨头的旋转，其次为复位和手术中过度股骨头牵引或骨折分离。内固定方法：从治疗上看，多钉固定、加压螺纹钉坏死率相对较低，所以目前推荐三枚空心加压螺纹钉固定。另外过早不合理的负重也是因素之一。

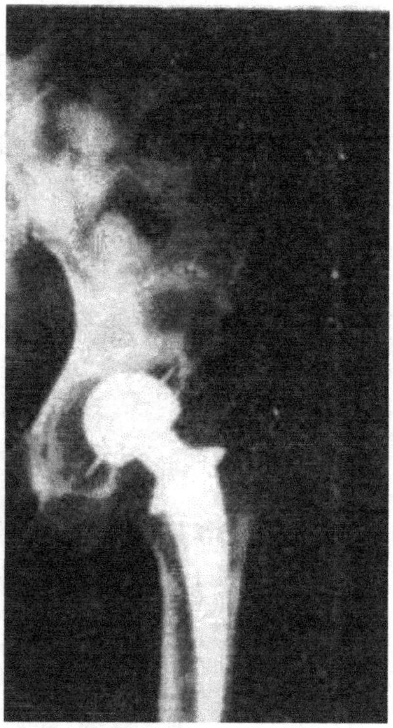

图7－43　人工股骨头置换

②治疗：根据骨坏死程度和患者的要求可采用钻孔术、钻孔加植骨术、钻孔加血管束植入术、髋关节融合术、全髋关节置换术。

（3）全身并发症：可出现褥疮、肺炎、尿路感染等并发症，严重者会引起死亡。对全身并发症的处理贵在预防，一旦出现要请相应科室会诊，进行积极治疗。

（五）注意事项

1. 门诊随访时间　患者需长期随访，一般出院后二周首次门诊复诊，以后间隔一段时间定期复查，拍X线片，观察骨折的愈合情况及是否有坏死。若患者在关节功能恢复一段时间后突发疼痛，应立即到门诊检查，以确定是否发生股骨头坏死。

2. 并发症告知　股骨颈骨折患者多为老年人，部分患者在伤前即可能患有高血压、心脏病、糖尿病等内科疾患，加之伤后长期卧床易发生肺炎、褥疮和尿路感染等合并症，其死亡率较一般骨折者为高。由于解剖的特点，有些类型的骨折在骨折后血液供应破坏较大，并且有较大的剪式应力，因此，骨折愈合率低，且发生股骨头缺血性坏死率较高。以上情况在确诊后治疗前应向患者及家属交代清楚。

3. 功能锻炼　对于行保守治疗和内固定治疗的患者，应尽可能延迟负重时间，原则上须在术后3个月，确定骨折愈合后才可下地行走，在下地行走之前应进行不负重的关节功能锻炼。行人工全髋关节置换术的病人则尽早行走，以恢复关节功能。对人工关节置换的患者，要尽量减少登山、上下楼梯等活动，控制饮食，减轻体重，以延长人工关节使用寿命。

二、股骨粗隆间骨折

（一）典型病例

患者，女性，85 岁，跌倒后左髋部肿痛，活动不利 8 小时来本院急诊。患者诉于 8 小时前在家中不慎跌倒，左臀部着地，当即感到左髋部疼痛，不能站立、行走，当时无昏迷，无恶心、呕吐等症状。患者否认肝炎、肺结核、糖尿病、高血压等病史，有子宫肌瘤切除史 30 年，左Colle's骨折病史 10 年。

体检：心率 70 次/分，血压 160/80mmHg。左下肢呈明显外旋畸形，短缩约 3cm，大粗隆上移，左髋部明显肿胀，左大粗隆压痛（+），左大粗隆叩击痛（+），左下肢纵轴叩击痛（+），左髋关节主动活动受限，被动活动疼痛加重，患肢末端运动、感觉、血循正常，四肢肌张力正常。

X 线检查：摄左髋关节正、侧位片。结果示左股骨粗隆间骨折（图 7－44）。

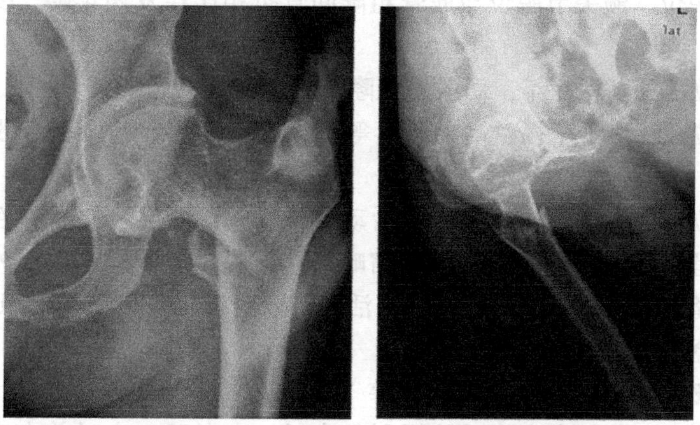

① 左髋关节正位片　　② 左髋关节侧位片

图 7－44　Ⅲ型左股骨粗隆间骨折

（二）病例解析

1. 主症特点

一般情况：女性，85 岁。

起病时间：约 8 小时。

病因：跌倒后，左臀部着地。

症状：左髋部疼痛，肿胀，不能站立、行走。

体征：左下肢呈明显外旋畸形，短缩约 3cm，大粗隆上移，左髋部明显肿胀，左大粗隆压痛（+），左大粗隆叩击痛（+），左下肢纵轴叩击痛（+），左髋关节主动活动受限，被动活动疼痛加重，患肢末端运动、感觉、血循正常，四肢肌张力正常。

2. 临床表现与鉴别诊断要点

跌倒后左髋部疼痛，肿胀，不能站立、行走，当时无昏迷，无恶心、呕吐等，左下肢呈明显外旋畸形，短缩约3cm，大粗隆上移，右髋部明显肿胀，左大粗隆压痛（+），左大粗隆叩击痛（+），左下肢纵轴叩击痛（+），左髋关节主动活动受限，被动活动疼痛加重。

上述的一些阴性症状和体征如当时无昏迷，无恶心、呕吐，患肢末端运动、感觉、血循正常，四肢肌张力正常，有助于判断是否有头部外伤等脑血管意外、坐骨神经和股动脉等神经和血管的损伤，但仍需与股骨颈骨折、髋关节脱位相鉴别诊断。

（1）股骨颈骨折　股骨颈骨折与股骨粗隆间骨折的受伤姿势、临床表现十分相似，其区别在于：

①股骨颈骨折肿胀不甚明显，疼痛相对较轻；股骨粗隆间骨折肿胀明显，疼痛剧烈。

②股骨颈骨折压痛点在腹股沟中点附近，股骨粗隆间骨折压痛点在大粗隆部。

③有移位的股骨颈骨折外旋畸形相对不甚明显，股骨粗隆间骨折外旋畸形明显。X线检查可明确诊断。

（2）髋关节脱位　髋关节脱位与股骨粗隆间骨折相比在发病年龄、受伤姿势、临床表现有较大差别。

①髋关节脱位常见于青壮年，而股骨粗隆间骨折常见于老年人。

②髋关节脱位往往由于车祸、高处坠落等强大暴力而引起，而引起股骨粗隆间骨折的外力较小。

③髋关节脱位伤后患髋疼痛、肿胀、活动受限、畸形明显，并有弹性固定，其典型畸形是后脱位患肢呈屈曲、内收、内旋、短缩畸形，前脱位患肢呈屈曲、外展、外旋、增长畸形；而股骨粗隆间骨折明显肿胀，疼痛，活动受限明显，其典型畸形患肢呈内收、外旋、短缩畸形。X线检查可作明确诊断。

3. 现病史、既往史、个人史、家族史等

现病史：跌倒后左髋部疼痛，活动不利8小时。患者于8小时前在家中不慎跌倒，左臀部着地，当即感到左髋部疼痛，不能站立、行走。

既往史：患者否认肝炎、肺结核、糖尿病、高血压、冠心病等病史。子宫肌瘤切除史30年，左Colle's骨折病史10年，目前左腕关节功能基本正常。否认外伤史，否认药物及食物过敏史。

（三）股骨粗隆间骨折概述

1. 病因及病机分析　股骨粗隆间骨折系股骨颈基底部至小粗隆水平以上部位的骨折，患者多数为老年人，平均年龄高于股骨颈骨折，女性多于男性，与骨质疏松有关。股骨粗隆间主要是松质骨，周围有丰富的肌肉附着，血供丰富，不易发生骨折不愈合或股骨头坏死。

与股骨颈骨折一样，随着我国人口趋向老龄化，本病的发病率亦逐渐提高，是严重影响老年人健康的创伤性疾病之一。本病的发病原因及受伤机制与股骨颈骨折相同，老年人骨质疏松，肢体不灵活，当髋部突然扭转，跌倒臀部或大粗隆直接触地，造成骨折。儿童、青壮年多由车祸、高处坠下等强大暴力引起，相对发病较少。

2. 临床分型　目前临床上常用的分类方法有以下两种。

（1）根据骨折线的方向和位置分为顺粗隆间骨折、逆粗隆间骨折、粗隆下骨折3种类型。

①顺粗隆间骨折：骨折线自大粗隆顶点开始斜向内下方至小粗隆部，骨折线走向与转子间线或转子间嵴平行，一般为稳定性骨折，但粉碎性骨折往往为不稳定性骨折。

②逆粗隆间骨折：骨折线由大粗隆下方斜向内上方至小粗隆上方。骨折线走向大致与转子间线或转子间嵴垂直，为不稳定性骨折。

③粗隆下骨折：骨折线经过大、小粗隆的下方，为不稳定性骨折。

（2）根据股骨内侧骨皮质的状态分为稳定性骨折、不稳定性骨折。

①股骨内侧骨皮质未粉碎，能支撑骨折近端股骨距，为稳定性骨折。

②股骨内侧骨皮质粉碎（常包括小粗隆），不能支撑骨折近端的股骨距，为不稳定性骨折。

（四）临床技能运用

1. 诊断要略

复习了上述的股骨粗隆间骨折概要，结合本病例，诊断思路应抓住以下特点：患者跌倒后左髋部肿痛，活动不利8小时，查体见左下肢呈明显外旋畸形，短缩约3cm，大粗隆上移，左髋部明显肿胀，左大粗隆压痛（+），左大粗隆叩击痛（+），左下肢纵轴叩击痛（+），左髋关节主动活动受限，被动活动疼痛加重，结合X线检查，可诊断为左股骨粗隆间骨折。

2. 治疗原则及方法

（1）非手术治疗（保守治疗）

①卧床，采用伤肢外展中立位，皮牵引或骨牵引，穿丁字鞋治疗。适用于无移位骨折，有较严重内脏疾患不适于手术者，病人要求牵引治疗者，伤前活动能力很差或已经失去负重行走功能，或存在严重意识障碍者。

②本病内治采用中医三期辨证论治，即早期活血化瘀、消肿止痛，中期接骨续筋、和营止痛，后期补养气血、补益肝肾、强壮筋骨。对老年人伤前即有气血虚弱、肝肾亏虚，可按益气活血兼补肝肾的原则用药，不宜过分重用活血化瘀之品，以免祛瘀而伤正，因此常选用八珍汤加生姜、大枣、川断、补骨脂等内服，通过调理全身气血运行。

（2）手术治疗

①切开复位内固定：适用于各种类型的粗隆间骨折（75岁以上，明显移位，且骨质疏松严重的患者除外）。内固定分以下几种：钉－板类内固定：目前常用的有套筒钉（动力髋螺钉DHS，图7－45）、DCS等。股骨近端髓内固定：目前常用的有Gammma钉、PFN、PFNA等。

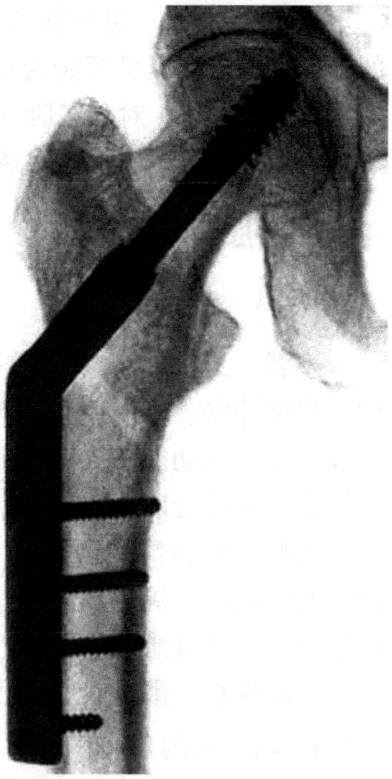

图7－45 DHS内固定

②人工关节置换术：适用于高龄（一般75岁以上），

明显移位，且骨质疏松严重的患者。

3. 股骨粗隆间骨折常见并发症

（1）髋内翻畸形

①髋内翻畸形的产生与治疗方法的选择、骨折类型、骨质疏松的程度及术后合理功能锻炼有关。一般来说，使用内固定治疗其髋内翻的发生率较保守治疗为低，内固定治疗成功与否取决于复位情况、内固定材料选择、内固定物的放置位置。

②老年人大多不行手术治疗，畸形严重可行粗隆下楔形外展截骨术。

（2）全身并发症

患者高龄，长时间卧床可出现褥疮、肺炎、尿路感染等并发症，严重者可能引起死亡，其死亡率要高于股骨颈骨折。对全身并发症的处理要以预防为主，一旦出现要请相应科室会诊，进行积极治疗。

（五）注意事项

1. 门诊随访时间 一般出院后二周首次门诊复诊，以后间隔一段时间定期复查，拍 X 线片，观察骨折的愈合情况及患肢功能恢复情况，直至功能完全恢复。

2. 并发症告知 股骨粗隆间骨折由于患者多数为老年人，平均年龄高于股骨颈骨折，因此伤后产生全身并发症，导致死亡的比例明显高于股骨颈骨折，有报道病死率高达 15% ~20%。骨折后粗隆部受到内翻应力，大多骨折类型为不稳定性骨折，因此最常见的局部并发症是髋内翻畸形。以上情况在确诊后治疗前应向患者及家属交代清楚。

3. 功能锻炼 对于行切开复位内固定与人工股骨头置换治疗的患者，术后应尽早开始活动与负重行走，以尽快恢复关节功能，减少全身并发症。对人工股骨头置换的患者，要尽量减少登山、上下楼梯等活动，控制饮食，减轻体重，以延长人工关节使用寿命。

三、股骨干骨折

（一）典型病例

患者，男性，40 岁，重物压伤左侧大腿，致左大腿疼痛剧烈、局部肿胀、压痛明显、畸形 1 小时，伴有异常活动、骨摩擦音和肢体短缩功能障碍来急诊。患者既往体健，否认糖尿病、高血压史。无足趾麻木，无发热。

体检：神志清楚，心率 88 次/分，血压 140/85mmHg。左大腿肿胀，畸形，局部压痛（+），有异常活动，左足背动脉搏动能触及，左足趾感觉、活动、肤色正常。

X 线检查：摄左股骨干正位片。结果见图 7－46。

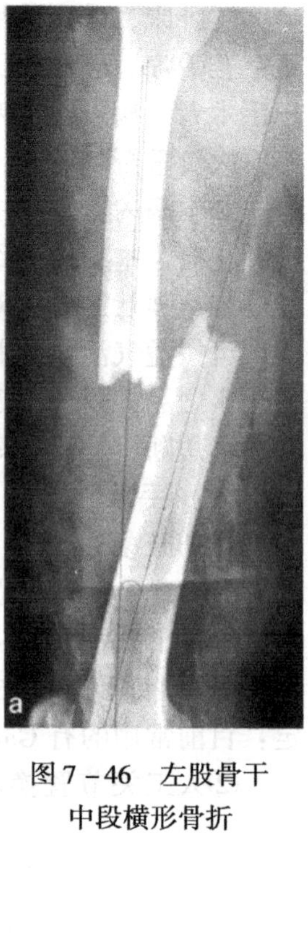

图 7－46 左股骨干中段横形骨折

（二）病例解析

1. 主症特点

一般情况：男性，40 岁。

起病时间：约1小时。

病因：外伤史，重物压伤左侧大腿。

症状：肿痛剧烈，局部压痛明显。

体征：左大腿肿胀，局部压痛（+），畸形。

2. 临床表现与鉴别诊断要点

患者，男性，40岁，重物压伤左侧大腿，致左大腿疼痛剧烈、局部肿胀、压痛明显、畸形1小时，伴有异常活动、骨摩擦音和肢体短缩功能障碍来急诊。患者既往身体健康。无足趾麻木，无发热。体检：神志清楚，心率88次/分，血压140/85mmHg。左大腿肿胀，畸形，局部压痛（+），有异常活动，左足背动脉搏动能触及，左足趾感觉、活动、肤色正常。

患者的阴性症状和体征如神志清楚，生命体征正常，左足背动脉搏动能触及，左足趾感觉、活动、肤色正常，有助于我们判断是否有股神经、闭孔神经、坐骨神经、股动脉、股静脉等损伤，甚至于有无创伤性休克等，应加以关注。

3. 现病史、既往史、个人史、家族史等

现病史：患者，男性，40岁，重物压伤左侧大腿，致左大腿疼痛剧烈、局部肿胀、压痛明显、畸形1小时，伴有异常活动、骨摩擦音和肢体短缩功能障碍来急诊。患者既往身体健康。无足趾麻木，无发热。

既往史：患者既往体健，否认糖尿病、高血压史。

综合上述临床特点和阴性及阳性体征，可以判断本病案无重要神经血管的损伤，亦无创伤性休克、脂肪栓塞等严重并发症发生，只局限于外伤所致的左大腿部的疼痛和畸形。

（三）股骨干骨折概述

1. 病因及病机分析 股骨干是指股骨转子下至股骨髁上的部分，股骨干骨折系指小粗隆下2～5cm至股骨髁上2～5cm的股骨骨折。股骨干骨折多见于儿童及青壮年，男多于女。股骨干骨折多由强大暴力所造成，主要是直接外力，如汽车撞击、重物砸压、碾压或火器伤等，骨折后断端移位明显，软组织损伤常较重。股骨干骨折分为上1/3骨折、中1/3骨折及下1/3骨折，以股骨干中部骨折多见，可分为横行、斜形、螺旋、粉碎及青枝型。多由直接暴力所造成，间接暴力所产生的杠杆作用、扭转作用亦能引起骨折。直接暴力引起者多为横断或粉碎骨折，间接暴力引起者多为斜形或螺旋形骨折。这些骨折均属不稳定性骨折。青枝型骨折仅见于小儿，骨折发生的部位以股骨干中下1/3交界处为最多，上1/3或下1/3次之。骨折端因受暴力作用的方向，肌群的收缩牵拉，下肢本身重力的牵拉和不适当的搬运与手法整复，可能发生各种不同的移位。

2. 临床分型（图7－47）

（1）股骨干上1/3骨折 近端屈曲、外展、外旋移位，远端向后、向上、向内移位。

（2）股骨干中1/3骨折 有重叠移位的，近端外展、屈曲，远端向内上移位；无重叠移位的，向外成角。

（3）股骨干下1/3骨折　远端向后移位，严重者，骨折端有损伤腘动脉、腘静脉及坐骨神经的危险。

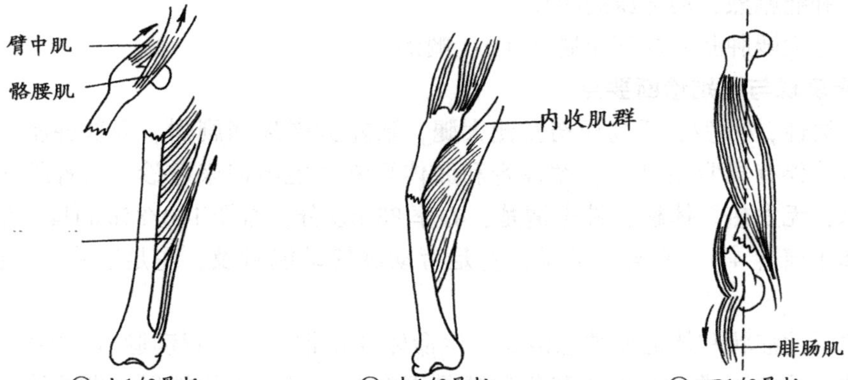

图7－47　股骨干骨折移位情况

（四）临床技能运用

1. 诊断要略

复习了上述的股骨干骨折要略，结合本案例，诊断要抓以下要点：

主要症状：重物压伤致左大腿肿痛、畸形1小时；主要体征：左大腿肿胀，畸形，局部压痛（＋）；结合X线片（临床常规申请大腿正侧位片），可以诊断为左股骨干中段横形骨折。

2. 治疗原则及方法

无论开放性还是闭合性股骨干骨折，如有合并伤，必须首先处理，如贻误诊断或处理不当，常为造成死亡的重要原因。

由于股骨干骨折，常有周围软组织严重挫伤，如急救输送时未做好固定，骨端活动反复刺伤软组织（肌肉、神经、血管），特别是股动、静脉，腘动、静脉的破裂，可以引起大出血。股骨干骨折后骨髓腔的出血也常可达1000～1500ml。因此预防和治疗休克是治疗股骨干骨折重要的一环，不可忽视。故处理股骨干骨折，应注意患者全身情况，积极防治外伤性休克，重视对骨折的急救处理，现场严禁脱鞋、脱裤或作不必要的检查。

（1）非手术治疗（保守治疗）

①无痛原则：在患者全身生命体征平稳的前提下，常用全身麻醉。

②整复固定：患者取仰卧位，一助手固定骨盆，另一助手用双手握小腿上段，顺势拔伸，沿股骨纵轴方向用力牵引，矫正重叠移位后，再按骨折不同部位分别纠正成角、旋转等移位。③持续牵引：小儿皮肤牵引Bryant's/Russell's，成人骨骼牵引有股骨髁上、胫骨结节牵引。

悬吊牵引法（Bryant's牵引法）（图7－48）：用于4～5岁以内儿童。将双下肢用皮肤牵引向上悬吊，重量约1～2kg，要保持臀部离开床面，利用体重作对抗牵引。牵引期间应注意患儿足背动脉的搏动，以防肢体坏死。3～4周经X线拍片有骨痂形成后，去掉牵引，开始在床上活动患肢，5～6 周后负重。对儿童股骨干骨折要求对线良好，对位要求达功能复位即可，不强求解剖复位。如成角不超过 10°重叠不超过 2cm，以后功能一般不受影响。

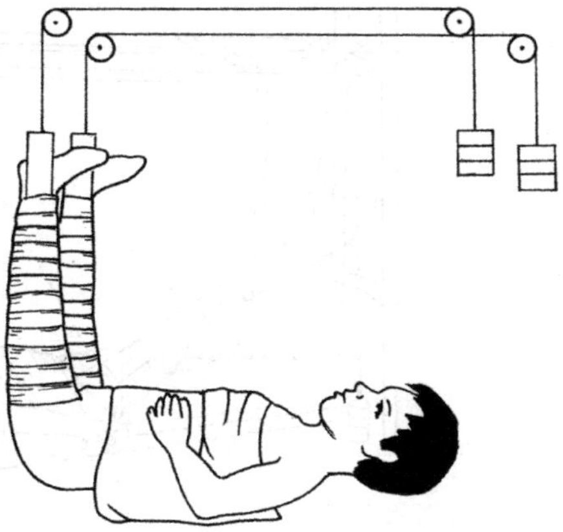

图 7－48　Bryant 氏悬吊牵引法

动滑车皮肤牵引法（Russell's 牵引法）：适用于 5～12 岁儿童（图 7－49）。在膝下放软枕使膝部屈曲，用宽布带在腘部向上牵引，同时小腿行皮肤牵引，使两个方向的合力与股骨干纵轴成一直线，合力的牵引力为牵引重力的二倍。有时亦可将患肢放在托马氏夹板及 Pearson 氏连接架上，进行滑动牵引。为促进膝关节功能的恢复，牵引前可行手法复位，或利用牵引复位。

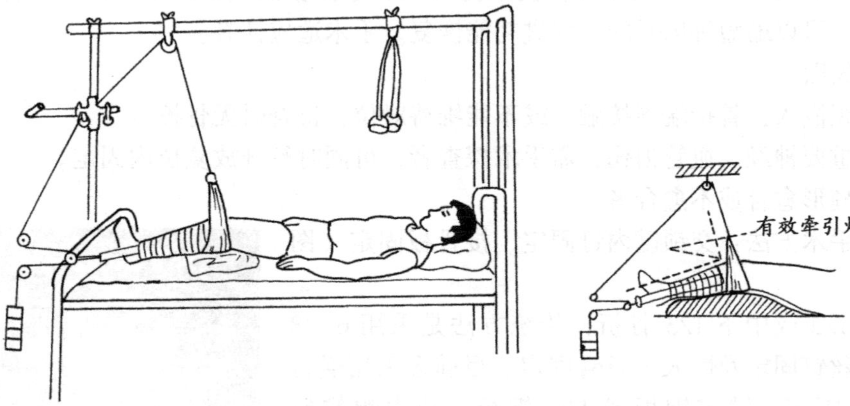

图 7－49　Russell 氏动滑车皮肤牵引法

平衡牵引法（图 7－50）：适用于青少年及成人股骨干骨折。在胫骨结节处穿针，如有伤口可在股骨髁部穿针（克氏针或斯氏针）。患肢安放在托马氏夹架上，作平衡牵引，有复位及固定两种作用。可先手法复位小夹板维持，然后，用维持重量持续牵引（维持重量为体重的 1/2），或直接用牵引复位（复位重量为体重的 1/7），复位后改为维持重量。根据骨折移位情况决定肢体位置：上 1/3 骨折应屈髋 40°～50°，外展约 20°，适当屈曲膝关节；中1/3骨折屈髋屈膝约 20°，并按成角情况调整外展角度；下 1/3 骨折时，膝部屈曲 60°～80°，以利腓肠肌松弛，纠正远侧骨端向后移位。牵引后 24～48 小时要进行床边 X 线检查，了解骨折复位情况，同时每日测量肢体长度，并加以记录，以资参考。要根据 X 线照片及测量情况，及时调整肢体位置、牵引重量和夹板，防止牵引不够或牵引过度。在牵引时还应注意观察穿针部位有无感染、肢体保温，并指导病人上肢、患肢关节和肌肉的功能锻炼方法。

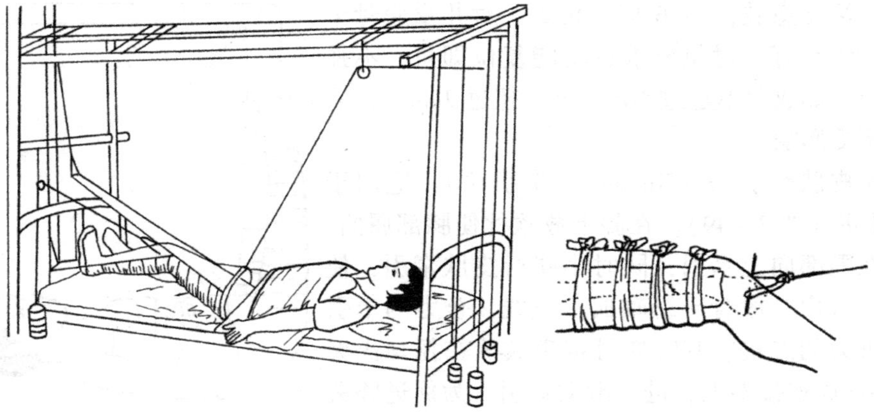

图7－50 股骨干骨折平衡牵引疗法

（2）手术治疗 近年来由于外科技术提高和医疗器械的改善，手术治疗股骨干骨折有了很大进展，可以缩短卧床时间，促进功能恢复。手术适应证有：

①牵引失败。

②软组织嵌入，骨折端不接触，或不能维持对位，检查时无骨擦音。

③合并重要神经、血管损伤，需手术探查者，可同时行开放复位内固定。

④骨折畸形愈合或不愈合者。

常用的手术方法：交锁髓内钉固定、接骨板固定（图7－51）。

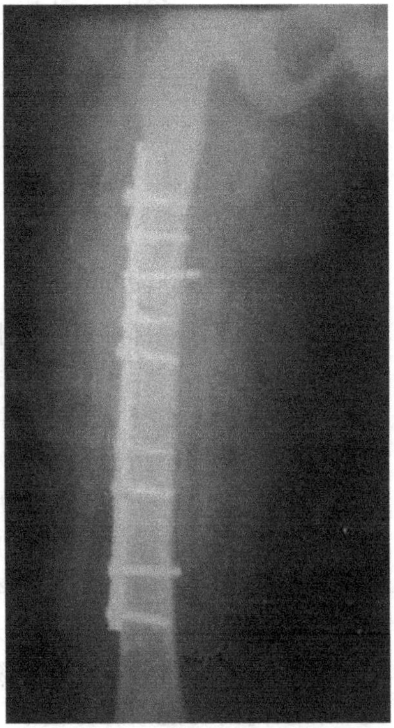

图7－51 股骨中段骨折钢板内固定

股骨中1/3或中下1/3骨折，传统方法是采用6～8孔接骨板螺丝钉固定及髋人字石膏固定。目前多采用逆行交锁髓内钉固定、锁定钢板或Liss钢板、动力髁螺钉（DCS）固定。

股骨上1/3或中上1/3骨折多采用髓内针固定，此法具有术后不用外固定及早期下床活动的优点。过去用开放式打入髓内针的方法，近十年来已被X光电视机（XTV）控制下，仅在穿针处作小切口，不显露骨折端的闭合穿针方法所代替。闭合法较开放损伤小，出血少，不破坏骨折端的血液供给，有利于骨折愈合。

3. 股骨干骨折常见并发症

（1）畸形愈合 在整复固定后1～2周内经常检查固定效果，如出现再移位，应尽早重新整复，并予可靠固定，或者考虑切开复位内固定术。

（2）外伤性骨营养不良 系外伤和固定导致脱钙，致骨质疏松、反射性交感性骨萎缩，表现为大腿、足趾肿胀、僵硬、皮肤红肿而变薄发亮，常由骨折后未能主动活动所致。

（3）骨四头肌粘连　由于固定时间长，膝关节活动少，使得股四头肌和邻近组织产生粘连。

（五）注意事项

1. 门急诊随访　骨折持续牵引时，要注意牵引重量的调整、牵引力线的方向、夹板及扎带的松紧度。骨折整复固定后必须严密观察，防止筋膜间隔综合征及皮肤压疮的发生。

2. 固定时间　股骨干骨折固定时间相对较长，视骨折固定后的稳定性，及时随访摄片观察骨折愈合情况，负重需 3～4 个月。

3. 功能锻炼　固定期间，应鼓励患者积极行股四头肌和踝、足趾关节的功能锻炼。

四、股骨髁上骨折

（一）典型病例

患者孙某，男性，30 岁，建筑工人。因高处坠下致左膝肿痛 1 小时伴活动受限就诊。患者从约 3m 高处跌下，左膝着地，出现左大腿和左膝肿痛，行走困难，无昏迷、恶心、呕吐等。送本院急诊。患者既往体健，否认糖尿病、高血压病史。刻下：无足趾麻木与活动障碍，无发热。

体检：心率 75 次/分，血压 130/80mmHg。左膝肿胀，外上侧明显，局部压痛（+），左膝关节主动活动受限，浮髌试验（+），侧向试验、抽屉试验及麦氏征（-），左髋关节活动正常，无叩击痛，左下肢远端血循及感觉正常，左足背动脉可扪及。

X 线检查：摄左膝关节正、侧位片。结果见图 7-52。

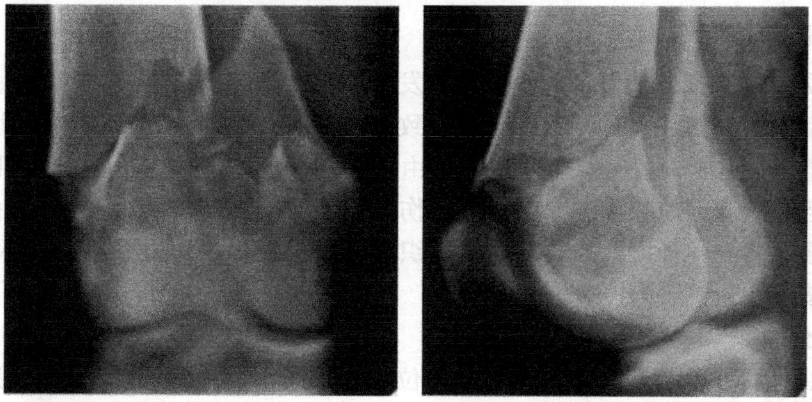

① 左膝关节正位片示股骨髁上骨折呈粉碎性　② 左膝关节侧位片示股骨髁上骨折呈斜形

图 7-52　左膝关节正侧位片

（二）病例解析

1. 主症特点

一般情况：男性，30 岁，建筑工人。

起病时间：1 个小时。

病因：高处坠下致左膝肿痛。

症状：疼痛明显，活动受限。

体征：左膝肿胀，尤以外上侧明显，局部压痛（+），左膝关节主动活动受限，浮髌试验（+）。

2. 临床表现与鉴别诊断要点

患者孙某，男性，30岁，建筑工人。因高处坠下致左膝肿痛1小时伴活动受限就诊。患者从约3m高处跌下，左膝着地，出现左大腿和左膝肿痛，行走困难，来院急诊。

患者左膝肿痛是从高处坠下，左膝着地所致。体检发现肿胀及压痛主要在膝关节上方，且膝关节被动活动尚可，结合X线检查，有助于排除胫骨平台骨折和髌骨骨折；患者左髋关节活动正常，可排除髋部脱位及骨折；患肢远端血循及感觉未见异常，足背动脉可触及，可排除腘动脉及神经的损伤。总之，根据症状和体征，结合X线我们不难做出诊断。必要时可加拍髋关节片，以排除髋部的骨折；加拍膝关节MRI，以明确膝部交叉韧带、侧副韧带和半月板的情况。

3. 现病史、既往史、个人史、家族史等

现病史：患者孙某，男性，30岁，建筑工人。因高处坠下致左膝肿痛1小时伴活动受限就诊。患者从约3m高处跌下，左膝着地，出现左大腿和左膝肿痛，行走困难，急送本院急诊。

既往史：患者既往体健，否认糖尿病、高血压病史。

上述的临床特点和阴性体征，有助于判断和鉴别是否有股神经、闭孔神经、坐骨神经、股动脉、腘动脉、股静脉等损伤，有无创伤性休克、脂肪栓塞，以及有无感染等相关情况。

（三）股骨髁上骨折概述

1. 病因及病机分析　股骨髁上骨折系指发生在腓肠肌起点以上2～4cm范围内的骨折，容易引起腘动脉的损伤。大多为间接暴力所致，如从高处跌落，足或膝部着地，暴力传至股骨髁上部而引起骨折。股骨髁上骨折后，由于远端受后方强而有力的腓肠肌作用而向后方移位，很容易引起腘动脉损伤，亦有可能伤及相伴行的神经。直接暴力多由打击和扭旋外力引起、多为粉碎性骨折，其周围的软组织多有严重损伤，如皮下脂肪与深筋膜间因碾锉而分离，皮下积血，肌肉挫裂等。

2. 临床分型

（1）屈曲型　多见，骨折远端向后侧移位，骨折线由后上斜向前下方，骨折远端因受腓肠肌的牵拉和关节囊的紧缩而向后移位，容易压迫或损伤腘动脉和伴行的神经。

（2）伸直型　较少见，骨折远端向前上方移位，骨折线从前上斜向后下。

（3）青枝型　见于儿童，骨折无移位，或仅有轻度成角。

（四）临床技能运用

1. 诊断要略

复习了股骨髁上骨折概要，结合本案例，诊断思路如下：

主要症状：高处坠下致左膝肿痛；主要体征：左膝肿胀，尤以外上侧明显，局部压痛（+），左膝关节主动活动受限，浮髌试验（+），结合X线检查（临床常规膝关节正、侧位片)，可以明确诊断为左股骨髁上斜形骨折。

2. 治疗原则及方法

(1) 非手术治疗（保守治疗）

①青枝骨折或无移位的骨折：小夹板或石膏固定3～4周。

②屈曲型骨折：可作股骨髁上牵引。

③伸直型骨折：胫骨结节牵引。

(2) 手术治疗　对牵引复位不佳，有软组织嵌顿及血管神经损伤者，则需行切开复位内固定术。

3. 股骨髁上骨折常见并发症

(1) 膝关节伸膝装置粘连是股骨髁上骨折常见的并发症。

(2) 膝关节附近的血管、神经损伤。

(3) 由于软组织的严重损伤和嵌入，易引起骨的延迟愈合和不愈合。

(五) 注意事项

1. 门急诊随访　股骨髁上骨折体检时要注意有无腘动、静脉及神经的损伤，若局部出现较大血肿，且胫后动脉及足背动脉搏动减弱及或消失时，应考虑行相应探查术。

2. 固定　骨折固定时间在6～8周，必须密切观察肢体远端的血供、肤色和感觉等，防止肌筋膜间隔综合征的出现。

3. 功能锻炼　因骨折邻近膝关节，长期固定容易引起关节周围组织粘连，故应尽量早期进行膝关节功能锻炼，防止膝关节粘连。

五、髌骨骨折

(一) 典型病例

患者，男性，48岁，跌倒致左膝肿痛2小时伴行走困难。骑车不慎跌倒，左膝关节直接碰撞地面，出现左膝关节肿胀和剧痛，行走困难，有局部皮下瘀斑及皮肤擦伤。患者无左下肢麻木，左髋、左踝关节活动正常，无发热。平时体健，患者否认肝炎、肺结核、糖尿病、高血压、冠心病等病史。

体检：心率85次/分，血压150/86mmHg。左膝关节肿胀疼痛明显，局部压痛（+），膝关节主动、被动活动可引发剧痛，浮髌试验（+），可扪及骨折端之间有沟状凹陷，有骨擦音和异常活动。左足背动脉搏动能触及，左下肢感觉、活动、肤色正常。

X线检查：摄左膝关节正侧位片，结果见图7－53。

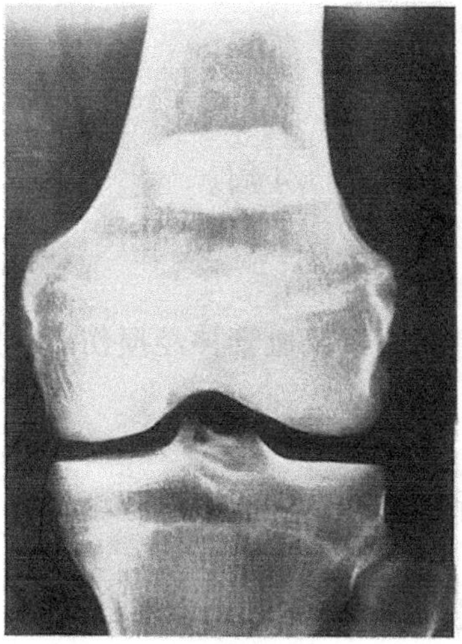
正位片：骨折分离约1cm。

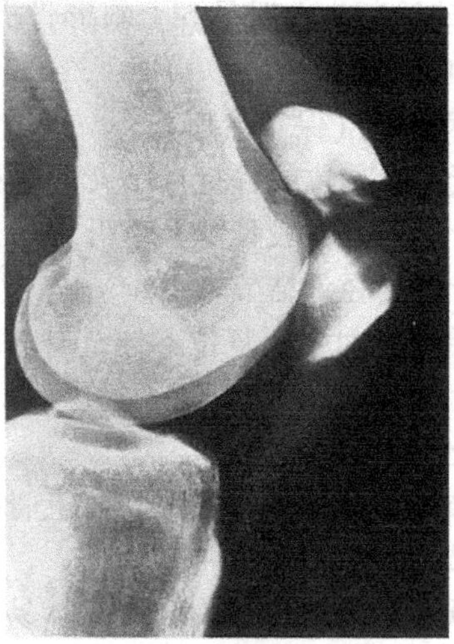
侧位片：骨折断端最大分离约1.5cm，断端不规整

图7－53　髌骨横断性骨折

（二）病例解析

1. 主症特点

一般情况：男性，48岁。

起病时间：2个小时。

病因：跌倒受伤，左膝关节着地。

症状：肿痛剧烈，局部压痛明显。

体征：左膝关节肿胀疼痛明显，局部压痛（+），浮髌试验（+），膝关节主动、被动活动可引发剧痛，可扪及骨折端之间有沟状凹陷，有骨擦音和异常活动。

2. 临床表现与鉴别诊断要点

患者，男性，48岁，跌倒致左膝肿痛2小时伴行走困难。2小时前骑车不慎跌倒，左膝关节直接碰撞地面，出现左膝关节肿胀和剧痛，行走困难，有局部皮下瘀斑及皮肤擦伤。体检：心率85次/分，血压150/86mmHg。左膝关节肿胀疼痛明显，局部压痛（+），膝关节主动、被动活动可引发剧痛，浮髌试验（+），可扪及骨折端之间有沟状凹陷，有骨擦音和异常活动。左足背动脉搏动能扪及，左下肢感觉、活动、肤色正常。

病史中所述的阴性症状和体征，如无左下肢麻木，左髋、左踝关节活动正常。左腘动脉、胫前动脉、胫后动脉搏动能扪及。左下肢感觉、活动、肤色正常，说明患者没有血管和神经的损伤。

3. 现病史、既往史、个人史、家族史等

现病史：患者骑车不慎跌倒，跌倒时左膝关节直接碰撞地面而致左膝关节肿痛伴活动受限2小时，有局部皮下瘀斑及皮肤擦伤。患者无左下肢麻木，左髋、左踝关节活动正常，无发热。

既往史：患者否认肝炎、肺结核、糖尿病、高血压、冠心病等病史。

（三）髌骨骨折概述

1. 病因及病机分析

髌骨是人体中最大的籽骨，也是膝关节的一个组成部分。切除髌骨后，在伸膝活动中可使股四头肌力减小。因此，髌骨能起到保护膝关节、增强股四头肌肌力、伸直膝关节作用。髌骨骨折多见青壮年，由直接外力或间接外力损伤所致，但以间接暴力为多见，若治疗不当会引起关节僵硬或创伤性关节炎，严重影响关节功能。直接暴力，多因外力直接打击在髌骨上，如撞伤、踢伤等，骨折多为粉碎性，其髌前腱膜、髌两侧腱膜、股四头肌腱膜和关节囊无撕裂或仅呈局限性撕裂。间接暴力，多由于股四头肌猛力收缩，导致牵拉性损伤，如突然滑倒时，膝关节半屈曲位，股四头肌骤然收缩，牵髌骨向上，髌韧带固定髌骨下部，而造成髌骨骨折，多为横行骨折，移位大，可以在髌骨中央断裂，也可以在两极断裂，股四头肌筋膜、关节囊、髌前筋膜及两侧扩张部发生不同程度的破裂，使两骨折块分离，伸膝装置受到破坏。

2. 临床分型

临床分型主要取决于受伤机制，临床常见类型如下：

（1）横断骨折　约占所有髌骨骨折的2/3，这种类型骨折的受伤机制主要为间接暴力。当屈膝30°位时，髌骨略倾斜，仅其下1/3处一横形条状关节面与股骨髁接触，随着膝关节屈曲程度的增加，髌骨接触面渐向上移，髌骨关节面所承受的压力随着屈曲度的增大而增加。当股四头肌突然强力收缩时，所在位置的髌骨横形条状接触面形成支点，而造成横断骨折。例如疾步行走中在未及防备的情况下突然绊于树桩上或由高处跳下两足着地，股四头肌突然强力收缩以防跪倒而造成骨折。两骨折块分离愈大，髌骨两侧股四头肌腱的扩张部分撕裂也愈严重且广泛。

（2）粉碎骨折　包括星形者，约占所有髌骨骨折的1/3，这种类型骨折的受伤机制主要为直接暴力，如当坐于汽车中，突然刹车时，膝部撞在前方挡板而形成。此类骨折往往上下分离不严重，反映股四头肌的两侧扩张部分破坏较轻，髌前部有时有损伤，甚至形成开放骨折。

髌骨骨折也可按Rockwood分类：无移位骨折、横型骨折、上极或下极、无移位的粉碎骨折、移位的粉碎骨折、垂直骨折、骨软骨骨折，纵形者及撕脱者均较少见。纵形者多在外侧，当屈膝位同时有外翻动作时，髌骨被拉向外侧，在股骨外髁上形成支点而造成。撕脱者多在髌骨下极，不涉及关节面。

（四）临床技能运用

1. 诊断要略

复习了上述的髌骨骨折概要，结合本案例，诊断思路如下：

主要症状：左膝关节肿痛伴活动受限两小时；主要体征：关节肿痛明显，压痛及浮髌试验（+）；结合X线检查，可以明确诊断为左髌骨横形骨折。

2. 治疗原则及方法

髌骨骨折治疗的目的是最大限度地恢复关节面的平整，修补断裂的肌腱腱膜和破裂的关节囊，给予较牢固内固定，早期活动膝关节，防止创伤性关节炎、滑囊炎的发生，尽早恢复膝关节的功能。

（1）非手术治疗（保守治疗）

①整复方法：先在无菌操作下，将关节内积血抽吸干净，使骨折易于对合。患者仰卧位，膝伸直，术者用两手的拇指、食指、中指分别捏住骨折的近、远端对推，使之相互接近，然后用一手的拇指、食指按住上下两断端，以另一手触摸髌骨，以确定关节面是否平整，如仍有前后残余移位，另一手拇、食指固定下陷的一端，另一手拇、食指推按向前突起的另一端，使之复位。

②固定方法：对无移位或移位轻微的骨折可用抱膝圈固定或石膏托或管型固定，在患肢后侧用单夹板固定膝关节于伸直位，夹板长度由臀横纹至足跟部。

③复位后固定髌骨：移位骨折复位满意后，可用比髌骨稍大的抱膝环（内垫棉花、外缠绷带制作而成）或弹性抱膝兜固定髌骨，后侧长夹板将膝关节固定在伸直位4周。若两骨折端分离2cm以上的骨折用抱膝环固定困难者，复位满意后可用抓髌器外固定，亦可用石膏托或管型固定，用长腿石膏托或管型固定患肢于伸膝位4～6周，在石膏固定期间练习股四头肌收缩，去除石膏托后逐渐练习膝关节伸屈活动。

（2）手术治疗　大部分有明显错位的髌骨骨折，需手术切开复位内固定。髌骨骨折的内固定方法多种，可分为两类，一类行内固定后仍需一定时间的外固定；另一类内固定比较坚强，不需外固定，如张力带钢丝固定（图7－54）。

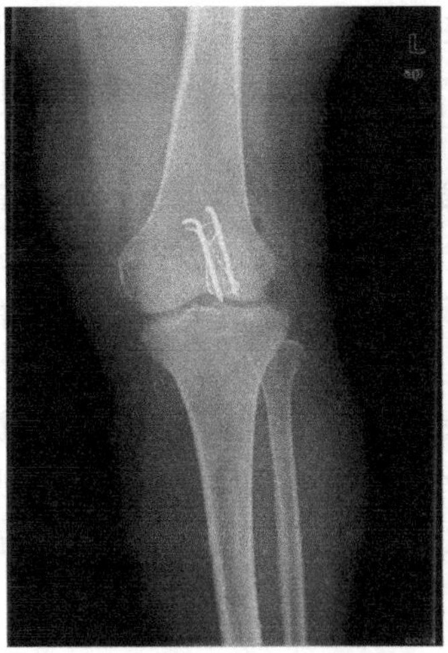

① 张力带钢丝内固定正位片

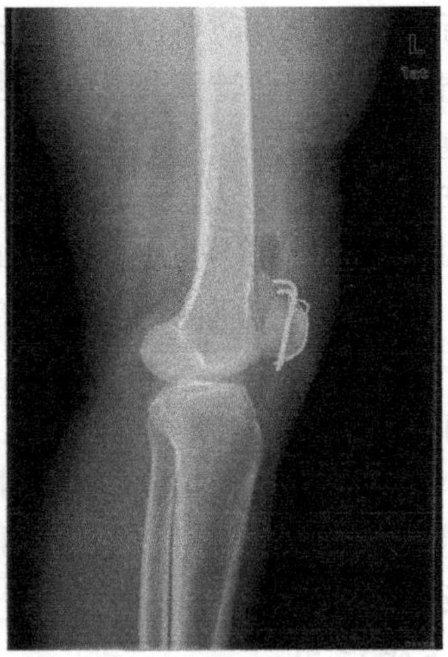

② 张力带钢丝内固定侧位片

图7－54　髌骨骨折张力带钢丝内固定

3. 髌骨骨折常见并发症

（1）创伤性关节炎　创伤性关节炎是髌骨骨折最为常见的并发症。创伤导致关节面软骨的损伤、残留的“台阶”样错位畸形使髌骨关节负重紊乱，关节软骨退变，最终导致创伤性关节炎。

(2) 关节血肿 关节内积血是髌骨骨折术后较为常见的早期并发症之一，主要是手术止血不够彻底、引流不够通畅造成。血肿常因引起疼痛而影响关节功能的恢复，手术缝合伤口前应止血彻底，必要时伤口放置引流可以有效防止血肿的发生。

(3) 感染 髌骨骨折术后感染较为少见，多见于开放性骨折。

(4) 疼痛 克氏针针尖或针尾顶刺皮肤均会引起皮肤疼痛。

(5) 内固定钢丝断裂 髌骨骨折内固定术后应以主动功能锻炼为主，被动为辅，注意动作协调、循序渐进，活动量由少到多，活动范围由小到大，切忌采取任何粗暴的被动活动。

(6) 膝关节功能障碍 骨折不能完全复位，膝关节的活动度减小、僵硬，骨折不愈合或延迟愈合，晚期骨性关节炎。髌骨骨折后的功能锻炼对膝关节功能恢复影响很大。

(五) 注意事项

1. 门诊随访 骨折固定后 3 天需要复诊，查看固定后的松紧度、肢端的血运、肤色等情况，若有肢端的瘀紫、麻木、发凉等情况，需要立刻复诊。

2. 功能锻炼 髌骨骨折的功能锻炼对膝关节功能恢复影响很大，股四头肌锻炼是骨折治疗术后功能康复过程中的重要措施，应逐步加强股四头肌舒缩活动及足踝活动。

3. **石膏固定时间** 石膏夹板固定膝关节以 4 周为宜。医生应强调并指导患者伤后早期疼痛稍减后即开始练习股四头肌主动收缩，以防关节纤维性粘连和周围肌肉挛缩影响膝关节功能，6 周后扶拐逐渐负重行走。

六、胫骨髁骨折

(一) 典型病例

患者，女性，65 岁，车祸撞伤左膝部，畸形肿痛 2 小时伴活动受限急诊。患者 2 小时前左膝外侧被轿车撞伤，左膝肿胀疼痛，行走困难，急送本院就诊。发病以来无足部、足趾麻木，无发热。患者否认肝炎、肺结核、糖尿病、高血压、冠心病等病史。

体检：心率 88 次/分，血压 140/85mmHg。左膝部肿胀，小腿略内翻畸形，关节内外侧间隙压痛（+），膝部被动活动欠配合，左足背动脉搏动能触及，左足趾感觉、活动、肤色正常。

X 线检查：摄左膝关节正侧位片，结果见图 7－55。

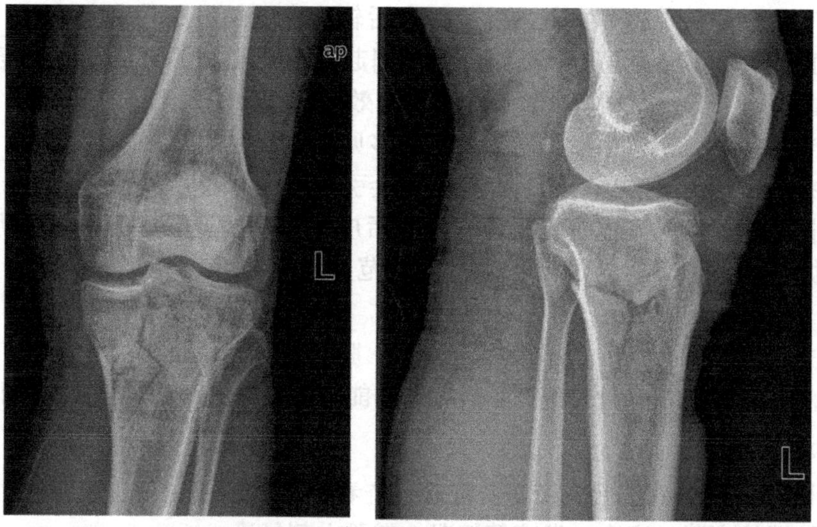

① 左膝正位片胫骨内侧髁骨折　② 左膝侧位片胫骨髁呈“Y”形骨折

图 7－55　左膝关节正侧位片

（二）病例解析

1. 主症特点

一般情况：女性，65 岁。

起病时间：2 个小时。

病因：车祸撞伤左膝部，系直接暴力所致。

症状：肿痛剧烈，局部压痛明显。

体征：左膝肿胀，小腿旋外畸形。

2. 临床表现与鉴别诊断要点

车祸撞伤左膝部，畸形肿痛 2 小时伴活动受限急诊。患者 2 小时前左膝外侧被轿车撞伤，左膝肿胀疼痛，行走困难，急送本院就诊。发病以来无足部、足趾麻木，无发热。体检：心率 88 次/分，血压 140/86mmHg。左膝部肿胀，小腿略显内翻畸形，关节内外侧间隙压痛（＋），膝部被动活动欠配合，左足背动脉搏动能扪及，左足趾感觉、活动、肤色正常。

根据病史中的阴性症状和体征如无足部、足趾麻木，无发热，左足背动脉搏动有力，左足趾感觉、活动、肤色正常，说明没有伤及邻近的血管和神经，但该患者左膝的被动活动因为疼痛而无法配合检查，仍不能排除膝关节的内外侧副韧带、交叉韧带及半月板的损伤，最好能进一步行 MRI 检查以明确诊断，必须与患者本人和家属沟通，以免漏诊。

3. 现病史、既往史、个人史、家族史等

现病史：患者因车祸撞伤左膝部，肿痛、畸形 2 小时伴活动受限急诊。患者 2 小时前左膝外侧被轿车撞伤，左膝肿胀疼痛，行走困难，急送本院就诊。发病以来无无足部、足趾麻木，无发热。体检：心率 88 次/分，血压 140/86mmHg。左膝部肿胀，小腿略内翻畸形，关节内外侧间隙压痛（＋），膝部被动活动欠配合，左足背动脉搏动正常，左足趾感觉、活动、肤色正常。

既往史：患者否认肝炎、肺结核、糖尿病、高血压、冠心病等病史。

掌握了患者的局部和全身情况，现病史和过去疾病的情况，就有利于诊治过程中的各项体征的全面观察和医疗安全。

（三）胫骨髁骨折概述

1. 病因及病机分析

胫骨髁骨折又名胫骨平台骨折，可由直接暴力或间接暴力引起。直接暴力引起的胫骨平台骨折可以由交通事故、严重撞击伤所致，当暴力直接打击膝内侧或外侧时，使膝关节发生外翻或内翻，导致外侧或内侧平台骨折或韧带损伤；而间接暴力也可造成此类骨折，如运动受伤、坠落受伤及其他轻度暴力受伤，高处坠落伤时，足先着地，再向侧方倒下，力的传导由足沿胫骨向上，坠落的加速度使体重向下传导，共同作用于膝部，由于侧方倒地产生的扭转力，导致胫骨内侧或外侧平台塌陷骨折。由高处损伤所致的胫骨平台骨折可以合并神经血管损伤、骨－筋膜室综合征、深静脉血栓、软组织挫伤或挤压伤、或开放伤。

Tsherne 和 Lobenhoffer 回顾了 190 例胫骨平台骨折，发现 67% 的半月板损伤发生在平台型损伤，而在骨折脱位中 90% 有交叉韧带损伤和 85% 有内侧副韧带损伤。骨折脱位出现的腓总神经损伤是单纯骨折的两倍。

2. 临床分型

根据暴力作用的大小、方向不同，胫骨平台骨折可分为以下类型：

Ⅰ型：单纯胫骨外髁劈裂骨折；

Ⅱ型：外髁劈裂合并平台塌陷骨折；

Ⅲ型：单纯平台中央塌陷骨折；

Ⅳ型：内侧平台骨折，可表现为单纯胫骨内髁劈裂骨折或内侧平台塌陷骨折；

Ⅴ型：单纯双髁骨折或倒 Y 形骨折；

Ⅵ型：胫骨平台骨折同时有胫骨干骺端或胫骨干骨折。

（四）临床技能运用

1. 诊断要略

复习了上述的胫骨髁骨折的概要，结合本案例，诊断思路如下：

主要症状：撞伤膝部致左膝肿痛、畸形 2 小时；主要体征：左膝部肿胀，小腿略内翻畸形，关节内外侧间隙压痛（＋），结合 X 线片检查（临床常规申请膝关节正、侧位片），可以诊断为左胫骨髁骨折，但是还不能排除膝关节侧副韧带、交叉韧带及半月板的损伤，对于高能量的膝关节损伤，应进一步行 CT 或 MRI 检查。

2. 治疗原则及方法

胫骨髁骨折的治疗以恢复关节的外形轮廓、轴向对线、关节的稳定性、关节功能活动、关节面的平整及韧带的完整性，达到恢复膝关节活动为目的。

（1）保守治疗　无移位骨折，可于膝关节 10°屈曲位长腿石膏固定 6～8 周。

（2）手术治疗　如伴有膝关节不稳定、韧带损伤、明显的关节脱位的骨折，以及开放性骨折、合并有骨筋膜室综合征的骨折均主张手术治疗。对于关节面塌陷或者移位超过5mm，或轴向对线不良超过5mm，建议手术复位内固定治疗。

移位明显者，应切开复位，松质骨螺钉内固定或支撑钢板固定，以保持关节面的平整或恢复侧副韧带的张力，伴有平台塌陷的劈裂骨折应予切开复位植骨内固定（图7-56）。

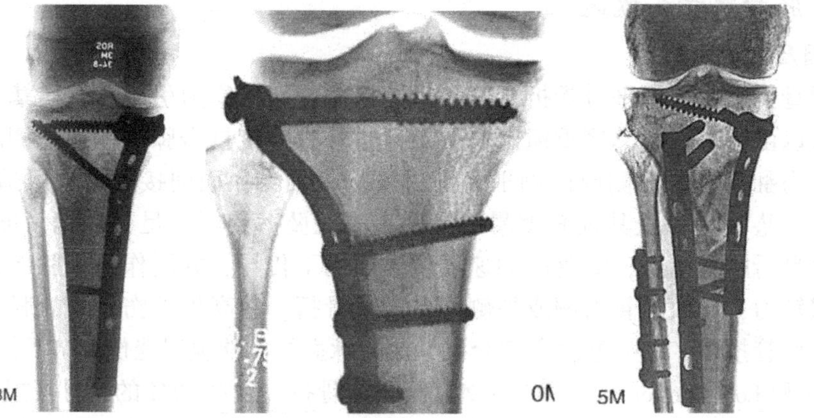

① 内侧髁钢板　② 外侧髁钢板　③ 内外侧髁钢板

图7-56　胫骨髁骨折的钢板固定

5. 胫骨髁骨折常见并发症

（1）外伤性骨营养不良　系外伤和固定导致脱钙、骨质疏松、反应性交感性骨萎缩，表现为踝、足趾肿胀、僵硬，皮肤红肿而变薄发亮，常因骨折后未能主动活动所致。

（2）创伤性关节炎　胫骨平台以松质骨为主，属于关节内骨折，骨折的类型多种多样，无论用什么方法治疗，都难以绝对恢复软骨面的平整光滑，再加上损伤软骨的再生能力极低，后期常遗留创伤性骨关节炎。长期随访研究显示，创伤后关节炎是由于残余的关节面不平整或者轴向对线不良导致，也与关节面塌陷程度相关。

（五）注意事项

1. 门急诊随访一般于外固定后3天复诊，查看固定的松紧度、肢端的血运、肤色等情况。若有肢端的瘀紫、麻木、发凉等情况，需要立刻复诊以纠正，防止筋膜间隔综合征的发生。固定时间6~8周。

2. 尽早了解合并膝关节软组织，诸如内外侧副韧带、交叉韧带及半月板的损伤情况，可以做CT或MRI，以免漏诊。

3. 一般固定时间6~8周，负重时间8~10周，期间对于手术病人在保证足够稳定情况下允许早期功能锻炼，可在术后早期用CPM机促进关节活动。

七、胫腓骨双骨折

（一）典型病例

患者柳某，男性，55岁，骑车摔伤致左小腿肿痛畸形1小时伴行走困难。1小时前骑车不慎跌倒，左小腿卷进前车轮，出现左小腿肿胀畸形，剧痛，行走困难，送本院急诊收住入院。患者既往体健，否认高血压，心脏病及糖尿病病史。

体检：心率85次/分，血压130/86mmHg。左小腿中下段内翻畸形，局部见假关节活动。局部压痛（+），肢体远端感觉及活动好，足背动脉可触及。

X线检查：摄左胫腓骨正侧位片，结果见图7-57。

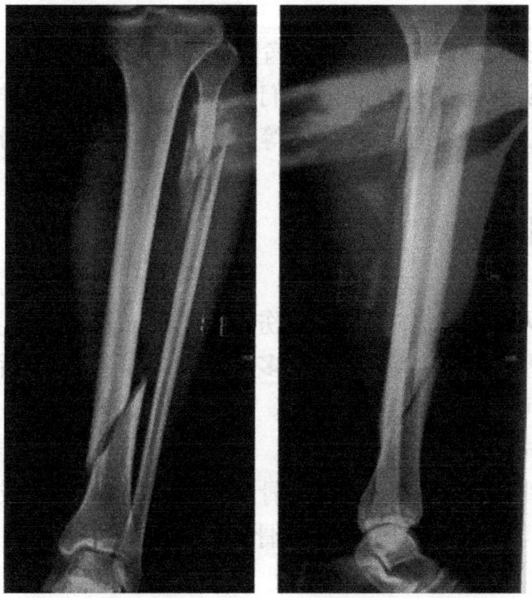

①小腿正位片见骨折呈螺旋型　②小腿侧位片

图7-57　左胫腓骨正侧位片

（二）病例解析

1. 主症特点

一般情况：男性，55岁。

起病时间：1个小时。

病因：骑车摔伤左小腿。

症状：肿痛畸形，行走困难。

体征：左小腿中下段内翻外旋畸形，局部见假关节活动。

2. 临床表现与鉴别诊断要点

患者柳某，男性，55岁，骑车摔伤致左小腿肿痛畸形1小时伴行走困难。左小腿卷进前车轮，出现左小腿肿胀畸形，剧痛，行走困难，送本院急诊收住入院。体检：心率85次/分，血压130/86mmHg。左小腿中下段内翻畸形，局部见假关节活动，局部压痛（+），肢体远端感觉及活动好，足背动脉可触及。

据病史中的阴性症状和体征如左下肢肢体远端感觉及运动好，足背动脉可触及，说明患者左小腿的重要血管和神经未损伤，尤其是该患者腓骨上端骨折，必须鉴别是否有腓总神经损伤，有助于判断其损伤的程度和预后。

3. 现病史、既往史、个人史、家族史等

现病史：患者柳某，男性，55岁，骑车摔伤致左小腿肿痛畸形1小时伴行走困难。1小时前骑车不慎跌倒，左小腿卷进前车轮，出现左小腿肿胀畸形、剧痛，行走困难，送医院急诊收住入院。

既往史：否认高血压、心脏病及糖尿病病史。

上述的临床特点和阴性体征，有助于我们判断和鉴别是否有腓总神经、腘动脉等重要血管和神经损伤，及脂肪栓塞，是否有感染等相关情况。本案只局限于外伤所致的左小腿部的疼痛和畸形。

（三）胫腓骨双骨折概述

1. 病因及病机分析

胫腓骨骨折直接暴力多以重物打击，踢伤、撞击伤或车轮碾轧伤等多见，骨折线多呈横断或短斜形，如直接暴力骨折则两骨折线多在同一平面，骨折后可发生重叠及向内、向后成角畸形，足的重力可引起骨折远端外旋，软组织损伤较严重；间接暴力则以高处坠下的传达暴力、扭伤的旋转暴力或滑倒为多见，骨折线以斜形、螺旋形或粉碎性骨折较为多见，胫骨与腓骨的骨折线多不在同一平面，骨折后亦可有重叠、成角或旋转畸形，软组织损伤较轻。儿童有时也可见胫腓骨的“青枝骨折”，长跑运动员也可见到胫腓骨的“疲劳性骨折”。

胫骨和腓骨由上、下胫腓关节和骨间膜相连，胫骨是承重的主要骨骼，腓骨是肌肉和韧带的支柱，亦担负1/6体重。胫骨干为三棱形管状骨，由前、内、外三嵴分成内、外、后3面。内外两面被前嵴分隔，前嵴及内嵴在皮下均能清楚摸到，因此骨折整复时，是一个良好标志。胫骨内侧面位于皮下，骨折时易穿破皮肤，形成开放性骨折。胫骨的营养血管由胫骨干上1/3的后方进入，在致密骨内下行一定距离后进入髓腔，胫骨下1/3又缺乏肌肉附着，故胫骨干中、下段发生骨折后，尤其是中下1/3骨折，由于营养血管损伤，软组织覆盖少，血运较差等，发生延迟愈合及不愈合的几率比较高。有时皮肤虽未破，但挫伤严重，血运不良而发生继发性坏死，致骨外露而成骨髓炎。

胫腓骨是长管状骨中最常发生骨折的部位，各种年龄均可发病，尤以儿童或青壮年为多，约占全身骨折的13.7%，其中以胫腓骨双骨折最多，胫骨骨折次之，单纯腓骨骨折最少。

骨折移位的方向取决于外力作用的方向、腓肠肌的收缩和伤肢远端的重力而定，骨折后可出现错位、重叠和成角畸形，远侧端常向后外方移位有外旋、近侧端向前移位，若发生成角和旋转移位，会破坏踝关节与膝关节二轴心的平行关系，既影响步行和负重，也可导致创伤性关节炎。腘动脉于胫腓骨上端的后侧分成胫前与胫后动脉，此二动脉都贴近胫骨下行，胫前动脉即在胫腓骨间膜上缘穿越进入小腿前侧，故胫腓骨上端骨折易损伤血管，如不及时处理可造成小腿缺血性坏死。此外，胫骨骨折可造成小腿筋膜间隔区内肿胀，压迫血管，可引起缺血性挛缩，切开减压是最直接有效的治疗方法。由于胫腓骨之间有骨间膜存在，单一骨折时，常有限制移位的作用，但也可于胫骨骨折时，暴力沿骨间膜传至腓骨而引起腓骨骨折。

2. 临床分型

胫腓骨骨折根据其骨折部位、稳定程度、骨折形状和移位情况等，可有多种分类方法。

（1）据骨折部位　可分为上段、中段和下段骨折，其中以中下段骨折多见。

（2）据骨折稳定性　可分为稳定性骨折和不稳定性骨折。

（3）据骨折移位情况　可分为移位骨折和不移位骨折。

（4）据骨折线形状　可分为横断、斜形和粉碎性骨折。

（四）临床技能运用

1. 诊断要略

复习了上述的胫腓骨骨折的概要，结合本案例，诊断思路如下：

主要症状：骑车摔伤致左小腿肿痛畸形 1 小时伴行走困难。主要体征：心率 85 次/分，血压 130/86mmHg。左小腿中下段内翻畸形，局部见假关节活动，局部压痛（+），肢体远端感觉及活动好，足背动脉可触及。结合 X 线检查（临床常规申请小腿正侧位片），可以明确诊断为左胫腓骨双骨折。

2. 治疗原则及方法

治疗胫腓骨骨干骨折的目的，主要是恢复小腿的长度和负重功能。胫骨和腓骨的复位同样重要，但小腿骨折胫骨是主要的，因此复位及固定均以胫骨为主，腓骨为次。开放性骨折应彻底清创，尽快闭合伤口，将开放性骨折变为闭合性骨折。合并筋膜间隔综合征者应切开深筋膜，彻底减压。

（1）非手术治疗（保守治疗）

①手法整复

a 麻醉：移位较小的可用局麻，移位明显者可用腰麻。

b 牵引：患者平卧，患膝自然屈曲，两助手分别握腘窝部及足部，沿小腿纵轴方向对抗牵引后，术者纠正重叠及成角畸形。在助手持续牵引下，术者沿胫骨前缘触摸到骨折处，再用端提挤按手法矫正侧向移位（图 7－58）。腓骨骨折可不需另行复位，复位时应与健侧小腿比较，恢复其生理弧度。

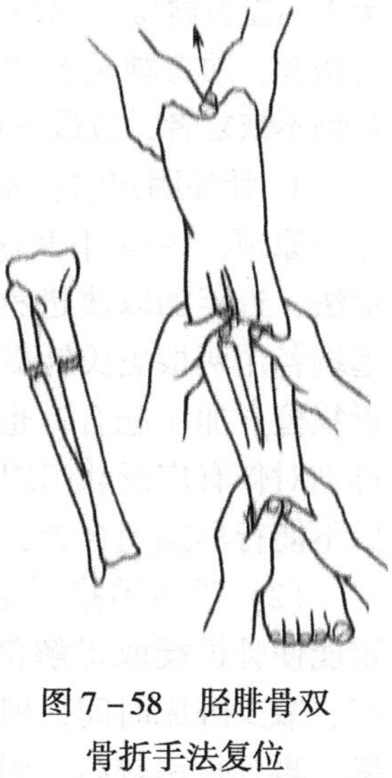

图 7－58　胫腓骨双骨折手法复位

②固定方法

a 局部外固定：适用于有移位的稳定性骨折，如横断型、锯齿型骨折，不稳定性骨折如长斜形、长螺旋形骨折亦可采用，但容易发生再移位。

b 夹板固定：适用于无移位的横形或斜形骨折，以及裂缝骨折。在局部敷药后，用 5 块夹板分别置于小腿前（2 块）、后、内、外侧（各 1 块）给予固定。如髁下骨折或接近踝关节的胫腓骨干骨折，可用超关节固定法。按移位方向加用固定垫，用木夹板5块，并将其烤成适合小腿的生理弧度，在小腿前缘置两块狭长夹板，余3块置内、外、后3侧给予固定，上或下1/3骨折均应超关节固定。

c 牵引加夹板外固定：手法复位及局部外固定配合跟骨牵引法（图7－59），适用于难以整复或难以维持其整复位置的不稳定骨折，如粉碎型、短斜形及一骨多段骨折。

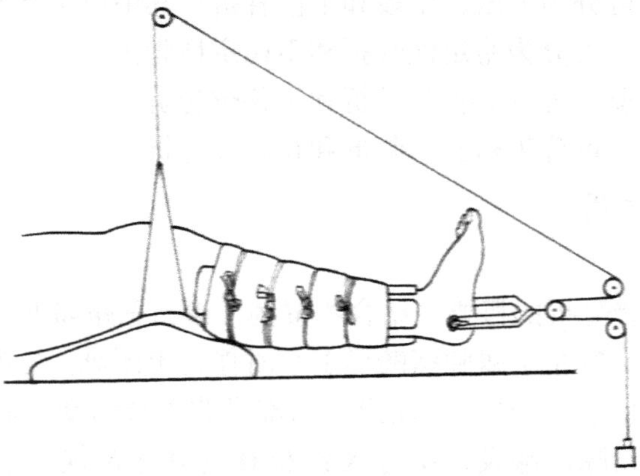

图7－59 夹板外固定配合跟骨牵引

跟骨牵引法：助手固定踝部及足背，在局麻及无菌操作下，向跟骨（取内踝至跟骨结节连线的中点）穿一钢针，针尖由内向外上斜行（使外侧较内侧高1cm，约呈15°斜角），这样使骨折线对位更稳定，并可恢复小腿的生理弧度。跟骨牵引术完成后，将小腿置于下肢牵引架上进行牵引，在X线检查后如尚未完全复位，可如前述用端提挤按手法进一步矫正移位，最后用夹板加压垫作局部外固定。如系开放性骨折，应严格给予清创缝合，并同时对骨折进行整复，利用跟骨牵引维持骨折对位，待伤口愈合后再用夹板压垫固定。牵引一般于4周左右解除，以后带夹板扶拐下地活动。如合并腓总神经损伤者，须将踝关节背屈90°固定，以防足下垂。如观察1～2月仍不恢复者，应进一步检查和治疗，必要时手术探查。

d. 骨外固定法：根据1902年Charnley创用膝关节加压固定的原理，1934年Roger-Anderson改进为骨折用的骨外穿针固定法，近年加以改进称为Hoffmann氏器械，即在骨折近端及远端各用两根史氏针贯穿骨骼，外用调节连接器控制，以使骨折复位、加压融合，也可撑开延长（图7－60）。骨外固定器特别对伴有广泛软组织损伤的开放骨折，甚至战伤骨折、清创后不能行早期闭合者，以及不稳定型骨折比较适用。

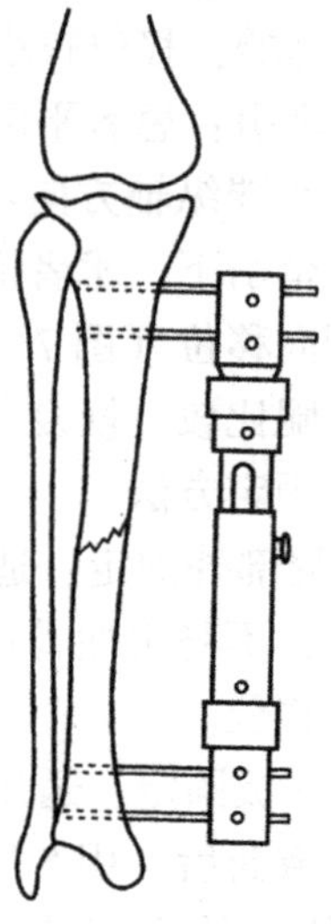

图7－60 外固定器示意图

（2）手术治疗 通过闭合整复无效患者，手术切开内固定能使骨折端取得解剖复位，可早期负重、关节功能恢复良好、减少卧床时间，但其不足之处仍较多，如感染率、不愈合率、再骨折率较高，因此应严格掌握其适应证。手术方法有：

①对整复不良，成角畸形，以致膝、踝关节面不平行，肢体负重线不正，以及多次整复失败，畸形愈合，骨不连者，均应切开复位，酌情采用加压钢板、钢板螺丝钉（图7－61）、单螺丝钉、交锁髓内钉（图7－62）等内固定术。

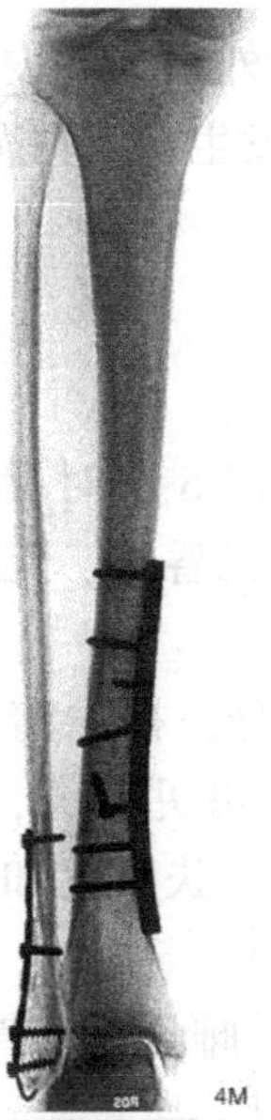

图7－61　钢板螺丝钉固定

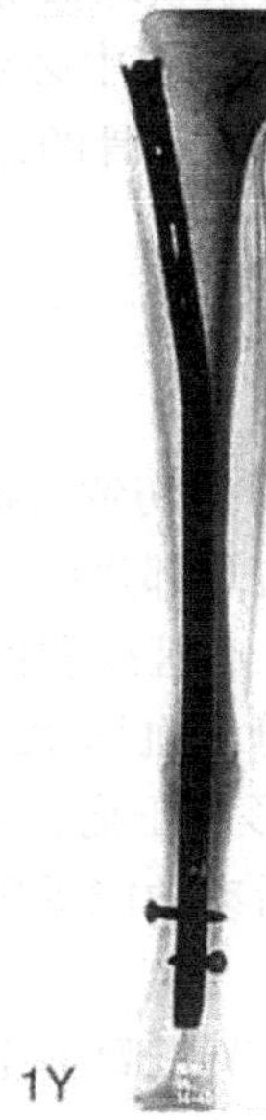

图7－62　交锁髓内钉固定

②开放性骨折应早期彻底清创，争取一期缝合伤口，如有皮肤缺损，应设法行减张切口、植皮等闭合伤口。如系伤后时间不太长，伤口污染不太重，清创比较彻底，手术同时可行内固定。软组织损伤严重者可考虑应用外固定支架固定，术后应加强抗感染措施。

③筋膜间隔综合征的治疗，无论小腿是闭合骨折还是开放骨折，若有筋膜间隔综合征的现象都应作为紧急情况对待。骨折复位后应密切观察，抬高伤肢，如不缓解应速施行彻底的筋膜长轴向切开，包括深层筋膜，以缓解内压改善血循。如发现已有肌肉广泛坏死、感染、血循环不见恢复好转，必要时应施行截肢，密切注意肾功能状态，防止急性肾衰竭。

3. 胫腓骨双骨折常见并发症

（1）骨折的延迟愈合及不愈合　在骨折的整个治疗过程中必须定期观察，做好确实的外固定及内固定，同时积极指导患者进行功能锻炼，一旦发生以上情况应积极治疗。

（2）筋膜间隔综合征　胫腓骨骨折常伴发小腿部的肌肉及软组织损伤，发生水肿，使筋膜间室内压力增大，造成血液循环障碍，其中以胫前间隔综合征的发生率最高。这种并发症的后果极其严重，往往会造成小腿肌肉的坏死，切开减压是最直接有效的治疗方法，同时密切观察患肢的情况，及时采取措施，有效预防并发症发生。

（五）注意事项

1. 稳定型骨折固定2周后，在医生指导下做抬腿及屈曲膝关节活动，3周后，在夹板继续固定下，可以离床扶双拐不负重步行，后期可作搓揉舒筋及蹬车活动。

2. 胫腓骨双骨折后，为了能尽快恢复小腿的负重功能，必须对骨折的成角畸形与旋转移位及肢体缩短予以完全纠正，从而避免影响膝踝关节的负重功能，固定后，指导其作踝关节的背屈活动及股四头肌收缩锻炼。

3. 在骨折的整个治疗过程中必须定期观察，做好确实的外固定及内固定，同时积极指导患者进行功能锻炼，防止胫骨的延迟愈合和不愈合，一旦发生以上情况应积极治疗。

八、踝部骨折

（一）典型病例

患者，男性，48 岁，扭伤致右踝部疼痛、肿胀、活动受限 6 小时就诊。患者 6 小时前下楼时不慎脚扭伤，致右踝部疼痛、肿胀、活动受限，当时无昏迷，无恶心、呕吐，无出血。患者既往无高血压、心脏病和糖尿病等病史。

体检：心率 80 次/分，血压 120/70mmHg，呼吸 21 次/分，神志清楚，两肺呼吸音清晰，心律齐，脊柱无畸形及压痛，右踝部内翻畸形、肿胀，可见瘀斑，内外踝局部压痛，可扪及骨擦感，踝关节活动功能受限，右足趾感觉、活动、皮肤颜色和温度正常，足背动脉搏动正常。

X 线检查：摄右踝关节正侧位片。结果示右侧内踝骨折、腓骨远端骨折（图 7－63）。

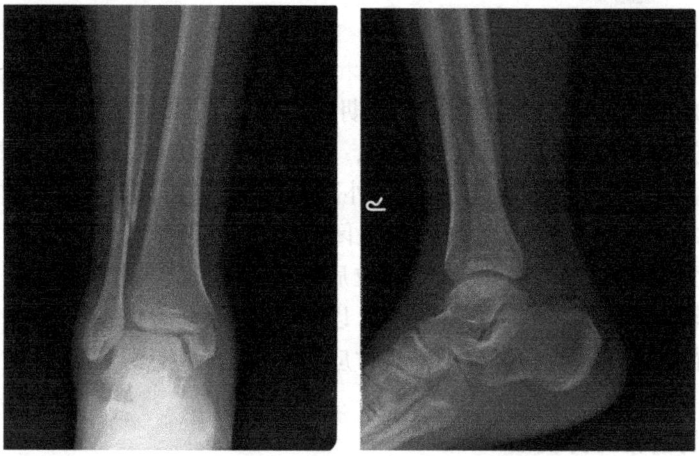

① 右踝关节正位片　　② 右踝关节侧位片

图 7－63　右踝骨折 X 线片

（二）病例解析

1. 主症特点

一般情况：男性，48 岁。

起病时间：6 小时

病因：右踝扭伤。

症状：右踝部疼痛、肿胀和活动受限。

体征：右踝部内翻畸形、肿胀，可见瘀斑，内外踝局部压痛，可扪及骨擦感，踝关节活动功能受限。

2. 临床表现与鉴别诊断要点

患者主要临床表现为右踝部疼痛、肿胀和活动受限，右踝部外翻畸形、肿胀，可见瘀斑，内、外踝局部压痛，可扪及骨擦感，踝关节活动功能障碍。

除了根据病史中的症状、体征特点，还需和踝关节扭伤、第5跖骨基底部骨折相鉴别：

（1）踝关节扭伤　外伤后虽有肿痛，但程度相对较轻，行走尚可，结合X线片可以作出明确诊断。

（2）第5跖骨基底部骨折　有明确的外伤史，多由直接暴力或足内翻扭伤所致。足背外侧肿胀，疼痛明显，可见瘀斑，纵轴冲击痛明显，骨折处压痛点局限。X线检查可明确诊断。

3. 现病史、既往史、个人史、家族史等

现病史：扭伤致右踝部疼痛、肿胀和活动受限6小时就诊。患者6小时前下楼时不慎扭伤，致右踝部疼痛、肿胀和活动受限。

既往史：患者否认高血压、心脏病和糖尿病等病史。

医生通过询问病史和详细的体格检查，掌握患者的局部和全身情况，现有疾病和过去疾病的情况，为正确诊断和处理疾病奠定基础。

（三）踝部骨折概述

1. 病因及病机分析　踝部骨折是由于内翻、外翻和外旋等暴力导致胫腓骨下端受到挤压或撕脱、韧带损伤而引起骨韧带复合伤。踝关节呈内翻姿势损伤者为内翻损伤，踝关节呈外翻姿势损伤者为外翻损伤。

踝关节由胫骨、腓骨下端和距骨形成，是人体主要的承重关节之一。内、外、后踝构成踝穴，而距骨居于其中，形成屈戌关节，关节面之间紧密接合，以屈伸活动为主要功能，是将人体重力由垂直柱状转化为弓状平面负重形式的重要关节。踝部骨折是骨科常见的损伤，约占全身骨折总数的3.92%，其发病率占各个关节内骨折的首位。

2. 临床分型　根据骨折脱位的程度，损伤又可分为3度（图7－64、7－65）：

Ⅰ°：单踝骨折。

Ⅱ°：双踝骨折、距骨轻度脱位。

Ⅲ°：三踝骨折、距骨脱位。

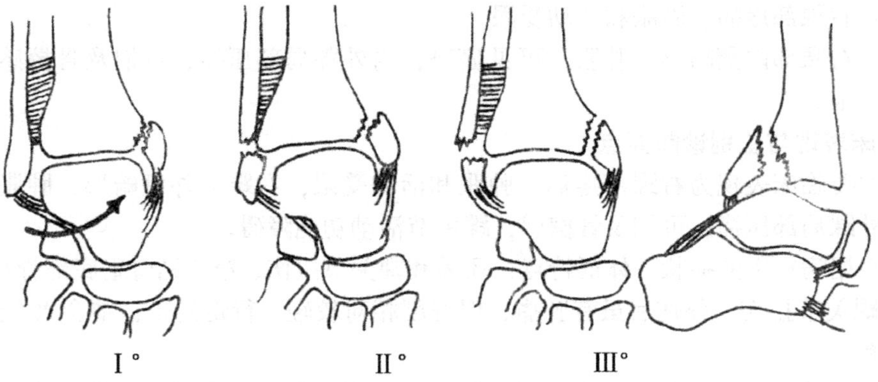

图 7-64　踝部内翻骨折分度

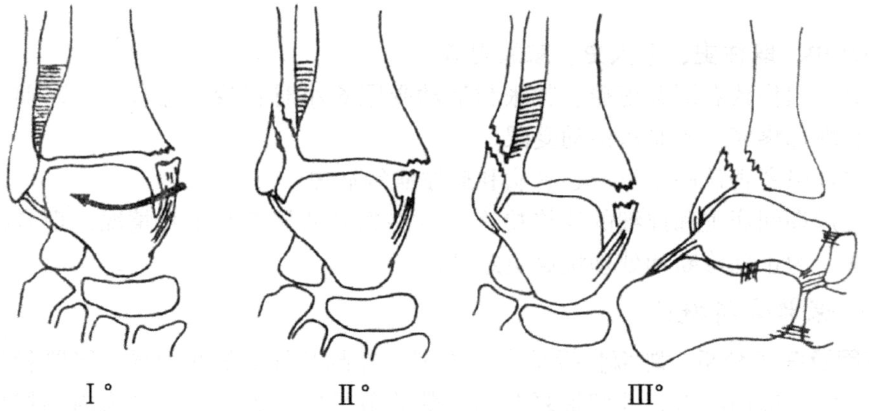

图 7-65　踝部外翻骨折分度

（四）临床技能运用

1. 诊断要略

复习了上述踝关节骨折的概述，结合本病例，诊断思路如下：

主要症状：右侧踝部肿痛，活动受限；主要体征：右踝部内翻畸形、肿胀，可见瘀斑，内外踝局部压痛，可扪及骨擦感，踝关节活动功能丧失；结合 X 线片，可以明确诊断为右内踝、腓骨远端骨折。

2. 治疗原则

踝部骨折的治疗原则是争取解剖复位，保持骨折端的稳定，早期进行功能锻炼，防止并发症的发生。

（1）保守治疗　无移位的骨折将踝关节固定 4～6 周，有移位的踝部骨折可采用手术治疗。

①整复方法：患者平卧屈膝，助手握住其大腿，术者握其足跟和足背做顺势拔伸牵引，外翻损伤使踝部内翻，内翻损伤使踝部外翻，并在内、外踝部相对加以挤压，背伸踝关节至 90°。

②固定方法：临床上常用石膏或夹板固定。

③中药治疗：初期宜活血化瘀、消肿止痛，可内服活血止痛汤，外敷消瘀止痛膏；中期宜接骨续筋，可内服新伤续断汤，外敷接骨续筋药膏；后期宜补肝肾、壮筋骨，可内服六味地黄丸。解除外固定后，可用中药熏洗。

（2）手术治疗　移位明显的骨折手法复位失败者或系开放性骨折宜采用手术治疗。手术方法是切开复位钢板螺钉内固定术（图7－66）。

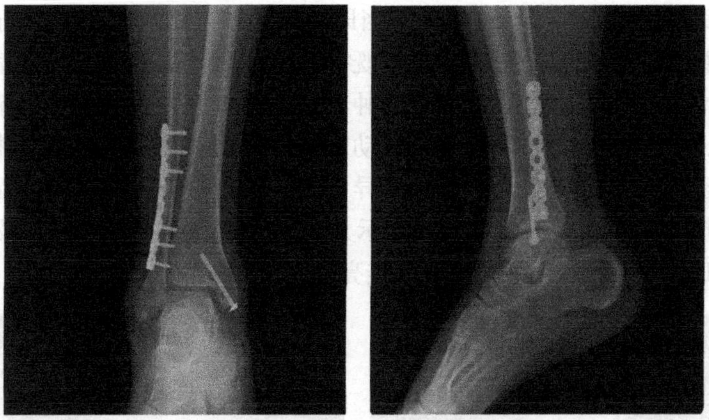

① 右踝关节正位片　② 右踝关节侧位片

图7－66　右踝骨折术内固定后X线片

3. 踝部骨折的并发症

（1）创伤性关节炎　为踝部骨折常见并发症。其发生与原始损伤的严重程度和骨折的对位情况等因素有关。症状轻者可以中药熏洗等保守疗法，青壮年患者疼痛症状严重，功能障碍明显者可以行踝关节融合术，对老年患者可以行人工踝关节置换术。

（2）骨折不愈合　踝部骨折发生骨折不愈合的常见部位是内踝，常由于骨折端有软组织嵌入，复位不良骨折端分离，或不正确的内固定等所致。治疗可以随访观察，症状明显者可以考虑切开复位内固定植骨术。

（3）畸形愈合　临床上多由于就诊较晚、复位不良等原因所致。在发生创伤性关节炎之前，可以采用切开复位内固定植骨术。对合并严重的创伤性关节炎，青壮年患者疼痛症状严重、功能障碍明显者可以行踝关节融合术，对老年患者可以行人工踝关节置换术。

（五）注意事项

1. 门诊随访　临床上有一些踝部骨折其腓骨骨折发生在上1/3，所以踝部骨折的病人摄片检查应是包括小腿全长的踝关节正侧位片。此外应注意外踝冠状面骨折，正位显示不清，而侧位胫腓重叠，也容易漏诊。如果外髁的骨折线较高时，应警惕有无胫腓下联合的分离，如有胫腓下联合的损伤，必须在治疗中一并处理。患肢固定后应注意观察末梢感觉、运动和血液循环情况，应做到仔细观察，及时处理。

2. 固定时间　踝部骨折固定时间不宜过长，一般为4～6周。

3. 功能锻炼 初期可作足趾活动，中后期逐渐做踝关节练功活动，尽快恢复踝关节功能。

九、跟骨骨折

（一）典型病例

患者，男性，20岁，高处坠落摔伤致双足跟疼痛、活动受限1小时余。患者约1小时前不慎从约2m多高处摔下，双足跟着地，当即感双足跟处剧痛、肿胀，行走困难，伤后无胸腰背疼痛，无腹痛，无头痛、恶心。患者既往体健，否认高血压、心脏病及糖尿病病史。

体检：一般情况良好，双足跟部瘀斑红肿，双足跟部变宽，压痛、叩痛（+），双踝关节被动活动尚可，足趾活动自如，双侧足背动脉搏动无明显减弱，双足末梢血运良好，颈、胸、腰椎未及叩压痛，活动正常，余肢未见异常，神经系统检查未及异常征象。

X线检查：摄左右跟骨侧位片，结果示双侧跟骨压缩、塌陷，波及后距下关节面，Bohler变小约为10°，跟骨体部亦可见两条透亮影。见图7-67。MRI检查：见图7-68。

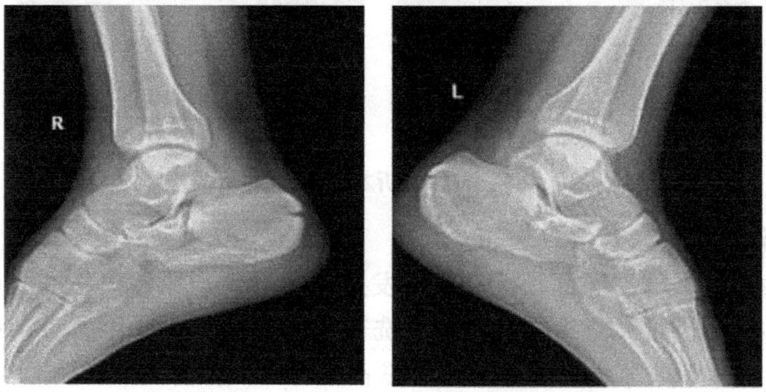

① 右跟骨侧位片　② 左跟骨侧位片

图7-67 双侧跟骨侧位X线片

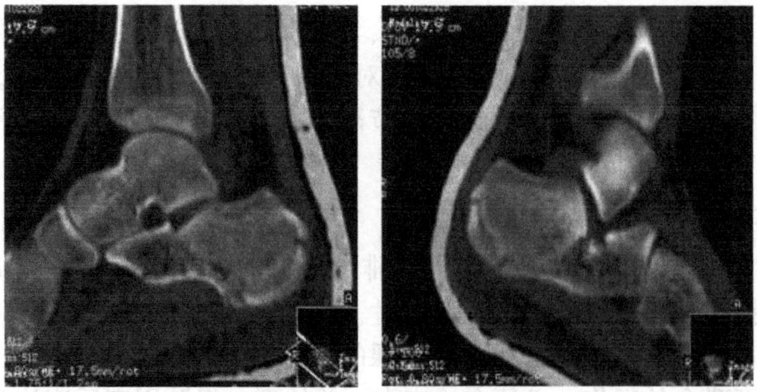

图7-68 双侧跟骨MRI矢状位

(二) 病例解析

1. 主症特点

一般情况：男性，20岁。

起病时间：约1个小时。

病因：高处坠落伤及双足跟。

症状：双足跟处疼痛、肿胀，行走困难。

体征：双足跟部瘀斑红肿，双足跟部变宽，压痛、叩痛（+），双踝关节被动活动尚可。

2. 临床表现与鉴别诊断要点

患者因高处坠落摔伤致双足跟疼痛、活动受限1小时余。患者约1小时前不慎约从2米多高处摔下，双足跟着地，当即感双足跟处剧痛、肿胀，行走困难，伤后无胸腰背疼痛，无腹痛，无头痛、恶心。体检：一般情况良好，双足跟部瘀斑红肿，双跟部变宽，压痛、叩痛（+），双踝关节被动活动尚可，足趾活动自如，双侧足背动脉搏动无明显减弱，双足末梢血运良好，颈、胸、腰椎未及叩压痛，活动正常，余肢未见异常，神经系统检查未及异常征象。

据病史中的阴性症状和体征如伤后无胸腰背疼痛，无腹痛，无头痛、恶心，双踝关节被动活动尚可，足趾活动自如，双侧足背动脉搏动无明显减弱，双足末梢血运良好，颈、胸、腰椎未及叩压痛，活动正常，余肢未见异常，神经系统检查未及异常征象，有助于判断其是否有重要血管、神经的损伤，颅脑及胸腰椎的损伤，有利于鉴别和判断损伤的范围和程度。

3. 现病史、既往史、个人史、家族史等

现病史：患者因高处坠落摔伤致双足跟疼痛、活动受限1小时余。患者约1小时前不慎约从2m多高处摔下，双足跟着地，当即感双足跟处剧痛、肿胀，行走困难，伤后无胸腰背疼痛，无腹痛，无头痛、恶心。体检：一般情况良好，双足跟部瘀斑红肿，双足跟部变宽，压痛、叩痛（+），双踝关节被动活动尚可，足趾活动自如，双侧足背动脉搏动无明显减弱，双足末梢血运良好，颈、胸、腰椎未及叩压痛，活动正常，余肢未见异常，神经系统检查未及异常征象。

既往史：患者既往体健，否认高血压、心脏病、糖尿病病史。

上述的临床特点和阴性症状和体征，有助于我们判断和鉴别是否有胫神经、腓深神经、胫后动脉、足背动脉等损伤，以及是否有颅脑、脊柱骨折和颅脑及胸腹脏器损伤等情况。本案只局限于外伤所致的足跟部的骨折和畸形。

(三) 跟骨骨折概述

1. 病因病机 跟骨骨折是临床上常见的骨折之一，在全身骨折中占2%，跗骨骨折中占60%。多由高处跌下时足跟直接着地压缩所引起，少数为撕脱骨折，近年来交通事故造成的此类骨折亦有增多。跟骨是在复杂的皮质骨和松质骨支持的基础上，具有4个小关节为解剖特点，由此使距下关节和跗横关节能够进行高度的耦合和精确的连动，同时，跟骨是构成足弓的主要成分，使足部富有弹性以缓解震荡。跟骨的重要性以及骨折的复杂性，使跟骨骨折一直受到人们的重视，随着近年来跟骨骨折的生物力学研究的日益发展，其临床分型、治疗方法尤其是波及距下关节的处理也日趋合理。

2. 分类

跟骨骨折因其复杂的解剖结构导致目前有多种分型：

（1）是否波及跟距关节分型

①Ⅰ型：未波及距下关节骨折，包括跟骨结节骨折和涉及跟骨关节的骨折。

②Ⅱ型：波及距下关节的骨折，按继发骨折线的走行分为舌状骨折和关节塌陷型骨折。

（2）Sanders 等分型　Sanders 等提出了基于 CT 的分类方法，依据骨折线与移位程度将跟骨关节骨骨折分为 4 型：

①Ⅰ型：所有无移位骨折。

②Ⅱ型：两部分骨折，依据骨折线位置。

③Ⅲ型：为 3 部分骨折，按塌陷的位置和范围，典型骨折有一中央压缩骨折线。

④Ⅳ型：为 4 部分骨折，严重粉碎骨折通常不止 4 个骨折块。

Sanders 分型是现在指导治疗和报告治疗结果最常用的分类方法。多数骨科医生认为，Sanders 分型对跟骨骨折治疗方法的选择及预后判断有较高的临床价值。

（四）临床技能运用

1. 诊断要略

复习了上述的跟骨骨折的概要，结合本案例，诊断思路如下：

主要症状：高处坠落伤致双跟骨肿痛、畸形 1 小时，主要体征：一般情况良好，双足跟部瘀斑红肿，双跟部变宽，压痛、叩痛（+），双踝关节被动活动尚可，足趾活动自如，双侧足背动脉搏动无明显减弱，双足末梢血运良好，颈、胸、腰椎未及叩压痛，活动正常，余肢未见异常，神经系统检查未及异常征象，结合 X 线片和 MRI（临床常规申请跟骨轴位侧位片见图 7-69），可以明确诊断为双侧跟骨骨折。

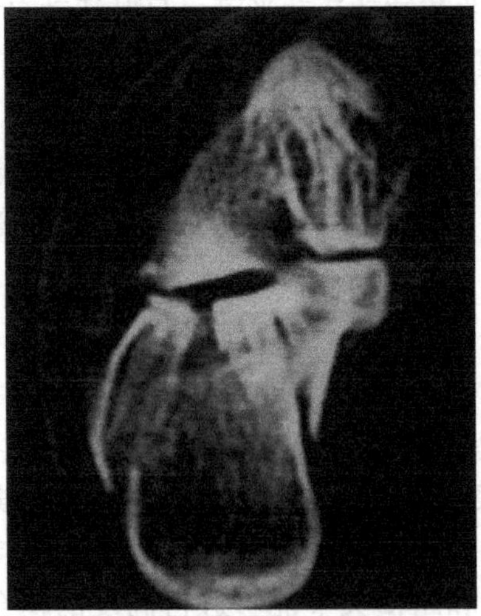

图 7-69　跟骨轴位片

2. 治疗原则及方法

恢复跟骨的高度、宽度，恢复跟距、跟骰关节面的解剖关系（Bohler 角、Gissane 角及 Perie 角），减轻疼痛、控制肿胀和早期活动，达到跟骨的重新塑型，恢复关节的灵活性。在诊疗过程中，要注意有无并发症的发生，应及时处理。

治疗包括：非手术治疗、手术治疗。

（1）非手术治疗（保守治疗）　包括手法复位加石膏固定、夹板固定、单纯牵引、加压包扎等，适合于无移位或微小移位未波及距下关节的骨折，以及存在局部或全身手术禁忌证的患者。

①无痛原则：在患者全身生命体征平稳的前提下，常用腰麻。

②操作要领：患者取卧位，一助手固定小腿，术者用双手握踝足部，再按骨折不同部位分别采用不同手法：

不波及跟距关节面的骨折：跟骨结节纵形骨折，一般移位不大，予以挤按对位即可；跟骨结节横行骨折，常为撕脱性骨折，若骨折块大且向上移位者，患者屈膝伸踝，术者两手拇指在跟腱两侧用力推挤骨折块复位；跟骨体骨折向后上移位，患者屈膝，术者两手指交叉于足底，手掌挤扣跟骨两侧，用力纠正侧方移位和跟骨增宽，同时向下牵引恢复正常跟骨结节角。

波及关节面的骨折：对有关节面塌陷粉碎而移位较多的骨折，术者手掌扣挤足跟，尽量矫正跟骨体形态，手法宜稳，在摇晃足跟时，同时向下用力，尽可能纠正跟骨结节角。

（2）手术治疗　操作虽较简单，但多数无法完全恢复足内外弓高度以及跟距、跟骰关节面的解剖关系，由此带来距下关节及邻近关节的疼痛、足跟内翻、足跟变宽等一系列后遗症。随着对跟骨骨折生物力学及病理机制的进一步研究，目前认为跟骨骨折尤其是波及距下关节的骨折采用手术处理更为妥当。具体的手术方法和适应证如下：

①撬拨复位加骨圆针固定：主要适用于舌状骨折及某些关节压缩型骨折，这种方法操作简单，易于掌握，创伤小，花费少。对舌状骨折以往多数学者采用撬拨复位加单根骨圆针固定，由于固定很不牢固，术后须用石膏托外固定。有研究发现在撬拨复位后以 4 枚骨圆针交叉内固定，据此形成的立体结构既可有效固定跟骨结节骨折块及舌状骨折块，又可对抗由于跟腱的牵拉而引起的向上移位趋势，恢复跟腱的正常生理紧张度，有效防止因继发性跖腱膜炎而引起疼痛。

②外固定支架：适用于严重粉碎性跟骨骨折或伴有严重软组织损伤的骨折，其优点在于术后可早期负重，同时保持距下关节分离，负重时不会对距下关节面产生压力，达到保护离断的后关节面的目的。早期负重对于周围软组织的恢复非常重要，可减少足跟和相邻软组织轻微负重疼痛及失用性萎缩的后遗症。

③跟距关节融合术：适用于波及距下关节的严重粉碎性骨折，此类骨折因后关节面破坏严重以及软骨损坏，从技术上及生物学上讲均无法达到完全解剖复位。研究发现术后不仅可以解决腓肠肌松弛或挛缩、邻近关节的关节炎等后遗症，而且由于解剖上的部分复位使跟距融关节合术更易实施，避免两次手术的痛苦。

④切开复位内固定：随着骨科医生对创伤和骨折愈合的深入理解，以及生物学、生物力学的飞速发展，切开复位内固定方法已经在临床得到越来越广泛的应用。常用的有Y型或H型锁定钢板加螺钉、U型螺钉直接固定（图7－70）等。

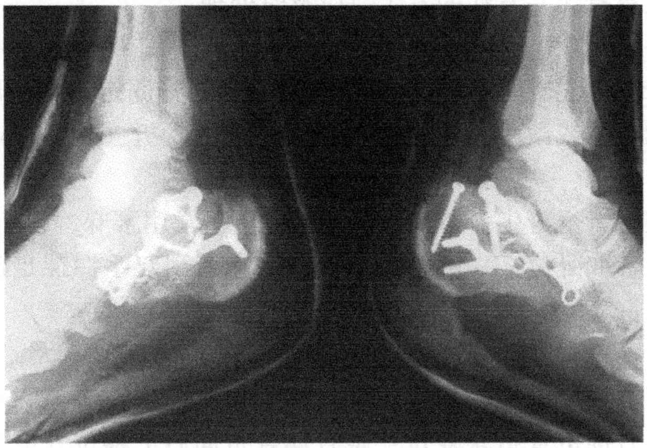

图7－70 跟骨骨折异型钢板内固定

3. 跟骨骨折常见并发症

（1）创伤性关节炎 可发生于距下关节、跟骰关节，发生于距下关节时建议行跟距关节融合术，当跟骰关节一并受累时，行三关节融合术。

（2）外伤性骨营养不良 系外伤和固定导致脱钙、骨质疏松、反射性交感性骨萎缩，表现为踝足肿胀、僵硬、皮肤红肿而变薄发亮，常由骨折后未能主动活动所致。

（3）腓骨肌腱炎 由于跟骨骨折后跟骨外侧壁破裂，造成腓骨长、短肌腱摩擦损伤所致。

（4）骨赘形成 由于骨折块未能良好复位，局部突起所至，可造成局部皮肤受压损伤。

（5）神经嵌压综合征 由于创伤后或手术后瘢痕形成导致内外侧、跖侧分支，或腓肠神经受压所致。

（6）骨筋膜室综合征 跟骨骨折后病人出现足部骨筋膜室综合征的原因包括松质骨块的出血、跖筋膜对软组织的束缚、挤压及高能量损伤。跟骨骨折后足部骨筋膜室综合征的发生率为10%～50%。

（五）注意事项

1. 固定时间 无移位的给予石膏固定于功能位4～6周；夹板固定，维持膝关节屈曲30°位，一般固定6～8周。骨折整复固定后应早期主动活动足趾关节和小腿肌肉，进行舒缩运动等康复功能训练。

2. 门诊随访 足部损伤的诊查过程要特别注意有无筋膜间室综合征的存在，跖趾关节的被动牵伸痛是最灵敏的临床指标。

3. 手术治疗 跟骨部的软组织覆盖较差，如果炎症肿胀期手术，皮肤营养状态不佳，容易导致内固定物暴露，引起感染，宜采取延期手术的方法。

十、第五跖骨基底部骨折

（一）典型病例

患者，男性，25 岁，左足扭伤致左足背外侧疼痛剧烈、局部肿胀 1 小时伴行走困难。1 小时前下楼梯不慎内翻扭伤左足，出现左足背外侧肿胀疼痛，行走困难，无足趾麻木，无皮肤破损。患者既往体健，否认高血压、心脏病及糖尿病病史。

体检：左足背外侧肿胀，第 5 跖骨基底压痛（+），踝关节活动正常，未及压痛，左足背动脉搏动能触及，左足趾感觉、活动、肤色正常。

X 线检查：摄左足正斜位片，结果见图 7－71。

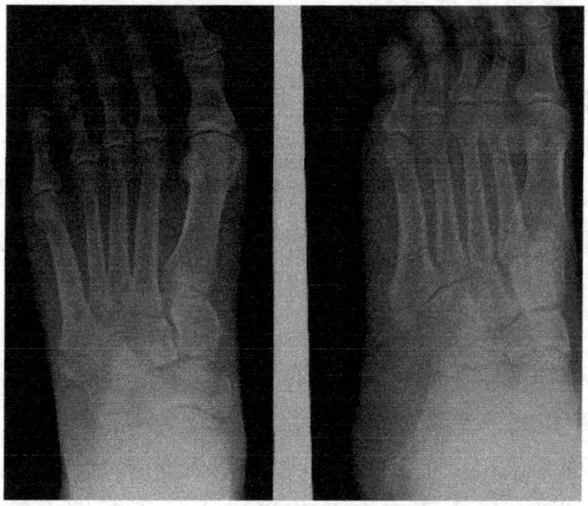

图 7－71　左足正斜位片示第五跖骨基底部骨折

（二）病例解析

1. 主症特点

一般情况：男性，25 岁。

起病时间：1 个小时。

病因：左足内翻扭伤。

症状：左足背外侧肿胀疼痛，行走困难。

体征：左足背外侧肿胀，第 5 跖骨基底压痛（+），踝关节活动正常，未及压痛，左足背动脉搏动能触及，左足趾感觉、活动、肤色正常。

2. 临床表现与鉴别诊断要点

患者因左足扭伤致左足背外侧疼痛剧烈、局部肿胀 1 小时伴行走困难。1 小时前下楼梯不慎内翻扭伤左足，出现左足背外侧肿胀疼痛，行走困难，无足趾麻木，无皮肤破损。体检：左足背外侧肿胀，第 5 跖骨基底压痛（+），踝关节活动正常，未及压痛，左足背动脉搏动能触及，左足趾感觉、活动、肤色正常。

据病史中的阴性症状和体征如踝关节活动正常，未及压痛，左足背动脉搏动能触及，左足趾感觉、活动、肤色正常，有助于判断其是否踝关节的损伤，以利鉴别诊断。

3. 现病史、既往史、个人史、家族史等

现病史：患者因左足扭伤致左足背外侧疼痛剧烈、局部肿胀1小时伴行走困难。1小时前下楼梯不慎内翻扭伤左足，出现左足背外侧肿胀疼痛，行走困难，无足趾麻木，无皮肤破损。

既往史：既往体健，否认高血压，心脏病及糖尿病病史。

上述的临床特点和阴性体征，有助于我们判断和鉴别是否有足背动脉和踝关节损伤等相关情况。本案只局限于外伤所致的左足疼痛和畸形。掌握了患者的局部和全身情况，现病史和过去疾病的情况，也就意味着医生掌握了该患者的第一手资料，防止合并症的发生。

（三）第五跖骨基底部骨折概述

1. 病因及病机分析

第5跖骨基底骨折是最常见的跖骨骨折、腓骨短肌和腓骨第三肌附着于第5跖骨基底部，因外伤导致肌肉猛烈收缩，往往有骨折片的移位。一般因为踝关节内翻扭伤所致。Dameron和Quill把第5跖骨基底部分为3个区域：I区：为第5跖骨基底粗隆部。II区：为第5跖骨基底干骺端，该区骨折可累及4、5跖间关节面。III区：为干骺端以远15mm近端骨干。

2. 临床分型

（1）Ⅰ区骨折　又称粗隆撕脱骨折，是第5跖骨基底部最常见骨折。骨折常发生于跖屈内翻时，腓骨短肌腱牵拉将基底部粗隆撕脱。

（2）Ⅱ区骨折　又称为Jones骨折。骨折常由踝跖屈前足内收应力引起，少部分也可由直接暴力引起。由于基底部血供主要来自关节囊进入的干骺端血管和自跖骨干内侧中部进入的滋养血管，此区是一相对缺血部位，骨折后愈合较慢。

（3）Ⅲ区骨折　多为骨干的疲劳骨折，由足受到反复应力作用而引起。

（四）临床技能运用

1. 诊断要略

复习了上述的第5跖骨基底部骨折的概要，结合本案例，诊断思路如下：

主要症状：左足扭伤致左足肿痛1小时伴行走困难；主要体征：左足背外侧肿胀，第5跖骨基底压痛（+）；X线片：临床常规申请足正斜位片，可明确诊断为第5跖骨基底骨折。

2. 治疗原则及方法

大部分骨折可以采用保守治疗即可治愈，对于I区骨折，即使不愈合也不会导致明显功能障碍，而另两区骨折可先考虑保守治疗，若无效再考虑手术治疗。

（1）非手术治疗

①麻醉：常用局部麻醉。

②整复方法：患者取仰卧位，术者分握足部前后两端，行足外展，推挤撕脱骨折块，减少骨折间缝隙；若有跖骨纵轴成角，需纠正成角移位，防止日后行走疼痛。

③固定方法：采用非负重短腿管型石膏或石膏托固定 4～6 周。

（2）手术治疗

①手术适应证

Ⅰ区骨折：骨折块移位较大波及跖骰关节面，且移位大于 2mm 时，或骨折块游离未愈疼痛者。

Ⅱ区骨折：骨折移位者。

Ⅲ区骨折：延迟愈合或未愈合者。

②常用的手术方法：可以行螺钉固定，接骨板固定和植骨嵌入固定（图 7－72）。

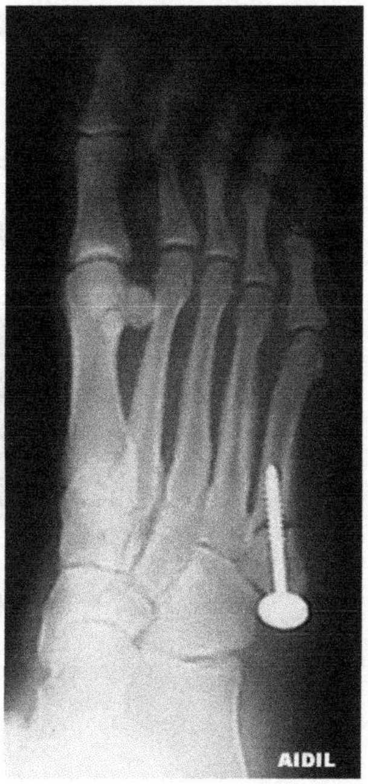

图 7－72　第五跖骨基底骨折螺钉内固定

3. 第五跖骨基底部骨折常见并发症

（1）畸形愈合　在整复固定后 1～2 周内经常检查固定效果，如出现再移位，应尽早重新整复，并予可靠固定，或者考虑切开复位内固定术。

（2）延迟愈合或不愈合　常见于Ⅱ区骨折和Ⅲ区疲劳性骨折所致。

（五）注意事项

1. 门诊随访　固定后应抬高患肢，可扶拐不负重步行，3 周后逐渐改为单拐或弃拐活动。第 5 跖骨基底部骨折，由于其间隙中常有软组织嵌入，骨折线消失时间往往较长，只要症状消失，即可负重行走，不必待 X 线显示有骨性愈合才进行负重。

2. 功能锻炼　确实的外固定及内固定后，应积极指导患者进行功能锻炼。

第三节　躯干骨折病例综合实训

一、颈椎损伤

（一）典型病例

患者，男性，47 岁，因外伤致双上肢感觉、运动障碍 1 天入院。患者上山砍柴时不慎从 3m 高处跌下，枕部先着地，伤后昏迷 5 分钟，苏醒后自觉双上肢麻木、乏力，小便可自解，下肢无异常不适。患者否认糖尿病、高血压史，否认家族遗传病史。

体检：心率 90 次/分，血压 120/80mmHg。一般情况尚可，双上肢前臂桡侧皮肤触觉稍减退，痛觉无减退，双上肢肌力Ⅳ级，会阴部及双下肢感觉无减退，双下肢肌力Ⅴ级，肛门反射存在，肛门外括约肌可自主收缩，双侧肱二头肌、三头肌反射（＋＋），桡骨膜反射（＋＋），双侧 Hoffmann 征（＋）。

X 线检查和颈椎 MRI 检查见图 7－73。

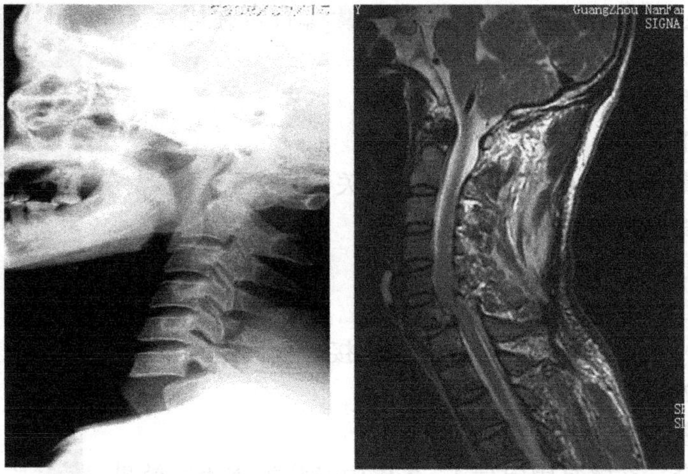

① 颈椎X线侧位片示$C_{6,7}$滑脱，C_5棘突骨折　② 颈椎MRI示$C_{6,7}$颈髓受压

图7－73　颈椎X线片和MRI

（二）病例解析

1. 主症特点

一般情况：男性，47岁。

起病时间：1天。

诱因：3米高处跌下，枕部先着地。

症状：外伤致双上肢感觉、运动障碍，颈部压痛明显。

体征：心率90次/分，血压120/80mmHg。一般情况尚可，双上肢前臂桡侧皮肤触觉稍减退，痛觉无减退，双上肢肌力Ⅳ级，会阴部及双下肢感觉无减退，双下肢肌力Ⅴ级，肛门反射存在，肛门外括约肌可自主收缩，双侧肱二头肌、三头肌反射（＋＋），桡骨膜反射（＋＋），双侧Hoffmann征（＋）。

2. 临床表现与鉴别诊断要点

患者因外伤致双上肢感觉、运动障碍1天入院。患者上山砍柴时不慎从3m高处跌下，枕部先着地，伤后昏迷5分钟，苏醒后自觉双上肢麻木、乏力，小便可自解，下肢无异常不适。体检：心率90次/分，血压120/80mmHg。一般情况尚可，双上肢前臂桡侧皮肤触觉稍减退，痛觉无减退，双上肢肌力Ⅳ级，会阴部及双下肢感觉无减退，双下肢肌力Ⅴ级，肛门反射存在，肛门外括约肌可自主收缩，双侧肱二头肌、三头肌反射（＋＋），桡骨膜反射（＋＋），双侧Hoffmann征（＋）。

患者的阴性症状和体征如伤后昏迷5分钟，苏醒后自觉双上肢麻木、乏力，小便可自解，下肢无异常不适，生命体征平稳，会阴部及双下肢感觉无减退，双下肢肌力Ⅴ级，肛门反射存在，肛门外括约肌可自主收缩，说明该患者的脊髓属不完全损伤，并有助于判断和鉴别是否有胸腰椎损伤，初步诊断本患者可能为颈脊髓中央综合征。

颈脊髓中央损伤综合征：为颈椎损伤常见的急性颈脊髓不完全性损伤，以过伸性损伤最常见。该类患者有一定的病理基础如颈椎退行性改变、椎体后缘骨赘增生、黄韧带肥厚、椎间盘突出等，由于位于脊髓中央部分的灰质组织比较脆弱，灰质由神经细胞胞体与树突组成，故灰质受损易出现临床症状，典型表现为上肢运动功能受累明显而下肢受累较轻或不受累。部分急性颈脊髓中央损伤综合征患者经放射学检查无明确的颈椎骨折脱位征象，因此对于无明显 X 线异常表现的脊髓损伤应做全面细致的分析，MRI 检查可清晰显示颈脊髓内病理改变，并能对病变准确定位。

3. 现病史、既往史、个人史、家族史等

现病史：患者因外伤致双上肢感觉、运动障碍 1 天入院。患者上山砍柴时不慎从 3 米高处跌下，枕部先着地，伤后昏迷 5 分钟，苏醒后自觉双上肢麻木、乏力，小便可自解，下肢无异常不适。

既往史：患者否认糖尿病、高血压病史，否认家族遗传病史。

（三）颈椎损伤简要概述

1. 病因及病机分析

颈椎损伤一般由交通意外损伤、运动性损伤、生活和工作中的意外损伤所致。由于颈椎的前屈、后伸及旋转的活动度相对较大，外周保护的肌肉组织相对薄弱，当头部和颈部所受力超过其保护结构所能分散的能力时，容易发生损伤。颈椎损伤中大约有 40% 的患者产生神经损伤，大约有 10% 的创伤性脊髓损伤患者无明显脊椎损伤的 X 线证据。

通常情况下，高速行驶的车辆突然刹车易造成“挥鞭样”颈椎、颈髓损伤。体育运动锻炼和军事训练中，过大负荷或不适当活动也可导致颈椎损伤，如足球赛中的头争顶球、游泳中的跳水、训练中的擒拿格斗意外失手等，均可加重颈椎负荷而致损伤。日常生活和工作中，也可由于空间拥挤等情况造成头颈部碰撞，颈部过度前屈、后伸及侧屈而意外损伤，特别是有些颈部损伤是因为不合理的手法操作所造成，广大医务工作者尤其应对这种医源性损伤予以高度重视。同时，头颈部外伤后及时准确地诊断和治疗，就能有效预防外伤性颈椎病。

2. 临床分型

按损伤的机制进行分类是临床常用的分类方法。

（1）屈曲型　外力作用于头枕部使颈椎猛烈过屈所致，分为 5 度：

①Ⅰ度：为椎体前上缘变钝变圆。

②Ⅱ度：为椎体前方高度丢失，椎体前下方呈现“鸟嘴样”改变。

③Ⅲ度：为“鸟嘴样”改变的椎体出现前上至后下方向的斜行骨折线。

④Ⅳ度：为椎体后缘突向椎管，椎管内占位 <3mm。

⑤Ⅴ度：为椎体后缘突向椎管，椎管内占位 >3mm。

（2）过伸型　颈椎过度伸展所致，分为 5 度：

①Ⅰ度骨折：为单侧椎弓骨折，包括关节突椎弓根和椎板骨折。

②Ⅱ度骨折：为双侧椎弓骨折。

③Ⅲ度骨折：为椎弓骨折，但椎体无移位。

④Ⅳ度骨折：为椎弓骨折，椎体部分移位。

⑤Ⅴ度骨折：为损伤椎体完全移位。

(3) 垂直压缩型　为自上而下的传导暴力所致，分3度：

①Ⅰ度骨折：是上或下终板中央处出现杯样骨折，韧带损伤少见。

②Ⅱ度骨折：是上、下终板骨折并向椎管内轻度移位，韧带损伤少见。

③Ⅲ度骨折：是上、下终板骨折并向椎管内明显移位。

(4) 侧方屈曲型　颈椎受到侧屈暴力所致，分2度：

①Ⅰ度：是非对称性椎弓压缩骨折，无移位。

②Ⅱ度：是损伤同侧椎弓骨折，对侧韧带结构损伤，应注意此类骨折普通X线片易漏诊，可伴随有臂丛或神经根损伤。

(5) 屈曲旋转型　一侧头面部遭受暴力所致，分为4度：

①Ⅰ度：为棘突张开，关节突脱位 $<25\%$。

②Ⅱ度：为单侧关节突脱位，椎体前滑移 $25\% \sim 50\%$。

③Ⅲ度：为双侧侧关节突脱位，椎体前滑移 $>50\%$。

④Ⅳ度：为椎体滑移 $>100\%$。

分度与颈椎结构稳定性的关系见表7-1。

表7-1　分度与颈椎结构稳定性的关系表

分度	稳定性
Ⅰ度	中后柱完整，稳定
Ⅱ度	相对稳定
Ⅲ度	MRI后方韧带结构损伤则提示不稳
Ⅳ度	MRI后方韧带结构损伤则提示不稳
Ⅴ度	三柱损伤

(四) 临床技能运用

1. 诊断要略

复习了上述颈椎损伤的概述，结合本案例，诊断思路如下：

主要症状：3m高处跌下，枕部先着地；主要体征：双上肢前臂桡侧皮肤触觉稍减退，痛觉无减退，双上肢肌力Ⅳ级，会阴部及双下肢感觉无减退，双下肢肌力Ⅴ级，肛门反射存在，肛门外括约肌可自主收缩，双侧肱二头肌、三头肌反射（++），桡骨膜反射（++），双侧Hoffmann征（+），结合X线片和颈椎MRI，可以诊断为屈曲型 $C_{6\sim7}$ 骨折脱位，伴不完全颈髓损伤。

2. 治疗原则及方法

治疗目的是恢复脊柱的正常解剖结构，促进神经功能的恢复，获得并维持脊柱的稳定性，获得早期的功能恢复。

(1) 保守治疗

①整复：根据脊柱损伤的不同类型和程度，选择恰当的复位方法。总的原则是逆损伤

的机制并充分利用脊柱尚存在的稳定结构复位。屈曲型损伤应伸展复位，过伸型损伤应屈曲复位，在复位时应注意牵引力的作用方向和大小，防止骨折脱位加重或损伤脊髓。

②固定：颈椎损伤伴关节绞锁应首选颅骨牵引法，本病例选用颅骨牵引法（图 7－74），临床上常用的还有枕颌布托牵引法等。

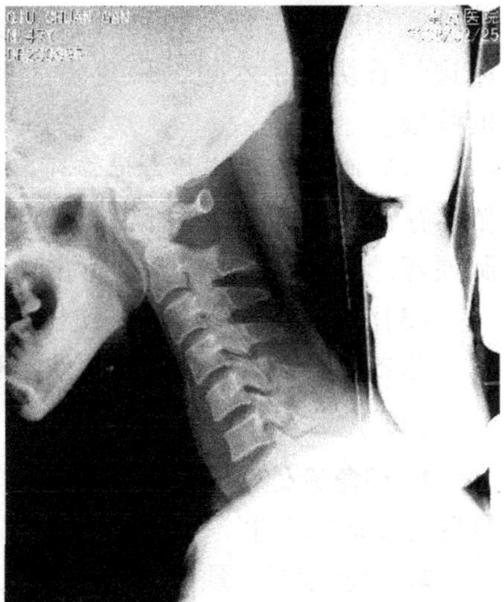

图 7－74　颅骨牵引后 11 天颈椎侧位片

颅骨牵引法：常用 Crutchfield 牵引器。在外双侧外耳道连线中点两侧 3.5～5cm 处，在局麻下用骨钻钻入顶骨外板（儿童约 3mm，成人 4mm），嵌入牵引弓，旋紧后即可牵引。

枕颌布托牵引法：将颌颈布托套枕部与上颌部，通过滑车进行牵引，头颈略后伸，牵引重量 2～3kg，持续牵引 3～4 周后改为颈围保护 8～10 周。

（2）手术治疗　手术适应证：

①骨折脱位明显，闭合复位失败。

②骨折块突入椎管，压迫脊髓导致脊髓损害。

③虽无明显椎管内占位，但脊髓损害症状进行性加重。

手术能在直视下观察脊柱损伤的部位和程度，复位准确，恢复椎管管径，接触脊髓压迫，重建脊柱稳定性，利于患者尽早康复锻炼，并方便护理，预防并发症的发生。手术可以采用三根钢丝后路融合术，斜行关节钢丝固定术，前路减压融合术，后路与前路融合牢固内固定术，颈椎后路钢板固定术，前侧颈椎钢板固定术等（图 7－75）。

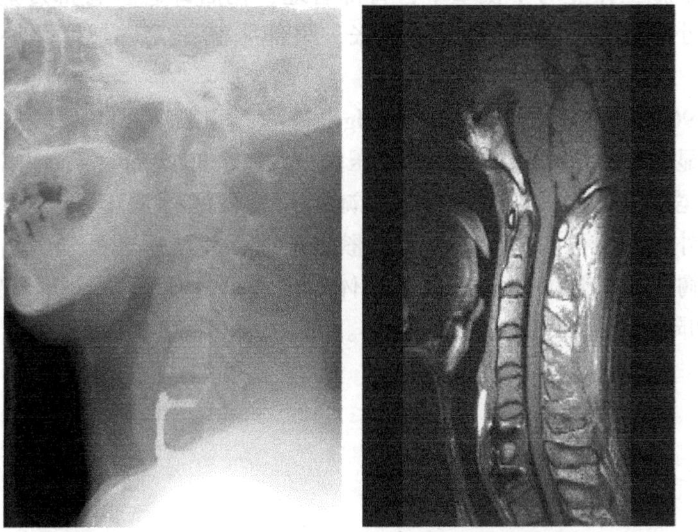

① 术后颈椎侧位片　　② 术后颈椎MRI

图 7－75　颈椎内固定术后

3. 颈椎损伤常见并发症

(1) 呼吸系统并发症　颈髓损伤患者中最常见的并发症为呼吸系统并发症，常见有呼吸困难、呼吸道感染等，应该保持呼吸道通畅，排除呼吸道分泌物，应常规准备床边气管切开手术包，一旦发生呼吸衰竭或呼吸道梗阻，立即行气管切开，呼吸机辅助呼吸。

(2) 心血管系统并发症　颈髓损伤导致支配心脏的交感神经失去作用而迷走神经功能依然存在，易出现心血管功能紊乱，血压和心律不协调，血流减慢则易发生深静脉栓塞与肺梗塞，因此四肢应适当进行主动和被动活动。

(3) 褥疮、尿路感染、便秘　是长期卧床所致，应加强运动和对症处理。

总之，颈椎损伤并发症的预防和处理，在某种程度上要比处理脊髓损伤更为重要。

(五) 注意事项

1. 门急诊处理　颈椎损伤患者，必须严格制动，搬运过程中要防止脊髓的进一步损伤，预防并发症的发生。

2. 功能锻炼　颈椎损伤患者的康复训练对于生存质量、心理健康至关重要，应在损伤处理稳定后，尽早行主动、被动的肢体活动及重要脏器的康复训练，遵循循序渐进、按计划的锻炼原则。

二、胸腰椎骨折

(一) 典型病例

患者，男性，42岁，因高处跌下致腰背痛2小时由他人搬运至医院急诊。患者于2小时前在约2米高处施工作业时不慎坠下，臀部着地，伤后即感腰背部疼痛剧烈，难以站立，两下肢能活动，小便可自解，双侧大腿酸胀，腹部胀满，无昏迷、恶心、呕吐、头痛等，经急诊收住入院。

体检：心率96次/分，血压130/80mmHg。神清，一般情况尚可，无近事遗忘，回答切题。脊柱未见明显畸形，胸11－腰2棘突压痛（+）、叩击痛（+），双侧骶棘肌张力增高，臀部肌肉及尾骶部压痛，双下肢痛觉无减退，马鞍区感觉正常，双下肢肌力可，肛门反射存在，肛门外括约肌可自主收缩，双侧髌腱反射存在，病理征未引出。

X线检查：胸腰段正侧位片示：腰1椎体楔形改变，压缩性骨折。腰1压缩性改变约1/2，未见椎弓和附件骨折征象。见图7－76。

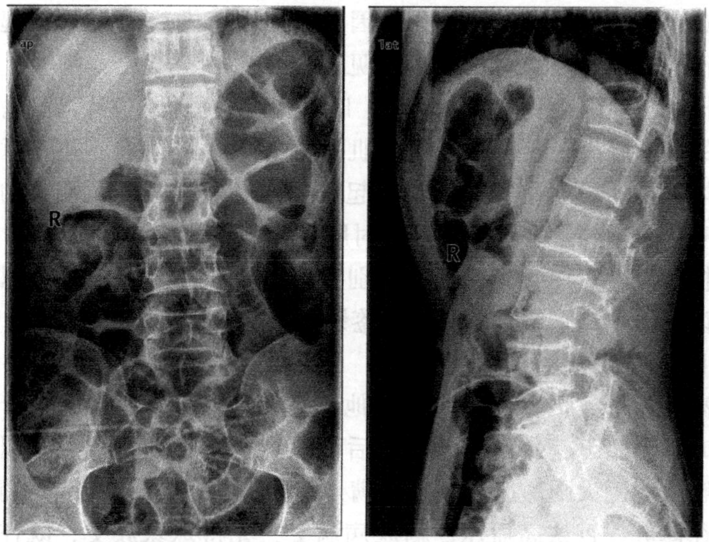

①腰椎正位片　　②腰椎侧位片

图 7－76　腰 1 椎体压缩性骨折 X 线片

（二）病例解析

1. 主症特点

一般情况：男性，42 岁。

起病时间：2 小时前。

诱因：2 米高处跌下，臀部着地。

症状：腰背疼痛、站立困难。

体征：阳性体征：胸 11－腰 2 棘突压痛（＋）、叩击痛（＋），双侧骶棘肌张力增高，臀部肌肉及尾骶部压痛。阴性体征：神情，一般情况尚可，无恶心及呕吐，无近事遗忘，回答切题。双下肢运动、感觉可，反射存在，病理征未引出，小便可自解。

2. 临床表现与鉴别诊断要点

根据患者的主症特点，当患者被搬运来急诊时，在诊断上首先应当关注的是胸腰段脊柱的损伤，这一点是非常重要的，因为临床上屈曲型脊柱骨折的受伤机制就是高处坠落、臀部或颈部着地，使脊柱突然过度屈曲，致使相应节段（最多见胸 11－腰 2 或颈部）在应力作用下发生骨折，而本病例结合影像学诊断正是腰 1 椎体的压缩性骨折。

当诊断初步明确为腰 1 压缩性骨折时，应当认真阅读 X 线片，必要时做 CT 或 IMR，同时仔细检查病人体征，要高度警惕脊柱骨折合并脊髓损伤。根据本患者的下肢运动、感觉、大小便、生理和病理反射等均属正常，同时影像学检查仅发现腰 1 椎体单纯压缩而未见椎弓、附件等中、后柱结构的破坏，可以判断其未发生脊髓损伤并发症。本病例为腰 1 椎体骨折，如出现脊髓损伤应当在脊髓圆锥水平，可出现以大小便功能障碍为特征的圆锥综合征。

同时还必须观察病人有无脑部的损伤，因为高处坠落的应力也可引起颅脑的挫伤，出现脑震荡、脑挫伤等。本病例患者损伤后未见昏迷、恶心、呕吐、头痛、无近事遗忘表明可基本排除颅脑损伤，但因距受伤仅2小时，时间尚短我们仍应密切观察。

本病例患者的腰部胀满、腰背部压痛、肌张力增高等阳性体征并不意味神经损伤，腹胀是由于腰1椎体骨折的局部血肿等因素引起植物神经功能紊乱，肠蠕动减慢、肠扩张导致，腰背肌压痛和张力增高是脊柱屈曲受伤时肌肉拉伤导致。

对于脊柱骨折的患者，在急诊处理时特别要注意脊髓、脑等神经组织损伤的并发症发生。要反复多次认真做神经系统检查，仔细鉴别，及时处理

3. 现病史、既往史、个人史、家族史等

现病史：因高处跌下致腰背痛2小时由他人搬运至医院急诊。患者于2小时前在约2米高处施工作业时不慎坠下，臀部着地，伤后即感腰背部疼痛剧烈，难以站立，两下肢能活动，小便可自解，双侧大腿酸胀，腹部胀满，无昏迷、恶心、呕吐、头痛等。

既往史：既往体健，否认高血压、糖尿病病史，无特殊家族史，既往无脊柱骨折、脊髓损伤、骨质疏松病史。

（三）胸腰椎骨折简要概述

1. 病因及病机分析

造成脊柱骨折脱位的病因有直接、间接暴力两种。脊柱骨折绝大多数因间接暴力所致。胸椎和腰椎结构大致相同，只是关节突的关节面方向有所区别。第2、10胸椎两侧有肋骨支撑，故活动度较小，受伤机会也较少。脊柱除脊椎外，胸12、腰5因活动范围大，活动方向广，负重较大，故容易受伤。

由高坠下，足或臀部着地，地面的反冲外力与自身重力二力相交在脊柱活动幅度最大的部位，使脊柱前缘造成压缩性骨折，如果椎体压缩程度太大，也会引起关节突骨折或后关节脱位，前者为稳定性骨折，后者为非稳定性骨折。常见为胸11～腰2骨折，如为非稳定性骨折，即可并发下肢截瘫和二便失禁，其程度有轻有重，轻者属脊髓受到血肿或骨块韧带等暂时挤压而引起的症状，一旦解除这些压迫脊髓的因素，功能亦能逐渐恢复。重者多属脊髓断裂，观察3～6周症状未改善者，可能会导致终身残废。从统计数字看，脊柱屈曲型骨折约占95%，发生于胸11、腰2的约占90%，发生于腰4、5的约占3%，发生于尾骶椎的约占7%，稳定性骨折者占70%，非稳定性骨折并发轻重不等的脊髓损伤者约占30%。

2. 临床分型

按损伤的机制进行分类是临床常用的分类方法。

（1）屈曲型　由于暴力使胸腰段过度屈曲发生骨折。

①椎体单纯压缩骨折：这是最常见的稳定型骨折。X线片可发现椎体因受压而产生各种不同的变形，局部骨质密度增加，但椎间盘宽度多无显著变化。常因症状较轻而漏诊、误诊，因年龄、部位及受暴力方向、椎体受挤压后的变化各异。

②椎体附件骨折

椎弓根骨折：多发生在下部腰椎。这类骨折需作 X 线腰椎斜位片或 CT 检查。正常的腰椎斜位 X 线片为椎体后附件如狗形，椎弓峡部相当于“狗颈”，上关节突为“狗耳”，横突为“狗头”，椎板为“狗身”，两下关节突为“狗的前后腿”。如峡部有骨折则表现为“狗颈”部断裂，如双侧峡部骨折则易产生脊柱滑脱。

关节突骨折：发病率高。脊柱急骤过屈或过伸的暴力均能使关节突骨折，常被忽略或误认为腰扭伤。可单独发生于腰椎，引起进行性的腰椎向前脱位，但多数关节突骨折系胸腰椎体挤压骨折的合并骨折。脊柱除有压缩畸形外，上部的椎体可能向一侧或向前移位，或形成交锁状态，造成严重的脊髓或马尾损伤。

横突骨折：可单独发生，但多数是胸腰段或腰椎屈曲性压缩骨折的并发骨折。系腰肌牵拉而致，可发生于一侧或两侧，以腰 2、3、4 的横突骨折最常见，能引起后腹壁血肿刺激交感神经而产生腹胀等。

（2）伸直型　胸腰椎过度伸展所致。当胸腰椎因受暴力而过度后伸时，由于腰部的杠杆作用大，脊柱本身所发生的病理变化较严重，而脊髓或马尾所受的损伤则较轻微，腰椎可能发生的病理变化为：

①前纵韧带横行撕断，椎间隙扩大。

②椎体前部或前、后撕裂，合并前纵韧带撕断。

③关节突折断，腰椎向后移位，椎间孔因而减小，神经根受压，第 4～5 腰椎关节突的折断最为多见。

（3）直接暴力型　直接暴力造成的脊髓损伤在平时较少见，所引起的脊椎病理变化是没有规律的，脊柱和机体的任何部分都可能被累及，骨折多为粉碎型，软组织破坏较为严重。最常见的直接暴力损伤为弹伤和炸伤，常合并严重的脊髓损伤。脊柱后侧被打击时可能产生棘突和椎板的骨折，严重者也可合并截瘫，多由硬膜外压迫所致。如能将压迫性骨片切除，截瘫即可全部或部分消失。

根据稳定程度分类：

①稳定性骨折：凡单纯椎体压缩骨折，椎体压缩不超过 1/2，不合并附件骨折或韧带撕裂，或单纯附件（横突、棘突或椎板）骨折，为稳定性骨折。

②不稳定性骨折：椎体压缩超过 1/2，粉碎性骨折、骨折伴有脱位，合并附件骨折或韧带撕裂等，为不稳定性骨折，常伴有脊髓损伤。

Denis 于 1983 年提出脊柱“三柱”概念，即前纵韧带、椎体及椎间盘前 2/3 为前柱：后纵韧带、椎体及椎间盘后 1/3 为中柱；椎弓、关节突关节、棘突、椎板、黄韧带、棘间韧带、棘上韧带为后柱。脊柱的稳定性主要依赖于中柱的完整。凡损伤累及二柱以上结构为不稳定性损伤，如爆裂骨折破坏前柱与中柱，屈曲型骨折、脱位三柱结构尽遭破坏，均属不稳定性损伤。

根据有无脊髓损伤分类：

①无神经损伤症状者：损伤局限于椎体、附件及周围软组织，未波及脊髓，因而无明显神经损伤症状。有些病例虽有严重的脊柱骨折和完全脱位，但因后方椎板亦有断裂而使脊髓免遭压迫。这类骨折在搬运过程中应根据发病机制采取一定体位，在治疗过程中应着

重加强脊柱的稳定性。

②有神经损伤症状者：脊柱骨折脱位后，在其损伤平面以下呈现完全性或不完全性截瘫。有些病例虽在X线片上未见明显脊柱骨折脱位现象，但亦有截瘫者，可能系脊椎在损伤的同时发生一刹那的暂时性脱位引起脊髓损伤，脊柱损伤患者一旦发现脊髓有压迫现象，应及早解除压迫以利恢复。

（四）临床技能运用

1. 诊断要略

复习了上述的胸腰椎骨折的概述，结合本病例，诊断思路如下：

（1）抓住主要症状，高处坠落、臀部着地、腰背疼痛、胸10～腰2压、叩痛，建立胸腰段骨折可能的思考。

（2）认真检查下肢运动、感觉、腱反射、病理反射、大小便功能等，排除脊髓损伤的可能。

（3）认真阅读X线片等影像学检查，明确腰1压缩性骨折，及有无椎弓、附件骨折等不稳定征象存在。

（4）注意全身情况：神志是否清醒等，排除脑挫伤、脑震荡等情况发生。

2. 治疗原则及方法

治疗目的是恢复脊柱的正常解剖结构，促进神经功能的恢复，获得并维持脊柱的稳定性，获得早期的功能恢复。

（1）急救处理

脊柱骨折脱位的急救处理，对患者的预后有重要意义。如搬运不当可加重脊椎和脊髓损伤，造成不可挽回的严重后果。对任何有可疑脊柱骨折脱位者，不得任意搬动，就地给予止痛剂和抗休克处理后，方可转送。在搬运过程中，应使脊柱保持伸直位置，避免屈曲和扭转。可采取2人或数人在患者一侧，动作一致地平托头、背、腰、臀、腿的平卧式搬运法，或用波动的方法，先将侧卧或仰卧的病人四肢理直，上肢靠近身边，将担架平放在患者一侧，急救者2人蹲在患者的另一侧，分别扶住患者的肩部和髋部，2人同时轻稳滚动，如同滚圆木的方法将患者移至有厚垫的木板担架或床板上，使患者仰卧，如用帆布担架抬运屈曲型骨折脱位的患者时，应采用俯卧位。

（2）保守治疗

①整复屈曲型脊椎骨折：屈曲型脊椎压缩骨折时，椎体前部坚强有力的前纵韧带往往保持完整，但易发生皱缩。通过手法整复，加大脊椎背伸，前纵韧带由皱缩变为紧张，附着于韧带的椎体前部及椎间盘有可能膨胀，恢复其压缩前的外形。常用的传统方法有双踝悬吊法、攀索叠砖法、垫枕法、攀门拽伸法等。

②固定：脊椎骨折脱位整复后，应予以适当固定。一般单纯性胸腰椎压缩骨折，须仰卧硬板床，骨折部垫软枕。对于不稳定性胸腰椎骨折，可采用脊椎骨折夹板或石膏背心、金属支架固定，固定时间4～6个月，必要时也可手术治疗。

（3）手术治疗

手术适应证：

①椎管内有骨折块压迫脊髓者。

②完全截瘫，估计脊髓并未横断，而为完全性脊髓损伤者，或者严重不全截瘫，拟对脊髓进行探查者。

③腰椎严重骨折脱位，完全截瘫，估计马尾横断，拟手术缝合修复者。

④不全瘫，伴有严重神经根疼痛，或神经症状进行性加重，不全瘫已复位，但截瘫无恢复者。

目前常用的手术方法有：

①前路手术：目前前路手术多用于以下几种情况：椎管压迫超过50%、陈旧性胸腰椎爆裂骨折。

②后路手术：经椎弓根螺钉器械内固定，单纯压缩和分离或过伸，能达到最大的脊柱屈曲和过伸稳定性。见图7-77。

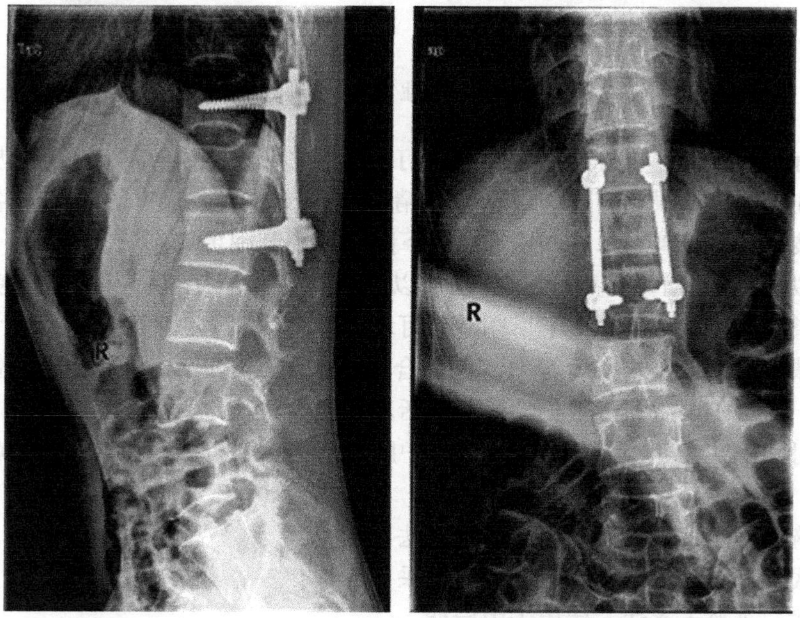

① 腰椎正位示RF钉内固定　　② 腰椎侧位示RF钉内固定

图7-77 腰1压缩性骨折RF钉内固定术后

③椎体成形术：该方法有助于伤椎的重建，术后脊柱的生物力学特性接近骨折前水平。见图7-78。

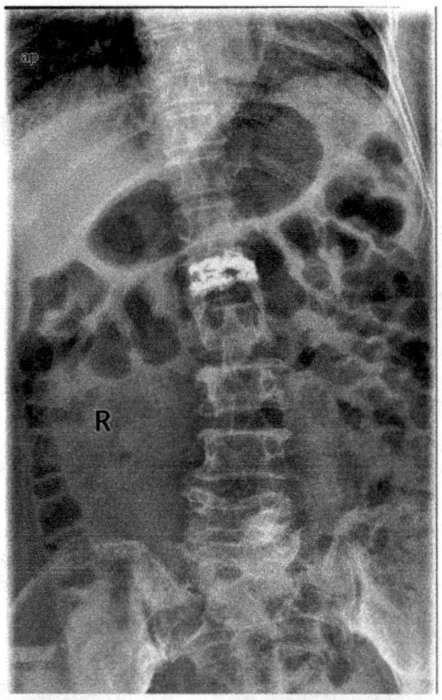

① 腰椎正位示骨水泥成形术

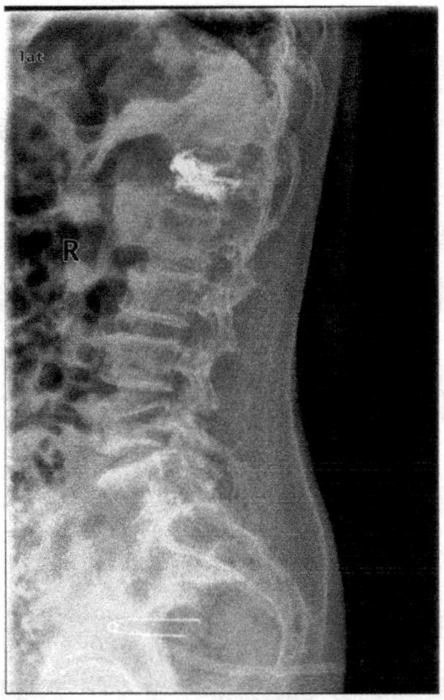

② 腰椎侧位示骨水泥成形术

图7-78 胸12压缩性骨折骨水泥成形术术后

另外，有人对添加生物材料强化椎弓根钉稳定性以及内固定器构造的改进做了有意义的研究，再加上对椎弓根入钉准确性精益求精，这些技术的临床应用使得后路经椎弓根短节段内固定技术日益完善，术后并发症明显下降，适用范围更加广泛。

（4）练功　胸腰椎骨折患者通过练功可以达到复位与治疗目的，不但能使压缩的椎体复原，保持脊柱的稳定，而且由于早期活动可增加腰背肌肌力，不致于产生骨质疏松现象，亦可避免或减少慢性腰痛。伤后若无休克等合并症的单纯压缩骨折，应在复位后第2天开始逐步练功，一般4周后即可带护腰托下床活动。对于不稳定性骨折，卧床1~2周后开始练功，下床时间应在6~8周以后，且须用护腰托固定。伤后4个月内应避免做向前弯腰动作。

屈曲型胸腰椎压缩骨折可采用下述练功法：

①仰卧式：五点支撑法，伤后早期即可采用此法；三点支撑法，适用于中后期。

②俯卧式：飞燕点水法，适用于中后期。

3. 胸腰椎骨折常见并发症

（1）呼吸系统并发症　胸腰椎骨折患者因长期卧床，最常见的并发症为呼吸系统并发症，常见有呼吸困难、呼吸道感染等，应该保持呼吸道通畅，排出呼吸道分泌物。

（2）心血管系统并发症　胸腰椎骨折导致支配心脏的交感神经失去作用而迷走神经功能依然存在，易出现心血管功能紊乱，血压和心律不协调，血流减慢则易发生深静脉栓塞与肺梗塞，四肢应适当进行主动和被动活动。

（3）褥疮、尿路感染、便秘　长期卧床所致，应加强运动和对症处理。

（五）注意事项

1. 门急诊处理　胸腰椎骨折患者，必须严格制动，搬运过程中要防止脊髓的进一步损伤，预防并发症的发生。

2. 功能锻炼　胸腰椎骨折患者的康复训练对于生活质量、心理健康至关重要，应在损伤处理稳定后，尽早行主动、被动的肢体活动及重要脏器的康复训练，遵循循序渐进、按计划的锻炼原则。

三、骨盆骨折

（一）典型病例

患者，男性，32 岁，重物挤压致右侧腹股沟疼痛、肿胀和不能站立行走 1 小时就诊。患者于 1 小时前不慎被重物挤压致右侧腹股沟疼痛、肿胀和不能站立行走，当时无昏迷，无恶心、呕吐，无胸腹疼痛、呼吸急促和尿血等症，由 120 急救车送至本院急诊。患者既往体健，否认高血压病、心脏病和糖尿病等病史。

体检：心率 90 次/分，血压 110/70mmHg，呼吸 21 次/分，神志清楚，双侧瞳孔等大等圆，对光反射灵敏，两肺呼吸音清晰，心律齐，胸廓挤压征阴性，肝脾区无叩击痛，腹部平软，无压痛，肾区无叩击痛，脊柱无畸形及压痛，右侧腹股沟肿胀、瘀斑，局部压痛，骨盆挤压分离试验阳性，右髋关节活动功受限，双下肢感觉肌力正常，末端血运良好。

X 线检查：摄骨盆前后位、出口位和入口位片。结果示右侧耻骨上下支骨折。见图 7－79。

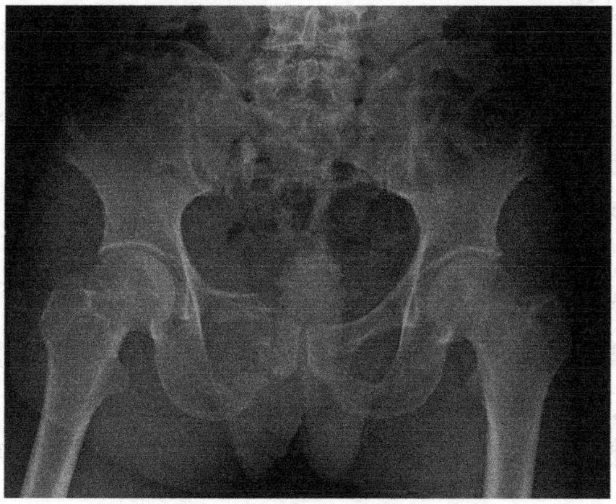

图 7－79　骨盆骨折前后位 X 线片

（二）病例解析

1. 主症特点

一般情况：男性，32 岁。

起病时间：1 小时。

病因：重物挤压伤。

症状：右侧腹股沟疼痛、肿胀和不能站立行走。

体征：右侧腹股沟肿胀、瘀斑，局部压痛，骨盆挤压分离试验阳性，右髋关节活动受限，双下肢感觉肌力正常，末端血运良好。

2. 临床表现与鉴别诊断要点

患者被重物挤压致右侧腹股沟疼痛、肿胀和不能站立行走，当时无昏迷，无恶心、呕吐，无胸腹疼痛、呼吸困难和尿血等症。右侧腹股沟肿胀、瘀斑，局部压痛，骨盆挤压分离试验阳性，右髋关节活动功受限，双下肢感觉肌力正常，末端血运良好，患者伤后神志清楚，血压正常，排尿正常，肢体无麻木，无胸腹疼痛，排除了合并创伤性休克、大血管损伤、神经损伤、尿道损伤和胸腹等损伤的可能。骨盆骨折仍需与骶髂关节半脱位、耻骨联合分离鉴别，主要依靠X线检查鉴别。

3. 现病史、既往史、个人史等

现病史：重物挤压致右侧腹股沟疼痛、肿胀和不能站立行走1小时就诊。患者于1小时前不慎被重物挤压致右侧腹股沟疼痛、肿胀和不能站立行走。

既往史：既往体健，否认高血压、心脏病和糖尿病等病史，否认手术、外伤史，否认药物及食物过敏史。

医生通过询问病史和详细的体格检查，要确实掌握患者的局部和全身情况、现有疾病和过去疾病的情况，从而对骨盆骨折包括伤情和合并伤等作出准确判断和及时处理，避免漏诊和延治。

（三）骨盆骨折概述

1. 病因及病机分析

骨盆骨折是骨科常见的一种严重损伤，并发症发生较多，死亡率达10.2%，是非骨盆骨折的1.4倍。骨盆骨折多由强大的直接暴力所致，如房屋倒塌、车祸伤等，间接暴力引起的骨折较少见。近年来随着交通事故和工伤事故增多，高能量损伤致严重骨盆骨折日益增多，严重的骨盆骨折，除影响其负重功能外，常可伤及盆腔内脏器或血管、神经，尤其是大量出血会造成创伤性休克，可能危及生命。

骨盆是由左右髋骨与骶骨和尾骨借左右骶髂关节、耻骨联合和骶尾联合以及骶棘韧带、骶结节韧带连接成盆状，成为躯干下部的骨性结构。骨盆上连脊柱，支持上身体重，同时又是连接躯干与下肢的桥梁，骨盆对盆腔内的脏器和组织有重要保护作用。

2. 临床分型

骨盆骨折总体上分为稳定骨折和不稳定骨折。根据致伤暴力作用方向和部位不同分为侧方挤压型、前后压缩型、垂直压缩型、混合型和撕脱性骨折5型，但因骨盆解剖的特点，分类太简单不能满足临床诊疗需要，许多学者对骨盆骨折进行多种详细的分类，有Ponnal分型、Tile分型、Young分型、Burgess分型等，目前广泛使用的是1988年提出的按损伤后稳定性的Tile分型，其内容如下：

（1）A型　稳定型（后弓完整）：A_1 撕脱损伤，A_2 髂骨翼或前弓骨折，A_3 骶尾部骨折。

（2）B型　部分稳定型（后弓不完全损伤）：B_1 翻书样损伤（外旋），B_2 侧方加压损伤（内旋），又分 B_{2-1} 同侧前方或后方损伤和 B_{2-2} 对侧（桶柄状）损伤，B_3 双侧伤。

(3) C型　不稳定型（后弓完全损伤）：C_1 单侧伤，又分 C_{1-1} 髂骨骨折，C_{1-2} 骶髂关节骨折脱位，C_{1-3} 骶骨骨折；C_2 为双侧伤，一侧为B型，一侧为C型；C_3 是双侧C型伤。

骨盆骨折分型对治疗起到关键作用，术前分型对手术入路的选择和术中顺利复位至关重要。

（四）临床技能运用

1. 诊断要略

复习了上述骨盆损伤的概要，结合本案例，诊断思路如下：

主要症状：重物挤压致右侧腹股沟疼痛、肿胀和不能站立行走；主要体征：右侧腹股沟肿胀、瘀斑，局部压痛，骨盆挤压分离试验阳性，右髋关节活动受限；X线检查，可以明确诊断为右侧耻骨上下支骨折。

2. 治疗原则

骨盆骨折的治疗原则：首先治疗创伤性休克和威胁生命的颅脑、胸、腹损伤，其次设法保留损伤的肢体，而后及时有效的治疗包括骨盆骨折在内的骨与关节的损伤。骨盆骨折的治疗方法的选择主要根据骨盆环是否稳定和不稳定的程度，临床治疗上分为保守治疗和手术治疗。

(1) 保守治疗

①整复方法　前后压缩型骨折，术者用双手从两侧相对挤压髂骨翼，使之复位。侧方压缩型骨折，患者仰卧，术者用两手分别置于两侧髂前上棘向外推按，分离骨盆使之复位。对垂直方向移位的骨折，可采用股骨髁上骨牵引复位。

②固定方法　复位后可采用多头带加压包扎或用骨盆兜悬吊固定。

③中药治疗　中药治疗初期宜活血化瘀、消肿止痛，可内服活血止痛汤，外敷消瘀止痛膏；中期宜接骨续筋，可内服新伤续断汤，外敷接骨续筋药膏；后期宜补肝肾、壮筋骨，可内服六味地黄丸。

(2) 手术治疗　对明显移位的不稳定骨折如Tile C型和部分B型骨折或开放性骨折主张采用手术治疗。手术治疗包括外固定器和切开复位内固定。

3. 骨盆骨折的并发症

(1) 盆腔出血和创伤性休克　骨盆骨折并发大出血和创伤性休克是最常见、最严重的早期并发症，严重骨盆骨折的失血量可达2500～4000ml，难以控制的大出血也是骨盆骨折早期死亡的主要原因。处理上首先是尽早、快速、足量补充血容量，同时积极控制出血。

(2) 神经损伤　骨盆骨折合并神经损伤多由于骨折脱位挫伤、牵拉、挤压神经所致，可引起腰丛、骶丛、闭孔神经或股神经损伤。可出现臀部或肢体麻木、感觉减退或消失、肌肉萎缩无力，多为可逆性，一般经治疗后能逐渐恢复。

(3) 尿道损伤　多发生于后尿道，表现为尿滴血、膀胱膨胀、排尿困难、会阴部血肿及尿外渗等。怀疑有尿道损伤应及时请泌尿外科医师会诊和处理。

(4) 膀胱损伤　骨盆骨折时骨折端可刺破膀胱，在膀胱充盈时容易发生。可分为腹膜外破裂和腹膜内破裂。膀胱破裂应急诊手术探查修补膀胱。

(5) 直肠损伤　骨盆骨折并发直肠损伤并不多见，受伤后的主要临床表现是下腹疼痛、里急后重和肛门出血。直肠损伤均需手术治疗。

(五) 注意事项

1. 固定牵引时间　骨盆骨折牵引时间不宜过短，一般为6~8周。

2. 避免漏诊　骨盆骨折多属高能量损伤，容易合并颅脑、胸腹腔脏器和其他部位的损伤，应仔细全面检查，避免漏诊。此外，对多发伤病员应常规照骨盆前后位X线片，以免遗漏骨盆骨折的诊断。骨盆骨折容易合并大出血甚至创伤性休克、神经损伤、尿道损伤、膀胱损伤和直肠损伤，应仔细全面检查和观察，及时处理。

3. 功能锻炼　初期可练习下肢肌肉收缩和足踝屈伸活动，中后期逐渐做髋膝屈伸关节练功活动和扶拐下地行走。

第四节　常见骨折病例实训纲要

【实训目的】

通过典型病例分析和临床思维技能实训，进一步掌握各种常见部位骨与关节的解剖、损伤分类和治疗原则，熟悉临床诊治的原则，从而提高临床诊治的能力。

【实训形式】

通过典型病例的分析，了解各部位骨折和脱位的临床诊治思路和处理原则。

1. 教师详细分析典型病例。
2. 学生根据典型病例的临床资料，分组讨论诊断思路和处理原则。
3. 教师现场指导并归纳总结，尤其是该病例相关的解剖、损伤分类以及国内外进展。
4. 学生提交实训报告。

【实训设施】

X线片，解剖模型，病史书写纸。

【实训考核】

根据讨论时的发言，发表观点的准确度，以及提交的实训报告，综合考核计分。

第八章

脱位病例综合实训

第一节　常见脱位病例综合实训

一、肩关节脱位

（一）典型病例

患者，男性，22 岁，跌倒后右肩关节肿痛，活动受限 1 小时来本院急诊。患者 1 小时前打篮球不慎跌倒，跌倒时身体向右侧倾倒，右上肢外展外旋，手掌向下向后撑地，当即感到右肩关节疼痛、轻度肿胀、活动受限，被动活动时疼痛加剧，当时无昏迷，无恶心、呕吐，急送至本院就诊。患者既往体健，否认肝炎、肺结核、高血压、糖尿病等病史。

体检：T 37℃，P 78 次/分，R 20 次/分，BP 130/80mmHg。右肩呈外展 30°，失去圆形膨隆外形，呈“方肩”畸形，左手托住右侧肘关节处，右肩峰下空虚，喙突下触及肱骨头，搭肩试验（+），直尺试验（+），右肩主动活动受限，被动活动时呈弹性固定，且疼痛加剧，患肢末端感觉、活动、肤色正常，右腕桡动脉搏动正常。

X 线检查：摄右肩关节正位、右肱骨头穿胸位片。结果见图 8－1。

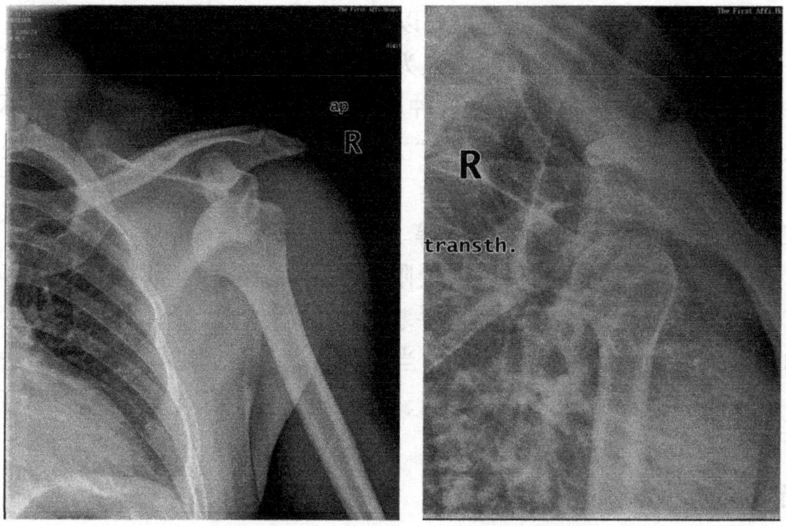

①右肩关节正位片　　②右肱骨头穿胸位片

图 8－1　右肩关节脱位 X 线片

（二）病例解析

1. 主症特点

一般情况：男性，22岁。

起病时间：约1小时。

病因：跌倒后，右上肢外展外旋，手掌向下向后撑地。

症状：右肩关节疼痛，轻度肿胀，活动受限，被动活动时疼痛加剧。

体征：右肩呈外展30°，失去圆形膨隆外形，呈“方肩”畸形，左手托住右侧肘关节处，右肩峰下空虚，喙突下触及肱骨头，搭肩试验（+），直尺试验（+），右肩主动活动受限，被动活动时呈弹性固定，且疼痛加剧，患肢末端感觉、活动、肤色正常，右腕桡动脉搏动正常。

2. 临床表现与鉴别诊断要点

患者跌倒后，右肩关节疼痛，轻度肿胀，活动受限，被动活动时疼痛加剧，无昏迷，无恶心、呕吐，右肩呈外展约30°位，失去圆形膨隆外形，呈“方肩”畸形，左手托住右侧肘关节处，右肩峰下空虚，喙突下触及肱骨头，搭肩试验（+），直尺试验（+），右肩主动活动受限，被动活动时呈弹性固定，且疼痛加剧，患肢末端感觉、活动、肤色正常，右腕桡动脉搏动正常。

上述的阴性体征和症状如当时无昏迷，无恶心、呕吐，生命体征正常，患肢末端感觉、活动、肤色正常，右腕桡动脉搏动正常，有助于鉴别是否有头部外伤、腋神经损伤和腋动脉等血管和神经的损伤，但仍需与肩关节损伤相关疾病鉴别：

（1）肱骨外科颈骨折　肱骨外科颈骨折与肩关节脱位受伤姿势有相似之处，但在发病年龄、临床表现有较大的差异，X线检查可以作出明确诊断。

①肱骨外科颈骨折的发病年龄以老年人为主，肩关节脱位以青壮年为主。

②肱骨外科颈骨折后患者肩部压痛、肿胀明显，可触及骨擦音，畸形不是十分明显；而肩关节脱位患肩失去圆形膨隆外形，呈“方肩”畸形，呈弹性固定于外展约30°位，右肩峰下空虚，喙突下触及肱骨头，搭肩试验（+）。

3. 现病史、既往史、个人史、家族史等

现病史：跌倒后右肩关节肿痛，活动受限1小时。患者1小时前打篮球不慎跌倒，跌倒时身体向右侧倾倒，右上肢外展外旋，手掌向下向后撑地，当即感到右肩关节疼痛、轻度肿胀、活动受限，被动活动时疼痛加剧，当时无昏迷，无恶心、呕吐，急送至本院就诊。

既往史：既往体健，否认肝炎、肺结核、高血压、糖尿病等病史，否认手术、外伤史，否认药物及食物过敏史。

（三）肩关节脱位概述

1. 病因及病机分析

本病多因间接暴力而引起，往往是跌倒后上肢外展、外旋，手掌撑地，暴力间接传导和杠杆作用所致。其主要病理改变是关节囊前下方撕裂、肱骨头移位、周围软组织不同程度损伤（主要为肩袖撕裂、肱二头肌长头腱滑脱或撕裂伤）、局部形成血肿、有时伴有骨折。

肩关节脱位，亦称盂肱关节脱位，是全身关节脱位中最常见之一，好发于青壮年，男多于女。肩关节由肩胛骨的关节盂与肱骨头构成，其解剖特点是关节盂小而浅，肱骨头大，呈半球形，关节盂约为肱骨头关节面的1/3。因此，该关节的骨性结合很不牢固，此外，关节囊薄弱、松弛，肩关节稳定性进一步变差，若肩部肌肉、韧带的损伤亦可导致肩关节的稳定性变差，加之关节活动度大，均使肩关节容易发生脱位。

2. 临床分型

（1）根据脱位时间长短和脱位次数可分为新鲜性、陈旧性和习惯性脱位3种。

（2）根据脱位后肱骨头所在位置可分为前脱位、后脱位、上脱位和下脱位。临床上以前脱位最常见，前脱位又可分为喙突下、盂下和锁骨下脱位，其中喙突下最多见，后脱位、上脱位和下脱位极少见。

（四）临床技能运用

1. 诊断要略

复习了上诉肩关节脱位的要略，结合本病例，诊断思路如下：患者跌倒后右肩关节肿痛，活动受限1小时，查体见右肩呈外展30°，肩失去圆形膨隆外形，呈“方肩”畸形，左手托住右侧肘关节处，右肩峰下空虚，喙突下触及肱骨头，搭肩试验（+），直尺试验（+），右肩主动活动受限，被动活动时呈弹性固定，且疼痛加剧，结合X线检查，可诊断为右肩关节前脱位（喙突下）。

2. 治疗原则及方法

（1）非手术治疗（保守治疗） 新鲜的肩关节脱位患者多数可用手法复位，复位后经适当固定，效果良好。陈旧性脱位患者如年轻体壮，脱位时间在3个月内，无骨质疏松，关节有一定活动度，亦可用手法复位。以前脱位为例，复位方法有手牵足蹬法、拔伸托入法、椅背整复法、膝顶推拉法、牵引回旋法、悬吊复位、牵引推拿法。临床上以手牵足蹬法和拔伸托入法多用。可于复位前行血肿腔麻醉或臂丛麻醉。

①复位手法：手牵足蹬法：麻醉后患者仰卧，用拳头大小的软布垫（或棉垫）置于患者腋下，术者立于患侧，用手握住患肢腕部，并用足（右侧脱位用右足）抵于腋窝内，在肩外旋、稍外展位沿患肢纵轴方向拔伸牵引，然后内收、内旋，利用足为支点的杠杆作用，将肱骨头挤入关节盂内，当有回纳感觉时，复位即告成功。若复位不成功，可能系肱二头肌长头腱阻碍，可将患肢内、外旋转，使肱骨头绕过肱二头肌长头腱，然后再按上法复位。

拔伸托入法：麻醉后患者坐位，术者站于患肩外侧，以两手拇指压其肩峰，其余四指插入腋窝内，一助手站于患者健侧肩后，两手斜形环抱固定患者并作反牵引，一助手一手握肘部，一手握腕上部，外展外旋患肢，由轻而重地向前外下方作拔伸牵引，持续2~3分钟后术者插入腋窝的手指将肱骨头向外上方钩托，同时第二助手在牵引下逐渐将患肢内收、内旋，直至肱骨头有回纳的感觉，复位即告完成。

②外固定：复位后固定需用胸壁绷带固定，三角巾悬吊胸前2~3周。

（2）中药治疗 中医药治疗肩关节脱位有一定的优势，除了前述的复位手法外，还常规应用中药治疗。中药治疗早期活血化瘀，消肿止痛，如活血止痛汤；中期宜和营生新，如壮筋养血汤；后期予补养气血，补益肝肾，强壮筋骨，如八珍汤加川断、补骨脂、枸杞等。

（3）手术治疗　如发生以下情况，则考虑切开复位：

①手法复位失败者（关节囊、肱二头肌长头腱断裂或肩袖等软组织阻碍复位）。

②合并肱骨外科颈骨折、关节盂前缘大块骨折、肱骨大结节骨折，经手法复位不成功者或复位后影响关节稳定者，做切开复位内固定。

③合并血管、神经损伤，临床症状明显者。

④合并肱二头肌长头腱滑脱，阻碍复位者。

⑤对于陈旧性脱位手法复位不成功，或不适应手法复位者的。

手术一般采用切开复位，对于陈旧性脱位，肱骨头或关节盂关节面有严重破坏，可行人工肩关节置换术。对于习惯性脱位，手术治疗可采用修复关节囊、增强关节囊前壁或修复盂唇或增强肱骨头稳定，手术方法有肩胛下肌及关节囊重叠缝合术、肩胛下肌止点外移术、肱二头肌长头腱悬吊术、Bankart 手术。

3. 肩关节脱位常见并发症

（1）骨折

①可出现肱骨大结节骨折、关节盂前缘骨折、肱骨头后外侧凹陷性骨折、肱骨外科颈骨折，以肱骨大结节骨折最多见，多有撕脱和撞击引起。

②大多脱位整复后，骨折可得到整复，少部分脱位复位后，骨折未得到复位，应行切开复位内固定。关节盂前缘骨折块较大，应予切开复位内固定。

（2）肩袖损伤

①早期不易诊断，易漏诊，肱骨头移位明显，且无大结节骨折，要考虑肩袖损伤存在。复位后晚期表现肩持续疼痛，出现疼痛弧，活动功能明显受限，落臂试验（+）。肩关节造影、MRI 检查可明确诊断。

②撕裂范围大，且年轻患者，应考虑手术修复。

（3）肱二头肌长头腱滑脱

①见于前脱位时，肱二头肌长头腱向肱骨头后外侧滑脱。

②不阻碍复位者，整复后就恢复。阻碍复位者，予切开复位。

（4）腋神经损伤

①临床少见。多为脱位时对腋神经牵拉，导致神经麻痹，断裂更为少见。表现为肩外展障碍，肩外侧皮肤感觉障碍。

②一般不作特殊处理，脱位整复后，可逐渐恢复。

（5）腋动脉损伤

①临床少见。表现为末梢循环障碍，桡动脉搏动消失，肢体麻痹。

②复位后血循无改善，需手术探查修复。

（6）肩关节僵硬

①脱位后局部形成血肿，固定时间过长，未适当地进行功能锻炼，关节囊及周围软组

织粘连，肌肉萎缩等引起功能障碍，尤其是老年患者更易发生。

②积极功能锻炼，必要时手法治疗。

（五）注意事项

1. 门诊随访时间　复位后应复查X线片，明确肱盂关节已恢复正常。一般固定后3天需要复诊，查看固定后的松紧度、肢端的血运、肤色等情况，若有肢端的瘀紫、麻木、发凉或固定绷带松弛等情况，需要立刻复诊。

2. 并发症告知　由于肩关节脱位的主要病理改变为关节囊前下方撕裂和肱骨头移位，因此必然会造成周围软组织不同程度损伤如肩袖撕裂、肱二头肌长头腱滑脱或撕裂伤，局部形成血肿，有时会伴有骨折，可出现肱骨大结节骨折、关节盂前缘骨折、肱骨头后外侧凹陷性骨折、肱骨外科颈骨折，尤以肱骨大结节骨折最多见，故对就诊患者要认真检查，确定有无骨折、肩袖撕裂等并发症，如存在，则要及时告诉患者，并作相应的处理。脱位后局部形成血肿，加之固定时间较长，容易引起关节囊及周围软组织的粘连、肌肉萎缩，引起功能障碍，特别是老年患者，容易产生肩关节僵硬。另外，如果脱位整复后未适当有效固定，撕裂的关节囊或盂唇未得到有效修复或者关节盂前缘或肱骨头后外侧有缺损，便容易形成习惯性脱位。以上情况在治疗前应向患者及家属交代清楚。一般来说，神经和血管损伤比较少见。

3. 功能锻炼　肩关节脱位复位后需将患肢固定2～3周，否则容易造成习惯性脱位。固定期间可作肘、腕及掌指关节的活动。解除固定后，开始进行肩关节主动活动，加强三角肌、肩袖肌群、肱二头肌、肱三头肌和胸大肌的肌力，进一步增强盂肱关节的稳定性，但不宜过早参加剧烈活动。

4. 其他　对于老年体弱患者，由于肩部肌肉松弛无力，肱骨头易下降至肩胛盂的中上1/3，如果搭肩试验阴性，不能诊断为肩关节脱位。对于老年肥胖女性，行搭肩试验容易出现假阴性，故诊断时应尽量使患者的肘关节紧贴胸壁，并与患腕接触，方可确定脱位与否。

二、肘关节脱位

（一）典型病例

患者，男性，32岁，跌倒后左肘关节肿痛，活动受限2小时来本院急诊。患者诉于2小时前不慎跌倒，跌倒时左肘关节伸直、前臂旋后位手掌撑地，伤后即感到左肘关节疼痛、肿胀，呈半屈曲位，无皮下瘀斑，肘关节不能伸展活动，右手托住左侧前臂，肘部呈靴状畸形。当时无昏迷，无恶心、呕吐，急送至本院就诊。

体检：T 37.2℃，P 80次/分，R 20次/分，BP 126/70mmHg，左肘关节肿胀，广泛压痛，弹性固定于45°半屈曲位，肘前隆起，可摸到肱骨下端，肘后空虚凹陷，尺骨鹰嘴后突，肘后三角关系改变，患肢末端感觉、活动、肤色正常，左腕桡动脉搏动正常。患者否认肝炎、肺结核等传染病史，否认高血压、糖尿病、冠心病等病史，否认手术、外伤史，否认药物及食物过敏史。

X线检查：摄左肘关节正、侧位片，结果示左肘关节脱位，见图8－2。

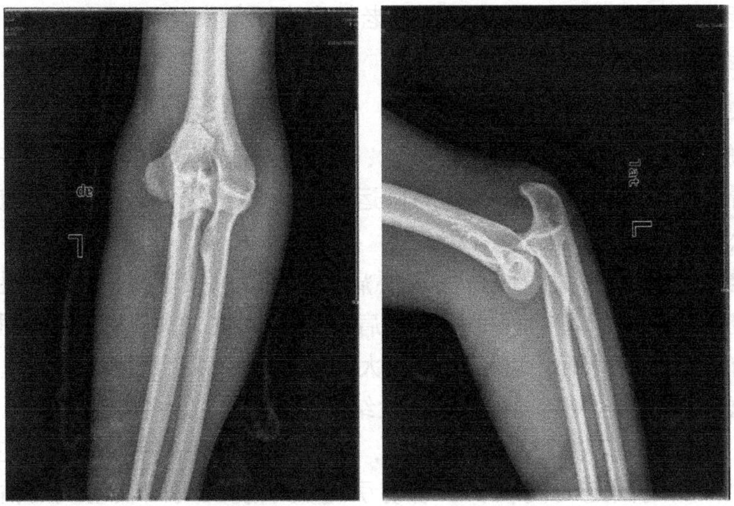

① 左肘关节正位片　　② 左肘关节侧位片

图 8－2　左肘关节后脱位 X 线片

（二）病例解析

1. 主症特点

一般情况：男性，32 岁。

起病时间：2 小时。

病因：跌倒时左肘关节伸直、前臂旋后位手掌撑地。

症状：左肘关节疼痛、肿胀，呈半屈曲位，肘关节不能伸展活动，靴状畸形。

体征：左肘关节肿胀，广泛压痛，弹性固定于 45°半屈曲位，肘前隆起，可摸到肱骨下端，肘后空虚凹陷，尺骨鹰嘴后突，肘后三角关系改变，患肢末端感觉、活动、肤色正常，左腕桡动脉搏动正常。

2. 临床表现与鉴别诊断要点

患者跌倒后左肘关节疼痛、肿胀，呈半屈曲位，肘关节不能伸展活动，右手托住左侧前臂，无昏迷，无恶心、呕吐，左肘关节肿胀，广泛压痛，弹性固定于 45°半屈曲位，肘前隆起，可摸到肱骨下端，肘后空虚凹陷，尺骨鹰嘴后突，肘后三角关系改变，肘部呈靴状畸形。患肢末端感觉、活动、肤色正常，左腕桡动脉搏动正常。

上述阴性症状和体征如当时无昏迷，无恶心、呕吐，生命体征正常，患肢末端感觉、活动、肤色正常，左腕桡动脉搏动正常，可以帮助我们判断有无头部外伤、肱动脉、尺神经、桡神经等血管和神经的损伤，但需与肘关节损伤相关疾病相鉴别。

（1）肱骨髁上骨折　肱骨髁上骨折与肘关节脱位在受伤姿势上有相似之处，但在发病年龄、临床表现有较大的差异，X 线检查可以作出明确诊断。

①肱骨髁上骨折多见于 5～8 岁儿童，而肘关节脱位则好发于青壮年。

②肱骨髁上骨折肿胀明显，多伴有皮下淤血，压痛位于肱骨髁上部，可触及骨擦音，但无弹性固定，肘后三角关系正常；而肘关节脱位肿胀相对较轻，无皮下瘀血，压痛广泛，

无骨擦音，有明显的弹性固定，肘后三角关系改变。

（2）桡骨小头半脱位 桡骨小头半脱位与肘关节脱位在发病年龄、受伤姿势及临床表现上有显著差异，X线检查可以作出明确诊断。

①桡骨小头半脱位以1～5岁儿童为主，而肘关节脱位的发病年龄以青壮年为主。

②桡骨小头半脱位多由幼儿肘部受到牵拉所致，而肘关节脱位多为跌倒时上肢外展、肘关节伸直手掌着地，传达暴力所导致。

③桡骨小头半脱位多表现为患儿因疼痛而哭闹不已，桡骨头处压痛明显，前臂处于旋前位，不能旋后，不能抬臂取物，肘关节无明显肿胀及畸形；而肘关节脱位多表现肘关节肿胀、疼痛并呈靴状畸形，活动明显受限，弹性固定于45°左右的半屈曲位，肘后三角改变。

3. 现病史、既往史、个人史、家族史等

现病史：跌倒后左肘关节肿痛，活动受限2小时。患者于2小时前不慎跌倒，跌倒时左肘关节伸直、前臂旋后位手掌撑地，伤后即感到左肘关节疼痛、肿胀，呈半屈曲位，无皮下瘀血，肘关节不能伸展活动，右手托住左侧前臂，肘部呈靴状畸形。当时无昏迷，无恶心、呕吐，急送至本院就诊。

既往史：患者否认肝炎、肺结核、高血压、糖尿病等病史，否认手术、外伤史，否认药物及食物过敏史。

掌握了患者的主症、伴随症状和阳性体征、有鉴别诊断意义的阴性体征以及既往发病的情况，有助于医生对疾病作出正确诊断，不至于漏诊和误诊。

（三）肘关节脱位概述

1. 病因及病机分析

肘关节后脱位多因传达暴力或者杠杆作用，跌仆、上肢外展、肘关节伸直、前臂旋后位手掌着地，肘关节过伸，尺骨鹰嘴的尖端撞击肱骨下端的鹰嘴窝，形成杠杆作用支点，肱肌、关节囊前壁撕裂，肱骨下端向前移位，尺骨、桡骨上端向后移位形成后脱位。由于所受暴力方向的不同，可有前脱位，内、外侧方脱位，分裂脱位，此类脱位临床比较少见。

肘关节脱位是临床上最常见的脱位之一，多发生于青壮年，儿童与老年少见。由于构成肘关节的肱骨下端呈内外宽厚、前后扁薄形状，其关节囊前、后壁薄弱、松弛，两侧关节囊纤维层增厚，形成桡侧副韧带、尺侧副韧带比较坚强，故肘关节的活动以屈伸活动为主，所以在众多肘关节脱位类型中后脱位最为常见。

2. 临床分型

根据脱位后与肱骨远端所处的位置可分为：前脱位、后脱位、侧方脱位。

（1）后脱位 桡、尺骨近端向后移位，肱骨远端向前移位，临床最常见。

（2）前脱位 桡、尺骨近端移至肱骨远端前方，临床比较少见。

（3）侧方脱位 肘关节内侧和外侧脱位，桡、尺骨近端分别向尺侧或桡侧移位，肘关节分裂脱位，肱骨远端嵌插于桡、尺骨近端之间，桡、尺骨近端分别移向两侧（内外型），或桡骨小头脱向前、尺骨近端脱向后（前后型），侧方脱位临床较少见。

（四）临床技能运用

1. 诊断要略

复习上述的肘关节脱位要点，结合本病例，诊断思路如下：患者跌倒后左肘关节肿痛，活动受限2小时，查体见左肘关节肿胀，广泛压痛，弹性固定于45°半屈曲位，肘前隆起，可摸到肱骨下端，肘后空虚凹陷，尺骨鹰嘴后突，肘后三角关系改变，结合X线检查，可诊断为左肘关节脱位（后脱位）。

2. 治疗原则及方法

（1）非手术治疗（保守治疗）　新鲜的肘关节脱位患者多数可用手法复位，复位后经适当固定，效果良好。陈旧性脱位患者如年轻体壮，脱位时间在3个月内，无骨质疏松，关节有一定活动度，亦可用手法复位。以后脱位为例，复位方法有拔伸屈肘法、膝顶复位法、推肘尖复位法。临床上以拔伸屈肘法最常用。

①复位手法

拔伸屈肘法：麻醉后患者取坐位，一助手握上臂，术者握腕，前臂旋后位拔伸牵引，然后术者一手保持牵引，一手拇指抵住肱骨下端向后，余四指抵住鹰嘴向前，并缓慢屈肘关节，即可复位。

膝顶复位法：麻醉后患者取坐位，术者立于患侧前面，一手握其前臂，一手握住腕部，同时一足踏在凳面上，以膝顶在患侧肘窝内，先顺势拔伸牵引，然后屈肘，复位即可成功。

②外固定：复位后可用直角夹板或石膏固定，三角巾悬吊2～3周。

（2）中药治疗　中医药治疗肘关节脱位有一定的优势，除了前述的复位手法外，还常规应用中药治疗。中药早期治疗宜活血化瘀，消肿止痛，如活血止痛汤；中期宜和营生新，如壮筋养血汤；后期予补养气血，补益肝肾，强壮筋骨，如八珍汤加川断、补骨脂、枸杞子等。

（3）手术治疗　如发生以下情况，则考虑手术治疗：

①手法复位失败者。

②合并骨折有移位，复位后骨折未能复位者。

③陈旧性脱位，不宜试行闭合复位者。

④某些习惯性脱位者。

手术一般采用切开复位，对于陈旧性脱位，关节面有严重破坏，可行人工肘关节置换术。对于习惯性脱位，根据产生原因不同，可行肱二头肌移位术或冠状突加骨阻挡术，肘关节外侧关节囊和外侧副韧带修补术等。术后石膏托固定3周。

3. 肘关节脱位并发症

（1）骨折

①可出现尺骨冠状突骨折、尺骨鹰嘴骨折、肱骨内上髁或外上髁骨折、桡骨头或桡骨颈骨折，以尺骨冠状突骨折、尺骨鹰嘴骨折为多见。尺骨冠状突骨折，是冠状突与肱骨滑车撞击或被肱肌的收缩撕脱引起。尺骨鹰嘴骨折见于前脱位时，是由尺骨鹰嘴直接碰撞地面所引起。肱骨内上髁或外上髁骨折见于侧方脱位，由肘关节外翻或内翻应力所致。

②一般先整复脱位，后整复骨折，如整复脱位后，骨折复位不理想，则行切开复位内

固定术。

（2）血管、神经损伤

①比较少见。相对肱动脉、尺神经、桡神经比较多见，为脱位时对血管和神经的牵拉所致，表现为末梢循环障碍，桡动脉搏动消失，肢体麻痹或损伤神经支配区的神经麻痹。

②血管损伤，复位后血循环无改善，手术探查修复。神经损伤，一般不作特殊处理，脱位整复后，可逐渐恢复。

（3）肘内、外侧副韧带断裂

①侧方脱位时引起。

②予手术修补。

（4）骨化性肌炎

①比较多见。由于损伤严重，脱位后局部血肿较大，或复位手法粗暴，或复位后功能锻炼不当等引起。

②轻者，行功能锻炼；重者，严重肘关节功能障碍，行骨化组织切除及关节松解术。

（5）创伤性关节炎

①由于受伤时关节面破坏所引起。

②保守治疗，减轻关节负重，行理疗和功能锻炼；严重者行人工肘关节置换术。

（6）肘关节僵硬

①脱位后固定时间过长，未适当地进行功能锻炼，关节囊及周围软组织的粘连引起功能障碍，尤其是老年患者更易发生。

②积极功能锻炼，必要时手法或手术治疗。

（五）注意事项

1. 门诊随访时间 一般于损伤部位固定后3天复诊，查看固定后的松紧度、肢端的血运、肤色等情况，若有肢端的瘀紫、麻木、发凉或外固定过紧、过松等情况，需要立刻复诊。

2. 并发症告知 肘关节脱位的同时有时会并发骨折，相对常见的骨折有尺骨冠状突骨折、尺骨鹰嘴骨折、肱骨内上髁或外上髁骨折、桡骨头或桡骨颈骨折，以尺骨冠状突骨折、尺骨鹰嘴骨折为多见。分离较远的尺骨冠状突骨折会引起不愈合而致习惯性脱位，故对就诊患者要认真检查，确定有无骨折，如存在骨折，则要及时告诉患者，并作相应的处理。侧方脱位者往往引起肘内、外侧副韧带断裂，部分患者晚期会出现侧副韧带骨化。如损伤严重，脱位后局部血肿较大者，晚期可形成骨化性肌炎。受伤时关节面破坏者，晚期可出现创伤性关节炎。少部分患者不注意功能锻炼，会引起肘关节僵硬。以上情况在治疗前应向患者及家属交代清楚。一般来说，神经和血管损伤比较少见。

3. 功能锻炼 肘关节脱位复位后需将患肢固定2~3周，否则容易造成习惯性脱位。固定期间可作肩、腕及掌指关节的活动。解除外固定后，指导患者进行肘关节的主动活动，避免肘关节僵硬。

三、桡骨小头半脱位

（一）典型病例

患者，女，4 岁，左手臂被牵拉后左肘部疼痛，活动受限半小时来本院急诊。患者半小时前，行走时不慎摔倒，小孩母亲拉其左手将其拉起，而后患儿哭闹不已，诉左肘部疼痛，左上肢垂于体侧不敢活动，拒绝触碰左上肢，母亲将其送本院就诊。患者（其母亲代诉）否认肝炎、肺结核等传染病史，否认重大内、外疾病史，否认手术、外伤史，否认药物及食物过敏史。

体检：T 37.3℃，P 94 次/分，R 25 次/分，BP 88/60mmHg，左肘关节无明显肿胀，左前臂处于旋前位，左桡骨头处压痛（+），左肘关节活动受限，左前臂不能旋后，不能抬臂取物，患肢末端血液循环、感觉正常。

X 线检查：摄左肘关节正、侧位片。结果未见异常，见图 8－3。

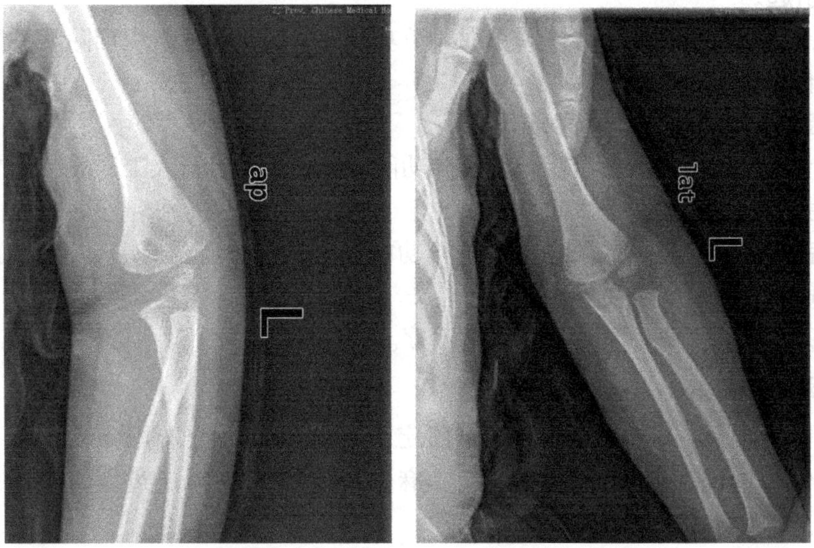

① 左肘关节正位片　　② 左肘关节侧位片

图 8－3　左肘关节 X 线片

（二）病例解析

1. 主症特点

一般情况：女性，4 岁。

起病时间：半小时。

病因：左手臂被牵拉。

症状：左肘部疼痛，活动受限。

体征：左肘关节无明显肿胀，左前臂处于旋前位，左桡骨头处压痛（+），左前臂活动受限，不能旋后，不能抬臂取物，患肢末端血循、感觉可。

2. 临床表现与鉴别诊断要点

患者左手臂被牵拉后左肘部疼痛，左上肢垂于体侧不敢活动，拒绝触碰左上肢，左肘关节无明显肿胀，左前臂处于旋前位，左桡骨头处压痛（+），左前臂活动受限，不能旋后，不能抬臂取物，患肢末端血循、感觉可。

上述症状有助于我们对疾病的诊断，但仍需与左肘关节相关疾病鉴别：

（1）肘关节脱位　与桡骨小头半脱位在发病年龄、受伤姿势及临床表现有显著差异。

①肘关节脱位的发病年龄以青壮年为主，而桡骨小头半脱位以1~5岁儿童为主。

②肘关节脱位多为跌倒时，上肢外展、肘关节伸直手掌着地，传达暴力所导致；而桡骨小头半脱位多由幼儿肘部受到牵拉所致。

③肘关节脱位多表现肘关节肿胀、疼痛并呈靴状畸形，活动明显受限，弹性固定于45°左右的半屈曲位，肘后三角改变；而桡骨小头半脱位多表现为患儿因疼痛而哭闹不已，桡骨头处压痛明显，前臂处于旋前位，不能旋后，不能抬臂取物，肘关节无明显肿胀及畸形。

（2）肱骨髁上骨折　与桡骨小头半脱位在发病年龄、受伤姿势及临床表现有显著差异。

①肱骨髁上骨折的好发年龄为5~8岁；而桡骨小头半脱位以1~5岁儿童为主。

②肱骨髁上骨折多因跌倒，手掌着地所致；而桡骨小头半脱位多由幼儿肘部受到牵拉所致。

③肱骨髁上骨折多表现为伤后肘部迅速肿胀、疼痛，呈靴状畸形，肱骨髁上部压痛明显，可触及骨擦音；而桡骨小头半脱位多表现为患儿因疼痛而哭闹不已，桡骨头处压痛明显，前臂处于旋前位，不能旋后，不能抬臂取物，肘关节无明显肿胀及畸形。

3. 现病史、既往史、个人史、家族史等

现病史：左手臂被牵拉后左肘部疼痛，活动受限半小时。

既往史：否认肝炎、肺结核及其他重大内、外疾病史。

（三）桡骨小头半脱位的概述

桡骨小头半脱位又称“牵拉肘”，多发于1~5岁幼儿，因幼儿桡骨小头发育尚不完善，桡骨头、桡骨颈直径基本相等，环状韧带也比较松弛，桡骨头在韧带中有一定纵向活动度，对桡骨小头不能确实的稳定。当幼儿在肘关节伸直位前臂受外力牵拉时，发育不完善的桡骨头向远侧滑动，肱桡关节间隙增大，产生负压，关节囊及环状韧带吸入间隙内，阻挡桡骨头回纳，形成半脱位。由于本病与桡骨头、环状韧带的发育状态有关，因此，随着年龄的逐渐增大，环状韧带和桡骨头的发育，发病率逐渐减少，一般来讲5岁以后发病就比较少见。

（四）临床技能运用

1. 诊断要略

复习了上述的桡骨小头半脱位要略，结合本病例，诊断思路如下：患者有明确的牵拉损伤史，伤后左肘部疼痛，活动受限半小时。查体见左肘关节无明显肿胀，左前臂处于旋前位，左桡骨头处压痛（+），左肘关节活动受限，左前臂不能旋后，不能抬臂取物，结合

X 线检查，可诊断为左桡骨小头半脱位。

2. 治疗原则及方法

桡骨小头半脱位的治疗可予手法复位。由于小儿哭闹，不能明确指出病痛所在，临床检查时宜先检查患侧肩部、上臂以及腕关节、前臂下方，之后触桡骨小头并以轻柔手法施行整复。

复位方法如下：一手握着患儿伤肘，以拇指于肘中部向外、向后捏压脱出之桡骨小头，同时另一手握住患者前臂远端，并向下适当用力牵拉，使前臂旋后，然后屈肘，常可听到轻微入臼声，使其手触及伤侧肩部，复位即告成功。

整复后一般不需任何固定，但要避免再受牵拉。个别患者复位后症状未完全消失，宜用颈腕吊带或三角巾悬吊。

（五）注意事项

1. 门诊随访时间　桡骨小头半脱位急诊复位后如无复发一般不需要门诊复查，若患儿回家后仍哭闹不已，诉肘部疼痛，上肢不敢活动，应再到医院就诊。

2. 并发症告知及功能锻炼　桡骨小头半脱位整复后一般不需固定，即可进行一般的肘关节活动。本病预后良好，没有明显的并发症，但由于脱位的复发率较高，应向家长讲明预防的重要性，应嘱患者家长避免用力牵拉伤臂，尤其是给小儿穿脱衣服时要多加注意，以防反复发生脱位形成习惯性脱位。如果多次发生脱位，可在复位后石膏固定 3 周，避免成为习惯性桡骨小头半脱位。

四、月骨脱位

（一）典型病例

患者，男性，30 岁，跌伤致左腕疼痛、腕掌肿胀、活动受限 1 小时伴左拇指、示指麻木来院急诊。患者于 1 小时前不慎跌倒，左手掌撑地，当即出现腕部剧烈疼痛、肿胀，腕呈背伸、手指呈半屈曲畸形，腕手活动受限，伴有拇指和示指麻木。患者既往身体健康，否认肝炎、肺结核、糖尿病、高血压、冠心病等病史。

体检：痛苦面容，腕掌肿胀畸形，压痛（+），腕呈略背伸、手指呈半屈曲畸形，腕部活动受限，掌腕横纹处有压痛，并可触到脱出的月骨。第 3 掌骨明显短缩，纵轴叩击时掌骨基底疼痛明显。左手拇指、示指针刺感觉减退，有触电感，手指末梢血运正常。

X 线检查：摄左腕关节正侧位片。左腕正位片示：月骨呈三角形且与头状骨下端重叠，尺骨茎突撕脱骨折。左腕侧位片示：月骨脱向掌侧。见图 8－4。

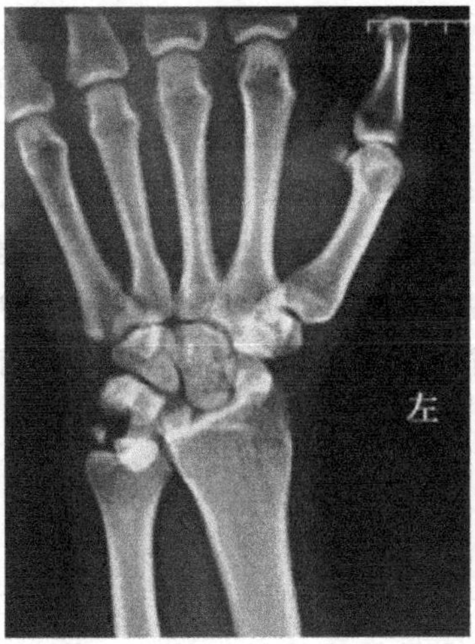

①左腕正位片

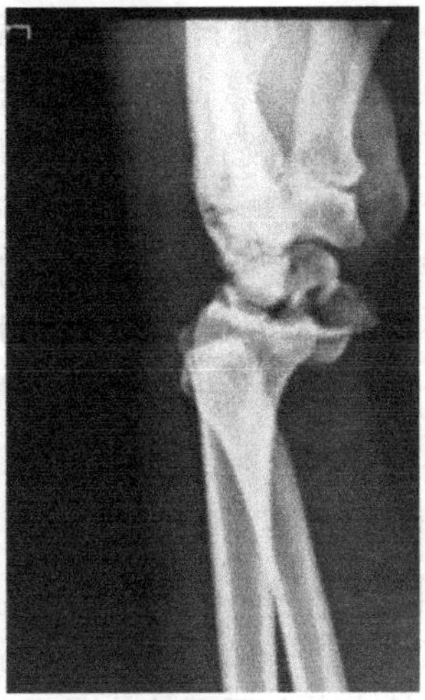

②左腕侧位片

图 8-4　左腕正侧位片

（二）病例解析

1. 主症特点

一般情况：男性，30 岁。

起病时间：约 1 个小时。

病因：跌伤致左腕过伸伤。

症状：左腕疼痛、腕掌肿胀、活动受限 1 小时伴左拇指、示指麻木。

体征：痛苦面容，腕掌肿胀畸形，压痛（+），腕呈略背伸、手指呈半屈曲畸形，腕部活动受限，掌腕横纹处有压痛，并可触到脱出的月骨。第 3 掌骨明显短缩，纵轴叩击时掌骨基底疼痛明显。手掌拇指、示指针刺感觉减退，有触电感，

2. 临床表现与鉴别诊断要点

患者因不慎跌倒，左手掌撑地，当即出现腕部剧烈疼痛，肿胀，腕呈背伸、手指呈半屈曲畸形，腕手活动受限，伴有拇指和示指麻木。体检：痛苦面容，腕掌肿胀畸形，压痛（+），腕呈略背伸、手指呈半屈曲畸形，腕部活动受限，掌腕横纹处有压痛，并可触到脱出的月骨。第 3 掌骨明显短缩，纵轴叩击时掌骨基底疼痛明显。手掌拇指、示指针刺感觉减退，有触电感，手指末梢血运正常。

据病史中的阳性症状和体征如腕呈略背伸、手指呈半屈曲畸形，手拇指、示指针刺感觉减退，有触电感，说明有正中神经和腕管内的屈肌腱的损伤，而阴性体征如手指末梢血运正常，说明没有尺、桡动脉等重要血管损伤，以利判断损伤程度，制定诊治方案。

3. 现病史、既往史、个人史、家族史等

现病史：患者因跌伤致左腕疼痛、腕掌肿胀、活动受限 1 小时伴左拇指、示指麻木来院急诊。患者于 1 小时前不慎跌倒，左手掌撑地，当即出现腕部剧烈疼痛、肿胀，腕呈背伸、手指呈半屈曲畸形，腕手活动受限，伴有拇指和示指麻木。体检：痛苦面容，腕掌肿

胀畸形，压痛（+），腕呈略背伸、手指呈半屈曲畸形，腕部活动受限，掌腕横纹处有压痛，并可触到脱出的月骨。第3掌骨明显短缩，纵轴叩击时掌骨基底疼痛明显。手掌拇指、示指针刺感觉减退，有触电感，手指末梢血运正常。

既往史：患者既往体健，否认肝炎、肺结核、糖尿病、高血压、冠心病等病史。

上述的临床特点和阴性体征，有助于我们判断和鉴别是否有正中神经损伤、血管损伤和筋膜间隔综合征等，尤其要注意防止急性正中神经卡压。本案并发正中神经损伤。掌握患者的局部和全身情况，现病史和既往疾病的情况是非常重要的，以利诊治过程中各项体征的全面观察和医疗安全。

（三）月骨脱位概述

1. 病因及病机分析

月骨脱位是腕骨脱位中最常见的。月骨脱位多由间接外力引起，手掌着地摔伤，腕部处于极度背伸位，外力自上而下使桡骨远端诸骨与头状骨相挤压，桡骨与头状骨之间的掌侧间隙增宽，头状骨与月骨间的掌侧韧带与关节囊破裂，月骨被桡骨和头状骨挤出原位而发生掌侧脱位。

月骨位于近排腕骨正中，其凸面与桡骨远端关节面构成关节，其凹面与头状骨相接触，内侧与三角骨、外面与舟骨互相构成关节，所以月骨四周均为软骨面。月骨的前面相当于腕管，有屈肌肌腱和正中神经通过。在月骨与桡骨下端前后两面有桡月背、掌侧韧带相连，营养血管经过韧带进入月骨维持其血供。如月骨与桡骨关系正常，而其他腕骨完全脱位时，即称为月骨周围脱位。

2. 临床分型

根据月骨横轴变化及桡月韧带损伤程度、月骨血供破坏程度进行分型。

（1）Ⅰ°月骨脱位　月骨向掌侧旋转90°，桡月背侧韧带断裂或月骨后角发生撕脱骨折，掌侧韧带未断，月骨血供尚存，一般不发生坏死；

（2）Ⅱ°月骨脱位　月骨向掌侧旋转大于90°，甚至可达270°，桡月背侧韧带断裂，掌侧韧带扭曲，血供受到一定障碍，易发生月骨坏死；

（3）Ⅲ°月骨脱位　月骨掌侧旋转90°,并向掌侧移位，桡月掌、背侧韧带均断裂，月骨坏死。

（四）临床技能运用

1. 诊断要略

复习了上述的月骨脱位的概要，结合本案例，诊断思路如下：

主要症状：腕部过伸伤致左腕肿痛、畸形1小时；主要体征：腕掌肿胀畸形，压痛（+），腕呈略背伸、手指呈半屈曲畸形，腕部活动受限，掌腕横纹处有压痛，并可触到脱出的月骨。第3掌骨明显短缩，纵轴叩击时掌骨基底疼痛明显。手掌拇指、示指针刺感觉减退，有触电感，手指末梢血运正常。结合X线片（临床常规申请腕关节正侧位片），可以明确诊断为左月骨脱位伴正中神经损伤。

2. 治疗原则及方法

恢复腕关节的正常解剖结构，重建腕关节的功能是治疗月骨脱位的目的。早期复位，尤其对伴有正中神经损伤者，宜急诊复位，可首先选择手法复位，若复位不成功或复位后不能维持解剖位置，可考虑手术治疗，陈旧性脱位多考虑手术治疗。治疗包括：非手术治疗、手术治疗。

（1）非手术治疗

①无痛原则：可行局麻或臂丛麻醉。

②操作要领：患者坐位，屈肘90°，腕关节极度背伸，一助手握肘部，一助手握食、中指对抗牵引，牵引下前臂逐渐旋后，3～5分钟后术者两手四指握住腕部，向掌侧端提，使桡骨、头骨间隙加宽，而后用拇指推压月骨凹面的远端，使月骨进入桡头间隙，同时嘱助手屈腕，术者指下有滑动感，患者中指可伸直时，说明复位成功。

③手法复位固定（图8－5）：复位后用塑形夹板或石膏托固定于掌屈位30°～40°，1周后改为中立位，再固定2周。

④针拨复位法（图8－6）：麻醉后，在无菌和透视下，自腕掌侧把细的骨圆针刺入月骨凹面的远端，在背伸对抗牵引下向背侧顶拨，使月骨凹形关节面与头状骨相对，同时屈腕，若中指可伸直，表示复位成功。

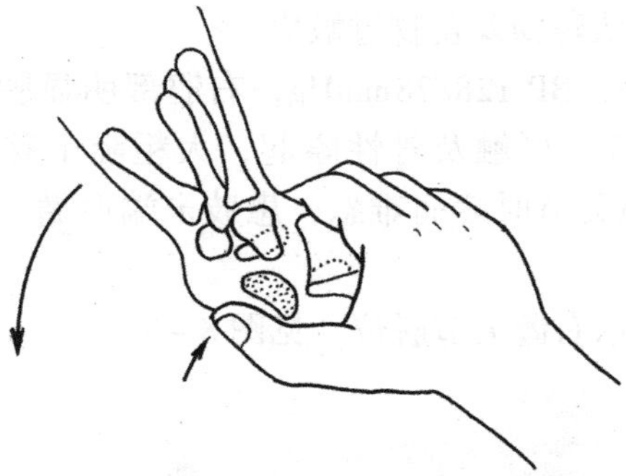

图8－5　月骨脱位手法整复

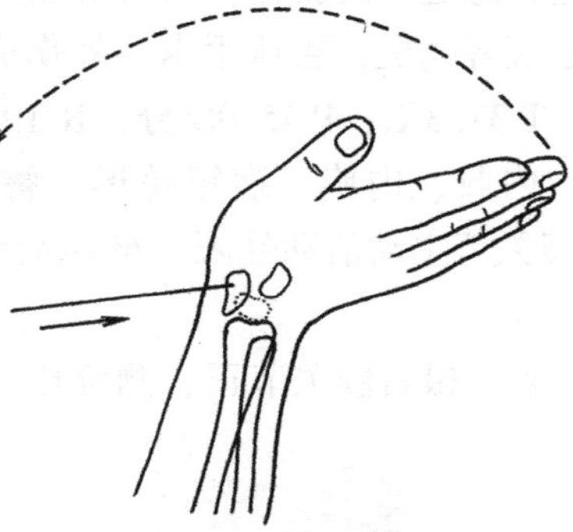

图8－6　月骨脱位针拨法

（2）手术治疗　有研究报道，手法复位外固定的急性月骨周围脱位仅27%能维持位置，所以主张急诊手术治疗。手术适应证：部分患者复位后月骨位置不稳定者也有手术指征；陈旧性脱位无法复位者；合并腕关节炎有手术指征者。治疗方法有切开复位内固定，韧带修复，月骨切除，腕关节融合术等不同选择。

3. 月骨脱位常见并发症

（1）月骨坏死　见于月骨血供丧失者，可行月骨切除或关节融合，或桡骨短缩术。

（2）外伤性关节炎　系外伤后腕关节不稳定，发生舟月进行性塌陷所致。

（3）正中神经损伤　脱位月骨压迫腕管，致使神经受压损伤，应及时手术整复，解除压迫。

（4）腕骨不稳定　由于腕骨间韧带未能愈合所致，须进行韧带重建修复，必要时可行关节融合术或腕骨切除术。

（五）注意事项

1. 固定时间 复位后用塑形夹板或石膏托固定于掌屈位30°～40°，1周后改为中立位，再固定2周。仔细检查排除正中神经损伤和筋膜间隔综合征的发生。

2. 门诊随访 定期检查摄片，开始每隔1周摄片，3个月后，每隔半年摄片，防止月骨坏死，若有坏死征象，应积极处理。

3. 功能锻炼 固定期间鼓励患者做掌指及指间关节伸屈活动，解除固定后，开始做腕关节主动伸屈活动，早期功能锻炼应避免作过度腕背伸动作，防止再脱位。

五、髋关节脱位

（一）典型病例

患者，男性，30岁，车祸致右髋部肿痛、不能活动1小时来本院急诊。患者诉于1小时前坐汽车发生车祸，右膝关节屈曲顶在前排座位，右髋关节剧痛、肿胀，不能活动，右下肢不能站立行走，患肢呈屈曲、内收、内旋、缩短畸形，当时无昏迷，无恶心、呕吐，无腹部疼痛，急送本院就诊。既往体健，否认肝炎、肺结核等传染病史，否认高血压、糖尿病、冠心病等病史，否认手术、外伤史，否认药物及食物过敏史。

体检：T 37.3℃，P 75次/分，R 19次/分，BP 128/78mmHg，右髋部明显肿胀，右下肢呈屈曲、内收、内旋、缩短畸形，臀部膨隆，可触及骨性隆起，大粗隆上移，粘膝征（+），右髋关节主动活动受限，被动活动右髋关节时疼痛难忍，患肢末端血循、感觉、活动可。

X线检查：摄右髋关节正、侧位片。结果示右髋关节脱位，见图8－7。

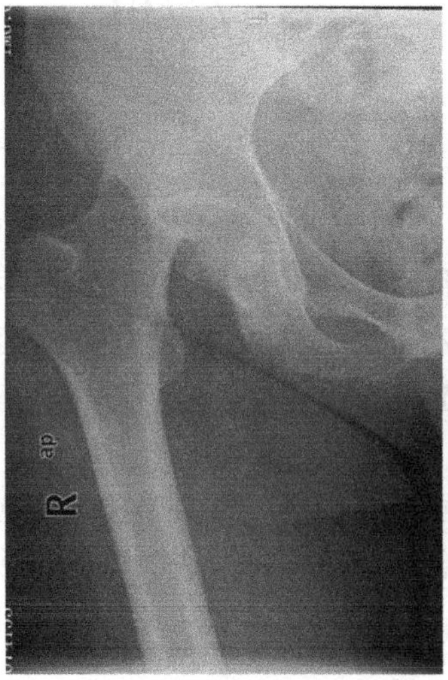

① 右髋关节正位片

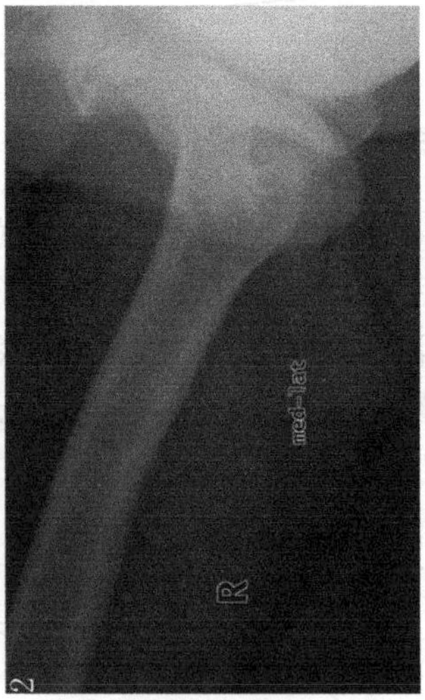

② 右髋关节侧位片

图8－7 右髋关节脱位X线片

（二）病例解析

1. 主症特点

一般情况：男性，30 岁。

起病时间：1 小时。

病因：发生车祸，右膝关节屈曲顶在前排座位。

症状：右髋关节剧痛，肿胀，不能活动，不能站立、行走。

体征：右髋部明显肿胀，右下肢呈屈曲、内收、内旋和缩短畸形，臀部膨隆，可摸到骨性隆起，大粗隆上移，粘膝征（+），右髋关节主动活动受限，被动活动右髋关节时疼痛难忍，患肢末端血循、感觉、活动可。

2. 临床表现与鉴别诊断要点

车祸后患者右髋部疼痛，肿胀，右下肢不能站立、行走，患肢呈屈曲、内收、内旋和缩短畸形，臀部膨隆，可摸到骨性隆起，大粗隆上移，粘膝征（+），右髋关节主动活动受限，被动活动右髋关节时疼痛难忍，患肢末端血循、感觉、活动可，当时患者无昏迷，无恶心呕吐，无腹部疼痛等情况。

上述阴性症状和体征如当时无昏迷，无恶心、呕吐，无腹部疼痛，患肢末端血循、感觉、活动可，有助于我们判断是否有头部、腹部外伤，坐骨神经和股动脉等神经和血管的损伤，同时还需与髋关节损伤相关疾病鉴别。

（1）股骨颈骨折　股骨颈骨折与髋关节脱位相比在发病年龄、受伤姿势及临床表现上有较大差异。X 线检查可作出明确诊断。

①股骨颈骨折的发病年龄以老年人为主，大多患者伴有骨质疏松；而髋关节脱位以青壮年为主。

②股骨颈骨折相对髋关节脱位来说，所受外力较小，大多为跌伤、摔伤所致；而髋关节脱位往往由于车祸、塌方、高处坠落等强大暴力而引起。

③股骨颈骨折大多无明显肿胀，疼痛、活动受限相对较轻，无弹性固定，其典型畸形是患肢呈屈曲、外旋、短缩畸形；而髋关节脱位伤后患髋疼痛、肿胀、活动受限，畸形明显，并有弹性固定，其典型畸形是后脱位患肢呈屈曲、内收、内旋及缩短畸形，前脱位患肢呈屈曲、外展、外旋、增长畸形。

（2）股骨粗隆间骨折　股骨粗隆间骨折与股骨颈骨折类似，与髋关节脱位相比在发病年龄、受伤姿势、临床表现上有较大差别。X 线检查可作出明确诊断。

①股骨粗隆间骨折发病年龄以老年人为主，而髋关节脱位常见于青壮年。

②股骨粗隆间骨折的外力较小，而引起髋关节脱位往往由于车祸、塌方、高处坠落等强大暴力而引起。

③股骨粗隆间骨折有明显肿胀，疼痛、活动受限明显，其典型畸形为内收、外旋、短缩畸形；而髋关节脱位伤后患髋疼痛、肿胀、活动受限、畸形明显，并有弹性固定，其典型畸形是后脱位患肢呈屈曲、内收、内旋、短缩畸形，前脱位患肢呈屈曲、外展、外旋、增长畸形。

3. 现病史、既往史、个人史、家族史等

现病史：车祸致右髋部肿痛、不能活动1小时。患者于1小时前坐汽车发生车祸，右膝关节屈曲顶在前排座位，右髋关节剧痛、肿胀，不能活动，右下肢不能站立行走，患肢呈屈曲、内收、内旋、缩短畸形，当时无昏迷，无恶心、呕吐，无腹部疼痛，急送本院就诊。

既往史：患者否认肝炎、肺结核、高血压、糖尿病等病史，否认手术、外伤史，否认药物及食物过敏史。

（三）髋关节脱位的概述

1. 病因及病机分析

本病多见于活动能力强的青壮年，老年人、儿童少见。老年人在强大暴力下往往在脱位之前就产生骨折。儿童体重轻，软骨弹性大，缓冲暴力的能力大，多见股骨头骨骺分离。

髋关节由髋臼和股骨头构成，是典型的杵臼关节。髋臼呈倒杯形，位于髋骨外侧中部，其前外下方为一深窝，周围有纤维软骨构成髋臼唇增加了髋臼深度。股骨头关节面约为球形的2/3，几乎全部纳入髋臼内，关节囊坚韧，周围有韧带加强，加上髋关节周围肌群丰厚，因此髋关节结构十分稳固，一般不易脱位，只有在强大暴力下才能脱位。间接暴力和直接暴力均可引起髋关节脱位，以间接暴力为多见，多见于如车祸、塌方、高处坠落等强大的暴力。

2. 临床分型

髋关节脱位根据脱位后股骨头处在髂前上棘与坐骨结节连线（髂坐线）的前后位置，可分为3种类型。

（1）前脱位　股骨头停留在髂坐线的前方，又可分为耻骨部脱位和闭孔部脱位。

（2）后脱位　股骨头停留在髂坐线后方，临床上此型最为多见，又可分为髂骨部脱位和坐骨部脱位。

（3）中心性脱位　股骨头向中线，冲破髋臼部或穿过髋臼底而进入盆腔者。

（四）临床技能运用

1. 诊断要略

复习了上述的髋关节脱位要略，结合本病例，诊断思路如下：患者车祸致右髋部肿痛、不能活动1小时。查体见右髋部明显肿胀，右下肢呈屈曲、内收、内旋、缩短畸形，臀部膨隆，可触及骨性隆起，大粗隆上移，粘膝征（+），右髋关节主动活动受限，被动活动右髋关节时疼痛难忍，结合X线检查，可诊断为右髋关节后脱位。

2. 治疗原则及方法

（1）非手术治疗（保守治疗）　新鲜髋关节脱位，应立即施行手法复位，即使合并有髋臼或股骨头骨折者，亦应立即复位。复位手法：后脱位有屈髋拔伸法、回旋法、拔伸足蹬法、俯卧下垂法4种复位手法，以回旋法最常用；前脱位有屈髋拔伸法、侧牵复位法、反回旋法3种复位手法，以反回旋法最常用；中心性脱位复位手法有拔伸扳拉法，但效果较差，多用骨牵引复位法。

①复位手法

回旋法（后脱位最多用）：麻醉后患者仰卧，助手两手按压髂嵴固定骨盆，术者立于患侧，一手握住患肢踝部，另一手以肘窝提托起腘窝部，在屈髋屈膝位向上提拉的基础上，将大腿内收、内旋，髋关节、膝关节极度屈曲，使膝部贴近腹壁，然后将患肢外展、外旋、伸直，在此过程中听到入臼声，即已复位成功。亦称问号法，右侧脱位用“反问号”，左侧为“问号”。

反回旋法（前脱位最多用）：其操作步骤与后脱位相反，先将髋关节外展、外旋，然后屈髋屈膝，再内收内旋，最后伸直下肢。

②外固定：手法复位成功后，对于无骨折者采用患肢中立位皮肤牵引，伴有骨折者采用患肢骨牵引，大多用股骨髁上牵引，有的用胫骨结节牵引。

（2）手术治疗　如发生以下情况，则考虑切开复位：

①闭合复位失败者。

②关节间隙内有骨性或软组织嵌入，阻碍复位。

③复位后关节不稳定，伴髋臼骨折者。

④陈旧性髋关节脱位。

手术采用切开复位，有骨折者多行内固定以恢复关节的稳定性和完整性。如股骨头或髋臼粉碎严重，无法满意整复，可采用全髋关节置换术。

3. 髋关节脱位常见并发症

（1）神经损伤

①部分髋关节后脱位病人中，特别是伴有髋臼后缘骨折者，坐骨神经可能被移位的股骨头或髋臼骨折块挫伤而引起坐骨神经损伤，有时前脱位可出现闭孔神经损伤。

②脱位整复后大多数患者麻痹会逐渐恢复，如果复位后麻痹没有改善，且怀疑有骨折片压迫神经，则需手术探查。一般不作早期探查，如2～3个月后仍无恢复，再考虑手术探查。

（2）血管损伤

①极少见，髋关节前脱位偶可引起股动脉、静脉损伤。

②治疗：应即时手法整复，如复位后无改善，则手术探查。

（3）骨折

①常见合并髋臼、股骨头骨折，偶尔可见股骨干骨折。

②治疗先采用闭合复位。往往脱位整复后骨折亦得到复位。如骨折块阻碍复位或闭合复位后骨折无复位、关节不稳定，应行切开复位，骨折块内固定。如股骨头或髋臼粉碎严重，切开后无法复位，可采用全髋关节置换术。

（4）股骨头缺血性坏死

①为晚期并发症，髋关节脱位发生关节囊、周围韧带等组织撕裂，从而可能影响到股骨头血运，一旦股骨头血液循环受损就可能发生股骨头缺血性坏死。早期复位可预防股骨头缺血性坏死。

②根据骨坏死程度和患者的要求可采用钻孔术、钻孔加植骨术、钻孔加血管束植入术、

髋关节融合术、全髋关节置换术。

（5）创伤性关节炎

①为晚期并发症，其发生与原始脱位的严重程度有关。关节内骨块的存在、复位后髋关节不稳定、髋臼骨折复位不良、股骨头骨折及缺血性坏死等均会造成创伤性关节炎。一般来讲，脱位整复后2~3年内避免负重过多或切开复位等能推迟或减少创伤性关节炎的发生。

②保守治疗，减轻关节负重，行理疗和功能锻炼。严重者，如老年人行全髋关节置换术，青壮年行髋关节融合术或全髋关节置换术。

（五）注意事项

1. 门诊随访 患者需长期随访，一般出院后二周首次门诊复诊，以后间隔一段时间定期复查，拍X线片，观察有没有股骨头坏死。若患者在关节功能恢复一段时间后突发疼痛，应立即到门诊检查，以确定是否发生股骨头坏死。

2. 并发症告知 由于导致脱位的原因为强大的暴力如车祸、塌方、高处坠落等，因而在脱位的同时，软组织损伤亦较严重，且往往合并其他部位、组织损伤，如合并髋臼骨折、股骨头骨折、坐骨神经损伤、血管损伤等。故对就诊患者要认真检查，确定有无骨折及其他并发症，如存在，则要及时告诉患者，并作相应的处理。由于股骨头、颈的血供特点，髋关节脱位时发生关节囊撕裂及圆韧带断裂影响股骨头血供，股骨头缺血性坏死发生率较高。另外由于脱位后合并骨折，引起关节面损伤以及股骨头坏死后继发创伤性关节炎。因此，股骨头缺血性坏死和创伤性关节炎是本病的晚期并发症。以上情况在确诊后治疗前应向患者及家属交代清楚。

3. 功能锻炼 采用保守治疗者，手法复位成功后，应采用患肢皮牵引或骨牵引，皮牵引时间3~4周，骨牵引者则要8~10周。牵引结束后，应扶拐不负重行走，定期复查，3个月后股骨头情况良好可弃拐行走。对于伴有骨折而行内固定治疗的患者，应酌情延长负重时间。对术后患者常规随访，观察骨折的愈合情况，股骨头是否坏死，是否发生创伤性关节炎。行人工全髋关节置换术的病人则尽早行走，以恢复关节功能，并且要尽量减少登山、上下楼梯等活动，控制饮食，减轻体重，以延长人工关节使用寿命。

第二节　常见脱位病例实训纲要

【实训目的】

通过脱位典型病例综合实训，使学生在课堂学习脱位疾病的基础上，加深对所学疾病的诊断与治疗的认识，培养学生临床思维及分析能力，基本掌握常见脱位疾病的临床诊断与治疗技能。

【实训形式】

1. 临床思维训练可参照CBL的训练模式，即由教师提供数个不同病症的典型病例，学生分组讨论，提出观点，展开争论，最后由教师评价总结。

2. 在教师的指导下，学生阅读各种脱位的影像学资料。

3. 学生 3 ~4 人一组，进行各种手法训练。学生可以术者、助手、模特轮流交换角色进行训练。

4. 学生可以对手法训练进行讨论，并推出最佳手法展示。

5. 教师评估总结。

6. 学生提交实训报告。

【实训设施】

观片灯、解剖模型、夹板、石膏、棉纸、纱布绷带、胶布等。

【实训考核】

根据操作能力、讨论发言以及实训报告，综合考核计分。

第九章 筋伤病例综合实训

第一节 常见筋伤病例综合实训

一、颈椎病

（一）典型病例

患者，男性，43岁，颈肩部疼痛伴右上肢疼痛、麻木和活动受限反复发作6个月，加重3天就诊。发病前无明显外伤，长期低头伏案工作。6个月前开始出现颈肩部酸痛不适，曾经在外院治疗，服用布洛芬效果不显，并逐渐出现右上肢疼痛和麻木，偶有头昏。3天前因受凉后症状加重，遂来我院就诊。病程中无明显发热、盗汗和消瘦，无明显夜间痛，无心慌和胸闷，无双下肢麻木和乏力，二便正常。既往无高血压病、心脏病和糖尿病等病史。

体检：心率70次/分，血压130/80mmHg，呼吸20次/分，神志清楚，两肺呼吸音清晰，心律齐，腹平软，无压痛，颈肌紧张，C_6、C_7 棘突间和椎旁压痛，颈椎前屈、后伸和旋转活动受限，压顶试验阳性，臂丛神经牵拉试验阳性，右手中、食指皮肤感觉减退，四肢肌力V级，肌张力正常，四肢腱反射正常，髌、踝阵挛阴性，Hoffmann征阴性。舌淡，苔白，脉弦紧。

X线检查：摄颈椎正侧位和左右斜位片。结果示颈椎生理弧度变浅，C_6 椎体唇状增生，椎间隙明显变窄，椎间孔变小。见图9－1。

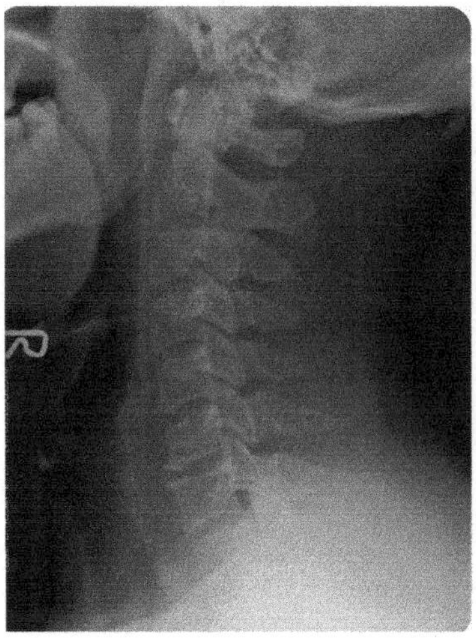

① 颈椎侧位片

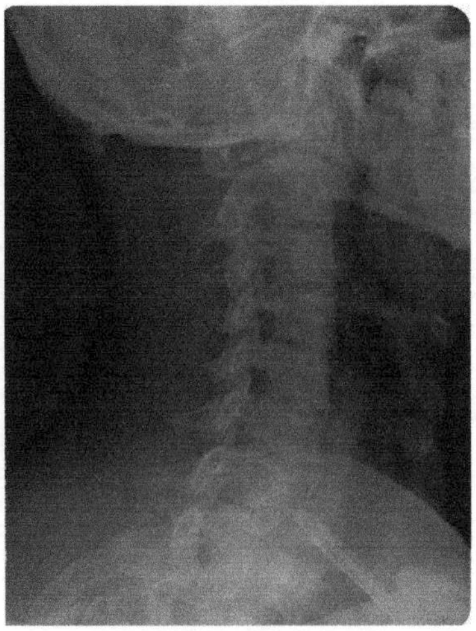
② 颈椎斜位片

图9－1 颈椎病X线片

（二）病例解析

1. 主症特点

一般情况：男性，43岁。

起病时间：6个月

病因：长期低头伏案工作。

症状：颈肩部疼痛伴右上肢疼痛、麻木和活动受限，偶有头晕。

体征：颈肌紧张，C_6、C_7棘突间和椎旁压痛，颈椎前屈、后伸和旋转活动受限，压顶试验阳性，臂丛牵拉试验阳性，右手中食指皮肤感觉减退，四肢肌力Ⅴ级，肌张力正常，四肢腱反射正常，髌、踝阵挛阴性，Hoffmann征阴性。舌淡，苔白，脉弦紧。

2. 临床表现与鉴别诊断要点

患者颈肩部疼痛伴右上肢疼痛、麻木和活动受限，偶有头昏。颈肌紧张，C_6、C_7棘突间和椎旁压痛，颈椎前屈、后伸和旋转活动受限，压顶试验阳性，臂丛牵拉试验阳性，右手中食指皮肤感觉减退，四肢肌力Ⅴ级，肌张力正常，四肢腱反射正常，髌、踝阵挛阴性，Hoffmann征阴性。舌淡，苔白，脉弦紧。上述的一系列症状和体征，有助于与颈椎结核、颈椎肿瘤、胸廓出口综合征、肩关节周围炎和腕管综合征等相关疾病相鉴别。

（1）颈椎结核　常有结核病史，伴有低热、盗汗和消瘦等全身症状，血沉增快，X线和MRI检查发现颈椎破坏或有脓肿形成。

（2）颈椎肿瘤　症状持续性加重，一般治疗疗效不显，恶性肿瘤往往血沉增快，肿瘤标记物异常，影像学检查显示颈椎骨质破坏，或椎管内占位性改变。

（3）胸廓出口综合征　主要特点是臂丛神经受累，而不是单一神经根症状，且Adson征阳性，检查患侧锁骨上窝饱满。

（4）肩关节周围炎　一般不具备神经根症状，主要表现在肩关节疼痛和不能外展和上举，但应注意颈椎病和肩关节周围炎同时存在的病例。

（5）腕管综合征　无颈部症状，主要表现为正中神经受压症状，桡侧两个半手指麻木或刺痛，腕部正中神经叩击试验阳性。

（6）心血管疾病　临床上有时遇到心血管疾病的病人反射性地引起肩背部疼痛，容易误诊为颈椎病。其特点是局部无压痛点，且病人说不清痛点，若有心慌、胸闷症状，需与交感神经型颈椎病鉴别，应注意仔细询问病情和检查病人，并查心电图。

（7）梅尼埃病　系内耳疾患，主要特点是发作性眩晕、进行性听力减退和耳鸣。

（8）原发性侧索硬化症　病变局限于上运动神经元，主要表现为进行性瘫痪而无感觉异常。

3. 现病史、既往史、个人史、家族史等

现病史：颈肩部疼痛伴右上肢疼痛、麻木和活动受限反复发作6个月，加重3天就诊。发病前无明显外伤，长期低头伏案工作。6个月前开始出现颈肩部酸痛不适，曾经在外院治疗，经服用布洛芬效果不显，并逐渐出现右上肢疼痛和麻木，偶有头昏。

既往史：长期低头伏案工作，否认高血压、心脏病和糖尿病等病史。

（三）颈椎病概述

1. 病因及病机分析

颈椎病是一种退行性疾病，椎间盘退变是颈椎病发病的主要因素，而慢性劳损包括睡眠姿势不当、工作姿势不当及不适当的功能锻炼和头颈部的外伤加速了椎间盘的退变，是颈椎病发病的诱发因素。由于椎间盘退变，髓核水分减少，弹性降低，周围韧带松弛，椎间关节失稳而产生错动，牵拉韧带，引起韧带下间隙出血，形成血肿，随着血肿的机化、钙化和骨化，形成骨赘，压迫或刺激临近组织而发病。在这期间，头颈部的劳损或外伤起加速作用。

颈椎病是临床上常见病、多发病，好发于40岁以上的中老年人，近年来发病呈年轻化趋势。由于外伤或劳损等原因导致颈椎内外平衡失调、椎间盘退变、骨质增生，影响神经根、血管和脊髓等临近组织而引起相应的肩臂疼痛、麻木、眩晕、瘫痪等一系列症状，临床上统称为颈椎病。颈椎病由于受累组织的不同，临床表现相当繁杂，除常见的疼痛、肢麻、眩晕、运动障碍等主症外，尚有恶心、呕吐、猝倒、血压偏低或升高、呼吸短促、心悸、心前区痛、视力模糊或失明、一侧瞳孔扩大、耳聋、耳鸣、咽感异常等，且影像学检查常与临床表现不一致，常易误诊。

2. 临床分型

颈椎病根据受累组织和临床表现的不同可分为：

（1）神经根型　发病率最高，多见于中年以上病人，缓慢发病，与长期低头伏案工作有关，主要表现为颈肩部酸痛、上肢酸软乏力、手指麻木等症。

（2）椎动脉型　发病率趋高，以头晕头痛为主，脑部症状多于四肢症状，临床症状往往与颈椎活动关系密切且变化复杂。

（3）脊髓型　急性患者病势凶险，多因颈椎间盘、椎体后缘骨赘、增厚和钙化的黄韧带等压迫颈髓所致，可以致四肢瘫痪，部分患者与外伤有关。

（4）交感神经型　可能与颈髓旁侧的前角灰质神经细胞与交感神经细胞混杂有关，以交感神经兴奋和抑制交替出现为特点。更年期妇女易发病，主要表现为头晕头痛、眼胀、咽喉不适或异物感、肢体发凉、出汗等。

（5）混合型　临床上同时出现上述两型或两型以上的症状体征者，病程长，发病年龄大多超过50岁。

中医根据临床表现的特点分为痹痛型、眩晕型和瘫痪型，其中痹痛型包括神经根型和部分混合型，临床上以疼痛、麻木和僵硬为主；眩晕型包括椎动脉型和交感神经型，临床上主要表现为发作性眩晕、头痛、心慌等，意识清楚；瘫痪型包括脊髓型，以四肢强直拘挛为主。

（四）临床技能运用

1. 诊断要略

复习了上述颈椎病的概要，结合本病例，诊断思路如下：

主要症状：劳损史，长期低头伏案工作致颈肩部疼痛伴右上肢疼痛、麻木和活动受限，受凉后症状加重；主要体征：颈肌紧张，C_5、C_6棘突间和椎旁压痛，颈椎前屈、后伸和旋转活动受限，压顶试验阳性，臂丛神经牵拉试验阳性，右前臂桡侧和大拇指皮肤感觉减退。舌淡，苔白，脉弦紧；结合X线表现，可以明确诊断为神经根型颈椎病。

2. 治疗原则

颈椎病的治疗原则是以非手术治疗为主，少数症状严重，经保守治疗3个月无效者行手术治疗。脊髓型颈椎病在保守治疗过程中，应密切观察病情变化，若症状持续加重，则应尽早行手术治疗。保守治疗颈椎病的药物和方法很多，包括中药、手法、牵引、封闭和功能锻炼等。

（1）保守治疗

①牵引治疗：通常采用枕颌带牵引法。患者可取坐位或仰卧位，牵引重量可逐渐增大到6～8kg，一般隔日1次，每次30分钟。

②手法治疗：手法是治疗颈椎病的传统疗法，具体手法很多，是治疗颈椎病的综合疗法之一。首先用点压、拿捏、弹拨、按摩等手法，使肌肉放松，然后采用颈项旋扳法。切忌粗暴操作。

③中药辨证施治：痹痛型治宜温经通络，药用桂枝汤加葛根、当归、川芎、水蛭等。眩晕型痰浊中阻证治宜涤痰化浊，药用温胆汤合二陈汤；中气下陷证，治宜益气升阳，药用补中益气汤；肝风上扰证，治宜镇肝熄风用镇肝熄风汤加减。瘫痪型治宜补气活血通络，药用补阳还五汤加减。

（2）手术治疗　少数保守治疗无效的病例，可考虑手术治疗。手术方法根据病变的节段和范围，选择前路减压钢板螺钉内固定和植骨融合和后路减压椎管成形术。

（五）注意事项

1. 门诊随访　告知患者避免颈肩部受凉，忌长期低头和伏案工作，合理用枕，保持正确的生活、工作姿势习惯。

2. 手法治疗　手法治疗轻柔和缓，忌急剧地旋转头颈部，以免发生医源性损伤。

3. 功能锻炼　鼓励患者耸肩运动，适当活动颈椎。有学者认为功能锻炼是取得长远疗效的关键。

二、肩袖损伤

（一）典型病例

患者，男性，35岁。患者诉两天前跑步时不慎跌倒，右手掌撑地，自觉肩部有撕裂声，当即感右肩顶部疼痛剧烈，肩部活动受限。经冷敷及休息后，疼痛有所缓解，但夜间疼痛加重，不能卧向患侧。刻下：患者右肩部肿胀，持续性疼痛，外展、上举活动受限且引起疼痛加剧，右肘及手部活动良好，右上肢感觉无异常。患者既往体健，否认糖尿病、高血压史。

体检：右肩上部轻度肿胀，皮下瘀斑，未见方肩畸形，肱骨大结节处压痛明显，肩关节活动功能障碍，以外展、上举受限明显，被动活动时无明显受限，活动过程中可闻及摩擦音，患肩坠落试验（+），右肘关节及手部活动正常，右上肢无纵轴叩击痛，皮肤感觉良好，动脉搏动正常。

X线检查结果示：右肩关节未见明显骨折、脱位征象。

MRI检查见图9－2，箭头所示为肩袖末梢关节囊表面的局部撕裂。

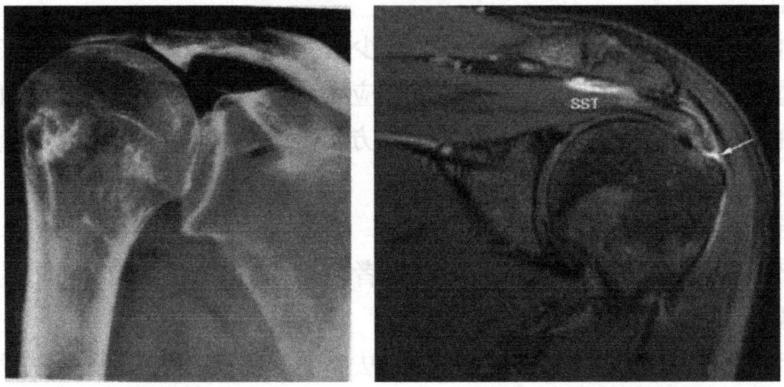

① 右肩正位片　　② 右肩冠状位MRI

图9－2　右肩关节X线片

（二）病例解析

1. 主症特点

一般情况：男性，35岁。

起病时间：2天。

病因：跌倒时手掌撑地。

症状：右肩关节疼痛、肿胀、活动功能障碍。

体征：右肩上部轻度肿胀，皮下瘀斑，肱骨大结节处压痛明显，肩关节外展、上举活动明显受限，被动活动时无明显受限，活动过程中可闻及摩擦音，患肩坠落试验（+）。

2. 临床表现与鉴别诊断要点

患者为青年男性，有明显外伤史，伤后出现右肩上部疼痛、肿胀，肩关节活动功能障碍，以外展、上举活动受限明显，肩关节活动时产生摩擦音，肱骨大结节处压痛明显，患肩坠落试验（+）。

上述的阴性症状和体征如右肘及手部活动良好，右上肢感觉无异常，查体未见方肩畸形，肩关节被动活动无明显受限，右上肢无纵轴叩击痛，动脉搏动正常，说明没有血管和神经的损伤，但仍需和以下疾病鉴别。

（1）肩关节周围炎　一般为50岁左右发病，起病缓慢，肩周钝痛或刀割样痛，可放射至前臂或手部以及颈、背部；肩关节活动受限的方向较多，以后伸、外展和旋外障碍最明显，且被动活动差；肩周压痛点广泛；X线片显示肩关节间隙狭窄、骨质疏松，肩关节造影有助于鉴别诊断。

（2）肱二头肌长头肌腱断裂　断裂部多位于肱骨结节间沟中的肌腱处，因而此处压痛明显。急性外伤性断裂时肩部剧痛，向上臂前侧及肘部放射，局部出现隆凸和凹陷畸形，不能主动屈肘，肌力减弱，肌腹松软。慢性断裂者屈肘力量逐渐减弱。

(3) 冈上肌肌腱炎　起病缓慢，逐渐加重，外伤多不明显。肩上部无肿胀或较轻，触不到凹痕，肩关节外展、上举功能受限，但不至于完全丧失，有明显的“疼痛弧”，若施用封闭试验可使肩关节的上述功能基本恢复。

(4) 肩峰下滑囊炎　直接强大的外伤作用较少见，常有慢性劳损史，缓慢发病，局部触不到凹痕，多可触及圆形囊性肿物；Dawbarn 征阳性；肩关节内旋位或外旋位 X 线片提示肩峰下缘至肱骨头上缘之间的距离大于 5mm。

3. 现病史、既往史、个人史、家族史等

现病史：两天前跑步时不慎跌倒，右手掌撑地，自觉肩上部有撕裂声，当即感右肩顶部疼痛剧烈，并向外侧三角肌止点处放散，肩部活动受限。经冷敷及休息后，疼痛有所缓解，但夜间疼痛加重，不能卧向患侧。刻下患者右肩部肿胀，持续性疼痛，外展、上举活动受限且疼痛加剧，右肘及手部活动良好，右上肢感觉无异常。

既往史：平素体健，否认糖尿病、高血压史，否认骨折、脱位等外伤史，否认右肩关节手术史。

根据本病案患者病史、临床表现及一些阴性症状和体征，如右肘关节及手部活动良好，右上肢感觉无异常，未见方肩畸形，肩关节被动活动无明显受限，右上肢无纵轴叩击痛等，结合 X 线、MRI 等影像学检查，可排除肩关节骨折或脱位、肩关节周围炎、肱二头肌长头肌腱断裂、冈上肌肌腱炎、肩峰下滑囊炎等疾患，必要时行肩关节造影、肩关节镜检查等，以进一步明确诊断。

（三）肩袖损伤概述

1. 病因及病机分析

肩袖又称旋转袖，是由冈上肌、冈下肌、肩胛下肌、小圆肌的肌腱在肱骨头前、上、后方形成的袖套样结构。肩袖的功能是使肱骨头与肩胛盂接触而获得稳定，当三角肌收缩时，肩袖拮抗三角肌的作用，使肱骨头不至于被拉向肩峰，而使肩胛盂与肱骨头之间形成稳定的支点，与三角肌共同完成肩关节外展动作，因而易因受夹挤、冲撞而损伤。冈上肌、冈下肌肌腱在止点近侧的终末段 1cm 范围内是无血管区，又称危险区，是血供薄弱部位，也是肌腱退化变性和断裂的好发部位。

肩袖损伤患者一般有急性损伤史或重复性、累积性损伤史。肩前方疼痛，累及三角肌前方及外侧。急性期疼痛剧烈，呈持续性；慢性期呈自发性疼痛。疼痛在肩部活动后或增加负荷后加重，被动外旋肩关节也使疼痛加重。夜间症状加重，不能卧向患侧。压痛多见于肱骨大结节近侧，或肩峰下间隙部位。肩袖损伤往往有疼痛弧 60°~120°。

肩袖撕裂有时在临床上难以作出正确诊断，凡有肩部外伤史、肩前方疼痛伴大结节近侧或肩峰下区域压痛的患者，若同时合并上述 4 项中任何一项阳性体征，都应考虑肩袖撕裂的可能性。对疑似病例，应当运用 X 线平片检查、肩关节造影、超声检查、磁共振成像以及肩关节镜等辅助检查手段，以明确诊断。

2. 临床分型

(1) 按其损伤程度分型

①挫伤：指肩袖受到挤压、撞击、牵拉，发生水肿、充血、纤维变性。此种损伤一

般是可恢复的。其表面的肩峰下滑囊可伴有相应的损伤性炎症反应，滑液囊有渗出性改变。

②不完全性断裂：是肩袖肌腱纤维的部分断裂。可发生于冈上肌腱的滑囊面（上面）、关节面（下面）以及肌腱内。不完全性肌腱断裂如处理不当将发展为完全性断裂。

③完全性断裂：指肌腱的全层断裂，是盂肱关节与肩峰下滑囊的贯通性损伤。可发生于冈上肌、肩胛下肌、冈下肌，小圆肌较少发生，以冈上肌最为多见，冈上肌和肩胛下肌腱同时被累及也不少见。

（2）根据肌腱断裂范围分型

①广泛断裂：范围累及2个或2个以上的肌腱。

②大型断裂：单一肌腱断裂，范围大于肌腱横径的1/2。

③小型断裂：单一肌腱断裂，范围小于肌腱横径的1/2。

（3）根据肩袖断裂的裂口方向分型

①横形断裂：其裂口方向与肌纤维方向垂直。

②纵形断裂：裂口方向与肌纤维方向一致。肩袖间隙分裂也属于纵形断裂，是肩袖损伤的一种特殊类型。

（4）根据损伤时间分型

①新鲜损伤：一般认为2周以内的损伤属于新鲜损伤。新鲜的断裂，肌腱断端不整齐，肌肉水肿，组织松脆，肩肱关节腔内有渗出。

②陈旧损伤：2周以上属于陈旧性损伤。陈旧性断裂的断端已形成瘢痕，光滑圆钝，比较坚硬，关节腔内有少量纤维素样渗出物。

（四）临床技能运用

1. 诊断要略

复习了上述肩袖损伤的概要，结合本案例，诊断思路如下：

主要症状：右肩关节疼痛、肿胀、活动功能障碍；主要体征：右肩上部轻度肿胀，肱骨大结节处，压痛明显，肩关节外展、上举活动明显受，疼痛弧60°~120°，活动过程中可闻及摩擦音，患肩坠落试验（+）。MRI：肩袖末梢关节囊表面局部撕裂，可以诊断为右肩袖损伤（不完全断裂）。

2. 治疗原则及方法

治疗方法的选择取决于肩袖损伤的类型及损伤时间。

（1）非手术治疗（保守治疗）　适用于肩袖挫伤、部分性断裂或完全性断裂的急性期，具体可包括以下方法：

①固定疗法：对于肩袖挫伤，无明显张力者的患者应以三角巾悬吊制动2~3周，同时进行局部物理治疗；对于肩袖部分断裂或完全断裂的急性期，可使用外展支架固定肩关节于外展45°、前屈45°位，也可采用肩人字石膏外固定，固定时间4~6周。

②理筋手法：新鲜损伤应采取制动，充分休息，待解除固定后，可根据病情选用适宜的手法治疗，以局部按揉、推摩和点穴手法为主。

③药物疗法

内服：损伤初期治宜活血祛瘀、消肿止痛，方用活血止痛汤或新伤续断汤，待肿胀消退后服舒筋活血汤；后期治宜补益肝肾、养血荣筋，方用当归鸡血藤汤、壮筋丸等。

外用：早期外敷跌打膏或消瘀止痛膏等，晚期用上肢损伤洗方、五加皮汤、海桐皮汤等水煎熏洗。

④功能锻炼：开始时做被动上举，随后进行主动外展、上举等锻炼，在无痛的状态下达到最大活动范围后，开始做增强肌力的训练，但3个月内应避免提举重物和爬墙等动作。

⑤封闭疗法：对局部疼痛较剧烈的患者，可以用1%利多卡因5ml加醋酸氢化可的松25mg于肩峰下间隙行局部封闭治疗。

（2）手术治疗　适用于肩袖完全撕裂，保守治疗无效的肩袖撕裂，以及合并存在肩峰下撞击因素的病例。手术的目的是去除危险因素，如肩峰下成形术，扩大肩峰下间隙；对部分撕裂进行刮除或缝合，对全程撕裂进行缝合修补。术后用外展支架或肩人字石膏固定4～6周，去除外固定后逐步进行肩关节功能锻炼。

3. 肩袖损伤常见并发症

肩关节慢性疼痛、肩关节僵硬是肩袖损伤及手术治疗后的常见并发症。

（五）注意事项

1. 肩袖损伤是临床常见的肩关节疾患，其发病率占肩关节疾患的17%～41%。但因其症状不典型，往往造成漏诊、误诊，延误治疗，影响早期修复，甚至遗留不可救治的后遗症。因此，对早期诊断必须重视。临床上一些肩袖损伤的患者常被当做肩周炎对待，对于怀疑为肩袖损伤的患者，应给予肩关节MRI检查，以明确诊断，及时治疗。

2. 肩袖损伤患者应给予充分的固定，一般采用三角巾悬吊胸前制动，固定时间4周。

3. 固定期间要加强相邻关节的功能锻炼，尤其要加强肌肉的舒缩运动，防止关节粘连。肩袖愈合后，可进行“云手”、“爬墙”等肩关节的功能锻炼。

三、肩关节周围炎

（一）典型病例

患者，女性，教师，50岁，左肩关节疼痛伴活动受限1月。无肩关节外伤史，有肩关节受寒史，疼痛呈渐进性加重且肩关节活动明显受限，夜痛较剧。否认乙肝、糖尿病、高血压等病史。

体检：心率85次/分，血压110/76mmHg。左肩无红肿，三角肌轻度萎缩，肩关节僵硬，主、被动活动以外展、外旋、后伸受限为主。摸口试验阳性，摸背试验阳性，左手感觉、活动、血运正常。

X线检查：摄左肩关节正位片，结果示骨质未见骨折、脱位（图9－3）。

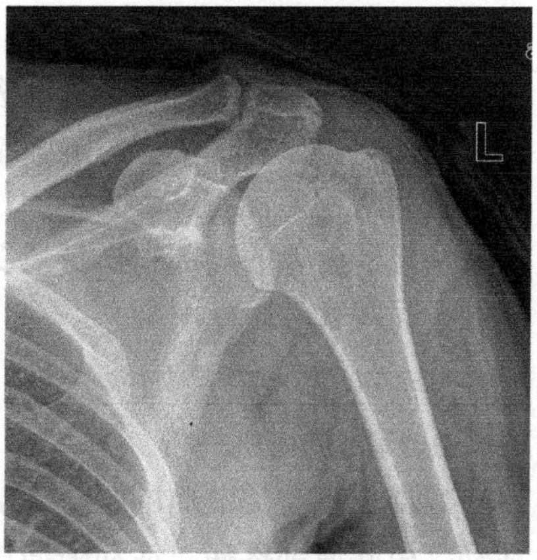

图9－3　左肩关节正位片

（二）病例解析

1. 主症特点

一般情况：女性，50 岁，教师。

起病时间：1 个月。

病因：受寒。

症状：左肩关节疼痛伴活动受限。

体征：左肩无红肿，三角肌轻度萎缩，肩关节僵硬，主、被动活动以外展、外旋、后伸受限为主。摸口试验阳性（正常手在外展上举时，中指尖可触至对侧口角。根据受限可分为：轻度，仅触及对侧耳翼；中度，仅触到顶枕部；重度，达不到顶枕部），摸背试验阳性（正常中指尖可经背后触及对侧肩胛下角。轻度受限者可屈 90°，中指能过背中线；中度受限者达不到背中线；重者仅能过同侧腋后线），左手感觉、活动、血运正常。

2. 临床表现与鉴别诊断要点

患者，女性，教师，50 岁，左肩关节疼痛伴活动受限 1 月。无肩关节外伤史，有空调致肩关节受寒，疼痛呈渐进性加重且肩关节活动明显受限，夜痛较剧。体检：左肩无红肿，三角肌轻度萎缩，肩关节僵硬，主、被动活动以外展、外旋、后伸受限为主。摸口试验阳性，摸背试验阳性，左手感觉、活动、血运正常。据患者的病史特点仍需和以下疾病相鉴别：

（1）肩峰下撞击综合征　肩峰下撞击综合征患者以主动活动受限为主，被动上抬可以活动较大度数，被动活动时只有做上肢前屈内收内旋时引发疼痛。肩峰下撞击综合征经封闭后即刻可以获得良好的主动活动，而肩周炎患者封闭治疗仅仅缓解疼痛，关节活动度恢复较少。

（2）颈椎病　也有肩部疼痛，但同时伴有颈部疼痛及同侧上肢的放射性疼痛、麻木或四肢无力等症状。颈椎病患者一般肩部无明显压痛点，肩关节活动不受限制。

（3）其他　左侧肩周炎应与冠心病、心绞痛相鉴别，右侧肩周炎应与肝胆疾患相鉴别。

3. 现病史、既往史、个人史、家族史等

现病史：患者，女性，教师，50 岁，左肩关节疼痛伴活动受限 1 月。无肩关节外伤史，有空调致肩关节受寒，疼痛呈渐进性加重且肩关节活动明显受限，夜痛较剧。

既往史：患者否认肝炎、肺结核、糖尿病、高血压、冠心病等病史，否认手术、外伤史，否认药物及食物过敏史。

掌握了患者的局部和全身情况，刻下情况和既往发病情况，有利于诊治过程中各项体征的全面观察和医疗安全。

（三）肩关节周围炎概述

1. 病因及病机分析

肩周炎系肩关节周围肌腱、腱鞘、滑囊和关节囊等软组织慢性炎症粘连，限制肩关节活动，引起肩部疼痛、活动障碍的病症，中老年人多发。本病多发生于单侧，双肩同时发生者约 8%，女性病人多于男性，又称“五十肩”。中医学称“漏肩风”、“凝肩”或“冻结肩”。引起肩关节粘连的病因尚不甚清楚，可能与下列因素有关：冠心病、颈椎病神经根痛等引起肩部疼痛、活动受限使肩部活动减少；肩袖撕裂、骨折、脱位，固定时间长使肩关节僵硬；组成肩关节囊的结构因退变而产生无菌性炎症、粘连；相邻滑囊产生炎症粘连。上述因素单独或联合作用，致使肩关节产生无菌性炎症，关节囊粘连。

肩部是上肢与躯干的连接部位，也称肩胛带，是上肢功能活动的基础。胸骨上端、肩胛骨、锁骨及肱骨上端，分别连接并组成胸锁关节、肩锁关节、肩肱关节和肩胛胸壁等4个关节。每个关节都由坚韧而富有弹性的韧带、关节囊或强有力的肌肉互相连接，并由肌肉收缩进行肩部各种活动。肩部是人体中活动范围最大的部位，能做内收、外展、前屈、后伸及内外旋等多种活动，使手能摸到人体自身的任何部位。

肩周炎起病缓慢，为慢性不适疼痛，病人常未特别注意，后来逐渐加重，活动多时疼痛加重。肩痛可感应到手，但无感觉障碍，症状时重时轻地发展，病程半年至一年时最重，严重者夜间影响睡眠。急性发作时不敢卧于患侧，穿衣困难，患手不能洗脸、梳头，不能摸背，肩部肌肉痉挛，以后出现肌萎缩，在疼痛的基础上肩部活动受限亦逐渐加重，发病一年左右时最重，主动与被动活动皆受限，部分患者约持续1～2年而自行好转。临床在治疗时，应分清病因，施行有针对性的治疗，必要时行肩关节MRI检查，同时注意与心、肺等内脏器官的牵扯痛及肩胛骨或肱骨近端自身的疾病相区别，避免误诊。

2. 临床分型

（1）辨证分型

①风寒湿型　肩部窜痛，遇风寒痛重，得温热痛缓，肩部有沉重感，舌苔薄白腻，脉弦滑或弦紧。

②瘀滞型　肩部针刺样疼痛，拒按，夜痛甚，舌苔紫暗或瘀斑，脉弦或细涩。

③虚损型　肩部酸痛，劳累后加重，可伴有头晕目眩，少气懒言，四肢乏力，心悸失眠等，舌质淡或暗红，苔白或少苔、无苔，脉弦细或沉细弱。

（2）按病变部位和病因分型

①肩肱（或盂肱，下同）关节腔病变：包括粘连性关节炎、冻结肩、疼痛性肩挛缩症等。

②滑囊病变：包括粘连性滑囊炎、钙化性滑囊炎、闭塞性滑囊炎等。

③肌腱炎及腱鞘炎：包括肱二头肌长头腱炎、冈上肌腱炎、钙化性肌腱炎、退行性肌腱炎、肩袖炎、疼痛弧综合征等。

④其他肩周病变：如喙突炎、纤维织炎、骨关节炎、类风湿性关节炎等。

（四）临床技能运用

1. 诊断要略

复习了上述肩周炎的概要，结合本案例，诊断思路如下：

主要症状：左肩关节疼痛伴活动受限1月，无肩关节外伤史，有空调致肩关节受寒；主要体征：左肩无红肿，三角肌轻度萎缩，肩关节僵硬，主、被动活动以外展、外旋、后伸受限为主，摸口试验阳性，摸背试验阳性；结合X线检查，可以明确诊断为左肩关节周围炎。

2. 治疗原则及方法

肩关节周围炎在病重期间会给病人带来很大的痛苦及行动不便，应该积极给予治疗。关于肩关节周围炎的治疗方法很多，尤其中医在这方面有许多独到之处。临床中常根据病情的不同而选择适当的疗法，对于早期疼痛较重的病人要适当减少活动，以药物治疗为主，中后期以活动障碍为主的病人可给予理筋手法配合病人的主动功能锻炼。治疗方法可分为保守治疗和手术治疗。

（1）保守治疗　首先将本病病程告诉病人，协助其建立战胜疾病的信心，加强功能锻炼，并辅以药物及手法治疗。

①药物治疗：建议口服西乐葆每日0.2g，排除过敏等禁忌证；重度焦虑或失眠者，可同时睡前口服艾司唑仑1mg。

②局部封闭：关节腔内用利多卡因5ml＋得宝松1ml＋生理盐水15～20ml进行注射。若失败，其主要原因是一般的骨科医生对肩关节腔穿刺不熟练，药液没有进入关节腔，起不到扩展效果。痛点局限者，可用利多卡因＋泼尼松混悬液作局部浸润。如肩峰下、关节囊、肱二头肌腱鞘等，以减轻疼痛，松解粘连，便于患肩活动。

③功能锻炼：梳头：用手自前向后，自对侧至同侧做梳头运动，以锻炼患肩外展；揽腰：将两手在腰后相握以健手拉患肢，使肩内旋、内收，逐渐增加摸背程度；爬墙：面对墙壁，两手扶墙上举，每日记录能达到的高度，逐渐达到上举幅度两侧相等，锻炼肩胛活动；划圈：双手前后摆动，左右摆动，然后患肢做自前向后、自后向前划圆圈活动各3～5次。

④手法治疗：手法松解方法很多。有常规按摩逐渐松解法，适用于早期或活动受限较轻者，每日稍加松解，以保持肩关节有一定活动范围。

（2）手术治疗　可行肩关节镜探查、关节囊松解、肩峰下滑囊切除、肱二头肌腱炎清理、肩峰成形术等。

（五）注意事项

1. 门诊随访　将本病病程告诉病人，协助其建立战胜疾病的信心，在运用药物的同时，积极鼓励患者进行自我功能锻炼。严重者可以用麻醉下松解法，但此法须有经验的医师操作，对骨疏松者及老年患者慎用，勿用暴力，避免骨折、脱位或造成臂丛神经损伤。一般不需要手术治疗，但对粘连重，影响活动，保守方法治疗无效，年龄较轻，要求改善活动范围者，可考虑肩关节镜手术。

2. 功能锻炼　患者的自我功能锻炼对于缓解关节粘连和僵硬十分重要，功能锻炼要求持之以恒，循序渐进。应告诫病人注意患肩的保暖，避免受寒。

四、冈上肌肌腱炎

（一）典型病例

患者，男性，43岁，工人。左肩部疼痛伴活动受限3周。3周前，因提举重物引起左肩部疼痛，休息后疼痛有所缓解，但左肩不能抬高，抬高时酸胀疼痛明显，日常生活中的梳头、穿衣等动作均受影响，受凉后及阴雨天加重。平素体健，否认骨折、脱位等外伤史。

体检：左肩关节无明显肿胀、畸形，左肩峰外下方压痛明显，左肩关节外展活动受限，外展至60°时疼痛加剧，超过120°后疼痛减轻。其他动作如前屈、后伸、内旋、外旋等均无明显受限及疼痛加重现象。

X线检查：摄左肩关节正位片。结果示：左肩关节未见明显异常征象，未见骨折脱位。见图9－4。

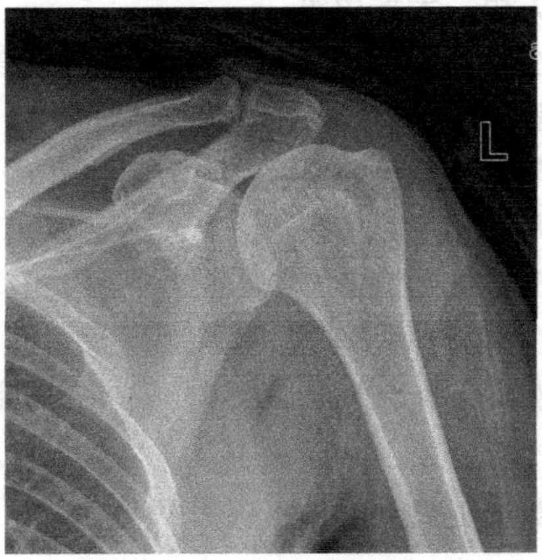

图9－4　左肩关节正位片

（二）病例解析

1. 主症特点

一般情况：男性，43岁。

起病时间：病程约3周。

病因：提举重物时诱发。

症状：左肩部酸胀疼痛，外展活动明显受限。

体征：左肩关节无明显肿胀、畸形，左肩峰外下方压痛明显，左肩关节外展活动受限，疼痛弧60°～120°。

2. 临床表现与鉴别诊断要点

患者提重物致左肩部疼痛伴活动受限3周。3周前，因提举重物引起左肩部疼痛，休息后疼痛有所缓解，但左肩不能抬高，抬高时酸胀疼痛明显，日常生活中的梳头、穿衣等动作均受影响，受凉及阴雨天加重。体检：左肩关节无明显肿胀、畸形，左肩峰外下方压痛明显，左肩关节外展活动受限，外展至60°时疼痛加剧，超过120°后疼痛减轻。其他动作如前屈、后伸、内旋、外旋等均无明显受限及疼痛加重现象。据其病史特点需和以下疾病鉴别：

（1）肩峰下滑囊炎　疼痛位于肩外侧深部，并可放射至三角肌，运动时疼痛加重，尤以外展、外旋时为著。局部压痛常在肩峰下至肱骨大结节部位，如患侧上臂外展，因滑囊移位于肩峰下，触痛消失，即 Dawbarn 征阳性。当滑囊肿胀积液时，三角肌前缘可有局限性隆起。为减轻疼痛，病人常使患肩处于内收和内旋位。

（2）肱二头肌长头肌腱腱鞘炎　起病缓慢，逐渐加重，疼痛、压痛以肱骨头结节间沟为主，肱二头肌抗阻力屈肘时疼痛加重，即 Yergason 征阳性，病久亦有功能障碍及肌肉萎缩。

（3）冈上肌肌腱断裂　多为肩关节脱位后的并发症，单纯性的断裂，大多数为外伤性，可出现肩部尖锐性疼痛，断裂部可触及凹陷，肩外展功能明显减弱或消失。

3. 现病史、既往史、个人史、家族史等

现病史：患者，男性，43 岁。提物致左肩部疼痛伴活动受限 3 周。3 周前，因提举重物引起左肩部疼痛，休息后疼痛有所缓解，但左肩不能抬高，抬高时酸胀疼痛明显，日常生活中的梳头、穿衣等动作均受影响，受凉后及阴雨天加重。

既往史：平素体健，否认骨折、脱位等外伤史。

根据本病案患者病史中的一些阴性症状和体征，如肩关节功能仅以外展活动受限为主，疼痛弧 60°～120°，屈伸及内外旋转等活动无明显受限及引起疼痛加重现象，结合 X 线检查，可排除肩峰下滑囊炎、肱二头肌长头肌腱腱鞘炎、冈上肌肌腱断裂等疾患，MRI 有助于进一步明确诊断。

（三）冈上肌肌腱炎概述

冈上肌肌腱炎是由于外伤、劳损或肌腱退行性改变等原因所引起的局部无菌性炎症，以疼痛、功能障碍为主要临床表现。好发于中年以上体力劳动者、家庭主妇和运动员等。

冈上肌是肩外展运动肌群的重要组成部分，起于肩胛骨冈上窝的内侧 2/3 部分，向外侧走行，经过肩峰下移行为短而扁平的肌腱，止于肱骨大结节上部。冈上肌的作用为固定肱骨头在肩盂中，并与三角肌协同作用，使上肢外展。冈上肌在肩关节肌群中，是肩部力量集中的交叉点，受力于四方，加之其肌纤维细长且跨度大，因此是比较容易劳损的肌肉，尤其是在肩部外展时，冈上肌肌腱须穿过肩峰下面和肱骨头上面的狭小间隙，因受到喙肩韧带和肩峰的摩擦、挤压，易发生变性、劳损及损伤，而产生肌腱无菌性炎症，炎症发生后很容易使肌腱钙化而变脆弱。冈上肌腱的退变以及在此基础上再遇外伤、过度劳累或寒冷等，均可致急性发病。在临床上，本病主要表现为肩部酸痛，可向颈部或臂外侧放射，夜间尤重。检查时，于肱骨大结节处可有压痛，主动外展 60°～120°时疼痛加剧，超过此限度后，因大结节转向后方而不再受其挤压，疼痛反而减轻，称为疼痛弧（图 9－5），这是冈上肌肌腱炎的特征。

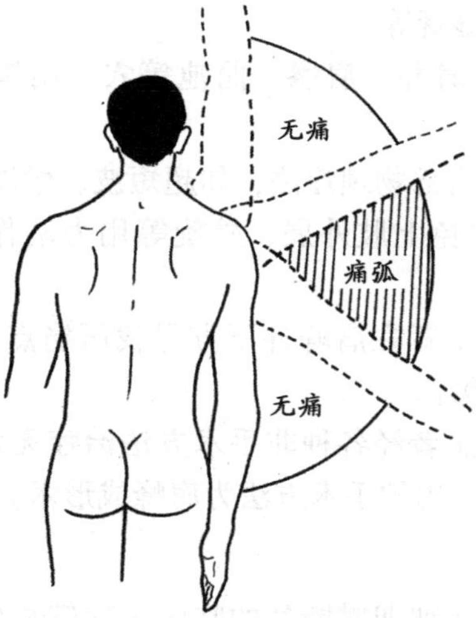

图9－5　冈上肌肌腱炎疼痛弧

本病的诊断主要依靠患者的主诉及临床检查时的阳性体征。X线检查可排除其他疾病及肌腱钙化，CT及MRI检查可以进一步明确诊断。

（四）临床技能运用

1. 诊断要略

复习了上述冈上肌肌腱炎的知识要点，结合本案例，诊断思路如下：

主要症状：左肩部酸胀疼痛，外展活动明显受限；主要体征：左肩峰外下方压痛明显，左肩关节外展活动受限，疼痛弧60°～120°；X线检查：左肩关节正、侧位片未见明显异常，可以初步诊断为冈上肌肌腱炎，可做MRI进一步明确诊断。

2. 治疗原则及方法

（1）固定疗法　急性发作时应减少活动，避免做肩关节外展及持重活动，可予颈腕吊带或三角巾悬吊，做短期制动。

（2）理筋手法　急性期损伤1周后，可予轻柔手法治疗，慢性期手法宜稍重。患者取坐位，术者立于患侧，具体手法操作如下：㨰法作用于肩峰、三角肌及肩胛部，拿法拿捏冈上肌部、肩部、上臂部，自上而下，以活血化瘀，疏通经络；在冈上肌局部作一指禅推法、弹拨、按揉等手法，以放松肌肉，松解粘连；按揉痛点及肩髎、肩井、天宗等穴位，以通络止痛；最后术者一手扶住肩部，另一手托住肘部，将肩部摇转外展。慢性期可采用牵抖法，以滑利关节。

（3）药物治疗

①内服药：痛甚者，可口服非甾体类抗炎止痛药物。中药治疗，急性期宜舒筋活血、通络止痛为主，方用舒筋活血汤加减；慢性期可服舒筋丸。局部疼痛、畏寒者，可服活络丸或活血汤；体弱血虚者，可服当归鸡血藤汤。

②外用药：急性期肿痛较重时外敷消瘀止痛膏或三色敷药等，慢性期以中药熏洗、热

敷患处或敷贴伤湿止痛膏、风湿膏等。

（4）针灸疗法　取天宗、肩井、肩髎、曲池等穴，用泻法，提插捻转，还可以加用灸法。

（5）物理疗法　早期可行肩部物理疗法，如超短波、微波等。

（6）功能锻炼　急性期避免上肢外展、外旋等用力动作，慢性期可做甩手、上举等活动。

（7）封闭疗法　对疼痛严重者在肩峰外下方寻找压痛点，以1%普鲁卡因5ml加醋酸氢化可的松25mg行痛点封闭治疗。

（8）手术治疗　仅有个别患者经各种非手术方法治疗无效，反复发作，严重影响肩关节活动，可以考虑手术治疗。常用的手术方法为肩峰成形术。

（五）注意事项

1. 由于冈上肌肌腱炎与冈上肌肌腱断裂的临床表现较相似，均可出现疼痛及肩外展功能受限，因而，应当注意检查和鉴别，否则可能误诊，延误治疗。其鉴别要点除了前面内容已提及的之外，用利多卡因作冈上肌肌腱部位的浸润封闭可以进一步加以区分。如封闭后其疼痛消失，冈上肌肌腱功能恢复，即表示为炎症，若功能仍不能恢复则可能为断裂。必要时作肩关节造影及MRI检查，进一步明确诊断。

2. 急性期应三角巾悬吊制动，时间约为2周。慢性期可做甩手、上举等活动，防止关节粘连。

五、肱骨外上髁炎

（一）典型病例

患者，女性，50岁，保姆。右肘关节外侧酸痛不适2月伴持物乏力。近两月来做家务时出现右肘外侧酸楚、疼痛，拧毛巾时加重，提物时前臂乏力，休息后症状有所缓解。患者否认肝炎、肺结核、糖尿病、高血压、冠心病等病史。家族中无类风湿性关节炎等病史。

体检：右肘部无红肿，肱骨外上髁压痛明显，前臂伸肌腱牵拉试验阳性，肘关节屈伸活动无受限，拇指外展、背伸及伸指功能未见异常，前臂及手部皮肤针刺觉正常。

X线检查：摄右肘关节正侧位片。结果未见明显异常征象。见图9－6。

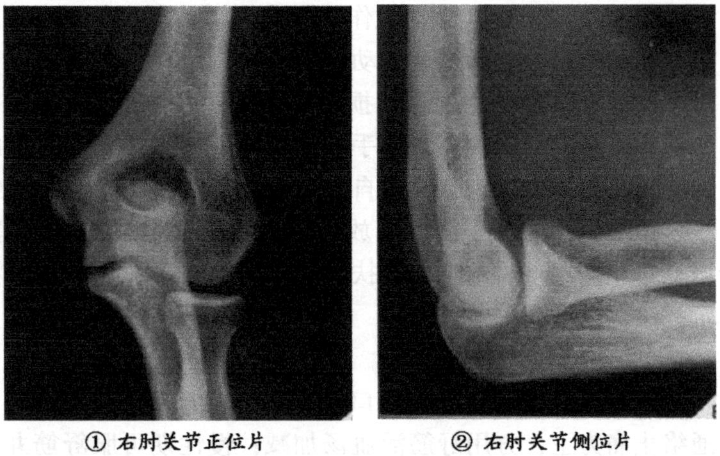

① 右肘关节正位片　② 右肘关节侧位片

图9－6　右肘关节正侧位片

（二）病例解析

1. 主症特点

一般情况：女性，50 岁。

起病时间：病程约 2 个月。

病因：长期从事家务劳动，肘部活动频繁。

症状：右肘外侧酸楚、疼痛，拧毛巾时加重，前臂无力，甚至持物落地。

体征：右肱骨外上髁压痛明显，前臂伸肌腱牵拉试验阳性。

2. 临床表现与鉴别诊断要点

患者，女性，50 岁，保姆。右肘关节外侧酸痛不适 2 月伴持物乏力。近两月来做家务时出现右肘外侧酸楚、疼痛，拧毛巾时加重，提物时前臂乏力，休息后症状有所缓解。体检：右肘部无红肿，肱骨外上髁压痛明显，前臂伸肌肌腱牵拉试验阳性，肘关节屈伸活动无受限，拇指外展、背伸及伸指功能未见异常，前臂及手部皮肤针刺觉正常。X 线片检查，右肘关节未见明显异常。

据病史中的阴性症状和体征如右肘部无红肿，肘关节屈伸、伸拇、伸指等活动未受影响，前部及手部感觉无异常，说明可以排除感染性疾病，血管神经无卡压和损伤，但仍需和以下疾病相鉴别：

（1）骨化性肌炎　外伤史明显，疼痛部位广泛，伴有肘关节功能障碍，局部有肿块。X 线摄片，早期关节周围有云雾状阴影，随着病情发展，关节前、后侧有广泛性钙化及关节间隙变窄，软骨下骨质硬化等。

（2）旋后肌综合征　是桡神经深支（骨间背神经）在旋后肌腱弓附近被卡压，前臂伸肌功能障碍为主要表现的一种综合征，临床上较少见。该病症可表现为肘部外侧疼痛和前臂近端伸肌群放射痛，以桡神经深支支配的肌肉不完全性麻痹为主症，包括旋后肌、伸拇肌、伸指肌等肌力减弱，拇指外展、伸直障碍，第 2～5 掌指关节不能主动伸直。

3. 现病史、既往史、个人史、家族史等

现病史：患者近两月来做家务时出现右肘外侧酸楚、疼痛，拧毛巾时加重，提物时前臂乏力，休息后症状有所缓解。体检：右肘部无红肿，肱骨外上髁压痛明显，前臂伸肌肌腱牵拉试验阳性，肘关节屈伸活动无受限，拇指外展、背伸及伸指功能未见异常，前臂及手部皮肤针刺觉正常。

既往史：否认家族类风湿性关节炎等病史。平素体健，否认肝炎、肺结核、糖尿病、高血压、冠心病等病史。

根据本病案患者病史、临床表现及阴性症状和体征，如右肘部无红肿，肘关节屈伸、伸拇、伸指等活动无受限，前部及手部感觉无异常，结合 X 线检查，可排除上述疾患，有助于进一步明确诊断。

（三）肱骨外上髁炎概述

1. 病因及病机分析

本病发病可因急性扭伤或拉伤而引起，大多数患者发病缓慢，一般无明显外伤史，多见于需反复做前臂旋转、用力伸腕的成年人，好发于右侧。因急慢性损伤造成肱骨外上髁周围软组织的无菌性炎症，称为肱骨外上髁炎，因其易发生于网球运动员的肘部，故又称网球肘。肱骨外上髁炎在临床上十分多见，为骨伤科门诊就诊率最高的常见病之一。

肱骨外上髁是前臂浅层伸肌群总腱的起点，手及前臂的反复用力，尤其是旋前动作，更易导致肌腱起点的劳损而产生无菌性炎症。

该病症临床主要表现为肘关节外上髁处局限性疼痛，并可向前臂放射，尤其是在旋前时。患者常诉持物无力，偶尔可因剧痛而使持物失落，静息后再活动或遇寒冷时疼痛加重。局部无红肿，肘关节屈伸活动一般不受限制，但有时前臂旋前或旋后时局部疼痛。查体时可发现局限性压痛点，压痛点位于肱骨外上髁、环状韧带或肱桡关节间隙处，常为锐痛。米尔斯征（Mills）阳性，又称前臂伸肌肌腱牵拉试验阳性，即在肘关节伸直、握拳、屈腕的体位下用力作前臂旋前动作，肘外侧部产生牵拉痛。此外，抗阻力后旋前臂亦可引起疼痛。X 线平片及化验检查一般均无异常所见。

中医认为该病症的发生是由于局部筋膜劳损，瘀血阻滞，气血运行不畅，血不养筋，经络失养，久则发生疼痛及功能活动受限。

2. 临床分型

（1）风寒阻络型　肘外侧部酸痛麻木，屈伸不利，遇寒加重，得温痛减，舌苔薄白或白滑，脉弦紧或浮紧。

（2）湿热内蕴型　肘外侧部重着疼痛，有热感，局部压痛明显，晨起关节僵硬，活动后减轻，伴口渴不欲饮，舌苔黄腻，脉濡数。

（3）气血亏虚型　起病缓慢，肘部酸痛，反复发作，提物无力，喜温喜按，伴少气懒言，身倦乏力，面色苍白，舌淡苔白，脉沉细。

（四）临床技能运用

1. 诊断要略

复习了上述肱骨外上髁炎的概述，结合本案例，诊断思路如下：

主要症状：右肘外侧部酸楚、疼痛，拧毛巾时加重，提物前臂乏力病程 2 个月；主要体征：右肱骨外上髁压痛（+），Mills 征阳性；结合 X 线片，可以明确诊断为右肱骨外上髁炎。

2. 治疗原则

（1）理筋手法

①用轻柔的手法沿前臂背侧由肘部至腕部治疗，往返 10 次左右，以疏通经络。

②以痛点为中心，用拇指弹拨、揉按局部，由轻到重，使局部微热。

③术者用一手握住患肢腕部，另一手托肘，使肘关节做被动的屈伸及旋转动作，以松解粘连、通利关节。

④沿前臂伸肌肌群走行方向，从远端向近端用拇指或小鱼际推摩，以透热为度。

（2）针灸治疗　取阿是穴、曲池、手三里、手五里等穴针刺，或用梅花针叩打患处，再加拔火罐，3～4 天 1 次。

（3）药物治疗

①内服：风寒阻络型，治宜温经散寒，通络止痛，方用桂枝汤；湿热内蕴型，治宜清热利湿，方用当归定痛汤；气血亏虚型，治宜补益气血，舒筋活络，方用小活络丸。

②外用：可用伤科膏药外敷或用海桐皮汤熏洗。

（4）封闭疗法　选用确炎舒松15mg，加1%普鲁卡因2ml，做痛点注射，每周1次，3～4次为1疗程，大多数患者可获得满意的疗效。

（5）手术治疗　长期非手术治疗无效，反复发作者，可考虑手术治疗。方法为在局部麻醉下于肱骨外上髁处做纵向切口，手术剥离或松解伸肌总腱。

（五）注意事项

1. 门诊诊治　在给予患者对症治疗的同时，应当嘱患者注意休息，避免肘关节过度活动，特别是对于可引起疼痛或加重症状的动作要少做，如旋前、伸腕等动作，局部应注意保暖，防止寒冷刺激。

2. 鼓励患者自我保健和锻炼　在肘外侧采用按揉、拿捏手法数分钟，缓解疼痛，然后快速屈伸肘关节，同时旋转前臂数次，可松解粘连，减缓疼痛。

六、桡骨茎突狭窄性腱鞘炎

（一）典型病例

患者，女性，48岁，裁缝。左腕外侧肿痛1月伴活动不利。近1月来在工作时出现左腕外侧疼痛，使用剪刀时疼痛加剧，并向前臂放射，拇指伸展活动受限，持物无力，特别是提热水瓶倒水动作无法完成。平素体健，否认肝炎、肺结核、糖尿病、高血压、冠心病等病史，否认外伤史。

体检：左腕关节桡骨茎突处见轻度肿胀，桡骨茎突与第一掌骨基底部之间压痛明显，并可触及一黄豆大小结节，伸拇活动受限，握拳尺偏试验阳性，腕关节屈伸活动正常，左手指皮肤感觉、肤色、皮温正常。

X线检查：摄左腕关节正侧位片。结果示未见明显异常征象。见图9-7。

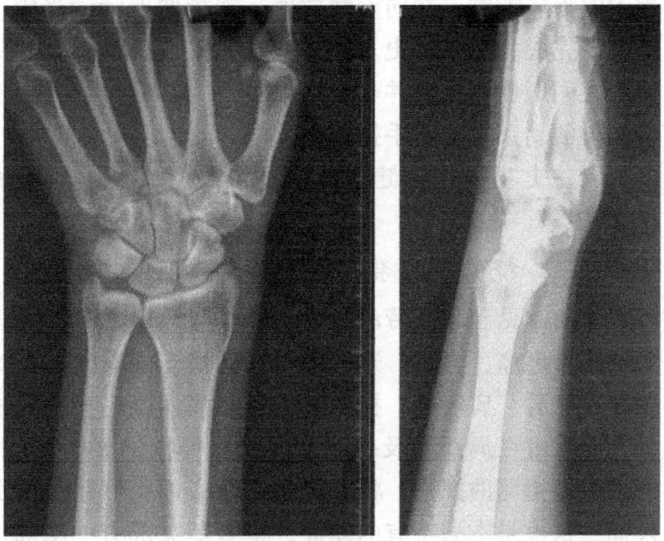

① 左腕正位片　② 左腕侧位片

图9-7　左腕关节X线片

（二）病例解析

1. 主症特点

一般情况：女性，48岁。

起病时间：1个月。

病因：裁缝工作，经常使用

剪刀等。

症状：左腕外侧疼痛，伸拇活动受限，持物乏力。

体征：左腕关节桡骨茎突处见轻度肿胀，桡骨茎突与第一掌骨基底部之间压痛明显，并可触及一黄豆大小结节，握拳尺偏试验阳性。

2. 临床表现与鉴别诊断要点

患者女性，因从事裁缝工作致左腕外侧肿痛一月伴活动不利。近一月来在工作时出现左腕外侧疼痛，使用剪刀时疼痛加剧，并向前臂放射，拇指伸展活动受限，持物无力，特别是提热水瓶倒水动作无法完成。否认外伤史。查体：左腕关节桡骨茎突处见轻度肿胀，桡骨茎突与第一掌骨基底部之间压痛明显，并可触及一黄豆大小结节，伸拇活动受限，握拳尺偏试验阳性。腕关节屈伸活动正常，左手指皮肤感觉、肤色、皮温正常。

据病史中的阴性症状和体征如腕关节屈伸活动正常，左手指皮肤感觉、肤色、皮温正常，说明可以排除感染性疾病，血管神经无卡压和损伤，但仍需和以下疾病相鉴别：

（1）急性腕关节扭伤　有明显的外伤史，压痛广泛，腕关节多方向活动受限且有瘀斑红肿。

（2）腕背隆突综合征　起病缓慢，腕背部硬性肿块样隆突，并逐渐增大，伴疼痛，腕部用力时疼痛加重，疼痛偶尔可放射至手指部，持物及劳动时腕部无力，但不影响腕关节活动。体检可见第2、3掌骨基底部背侧有局限性骨性隆起，局部压痛明显，但腕关节活动不受限。X线检查可见第2、第3掌骨基底部有唇样骨质增生，掌腕关节间隙变窄，相邻骨质钙化，关节面不平整等。

3. 现病史、既往史、个人史、家族史等

现病史：左腕外侧肿痛1月伴活动不利。近1月来在工作时出现左腕外侧疼痛，使用剪刀时疼痛加剧，并向前臂放射，拇指伸展活动受限，持物无力，特别是提热水瓶倒水动作无法完成。无外伤史。查体：左腕关节桡骨茎突处见轻度肿胀，桡骨茎突与第一掌骨基底部之间压痛明显，并可触及一黄豆大小结节，伸拇活动受限，握拳尺偏试验阳性，腕关节屈伸活动正常，左手指皮肤感觉、肤色、皮温正常。

既往史：平素体健，否认肝炎、肺结核、糖尿病、高血压、冠心病等病史，否认外伤史。

（三）桡骨茎突狭窄性腱鞘炎概述

本病常见于家务劳动及手工操作者，中老年妇女多见。起病缓慢，偶可突发桡骨茎突部局限性疼痛、隆起，逐渐加重；伸拇受限，拇指做大幅度伸屈活动时疼痛加重，并可放射至手、肘、肩等处，提物乏力且疼痛加剧。检查时桡骨茎突处有轻度肿胀，局部压痛明显，有时可在局部触及一硬结，或在拇指外展时有摩擦音和弹响感。握拳尺偏试验阳性，即患者拇指屈曲握拳，将拇指握于掌心内，然后使腕关节被动尺偏，引起桡骨茎突处明显疼痛，这也是本病特有的体征。桡骨茎突部有一窄而浅的纤维鞘管，内有拇长展肌肌腱和拇短伸肌肌腱通过，出鞘后其走行形成一折角，止于拇指及第1掌骨（图9－8）。当拇指及腕部活动时，折角加大，增加肌腱与管壁摩擦，日久劳损后发生肌腱滑膜炎，使鞘管管壁增厚，肌腱局部变粗，产生狭窄性腱鞘炎症状。因女性两肌腱折角较男性大，故女性发病率较高。

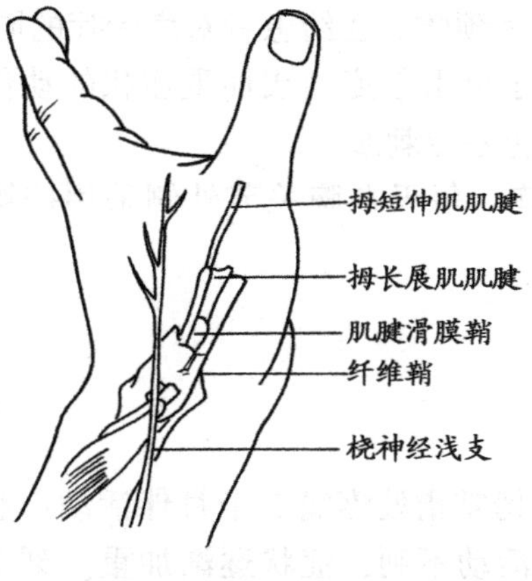

图 9－8　桡骨茎突部解剖示意图

（四）临床技能运用

1. 诊断要略

复习了上述桡骨茎突狭窄性腱鞘炎的知识要点，结合本案例，诊断思路如下：

主要症状：左腕外侧部疼痛，伸拇活动受限，持物乏力；主要体征：左腕关节桡骨茎突处见轻度肿胀，桡骨茎突与第一掌骨基底部之间压痛明显，并可触及一黄豆大小结节，伸拇活动受限，握拳尺偏试验阳性；结合 X 线片左腕关节未见明显异常，可以明确诊断为左桡骨茎突狭窄性腱鞘炎

2. 治疗原则及方法

（1）理筋手法　用大（小）鱼际推摩、按揉腕部数分钟，然后用拇指重点揉按桡骨茎突部及其上下方，并弹拨肌腱 4～6 次，以达到舒筋活血的目的，最后在轻度拔伸下将患手缓缓旋转及屈伸，理顺经络。

（2）针灸疗法　以阳溪为主穴，配合合谷、曲池、手三里、外关、列缺等穴位，得气后留针 15 分钟左左，隔日 1 次，疗程为 4 周左左，可用艾灸。

（3）药物治疗

①内服：西药可口服非甾体类抗炎止痛药。中药辨证施治，对于瘀滞型，治宜活血祛瘀，通络止痛，方用舒筋活血汤、活血止痛汤加减或大活络丹等；对于虚寒型，治宜养血荣筋，温经通络，方用桂枝汤加当归、首乌、威灵仙等。

②外用：可用伤科膏药外敷，或用海桐皮汤、五加皮汤等水煎熏洗。

（4）封闭疗法　选用确炎舒松 12.5mg，加 1% 普鲁卡因 2ml，在局部皮肤常规消毒后，注射于鞘管内，每周 1 次，2～3 次为 1 疗程。

（5）肌腱松解术　经非手术治疗无效者，可在局麻下行狭窄腱鞘切开术。方法为于结节处作一长约 3cm 的纵向切口，找到并保护桡神经浅支，纵行切开腕背韧带及腱鞘，切除

增厚纤维鞘管，分离或清除粘连肉芽和肌腱。

（五）注意事项

1. 门诊诊治 本病贵在早治和预防。在给患者对症治疗的同时，应当嘱患者注意休息，避免腕关节过度活动，特别是对于可引起疼痛或加重症状的动作要少做，如腕关节桡、尺偏等动作。局部应注意保暖，防止寒冷刺激。

2. 鼓励患者自我保健和锻炼 每天在腕关节外侧采用按揉、拿捏手法数分钟，缓解疼痛。

七、手指屈肌腱腱鞘炎

（一）典型病例

患者，女，55岁，农民。右拇掌指处疼痛2个月伴活动不利和弹响。近两个月来做家务时出现右拇指掌侧疼痛，拇指活动不利，症状逐渐加重。刻下：拇指屈伸困难，强力屈伸手指发出弹响声，将手指稍事活动或热敷后，症状减轻，余手指无上诉症状，各手指无肿胀、感觉无异常，全身无低热、乏力、食欲减退等特殊不适。平素体健，否认肝炎、肺结核、糖尿病、高血压、冠心病等病史，否认外伤史。

体检：右拇指未见明显肿胀，第1掌骨头掌侧压痛明显，并可触及结节样硬块，拇指屈伸活动障碍，强力伸屈时结节处有弹跳感，伴有弹响，腕部及其余各手指感觉、皮温、肤色及活动正常。

X线检查：结果示未见明显异常征象。

（二）病例解析

1. 主症特点

一般情况：女性，55岁。

起病时间：2个月。

病因：长期从事家务劳动，手部活动频繁。

症状：右拇指掌侧疼痛，屈伸困难，伴弹响。

体征：右手第1掌骨头掌侧压痛明显，并可触及结节样肿块，拇指屈伸活动障碍，强力伸屈时结节处有弹跳感，伴有弹响。

2. 临床表现与鉴别诊断要点

患者为中老年女性，长期从事家务劳动但无明显外伤的情况下出现右拇指根部掌侧疼痛，拇指屈伸活动受限，伴弹响声，症状逐渐加重。体检：右手第1掌骨头掌侧压痛（+），并可触及结节样肿块，拇指屈伸活动障碍，强力伸屈时结节处有弹跳感，伴弹响。

据病史中的阴性症状和体征如全身无低热、乏力、食欲减退等特殊不适，腕部及其余各手指感觉、活动正常，说明可以排除感染性疾病、血管神经无卡压和损伤，但仍需和以下疾病相鉴别：

（1）掌指关节扭挫伤 有明显的外伤史。掌指关节疼痛、肿胀，手指屈伸活动受限，但活动时无弹响，无交锁现象。

(2) 类风湿性关节炎　发病缓慢，为双侧对称性关节受累，呈多关节性，无确定压痛点，无明显的肌性结节，活动时无明显弹响，无交锁现象，常伴有低热、疲乏无力、食欲减退、肌肉酸痛等全身症状。

(3) 结核性腱鞘炎　较为少见，为结核杆菌感染所致。首先侵犯腱鞘的滑膜，由掌部沿尺侧和桡侧滑囊经腕管向上蔓延至前壁。病情发展可引起屈指及感觉障碍。

3. 现病史、既往史、个人史、家族史等

现病史：右拇掌指处疼痛2个月伴活动不利和弹响。近两个月来做家务时出现右拇指掌侧疼痛，拇指活动不利，症状逐渐加重。现拇指屈伸困难，强力屈伸手指发出弹响声，将手指稍事活动或热敷后，症状减轻，余手指无上诉症状，各手指无肿胀、感觉无异常，全身无低热、乏力、食欲减退等特殊不适。平素体健，否认肝炎、肺结核、糖尿病、高血压、冠心病等病史，否认外伤史。查体：右拇指未见明显肿胀，第1掌骨头掌侧压痛明显，并可触及结节样硬块，拇指屈伸活动障碍，强力伸屈时结节处有弹跳感，伴有弹响，腕部及其余各手指感觉、活动正常。

既往史：平素体健，否认肝炎、肺结核、糖尿病、高血压、冠心病等病史。

据病史中的阴性症状和体征如腕部及其余各手指感觉、皮温、肤色正常，可以排除感染性疾病、血管神经卡压和损伤，以利鉴别诊断。

(三) 手指屈肌腱腱鞘炎概述

1. 病因及病机分析

手指屈肌腱腱鞘炎指因机械性摩擦、受压等因素而引起的肌腱、腱鞘的慢性无菌性炎症，又称“扳机指”或“弹响指”，好发于拇指（图9-9）。中医学认为，长期的捏握导致局部血瘀停滞，气血供应不足，筋腱失其濡养而病损，变性增粗，故而运行不利，屈伸受限，强力屈伸，筋腱相互抵触而产生弹响。

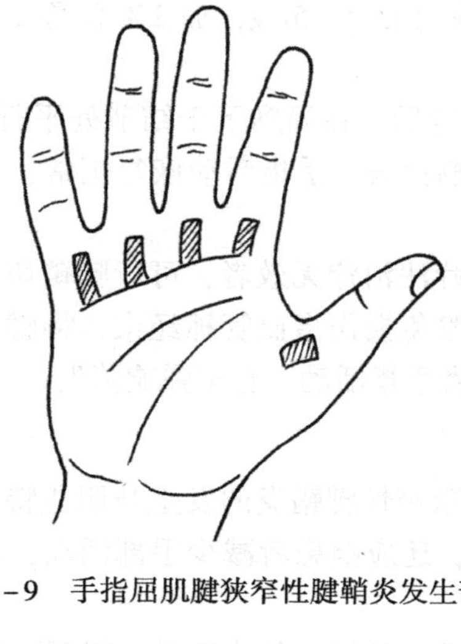

图9-9　手指屈肌腱狭窄性腱鞘炎发生部位

手指屈肌腱腱鞘是掌骨颈和掌指关节掌侧的浅沟与鞘状韧带组成的纤维管，鞘内层为滑膜。手指屈伸活动过多，屈指肌腱在腱鞘内滑动量过大，腱鞘内滑液量相对不足，肌腱与腱鞘摩擦阻力加大使肌腱产生充血、水肿。此外，由于手掌握物时，腱鞘受到硬物与掌骨头两方面挤压而加重损伤，久之产生无菌性炎症，导致肌腱变性增粗，纤维鞘管变得狭窄，膨大的肌腱部分通过腱鞘狭口时受到阻碍，使手指屈伸活动受限，形成手指屈肌腱狭窄性腱鞘炎。

2. 辨证分型

（1）瘀滞型　多为急性损伤后出现局部肿胀，疼痛剧烈，可触及结节。

（2）虚寒型　多为慢性劳损所致，局部酸痛，可明显触及结节。

（四）临床技能运用

1. 诊断要略

复习了上述手指屈肌腱腱鞘炎的知识要点，结合本案例，诊断思路如下：

主要症状：右拇指掌侧疼痛伴屈伸困难，弹响2月；主要体征：右手第1掌骨头掌侧压痛明显，并可触及结节样肿块，拇指屈伸活动障碍，强力伸屈时结节处有弹跳感，伴有弹响；结合X线片，可以明确诊断为右拇指狭窄性腱鞘炎。

2. 治疗原则及方法

（1）手法治疗　术者用拇指触到掌指关节处的结节部，做横向推动，纵向按揉，然后轻缓伸屈掌指关节4～6次，并向远端牵开，每日或隔日1次。

（2）药物疗法

①内服：可选用非甾体类消炎止痛药物口服；中药治疗，应以活血止痛、温经通络为主，方用舒筋活血汤、活血止痛汤、小活络丹等。

②外用：可选用双氯芬酸（扶他林）乳剂、辣椒碱软膏等搽涂或用海桐皮汤水煎熏洗。

（3）针灸疗法　取阿是穴，泻法，隔日1次。

（4）封闭疗法　选用确炎舒松12.5mg，加2%普鲁卡因2ml，每周1次，3次为1疗程。

（5）小针刀疗法　局部消毒后，在局麻下于结节处平行肌腱刺入小针刀，抵达腱鞘，沿肌腱方向作上下挑割，如弹响消失，手指活动恢复正常，则腱鞘已切开，退针后，局部消毒包扎。

（6）手术疗法　对非手术疗法治疗无效者，可行腱鞘切开术。局麻，在掌横纹处作切口，以血管钳分离直达腱鞘，避免损伤指血管神经束，将腱鞘纵行切开2cm，并去除部分腱鞘，松解肌腱粘连，并嘱患者手指活动，直至弹响消失。

（五）注意事项

1. 门诊治疗。手指屈肌腱狭窄性腱鞘炎的发生与职业特点及其工作方式关系密切，所以在发作期除给予对症治疗外，还应嘱患者减少手部活动，避免寒冷刺激，并可指导患者作局部自我按摩。

2. 虽然本病症临床十分常见，诊断也较为容易，但要注意和其他类型的腱鞘炎相鉴别，有报道称结核性腱鞘炎易被误诊为屈指肌腱狭窄性腱鞘炎，故对久治不愈的病例应当仔细检查，必要时可做病理培养以明确诊断。

八、膝关节前交叉韧带损伤

（一）典型病例

患者，男性，学生，18岁，不慎扭伤左膝关节后反复肿痛6月余。半年前患者跑步时，左足不慎被石头绊倒，左小腿前倾，左膝向前跌倒，出现左膝疼痛、肿胀，行走时膝关节有松动感，不能急转急停，来院门诊拟“左膝前交叉韧带损伤”进一步诊治。既往体健，否认乙肝、糖尿病、高血压等病史。

体检：心率80次/分，血压120/76mmHg。左膝肿胀，股四头肌萎缩，主动活动不受限，浮髌试验阴性，髌骨关节摩擦试验阴性，前抽屉试验阳性，后抽屉试验阴性，侧向试验阴性，内侧半月板挤压试验阴性，外侧半月板挤压试验阴性，关节主动活动度0°～110°，关节被动活动度0°～135°。左足感觉、活动、血运正常。

X线检查：髌上囊肿胀，骨质未见异常。

左膝关节MRI检查：左膝关节前交叉韧带断裂，膝关节积液。见图9－10。

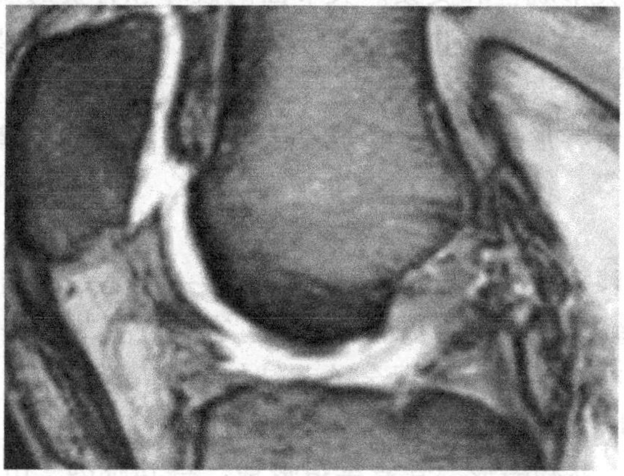

图9－10　左膝关节冠状位MRI

（二）病例解析

1. 主症特点

一般情况：男性，18岁。

起病时间：6月余。

症状：左膝肿胀，剧烈活动受限。

体征：左膝肿胀，股四头肌萎缩，膝前抽屉试验阳性。

2. 临床表现与鉴别诊断要点

患者，男性，18岁。不慎扭伤左膝关节后反复肿痛6月余。半年前患者跑步时，左足不慎被石头绊倒，左小腿前倾，左膝向前跌倒，出现左膝疼痛、肿胀，行走时膝关节有松动感，不能急转急停。体检：左膝肿胀，股四头肌萎缩，主动活动不受限，浮髌试验阴性，髌骨关节研磨试验阴性，前抽屉试验阳性，后抽屉试验阴性，侧向试验阴性，内侧半月板挤压试验阴性，外侧半月板挤压试验阴性，关节主动活动度0°～110°，关节被动活动度0°～135°。

据患者的受伤和病史特点，尤其是一些阴性症状和体征如左足感觉、活动、血运正常，髌骨关节摩擦试验阴性，后抽屉试验阴性，侧向试验阴性，内侧半月板挤压试验阴性，外侧半月板挤压试验阴性，说明没有伤及患者的重要血管和神经如腘动脉和腓总神经等，也没有伤及侧副韧带和半月板。前交叉韧带损伤的初期，由于疼痛、出血，伤肢处于强迫体位，不宜做繁琐的体征检查，但仍需判断有无内侧半月板、侧副韧带损伤等，需拍X线片、CT及磁共振检查以进一步明确诊断。临床常有一些疾病如夏科关节炎、膝关节结核等也可见到关节肿胀、关节不稳或有错动感，检查膝关节抽屉试验阳性，应注意加以鉴别。

（1）夏科关节炎　多因原发的神经病变所致，可以造成关节深部感觉障碍，对于关节的震荡、磨损、挤压、劳倦不能察觉，因而也不能自主地保护和避免，而神经营养障碍又可使修复能力低下，使病人在无感觉状态下造成了关节软骨的磨损和破坏，关节囊和韧带松弛无力，易形成关节脱位和交锁。关节面的破坏和骨赘的脱落变成关节内游离体。关节外形饱满肿胀，内有出血和渗出。这种病早期并无疼痛，不易被病人重视，仅表现为关节肿胀、无力、活动过度、动摇不稳、无痛、活动范围超常。X线检查可见关节骨端广泛破坏、硬化或呈奇异形态，骨赘形成，关节间隙不规则或增宽，周围软组织钙化、关节内游离体、骨碎片等。结合X线检查及临床症状，病人又有神经系统原发病症，即可确诊。

（2）膝关节结核　膝关节结核与其他骨关节结核一样是一种继发性病变，绝大多数由肺结核转变而来。起病缓慢，早期症状不明显，可有轻度关节肿胀，活动受限，往往发病较长时间后方就诊，常在初诊时就发现全关节结核，病情发展后，肿胀明显，肌肉萎缩，关节间隙狭窄，骨质破坏，活动受限，伴有疼痛和压痛。晚期由于疼痛而有肌肉痉挛，导致膝关节屈曲挛缩和内、外翻畸形。常有窦道形成，合并感染。由于疼痛和畸形，病人有跛行，甚至不能走路。诊断应根据临床表现、体温、血沉、X线检查，必要时及时作活体组织检查，动物接种以确定诊断。

3. 现病史、既往史、个人史、家族史等

现病史：不慎扭伤左膝关节后反复肿痛6月余。半年前患者跑步时，左足不慎被石头绊倒，左小腿前倾，左膝向前跌倒，出现左膝疼痛、肿胀，行走时膝关节有松动感，不能急转急停。

既往史：患者否认肝炎、肺结核、糖尿病、高血压、冠心病等病史，否认手术、外伤史，否认药物及食物过敏史。

掌握了患者的主症、伴随症状和阳性体征、有鉴别诊断意义的阴性体征以及既往疾病的情况，有助于医生对疾病作出正确的诊断，不至于漏诊和误诊。

（三）前交叉韧带损伤概述

1. 病因及病机分析

前交叉韧带多系强力过伸或过度外展损伤的结果。这类损伤多系复合伤，多同时发生膝胫侧副韧带、关节囊等损伤，在非负重下强力过伸过屈可发生单纯前交叉韧带损伤，膝关节过屈也可发生前交叉韧带损伤。

前交叉韧带起于股骨外髁的内面之后部内上区，向前下止于胫骨上端非关节面之髁间前窝的内侧，大部分位于内侧髁间棘的外侧面，少部分纤维与外侧半月板前角纤维相交织，其长3.7～4.1cm，纤维可分为主要的两束：前内束和后外束，两束在关节内螺旋上升，屈膝时前内束紧张，伸膝时后外束紧张，胫骨内旋时两束均紧张。膝关节在伸屈运动时前交叉韧带的两束共同作用，防止胫骨向前移动。

2. 临床分型

①气滞血瘀：急性损伤期，关节部位疼痛肿胀、肢体呈强迫体位为气滞血瘀实证。

②肝肾不足：韧带修补、关节腔积血吸收后，若见关节不稳、下肢肌肉萎缩为筋断。肝主筋，脾主肌肉，故治宜补益肝肾。

（四）临床技能运用

1. 诊断要略

复习了上述膝关节交叉韧带损伤的概要，结合本案例，诊断思路如下：

主要症状：男性，18岁，不慎扭伤左膝关节后反复肿痛6月余；主要体征：左膝肿胀，股四头肌萎缩，膝前抽屉试验阳性；结合X线和MRI检查，可以明确诊断为左膝关节前交叉韧带损伤。

2. 治疗原则及方法

（1）非手术治疗（保守治疗）

交叉韧带不全断裂，用长腿管形石膏固定于膝屈曲30°位，石膏未定型前将胫骨近端向后推（后交叉韧带损伤时将胫骨近端向前拉），固定4～6周。

（2）手术治疗

①前交叉韧带新鲜损伤的手术适应证：明确前交叉韧带断裂者；前交叉韧带胫骨止点撕脱骨折，移位较大，闭合整复不能奏效，伴有半月板破裂者。手术方法：胫骨附着点撕脱修复，通过自胫骨平台下2.5cm～3cm胫骨结节偏内1.5cm处向胫骨平台前交叉韧带止点钻骨隧道，将缝合了韧带断端的细钢丝引出隧道外固定于膝屈曲30°位。

②韧带实质部断裂的修复：取自体腱或者异体腱编织备用，近股骨髁附着点一侧缝线自胫骨近端的骨孔穿出后固定，或靠胫骨附着点一侧缝线自股骨外髁骨孔穿出后固定。

（五）注意事项

1. 门急诊随访 未在完全伸直位检查受损的膝关节，或损伤初期患者因为疼痛患膝呈保护性痉挛，则膝关节的体征检查肯定不够全面，当存在这种情况时，医生必须用夹板或石膏固定肢体，几天后疼痛和肿胀减轻时再进行检查。现在MRI的普及，可以早期准确作出判断。

2. 功能锻炼 损伤较轻者在第2～3天后鼓励患者作股四头肌的舒缩功能锻炼，以防止肌肉萎缩和软组织粘连。膝关节伸屈运动，视损伤情况和术中修补稳定性适当控制。

九、膝关节侧副韧带损伤

（一）典型病例

患者，男性，学生，20岁，踢球后致左膝关节肿痛2小时。患者踢球时被铲伤左小腿内侧，致使膝关节外翻，出现膝关节内侧疼痛肿胀，行走时疼痛，呈半屈曲位，伴有关节侧向不稳。既往体健，否认乙肝、糖尿病、高血压等病史。

体检：心率70次/分，血压110/66mmHg。左膝肿胀，皮下瘀斑，主动活动受限，浮髌试验阳性，髌股关节研磨试验阴性，前抽屉试验阴性，后抽屉试验阴性，侧向试验阳性，关节主动活动度0°～110°，关节被动活动度0°～135°。左足感觉、活动、血运正常。

X线检查：髌上囊肿胀，骨质未见异常。

左膝关节MRI检查：左膝关节内侧副韧带撕裂，膝关节积液。见图9－11。

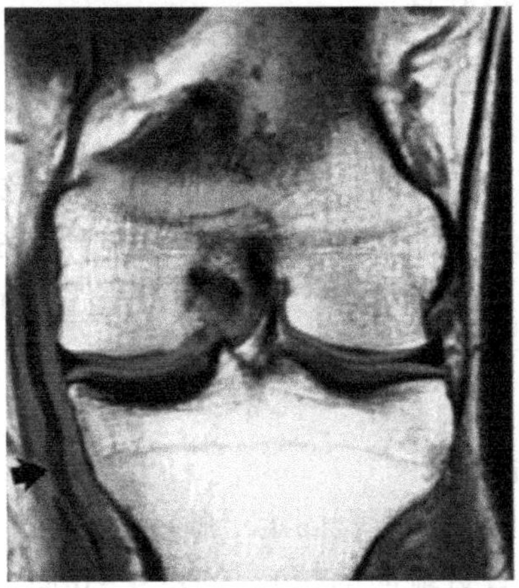

图9－11 左膝冠状位MRI示箭头所指内侧副韧带末端附着处完全撕脱，呈“绶带样”表现

（二）病例解析

1. 主症特点

一般情况：男性，20岁。

起病时间：2小时。

病因：踢球时被人铲伤左小腿内侧，左膝外翻损伤。

症状：膝关节内侧疼痛肿胀，行走时疼痛，呈半屈曲位，伴有关节侧向不稳。

体征：左膝肿胀，皮下瘀斑，主动活动受限，浮髌试验阳性，髌股关节研摩试验阴性，前抽屉试验阴性，后抽屉试验阴性，侧向试验阳性，关节主动活动度0°～110°，关节被动活动度0°～135°。

2. 临床表现与鉴别诊断要点

患者，男性，20 岁，踢球后致左膝关节肿痛 2 小时。患者踢球时被铲伤左小腿内侧，致使膝关节外翻，出现膝关节内侧疼痛肿胀，行走时疼痛，呈半屈曲位，伴有关节侧向不稳。体检：左膝肿胀，皮下瘀斑，主动活动受限，浮髌试验阳性，髌股关节研磨试验阴性，前抽屉试验阴性，后抽屉试验阴性，侧向试验阳性，关节主动活动度0°~110°，关节被动活动度0°~135°。

据患者的受伤和病史特点，尤其是一些阴性症状和体征如左足感觉、活动、血运正常，前抽屉试验阴性，后抽屉试验阴性，说明没有伤及患者的重要血管和神经如腘动脉和腓总神经等，也没有伤及交叉韧带。但内侧副韧带损伤的初期，由于疼痛、出血，伤肢处于强迫体位，不宜做繁琐的体征检查，仍需判断有无内侧半月板、交叉韧带损伤，内侧副韧带损伤合并内侧半月板损伤等，需拍 X 线片、CT 及磁共振检查以进一步明确诊断。

合并半月板损伤及交叉韧带损伤　根据受伤特点和临床表现，半月板破裂时，麦氏征阳性反应，而交叉韧带损伤时，抽屉试验阳性。此外，X 线片和 MRI 检查有助于鉴别。

3. 现病史、既往史、个人史、家族史等

现病史：踢球后致左膝关节肿痛 2 小时。患者踢球时被铲伤左小腿内侧，致使膝关节外翻，出现膝关节内侧疼痛肿胀，行走时疼痛，呈半屈曲位，伴有关节侧向不稳。体检：左膝肿胀，皮下瘀斑，主动活动受限，浮髌试验阳性，髌股关节研磨试验阴性，前抽屉试验阴性，后抽屉试验阴性，侧向试验阳性，关节主动活动度0°~110°，关节被动活动度0°~135°。左足感觉、活动、血运正常。

既往史：患者否认肝炎、肺结核、糖尿病、高血压、冠心病等病史，否认手术、外伤史，否认药物及食物过敏史。

掌握了患者的主症、伴随症状和阳性体征、有鉴别诊断意义的阴性体征以及既往疾病的情况，有助于医生作出正确诊断，不至于漏诊和误诊。

（三）膝关节侧副韧带损伤概述

1. 病因及病机分析

车祸或严重撞击伤时，膝关节外侧比内侧面遭受暴力机会多，所以内侧副韧带损伤的发病率比外侧副韧带的发病率高，一般暴力从内侧直接作用于膝关节很少发生，内侧副韧带损伤，多见于膝关节伸直位或屈曲位的外翻损伤，尤其是当膝在微屈位（30°~50°），小腿突然外展外旋，或足及小腿固定于地面而大腿突然内收内旋时；或膝外侧受直接暴力损伤，膝外翻超出了正常的范围，均可造成膝内侧副韧带损伤。浅层韧带首先受累，继之为深层，暴力继续，不仅造成半月板损伤，而且会造成膝前交叉韧带损伤，称为膝关节三联症。该韧带深层中部断裂往往合并内侧半月板损伤。

腓侧副韧带是膝外侧稳定的静力结构，伸膝时紧张，它不是膝外侧稳定的主要结构，稳定有赖于阔筋膜、髂胫束、股二头肌和腘肌，故腓侧副韧带损伤比胫侧少见。当内翻暴力过强，可造成腘肌腱、外侧关节囊、后交叉韧带的损伤，腓侧副韧带的损伤往往在其止点处，可伴有腓骨小头撕脱骨折，可造成腓总神经损伤。膝屈曲时该韧带处于松弛状态，故很少损伤。

2. 临床分型

（1）辨证分型

①膝关节内外侧筋伤：形成血瘀气滞（肿胀、出血）。

②膝关节内外侧筋伤后关节间错缝：是由于筋及关节结构如半月板受损所致。

③强大暴力伤及筋与骨：造成筋骨两伤，合并撕脱骨折。

④损伤后期：出现膝关节的粘连、疼痛，影响其功能，出现股四头肌萎缩，则为久病致虚，形成肌萎。

（2）美国医学会运动医学专业委员会基于韧带损伤的间接征象，包括病史、症状和体格检查将扭伤分类为以下几种：

①Ⅰ度扭伤：为少量韧带纤维撕裂，伴局部压痛，并无不稳定。

②Ⅱ度扭伤：撕裂的纤维较多，伴轻中度活动异常。

③Ⅲ度扭伤：韧带完全撕裂，即纤维断裂，并有不稳定的表现。Ⅲ度扭伤可进一步分为：Ⅰ级——关节间隙张开小于0.5cm；Ⅱ级——关节间隙张开0.5～1.0cm；Ⅲ级——断裂使关节间隙张开大于1cm。韧带断裂意味着韧带完全撕裂，并伴有功能缺失。

（四）临床技能运用

1. 诊断要略

复习了上述膝关节侧副韧带损伤的概要，结合本案例，诊断思路如下：

主要症状：患者，男性，20岁，踢球致左膝关节后肿痛2小时。患者踢球时被铲伤左小腿内侧，致使膝关节外翻，出现膝关节内侧疼痛肿胀，行走时疼痛，呈半屈曲位，伴有关节侧向不稳；主要体征：左膝肿胀，皮下瘀斑，主动活动受限，浮髌试验阳性，髌股关节研磨试验阴性，前抽屉试验阴性，后抽屉试验阴性，侧向试验阳性，关节主动活动度0°～110°，关节被动活动度0°～135°；结合X线和MRI检查，可以明确诊断为左膝关节内侧副韧带损伤。

2. 治疗原则及方法

内、外侧副韧带损伤的治疗，根据其损伤程度和合并症的情况采用不同的治疗方法。部分撕裂伤者，一般用保守治疗，而完全断裂伤合并半月板损伤，或合并有交叉韧带损伤多采用手术治疗。

（1）非手术治疗（保守治疗）

①单纯的侧副韧带部分撕裂通常采用保守治疗效果良好。将膝关节固定于完全伸直位3～4周，固定期间应积极行股四头肌的锻炼。

②在内侧副韧带附着部附近偶尔感到疼痛，妨碍患者早期达到无痛的完全伸直，如果出现这种情况，则延长膝关节制动时间，直到不适自然消退。

③功能锻炼期间如果观察到关节积液，则怀疑可能伴有半月板或关节软骨损伤，应在MRI检查明确诊断后严格制动。

（2）手术治疗

如完全断裂应当修补缝合，同时探查关节内各结构。手术方法：胫侧副韧带断裂者，取膝内侧纵切口，切开皮肤、皮下组织，分离并暴露手术野，注意保护大隐静脉和隐神经分支，交叉韧带断裂应予修补；半月板破裂，根据其损伤分类，可行缝合或部分切除术；缝合关节囊；韧带实质部断裂者，予端端缝合，若在韧带附着点撕脱，可开骨洞埋入固定，或用螺丝钉或特制锚钉固定于制成粗糙面的骨面上。缝合固定前要测试韧带张力，应以不影响关节活动为度。

3. 膝关节侧副韧带损伤常见并发症

膝关节侧副韧带的损伤，不可避免使膝关节的稳定性降低，如果治疗不及时或固定时间过长，会产生膝关节的僵硬、粘连和提前退变。

（五）注意事项

1. 门急诊随访　未在完全伸直位检查受损的膝关节，或损伤初期患者因为疼痛患膝呈保护性痉挛，则膝关节的体征检查肯定不够全面，当存在这种情况时，医生必须用夹板或石膏固定肢体，几天后疼痛和肿胀减轻时再进行检查。MRI 可以早期准确作出判断。

2. 功能锻炼　损伤较轻者在第 2～3 天后鼓励患者作股四头肌的功能锻炼，以防止肌肉萎缩和软组织粘连。膝关节功能未完全恢复者，可作膝关节伸屈运动，配合外用药物或按摩手法，以促进膝关节功能恢复。

十、膝关节半月板损伤

（一）典型病例

患者，男性，工人，50 岁，不慎扭伤左膝关节后反复肿痛 6 月余伴交锁。半年前患者提重物下梯时不慎扭伤左膝关节，当时左膝有弹响声，关节有疼痛和肿胀，经过休息后缓解，未予治疗。近半年以来左膝不能久行，且有关节交锁而剧痛，放松关节屈伸旋转后可以解锁，门诊拟“左膝半月板损伤”进一步诊治。否认乙肝、糖尿病、高血压等病史。

体检：心率 80 次/分，血压 120/76mmHg。左膝略肿胀，股四头肌萎缩，主动活动受限。浮髌试验阳性，髌股关节研磨试验阴性，前抽屉试验阴性，后抽屉试验阴性，侧向试验阴性，内侧半月板回旋挤压试验阳性，外侧半月板挤压试验阴性，关节主动活动度 0°～110°，关节被动活动度 0°～135°。左足感觉、活动、血运正常。

X 线检查：髌上囊肿胀，骨质未见异常。

左膝关节 MRI 检查：左膝关节半月板后外侧破裂，股骨内侧髁负重区软骨损伤。膝关节积液。骨质及韧带未见异常。见图 9－12。

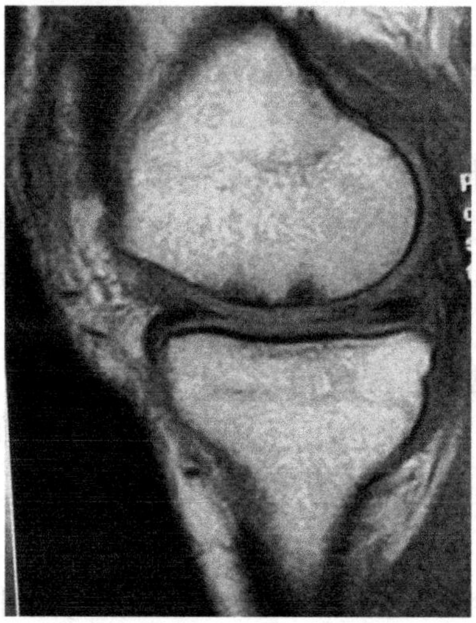

图 9－12　左膝关节 MRI

（二）病例解析

1. 主症特点

一般情况：男性，50 岁。

起病时间：6 月余。

病因：扭伤左膝关节。

症状：左膝肿胀、活动受限，行走时疼痛伴有交锁。

体征：左膝略肿胀，股四头肌萎缩，主动活动受限。浮髌试验阳性，髌股关节研磨试验阴性，前抽屉试验阴性，后抽屉试验阴性，侧向试验阴性，内侧半月板回旋挤压试验阳性，外侧半月板挤压试验阴性，关节主动活动度 0°～110°，关节被动活动度 0°～135°。

2. 临床表现与鉴别诊断要点

患者，男性，50 岁，不慎扭伤左膝关节后反复肿痛 6 月余伴交锁。半年前患者提重物下梯时不慎扭伤左膝关节，当时左膝有弹响声，关节有疼痛和肿胀，经过休息后缓解，未予治疗。近半年以来左膝不能久行，且有时关节交锁而剧痛，放松关节屈伸旋转后可以解锁。体检：心率 80 次/分，血压 120/76mmHg。左膝略肿胀，股四头肌萎缩，主动活动受限，浮髌试验阳性，髌股关节研磨试验阴性，前抽屉试验阴性，后抽屉试验阴性，侧向试验阴性，内侧半月板回旋挤压试验阳性，外侧半月板挤压试验阴性，关节主动活动度 0°～110°，关节被动活动度 0°～135°。

据患者的受伤和病史特点，尤其是一些阴性症状和体征如左足感觉、活动、血运正常，髌股关节研磨试验阴性，前抽屉试验阴性，后抽屉试验阴性，侧向试验阴性，说明没有伤及患者的重要血管和神经如腘动脉和腓总神经等，也没有伤及交叉韧带和侧副韧带，但仍需和膝关节内游离体相鉴别。

膝关节内游离体：膝关节内游离体也可引起膝关节疼痛肿胀，关节活动时可出现交锁征及弹响音，由于游离体在膝关节内可随意游走，出现关节交锁的位置也多随之改变，不像半月板损伤有固定的体位和角度发生交锁。X线检查对于鉴别游离体具有临床意义，因为游离体多为骨性，X线下可显现影像，故其诊断比较明确。

3. 现病史、既往史、个人史、家族史等

现病史：不慎扭伤左膝关节后反复肿痛6月余伴交锁。半年前患者提重物下梯时不慎扭伤左膝关节，当时左膝有弹响声，关节有疼痛和肿胀，经过休息后缓解，未予治疗。近半年以来左膝不能久行，且有关节交锁而剧痛，放松关节屈伸旋转后可以解锁。

既往史：患者否认肝炎、肺结核、糖尿病、高血压、冠心病等病史，否认手术、外伤史，否认药物及食物过敏史。

掌握了患者的主症、伴随症状和阳性体征、有鉴别诊断意义的阴性体征以及过去疾病的情况，也就意味着医生掌握了该患者的第一手资料，有助于医生对疾病作出正确的诊断，不至于漏诊和误诊。

（三）膝关节半月板概述

1. 病因及病机分析

半月板损伤以运动员、矿山坑道工较多见。在强体力劳动或运动时，易于受损，当膝关节在半屈曲位、足与小腿相对固定，做强力的外翻或内翻、外旋或内旋时股骨髁随之运动，与胫骨平台之间发生旋转摩擦剪力。如动作突然，加之体重作用，上下关节面对半月板产生突发的、巨大的碾挫作用，当其强度超过了半月板自身的承受能力时，则会出现半月板损伤，不同类型的半月板损伤是由不同的暴力产生的。内侧半月板损伤多发生于膝关节突然内旋和膝关节由屈曲位伸直时，内侧半月板向关节中心移动，其中部边缘附着部分易发生撕裂。在此位置，做突然的伸膝动作，则易使内侧半月板的后、中部受到上下关节面的挤压，从而发生内侧半月板的长形撕裂。同样的内旋和伸膝动作也可使内侧半月板的后角嵌于关节之间，使其后角边缘附着部分发生撕裂伤，而外侧半月板的损伤则多发生于膝关节微屈、股骨突然内旋的动作过程中。长期从事蹲位工作，无明显外伤史，半月板多次重复地被挤压与磨损，虽无急性损伤，也可逐渐发生退变和裂伤，使外侧半月板受到慢性劳损，从而出现膝关节外侧半月板的慢性损伤。

半月板是膝关节的缓冲装置，膝关节内各有内侧和外侧两个半月板，分别居于胫骨与股骨内、外髁之间。内侧半月板较大，呈“C”形，有如弯镰刀状，游离于关节内，外缘增厚与胫骨平台边缘有冠状韧带相连，其中部与内侧副韧带紧密相连，以限制其过度移动，前角附着于前交叉韧带的前方，后角附着于后交叉韧带的前方。外侧半月板较小而厚，呈“O”形，前后等宽，外缘不与外侧副韧带相连，其中后部有腘肌腱与关节囊韧带分离，有部分纤维绕过后交叉韧带的后侧，附着于股骨内髁外面，形成一个韧带，称之为外侧半月板韧带，前角附着于胫骨髁间隆突之前。

2. 临床分型

（1）辨证分型

①气滞血瘀：损伤初期关节疼痛、肿胀、关节腔内积血，交锁，膝关节活动受限，舌

质淡红或有瘀斑，舌苔薄白，脉弦。

②脾失健运：多见于损伤中、后期，以关节肿胀、关节积液为主，疼痛较轻，无明显交锁征，舌淡，舌体略胖大，边有齿痕，苔白或白腻，脉滑濡。

③肾气不足：膝关节酸痛，打软腿，上下台阶时膝关节疼痛加重，舌淡红，苔薄白，脉沉。

（2）按损伤形态分型（图9－13）

①鱼口状撕裂；②鹦鹉嘴状撕裂；③桶柄状撕裂；④瓣状撕裂。

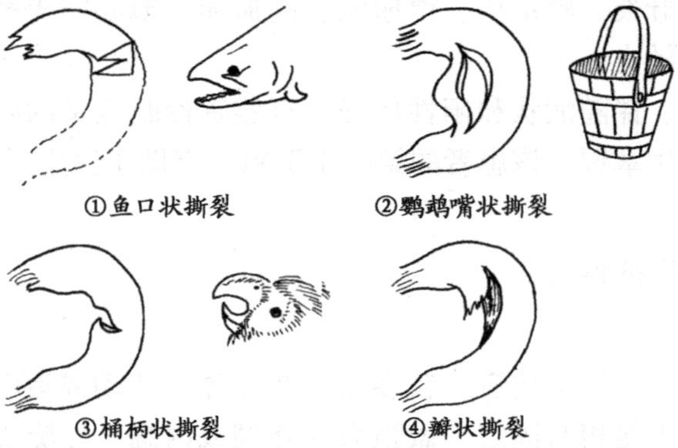

图9－13　半月板损伤分型

（四）临床技能运用

1. 诊断要略

复习了上述膝关节半月板损伤的概要，结合本案例，诊断思路如下：

主要症状：不慎扭伤左膝关节后反复肿痛6月余伴交锁；主要体征：左膝略肿胀，股四头肌萎缩，主动活动受限，浮髌试验阳性，髌股关节研磨试验阴性，前抽屉试验阴性，后抽屉试验阴性，侧向试验阴性，内侧半月板回旋挤压试验阳性，外侧半月板挤压试验阴性，关节主动活动度0°～110°，关节被动活动度0°～135°；结合X线和MRI检查，可以明确诊断为左膝关节半月板损伤。

2. 治疗原则及方法

（1）非手术治疗（保守治疗）　半月板损伤分区很重要，如果是边缘及中间区无移位的损伤，可以考虑保守治疗，石膏或者支具固定是首先选择。如果是中央区损伤，由于血运较差，无修复功能，建议早期通过关节镜行半月板部分切除术。如果中间或者边缘区损伤，可以考虑保守治疗，即石膏或支具制动4～6周，期间进行功能锻炼，6周后根据复查磁共振结果指导膝关节屈曲锻炼。

（2）手术治疗　关节镜手术通过关节镜进行半月板修补或切除是近年来骨伤科临床医学的一项新技术。它是在关节腔完整的情况下进行，手术创伤小，术后病人恢复快，膝部不留切口，可早期下床活动。术中可将破裂的游离部分修补或切除，保留完整部分，同时处理相应的关节内病变，维持了膝关节的稳定性。

①适应证：半月板软骨破裂，产生疼痛、交锁现象、关节积液，保守治疗无效，经检查确诊半月板损伤无法自行修复，且无手术禁忌证者。

②手术方法：修整：对中央区损伤以切除修整为主；缝合：对于边缘及中间区损伤，首选缝合术；切除：无法缝合修复者，建议切除半月板，50岁以下者择期行半月板移植术。

3. 半月板损伤常见并发症

（1）软骨损伤　MRI显示有软骨损伤者，建议早期手术，避免进一步的软骨损伤。

（2）关节滑膜炎　半月板损伤后刺激滑膜渗出增加导致滑膜炎，制动及对关节进行冰敷可以及时消肿。早期应加强活血化瘀、舒筋活络，可服用桃红四物汤或舒筋活血汤加减，外敷膏药等，以活血消肿止痛。

（3）肌肉萎缩　制动及活动量减少引起肌肉萎缩。在固定期间应积极进行股四头肌静力等长锻炼，解除固定后行膝关节屈伸活动锻炼，后期行膝等张、等动锻炼。

（五）注意事项

1. 门急诊随访　未在完全伸直位检查受损的膝关节，或损伤初期患者因为疼痛患膝呈保护性痉挛，则膝关节的体征检查肯定不够全面，当存在这种情况时，医生要用夹板或石膏固定肢体，几天后疼痛和肿胀减轻时再进行检查，也可考虑麻醉下进行检查，MRI可以早期作出准确判断。

2. 功能锻炼　半月板修补术后第2～3天鼓励患者作股四头肌的功能锻炼，以防止肌肉萎缩和软组织粘连。术后2周，可下地行走。

十一、踝关节扭挫伤

（一）典型病例

患者，男性，18岁，学生。左外踝部扭伤肿痛3小时伴行走不利。3小时前因打篮球跳起后左足背外侧着地，内翻扭伤，当即左踝部疼痛难忍，活动受限，关节肿胀。患者既往体健，否认高血压、心脏病及糖尿病病史。

体检：跛行步态，左外踝明显肿胀，未见明显畸形，外踝前下方压痛明显，无骨擦音(感)，做被动内翻动作时，疼痛加剧，踝关节活动受限。

X线检查：摄左踝关节正侧位片。结果见图9－14。

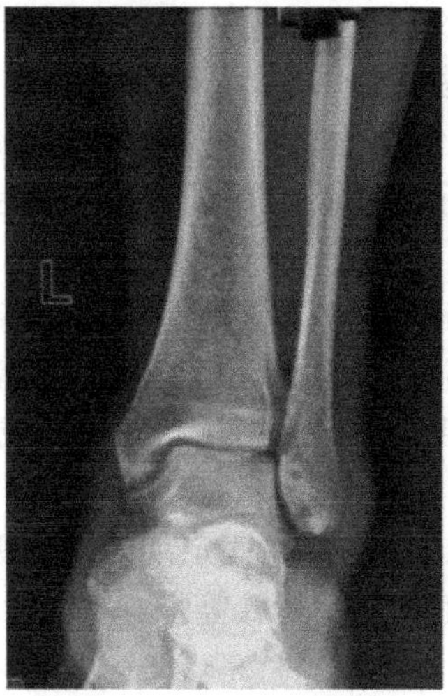
① 左踝正位片见外踝软组织肿胀明显

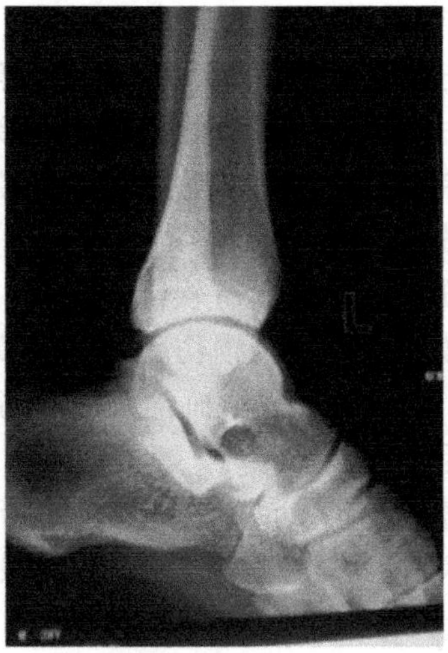
② 左踝侧位片未见骨折、脱位

图 9－14　左踝关节正侧位片

（二）病例解析

1. 主症特点

一般情况：男性，18 岁，学生。

起病时间：约 3 小时。

病因：运动时踝部内翻位扭伤。

症状：左外踝部疼痛、肿胀、活动受限。

体征：跛行步态，左外踝明显肿胀，外踝前下方压痛明显，做被动内翻动作时，疼痛加剧，踝关节活动功能障碍。

2. 临床特点和鉴别诊断症状

患者因左外踝部扭伤肿痛 3 小时伴行走不利而就诊。3 小时前打篮球跳起后左足背外侧着地，内翻扭伤，当即左踝部疼痛难忍，活动受限，关节肿胀。体检：跛行步态，左外踝明显肿胀，未见明显畸形，外踝前下方压痛明显，无骨擦音（感），当足做被动内翻动作时，疼痛加剧，踝关节活动功能障碍。X 线片示：左外踝关节软组织肿胀明显，未见明显骨折、脱位征象。

根据病史中的症状、体征如左踝部无明显畸形，无骨擦音，说明无左踝骨折、脱位，但仍需和以下疾病相鉴别：

（1）踝部骨折、脱位　踝部骨折时肿胀、疼痛、压痛、皮下瘀斑相对较为局限，踝部可呈内或外翻畸形，完全骨折时可扪及骨擦感，活动功能障碍；发生脱位时，除踝部肿胀、疼痛、功能障碍外，还伴有畸形、弹性固定等特有的体征。X 线摄片检查可明确诊断。

（2）第 5 跖骨基底部骨折　有明确的外伤史，多由直接暴力或足内翻扭伤所致。足背外侧肿胀，疼痛明显，可见瘀斑，纵轴冲击痛明显，骨折处压痛点局限。X 线检查可明确诊断。

3. 现病史、既往史、个人史、家族史等

现病史：打球不慎扭伤左外踝部致肿痛 3 小时伴行走不利。因打篮球跳起后左足背外侧着地，内翻扭伤，当即左踝部疼痛难忍，活动受限，关节肿胀。

既往史：患者既往体健，否认高血压、心脏病及糖尿病病史，否认骨折、脱位史。

根据本病案患者病史、临床表现及阴性症状和体征，如左踝关节未见明显畸形，局部未及骨擦感（音）等，结合 X 线片检查，可排除踝部骨折、脱位损伤，如进一步作踝关节 MRI 检查，可明确韧带有无断裂及其损伤程度。

（三）踝关节扭挫伤概述

1. 病因及病机分析

踝关节扭挫伤多因行走、跑跳时地面不平或上下楼梯不慎失足，足踝过度内、外翻而引起踝部韧带、肌腱、关节囊等软组织的损伤，但主要是指韧带的损伤。踝关节扭挫伤十分常见，可发生于任何年龄，但以青壮年居多，临床上一般分为内翻扭伤和外翻扭伤两大类，以前者为多见。内翻位扭伤时，多造成踝部外侧的距腓前韧带和跟腓韧带损伤，距腓后韧带损伤则少见；外翻为扭伤多损伤踝部内侧的三角韧带，但由于此韧带较坚韧，一般不易造成韧带的损伤而常常发生内踝的撕脱性骨折。

踝关节是由胫腓骨下端和距骨滑车组成，其周围主要的韧带有内侧副韧带、外侧副韧带和下胫腓韧带。内侧副韧带又称三角韧带，起于内踝，自上而下呈扇形附于足舟状骨、距骨前内侧、跟骨载距突和距骨后内侧，是一条坚强的韧带，不易损伤；外侧副韧带起自外踝，止于距骨前外侧的为距腓前韧带，止于跟骨外侧的为跟腓韧带，止于距骨后外侧的为距腓后韧带；下胫腓韧带又称胫腓联合韧带，为胫骨与腓骨下端之间的骨间韧带，是保持踝关节稳定的重要韧带。距骨体前宽后窄，当踝关节背伸时，踝穴相应增宽，同时下胫腓韧带相应紧张，距骨关节面于内、外踝关节面紧密相贴，踝关节较稳定。当足跖屈时，距骨体较窄部分进入踝穴，下胫腓韧带松弛，踝关节相对不稳定，则易发生踝部韧带损伤，尤其是外侧副韧带的损伤。

踝关节扭挫伤的诊断不难，患者有明确的踝部外伤史，伤后踝部即出现疼痛，活动功能障碍，轻者仅局部肿胀，损伤重时整个踝关节均可肿胀，并有明显的皮下瘀斑，皮肤呈青紫色，跛行步态，伤足不敢用力着地，活动时疼痛加剧。内翻损伤时，外踝前下方压痛明显，若将足部作内翻动作时，则外踝前下方疼痛；外翻扭伤者，内踝前下方压痛明显，强力做外翻动作时，则内踝前下方剧痛。X 线摄片：拍摄踝关节正侧位片，可以帮助排除内外踝的撕脱性骨折，若损伤较重者，应拍摄强力内翻、外翻位的照片，如见到距骨脱位的征象，则提示可能韧带完全断裂，应做踝关节 MRI 检查以进一步明确诊断。

2. 辨证分型

（1）气滞血瘀型　损伤早期，踝关节疼痛，活动时加剧，局部明显肿胀及皮下瘀斑，关节活动受限，舌质红，边有瘀点，脉弦。

（2）筋脉失养型　损伤后期，关节持续隐痛，轻度肿胀，或可触及硬结，步行乏力，舌淡，苔薄，脉弦细。

（四）临床技能运用

1. 诊断要略

复习了上述踝关节扭挫伤的概要，结合本案例，诊断思路如下：

主要症状：外伤致左外踝部疼痛、肿胀、活动受限3小时；主要体征：跛行步态，左外踝明显肿胀，未见明显畸形，外踝前下方压痛明显，无骨擦音（感），当足做被动内翻动作时，疼痛加剧，踝关节活动功能障碍；结合X线片，可以明确诊断左踝关节扭伤。

2. 治疗原则及方法

（1）理筋手法　损伤严重，局部瘀肿较甚者，不宜做重手法。对早期单纯的韧带扭伤或部分撕裂者，可使用推、按、揉及屈伸摇晃等手法，以活血化瘀，消肿止痛。恢复期或陈旧性损伤者，手法宜重，特别是血肿机化产生粘连，踝关节功能受限的患者，可施以牵引摇晃、弹拨揉捻等手法，以解除粘连，滑利关节。

（2）制动　损伤早期，要适当的踝部制动，轻者可用绷带将踝关节固定于韧带松弛位，即外侧副韧带损伤固定于外翻位，内侧副韧带损伤固定于内翻位。韧带撕裂严重者，可采用石膏托按上述方法固定，固定时间一般为3周左右。

（3）药物治疗

①内服药：早期治宜活血祛瘀、消肿止痛，内服七厘散及舒筋丸；中期治宜和营生新、祛瘀止痛，方用和营止痛汤加减；后期治宜补益肝肾、养血荣筋，内服健步虎潜丸或补肾壮筋汤加减。

②外用药：早期肿胀明显者，可外敷消肿化瘀散、七厘散、三色敷药等；中后期肿胀渐消，可外贴伤湿止痛膏并配合四肢损伤洗方熏洗。

（4）功能锻炼　对于需要制动的患者，外固定期间，应练习足趾的屈伸活动和小腿肌肉收缩活动。拆除外固定后，要逐渐练习踝关节屈伸和内、外翻活动，以防止粘连，恢复踝关节的功能。

（5）手术疗法　踝部内、外侧副韧带完全断裂，功能障碍显著者，可行韧带修补或重建术。

（五）注意事项

1. 检查时应注意排除有无撕脱性骨折、脱位及内、外侧韧带的损伤外，还应当注意检查下胫腓联合韧带有无损伤，损伤者作内外踝的对向挤压时疼痛明显，X线片上表现为内外踝间距增宽，必要时拍摄健侧踝关节片以作对比。对可疑完全断裂者，应嘱其及时随诊复片或进一步作MRI检查。

2. 功能锻炼。损伤初期，24小时内宜局部冷敷以止血，并抬高患肢以利消肿，48小时后可热敷、理疗，以活血消肿。对于需要制动的患者，外固定期间，应练习足趾的屈伸活动和小腿肌肉收缩活动。拆除外固定后，要逐渐练习踝关节屈伸和内、外翻活动，以防止粘连，恢复踝关节的功能

3. 踝关节作为全身负重最大的关节，如扭伤早期制动不够，治疗不当将影响静脉及淋

巴回流，肿胀长久不能消退、损伤的韧带得不到良好的修复将影响踝关节的稳定性，容易形成习惯性扭伤。因此，应嘱患者注意休息，第1周不宜负重，损伤较重者可给予石膏托、支具等进行固定。

十二、跟痛症

（一）典型病例

患者，男性，57岁。左足跟部疼痛不适，行走时疼痛加重1月余。患者一个多月前无明显诱因出现左足跟部疼痛不适，疼痛呈针刺样，早晨起床下地足跟痛剧烈，行走约10分钟后疼痛缓解，行走半小时后疼痛又加重，近日症状进一步加重，故来院就诊。无发热，局部不红不肿，既往无明显外伤史，无腰痛，足部无麻木不适，无腹痛腹泻。否认外伤史、高血压、痛风、心脏病及糖尿病病史。

体检：在跟骨内侧结节处，即跟部前方偏内侧有一局限性压痛点，局部无红肿和皮疹，皮温不高，感觉减退，足趾屈伸活动正常，腰部压痛、叩击痛和放射痛阴性。

X线左跟骨侧位片检查：足跟骨质增生，未见破坏性病灶。见图9－15。

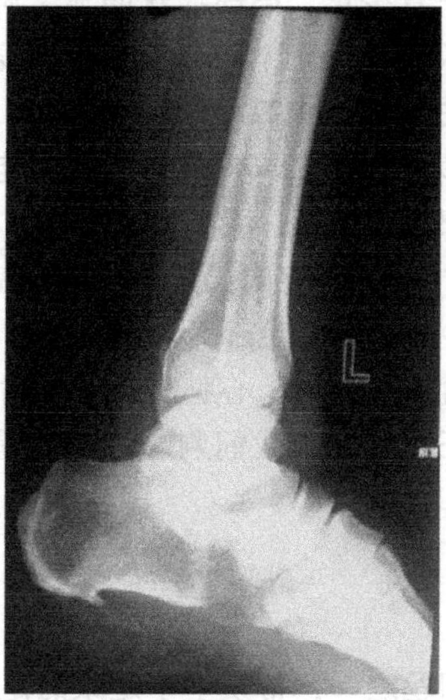

图9－15　跟骨侧位片

（二）病例解析

1. 主症特点

一般情况：患者，男性，57岁。

起病时间：约1个月。

病因：无明显诱因。

症状：左足跟地疼痛不适，疼痛呈针刺样，早晨起床下地足跟痛剧烈，行走约10分钟后疼痛缓解，行走半小时后疼痛又加重。

体征：在跟骨内侧结节处，即跟部前方偏内侧有一限局性压痛点，局部无红肿和皮疹，皮温不高，感觉未及减退，足趾屈伸活动正常，腰部压痛、叩击痛和放射痛阴性。

2. 临床表现与鉴别诊断要点

患者，男性，57岁。左足跟部疼痛不适，行走时疼痛加重1月余。患者一个多月前无明显诱因出现左足跟着地疼痛不适，疼痛呈针刺样，早晨起床下地足跟痛剧烈，行走约10分钟后疼痛缓解，行走半小时后疼痛又加重，近日症状有所加重，故来院就诊。无发热，局部不红不肿，既往无明显外伤史，无腰痛，足部无麻木不适，无腹痛腹泻。体检：在跟骨内侧结节处，即跟部前方偏内侧有一限局性压痛点，局部无红肿和皮疹，皮温不高，感觉未及减退，足趾屈伸活动正常，腰部压痛、叩击痛和放射痛阴性。

据病史中的阴性症状和体征如无发热，局部不红不肿，无腰痛，足部无麻木不适，无腹痛腹泻，有助于排除腰椎疾患、感染及痛风等，还需与足根部软组织化脓性感染、骨结核及骨肿瘤相鉴别。

（1）跟骨骨髓炎　本病虽有跟痛症状，但局部可有明显的红肿热痛等急性感染的征象，严重者伴有高烧等全身症状。血常规、血沉等检查和X线片检查可明确诊断。

（2）跟骨结核　本病多发于青少年，局部症状明显，肿痛范围较大，全身情况差，并有低热盗汗、疲乏无力、食欲不振等，血常规、血沉及X线片检查可鉴别之。

3. 现病史、既往史、个人史、家族史等

现病史：患者，男性，57岁。左足跟部疼痛不适，行走时疼痛加重1月余。患者一个多月前无明显诱因出现左足跟部疼痛不适，疼痛呈针刺样，早晨起床下地足跟痛剧烈，行走约10分钟后疼痛缓解，行走半小时后疼痛又加重，近日症状进一步加重。无发热，局部不红不肿。既往无明显外伤史，无腰痛，足部无麻木不适，无腹痛腹泻。

既往史：否认外伤史、高血压、痛风、心脏病及糖尿病病史。

上述的临床特点和阴性体征，有助于我们判断和鉴别是否有无外伤、系统性疾病以及有否感染等相关情况。

（三）跟痛症概述

1. 病因及病机分析

足跟痛是骨科常见的临床问题之一，常发生于足跟的足底侧，也可发生于足跟的后方。跟痛症是指原发于足跟底的足跟痛，多发生于40～60岁的中、老年肥胖者。骨刺大小与临床表现不成比例。

正常人足底不是平的，足底中部向上呈弓形凹陷，从前向后的弓形称纵弓，从内向外的弓形称横弓。足底的弓形结构使人体负重时足部具有弹性，足的纵弓是由跖腱膜维持的，跖腱膜起自跟骨底面的结节，向前伸展，最后分成5股，分别止于5个足趾的趾骨上，跖腱膜的深面有趾短屈肌附着，跖腱膜与足弓之间的关系犹如弦和弓。因此，人在站立、行走时跖腱膜受到强大牵拉力以维持足弓的正常结构，跖腱膜在跟骨的附着点经常受到强大的牵拉力的作用，这一区域的跖腱膜及跟骨骨膜容易损伤（图9－16）。另外，跟骨结节也是足的负重点，人体重量相当大一部分集中在跟骨结节上，这也是它容易损伤的原因之一。中老年人跖腱膜弹性减弱，跟骨骨质疏松，是易患此病的内因。突然长途行走或长时间站立劳动是跟痛症发病的常见诱发因素，鞋底过硬时也易造成跟痛症。足跟是人体负重的集中区，足跟损伤后周围软组织可出现炎症反应。因足跟周围软组织坚韧，疼痛较重，软组织损伤后再负重可进一步加重损伤。因此，跟痛症可持续数月之久。

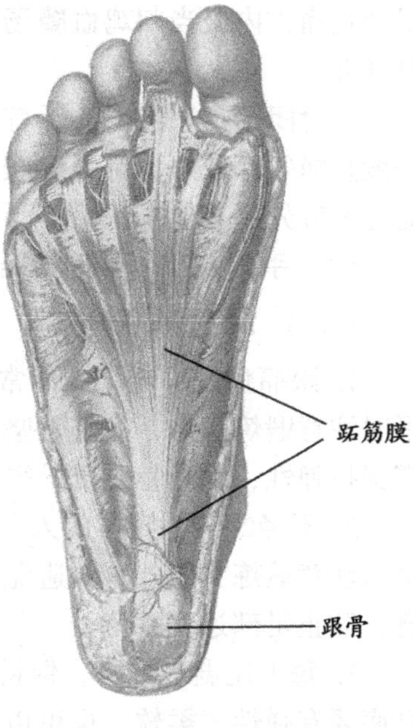

图9－16　跖腱膜与跟骨骨膜

2. 临床分型

（1）原发性跟痛症　多发于中老年人，无明确病因，可能与跖筋膜炎、跟骨退行性变、脂肪垫萎缩等因素有关。

（2）继发性跟痛症　与足跟创伤、感染、神经性疼痛、椎间盘病变、系统性疾病等疾病有关。

足跟后方疼痛常与跟腱滑囊炎、跟腱炎、Haglund 畸形、跟腱止点退行性变等因素有关。

（四）临床技能运用

1. 诊断要略

复习了上述的跟痛症的概要，结合本案例，诊断思路如下：

主要症状：左足跟地疼痛不适，疼痛呈针刺样，早晨起床下地足跟痛剧烈，行走约10分钟后疼痛缓解，行走半小时后疼痛又加重；主要体征：在跟骨内侧结节处，即跟部前方偏内侧有一限局性压痛点，局部无红肿和皮疹，皮温不高，感觉未及减退，足趾屈伸活动正常，腰部压痛、叩击痛和放射痛阴性，在跟骨内侧结节处，相当于跟部前方偏内侧有一限局性压痛点，局部无红肿和皮疹，皮温不高，感觉正常；结合 X 线片（临床常规申请跟骨侧位片），可以明确诊断为左跟痛症。

2. 治疗原则及方法

减少受累区域的应力，促进损伤组织的恢复。常用保守治疗，对损伤组织进行按摩、推拿点压治疗以松弛腱膜。必要时可采用手术治疗。

（1）非手术治疗（保守治疗）

①尽量减少足部负重，让足跟部充分休息，少走路，为损伤愈合创造条件。

②热水泡脚、局部理疗、热敷等方法。患者应坚持每天晚上临睡前用热水泡脚半小时左左，或将足部置于有加热作用的电暖气、电手炉、红外线灯、家用理疗仪等设备上，温热作用可以改善局部的微循环，对于缓解疼痛很有帮助。也可以到医院进行有针对性的理疗，效果可能更好。

③外用药物，对中老年人来说是一种方便的治疗方法。常用疗效较好的外用搽剂如骨友灵、伤痛一喷灵、正红花油、扶他林乳胶剂等，用药之前，应先用温水泡脚，然后使用搽剂或膏药。

④口服消炎止痛药物。疼痛重的跟痛症患者可口服消炎止痛药。中药内服宜养血舒筋、

温经止痛，内服当归鸡血藤汤；肾虚者治宜滋补肝肾、强壮筋骨，内服六味地黄丸、金匮肾气丸。

⑤封闭治疗。经上述治疗无效的病人可用封闭法治疗。用氢化可的松局部痛点注射，一般止痛效果较好。足跟皮肤质韧，注射时本身疼痛较重，并有感染的可能。因此，跟痛症患者应先用其他方法治疗，无效时再封闭治疗。

（2）手术治疗　可选择跖筋膜松解术，骨刺清除术，跟骨钻孔减压术。

（五）注意事项

1. 跟痛症是中老年人的常见病。因此，中老年人应注意预防跟痛症的发生。中老年人平时注意锻炼身体，尤其是坚持每天散步，使双足能经常得到锻炼。经常散步能使足的韧带保持弹性，跟骨骨质疏松得到改善，有助于预防跟痛症的发生。

2. 不经常锻炼身体的人，偶然一次长时间行走或站立劳动容易患跟痛症。因此，除了平时注意锻炼身体外，要避免足部持续负重。需要长途行走或长时间站立时要注意间断休息，防止足部过度疲劳。

3. 每天用温水泡脚，保持足部卫生和良好的血液循环，有助于足的健康。穿鞋要宽松，鞋底要有弹性、柔软，也可以预防性地在鞋中放置使用足跟垫。鞋底过薄亦容易损伤足部。

十三、腰椎间盘突出症

（一）典型病例

患者，男性，司机，40岁。左侧腰腿痛3月余，加重3天伴行走困难就诊。发病初无明显外伤，长期从事驾驶员工作，3个月前，出现腰部持续酸痛，左大腿、小腿后外侧牵涉痛并伴有麻木，咳嗽和喷嚏时向左下肢放射痛，大便时不敢用力，不能久站久行。近3天左侧腰腿部疼痛明显加剧，行走困难，经服用布洛芬无效，遂来院就诊。自发病以来无发热，无明显夜间疼痛，无明显消瘦，两便尚正常。平时体健，患者否认肝炎、肺结核、糖尿病、高血压、冠心病等病史。

体检：心率90次/分，血压120/80mmHg。脊柱腰段平直并伴左侧弯，双侧腰背肌僵硬，腰椎活动度减退，腰3、4、5，骶1、2棘旁压痛（+），左侧叩击向左下肢放射明显，双直腿抬高试验，左：30°，右：60°，加强试验（+），挺腹试验（+），股神经牵拉试验（-）。肌力测试：左侧踇伸肌肌力Ⅳ。感觉测试：左小腿外侧，足背前内侧针刺觉减退。双侧膝踝反射对称，病理征未引出。

腰椎MRI见图9-17。

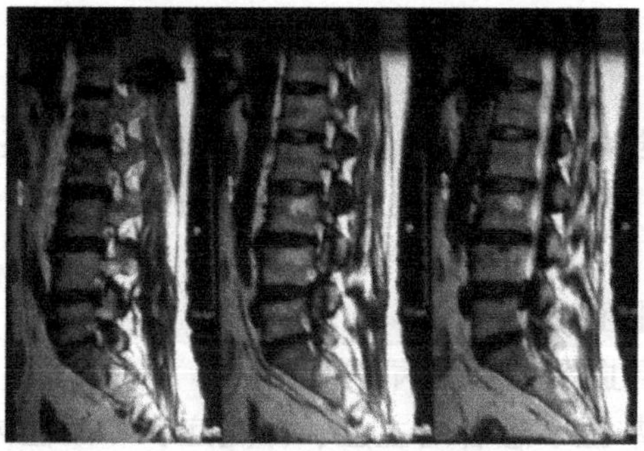

① 矢状位示L_{4-5}椎间盘脱垂

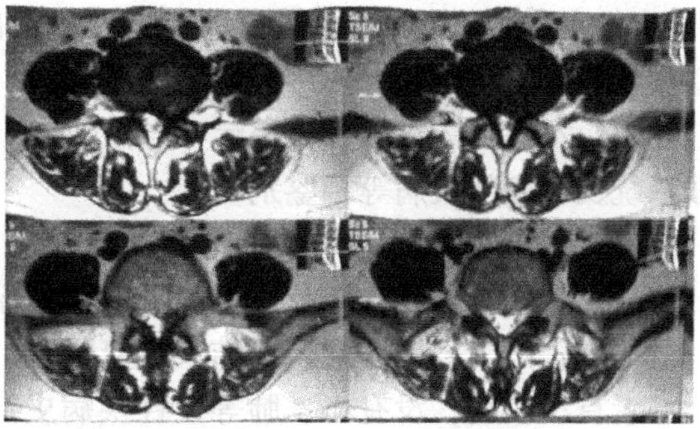

② 水平位示L_{4-5}左侧突出

图9－17　腰椎 MRI

（二）病例解析

1. 主症特点

一般情况：男性，司机，40岁。

起病时间：病程3月余，加重3天。

诱因：没有明显外伤，长期从事坐位驾驶工作。

症状：左侧腰腿痛3月余，加重3天伴行走困难，咳嗽和喷嚏时向左下肢放射痛，大便时不敢用力，不能久站久行。

体征：脊柱腰段平直并左侧弯，双侧腰背肌僵硬，腰椎活动度减退，腰3、4、5，骶1、2棘旁压痛（+），左侧叩击向左下肢放射明显，双直腿抬高试验，左：30°，右：60°，加强试验（+），挺腹试验（+），左侧踇伸肌肌力Ⅳ，感觉测试：左小腿外侧，足背前内侧针刺觉减退，锥体束征（－）。

2. 临床表现与鉴别诊断要点

患者左侧腰腿痛3月余，加重3天伴行走困难。发病初无明显外伤，但长期从事驾驶员工作，3个月以前，昼夜出现持续腰部酸痛，左大腿、小腿后外侧牵涉痛并伴有麻木，咳嗽和喷嚏时向左下肢放射痛，大便时不敢用力，不能久站久行。3天以来左侧腰腿部疼痛明显加剧，行走困难，经服用布洛芬无效。查体：脊柱腰段平直并左侧弯，双侧腰背肌僵硬，腰椎活动度减退，腰3、4、5，骶1、2棘旁压痛（+），左侧叩击：向左下肢放射明显，双直腿抬高试验，左：30°，右：60°，加强试验（+），挺腹试验（+），左侧踇伸肌肌力Ⅳ，感觉测试：左小腿外侧，足背前内侧针刺觉减退。

患者的阴性症状如发病以来无发热，无明显夜间疼痛，无明显消瘦，两便尚正常，有助于排除腰椎结核、马尾肿瘤，转移性骨肿瘤的可能，此外，该疾病仍需和以下疾病相鉴别：

（1）急性腰扭伤　有明显外伤史，腰痛剧烈，活动受限，腰肌痉挛。压痛点固定，一般无下肢放射性疼痛，无感觉、肌力、反射的改变。

（2）腰椎结核　腰椎结核最大特点就是腰椎僵硬板滞，发病缓慢但持续加重，伴有全身症状，如午后低热、乏力、夜间盗汗等症。后期X检查可见椎间隙狭窄，边缘模糊，骨质破坏，寒性脓肿等。

（3）马尾肿瘤　发病缓慢，进行性加重，夜间疼痛明显，MRI 可见椎管内明显占位，有鞘膜瘤和纤维瘤之分。

此外，本病还需与椎管狭窄症、脊柱肿瘤、强直性脊柱炎、梨状肌综合征、妇科疾病、泌尿系统及下腹部疾病等相鉴别。

3. 现病史、既往史、个人史、家族史等

现病史：左侧腰腿痛 3 月余，加重 3 天伴行走困难。

既往史：患者否认肝炎、肺结核、糖尿病、高血压、冠心病等病史。

患者首次发病，没有心、肺等慢性疾病史。掌握了患者的主症、伴随症状和阳性体征以及有意义的阴性症状，有助于医生对疾病作出明确的诊断，不至于漏诊和误诊。

本病案患者病史中的一些阴性症状和体征，如发病以来无发热，无明显夜间疼痛，无明显消瘦，两便尚正常，股神经牵拉试验（-），病理征未引出，对于我们明确诊断，排除脊柱结核、马尾肿瘤、转移性骨肿瘤及中枢神经系统疾病，是十分有参考价值和临床意义的。

（三）腰椎间盘突出症简要概述

1. 病因及病机分析

腰椎间盘突出症是一种以腰痛伴下肢放射性疼痛为主要特征的常见疾病，约占门诊腰腿痛病人的 15%，多发生在 20～40 岁青壮年。病变部位以第 4、5 腰椎间或第 5 腰椎和第 1 骶椎间为多见。椎间盘由髓核、软骨板和纤维环 3 部分构成，髓核是灰白色富有弹性的胶状物质，被周边的纤维环和上下方的软骨板包围在中间偏后，软骨板为一薄层的透明软骨，与上下相邻椎体的松质骨连接，纤维环是坚强而富有韧性的纤维软骨环，围着上下软骨板的边缘，并与上下椎体缘紧密连接，限制髓核向周围脱出。椎间盘不但连接上下椎体，而且能吸收震荡，减缓外力冲击。腰椎间盘突出的基本原因是椎间盘组织变性，椎间盘组织在活动度较大的脊柱腰段易受磨损，本身缺少血液循环，修复能力弱。当纤维环发生变性，再加上腰部受到过大的压力和扭转力的作用，纤维环可发生破裂，髓核就会从破裂处脱出。纤维环最薄弱处是脊柱后纵韧带的两侧，所以腰椎间盘突出多发生在后纵韧带的一侧或两侧。

中国古代对此症就有描述，如《素问·刺腰痛篇》：“衡络之脉令人腰痛，不可以俯仰，仰则恐仆，得之举重伤腰……不可以咳。”《医学心悟》：“腰痛拘急，牵引腿足。”以上均说明本病由外伤引起腰痛并放射至下肢痛，咳嗽加重。中医称之为“腰腿痛”。

2. 临床分型

按突出程度分类为：

（1）膨隆型　纤维环完整或不全破裂，外形尚保持完整。

（2）突出型　纤维环破裂，髓核突出入椎管，压迫相应节段的神经根。

（3）脱垂型　纤维环破裂，髓核游离进入椎管，压迫椎管内的神经根和马尾神经。

腰椎间盘突出症分型方法比较多，上述分型与治疗方法的选择和预后密切相关。

（四）临床技能运用

1. 诊断要略

患者男性，40 岁，职业司机，左侧腰腿痛 3 月余，加重 3 天伴行走困难，咳嗽和喷嚏时向左下肢放射痛，大便时不敢用力，不能久站久行。体征：脊柱腰段平直并左侧弯，双侧腰背肌僵硬，腰椎活动度减退，腰3、4、5，骶1、2棘旁压痛（+），左侧叩击向左下肢放射明显，双直腿抬高试验，左：30°，右：60°，加强试验（+），挺腹试验（+），左侧踇伸肌肌力Ⅳ，感觉测试：左小腿外侧，足背前内侧针刺觉减退；结合腰椎的MRI，可以诊断为腰椎间盘突出症。

2. 治疗原则及方法

（1）非手术治疗（保守治疗）

非手术治疗主要包括卧床休息、牵引、推拿、理疗、硬膜外封闭疗法和髓核化学溶解法等，可以治愈相当一部分腰椎间盘突出症，适用于初次发作、症状较轻者。

①卧床休息：是治疗腰突症的最有效、最基本方法。急性发作期要求患者绝对卧床休息，只允许在床上翻身，不允许坐起、站立或下地大小便。3周后行石膏腰围固定才可下床，腰围固定3个月，或1个半月后腰围保护下逐渐行走。

②牵引：目前多采用骨盆牵引，通过牵引可使椎间隙增大，后部张开使间隙出现负压，后纵韧带紧张，膨隆型突出的椎间盘组织可能可以回纳，同时使椎间孔变大，减轻对神经根的挤压。本法对早期患者效果较好，对于较严重的脱垂型而言，牵引后可能症状加重，应慎重牵引。

具体方法：每日上、下午各牵引1次，每次30～60分钟，每侧重量5～10kg，总重量不超过20kg，牵引时可将床脚垫高15～20cm。一般牵引3～4周。平时需要在腰围保护下进行活动。

③推拿：是治疗腰椎间盘突出症的古代疗法，具体手段很多，是腰椎间盘突出症的综合疗法之一，但值得注意的是有一部分患者推拿后症状加重，有的推拿后出现神经损伤如马尾神经综合征，造成小便潴留，故应用时须慎重。

④硬膜外封闭疗法：1953年Lievre等首先应用硬膜外注射氢化可的松治疗腰突症。具体操作方法分硬膜外操作方法或骶骨操作方法（统称骶疗）。

骶管裂孔注射具体操作方法：俯卧位，触及患者骶骨末端的左右双侧骶骨角并标记，消毒铺巾，在标记下方约0.5cm，针头与表皮夹角30°进行穿刺，回抽无血、无透明液体，注射进纱布过滤空气2ml无阻力感，说明已达骶管裂孔腔隙。注射0.5%利多卡因40ml，地塞米松10mg，操作中密切观察患者的生命体征。

⑤胶原酶化学溶核法：目前认为对部分有手术指征的病人有一定疗效，近期优良率在70%左右，而远期效果较此值为低，属介入性手术，有一定的并发症。

⑥其他：如理疗、热敷、针灸、痛点封闭、内服外敷中药、药物辅助治疗等。

（2）手术治疗

手术适应证

①非手术治疗无效或复发，病程较长，症状较重影响工作和生活者。

②神经损伤症状明显、广泛，甚至继续恶化，疑有椎间盘纤维环完全破裂髓核碎片突出至椎管者。

③中央型腰椎间盘突出，有大小便功能障碍者。

④合并明显的腰椎管狭窄症者。

手术可分后路经腰椎间盘摘除术、前路腰椎间盘摘除术、腰椎间盘显微外科手术经皮髓核切除术、显微椎间盘镜椎间盘摘除术等。

总之，腰突症的治疗因人、因病理改变而变，不能千篇一律。应坚持治疗与预防并重，在症状缓解后要注意避免劳累，适当体操练习，体力劳动时注意腰腿姿势，进行腰背肌、腹肌练习，增强脊柱稳定性，起到良好的诊治效果。

本患者采取保守治疗，在卧床休息、骨盆牵引的常规治疗下，行骶管封闭治疗，每周1次，共治疗了3次，获得了满意疗效。具体操作见骶管裂孔穿刺技术。

（五）注意事项

1. 门诊随访 卧床休息，禁止负重是治疗腰椎间盘突出症的最有效、最基本方法。急性发作者一般要求患者一周内门诊随访，如果出现机体不完全瘫痪、大小便失禁等情况，应考虑立即手术减压，髓核摘除术。

2. 功能锻炼 慢性腰椎间盘突出症患者，应鼓励患者行腰背肌功能锻炼，以加强腰部结构的稳定性，具体可以采取五点法、飞燕点水等练功方法。

十四、腰椎管狭窄症

（一）典型病例

患者，男性，55岁，腰部酸痛伴间歇性跛行2年加重1周就诊。发病前无明显外伤，长期从事弯腰工作，2年前开始出现腰部酸痛不适，行走后出现左小腿酸痛麻木，蹲下或卧床休息后症状缓解，因骑自行车没有妨碍，一直未予重视。1周前症状明显加重，行走约100m即出现左小腿酸痛麻木，而不能继续行走，曾经在外院治疗，经服用强力天麻杜仲丸效果不显，遂来院就诊。病程中无明显发热、盗汗和消瘦，无明显夜间痛甚，二便正常。否认高血压、心脏病和糖尿病等病史。

体检：心率68次/分，血压122/74mmHg。腹平软，无压痛，腰椎生理曲度正常，$L_{4,5}$棘突间轻压痛，下肢放射痛阴性，直腿抬高试验左右均为80°，左小腿前外侧皮肤感觉稍有减退，双下肢肌力Ⅴ级，肌张力正常，双侧膝跟腱反射正常，髌踝阵挛阴性，肛门和提睾反射正常。腰椎后伸受限并引起左小腿疼痛。舌淡红，苔白，脉弦细。

CT检查：腰椎椎体前后缘和小关节增生，椎板增厚，黄韧带肥厚，椎管容积明显变小。见图9－18。

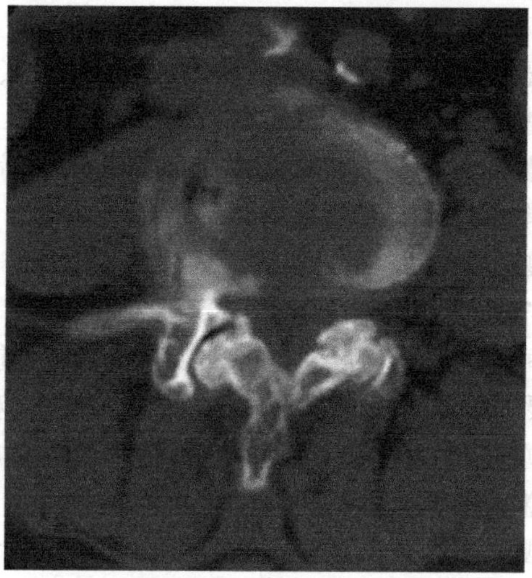

图 9－18　腰椎 CT 图

（二）病例解析

1. 主症特点

一般情况：男性，55 岁。

起病时间：2 年。

病因：长期从事弯腰工作。

症状：腰部酸痛伴间歇性跛行。

体征：腰椎生理曲度正常，L_4、L_5 棘突间轻压痛，下肢放射痛阴性，直腿抬高试验左右均为 80°，左小腿前外侧皮肤感觉稍有减退，双下肢肌力Ⅴ级，肌张力正常，双侧膝跟腱反射正常，髌踝阵挛阴性，肛门和提睾反射正常。腰椎后伸受限并引起左小腿疼痛。舌淡红，苔白，脉弦细。

2. 临床表现与鉴别诊断要点

患者腰部酸痛伴间歇性跛行，无明显发热、盗汗和消瘦，无明显夜间痛甚，二便正常。腰椎生理曲度正常，L_4、L_5 棘突间轻压痛，下肢放射痛阴性，直腿抬高试验左右均为 80°，左小腿前外侧皮肤感觉稍有减退，双下肢肌力Ⅴ级，肌张力正常，双侧膝、跟腱反射正常，髌、踝阵挛阴性，肛门和提睾反射正常。腰椎后伸受限并引起左小腿疼痛。舌淡红，苔白，脉弦细。其临床特点是间歇性跛行、症状重、体征轻，容易被误诊或漏诊。诊断腰椎管狭窄症必须满足两个条件，首先是临床症状和神经根或马尾神经损害的体征，其次是相应的影像学改变，两者缺一不可。目前认为 CT 显示硬膜囊矢状径 10mm 为中央椎管狭窄的临界标准；神经根管直径小于 4mm 为神经根管狭窄的诊断依据。上述的一些症状和体征，有助于与腰椎间盘突出症、腰椎结核、腰椎肿瘤和腰椎不稳及血管性间歇性跛行等相关疾病相鉴别。

（1）腰椎间盘突出症　单纯腰椎间盘突出症无间歇性跛行，病变节段椎旁有固定压痛和下肢放射痛，直腿抬高试验阳性，容易鉴别。但应注意腰椎间盘突出症和腰椎管狭窄症同时存在的病例。

（2）腰椎结核　无间歇性跛行。常有结核病史，伴有低热、盗汗和消瘦等全身症状，血沉增快，X线和MRI检查发现腰椎破坏或有脓肿形成。

（3）腰椎肿瘤　无间歇性跛行。症状持续性加重，一般治疗疗效不显，恶性肿瘤往往血沉增快，肿瘤标记物异常，而腰椎管狭窄症常症状反复发作。影像学检查发现腰椎骨质破坏，或椎管内占位性改变。

3. 现病史、既往史、个人史、家族史等

现病史：腰部酸痛伴间歇性跛行2年加重1周就诊。发病前无明显外伤，长期从事弯腰工作，2年前开始出现腰部酸痛不适，行走后出现左小腿酸痛麻木，蹲下或卧床休息后症状缓解，因骑自行车没有妨碍，一直未予重视。1周前症状明显加重，行走约100m即出现左小腿酸痛麻木，而不能继续行走，曾经在外院治疗，经服用强力天麻杜仲丸效果不显。

既往史：长期从事弯腰工作，否认高血压、心脏病、糖尿病等病史。

掌握了患者的主症、伴随症状和阳性体征、有鉴别诊断意义的阴性体征以及过去疾病的情况，有助于医生对疾病作出正确的诊断和处理，不至于漏诊和误诊。

（三）腰椎管狭窄症概述

1. 病因及病机分析

原发性腰椎管狭窄是由于先天椎管发育不良造成的，其中有椎弓根较短，椎板肥厚等；继发性腰椎管狭窄症主要是腰椎退变造成的，包括腰椎骨质增生、黄韧带和椎板增厚、小关节增生肥厚等；腰椎管狭窄症是由于各种原因引起腰椎椎管、神经根管或椎间孔变窄，压迫神经根或马尾神经而产生临床症状，是临床上导致腰痛或腰腿痛的常见病。医源性腰椎管狭窄症主要是由于腰椎间盘髓核摘除术后、椎板切除术后、腰椎骨折脱位复位不良和腰椎融合术后等引起椎管容积变小。

中医认为本病是由于先天不足，或中年以后肝肾亏虚、感受风寒湿邪所致。其主要病理机制是肾虚不固，邪阻经络，气滞血瘀，营卫不和，以致腰腿筋脉痹阻而产生疼痛。系中医“腰腿痛”范畴。

2. 临床分型

（1）原发性腰椎管狭窄症　先天椎管发育不良所致，如椎弓根较短，椎板肥厚，黄韧带肥厚等。

（2）继发性腰椎管狭窄症　腰椎退变所致，包括腰椎骨质增生、黄韧带和椎板增厚、小关节增生肥厚等。

（3）医源性腰椎管狭窄症　腰椎间盘髓核摘除术后、椎板切除术后、腰椎骨折脱位复位不良和腰椎融合术后等引起椎管容积变小和粘连等。

（四）临床技能运用

1. 诊断要略

复习了上述腰椎管狭窄症的概要，结合本病例，诊断思路如下：

主要症状：长期弯腰工作腰部酸痛伴间歇性跛行；主要体征：腰椎生理曲度正常，L_4、

L_5 棘突间轻压痛，下肢放射痛阴性，直腿抬高试验左右均为 80°，左小腿前外侧皮肤感觉稍有减退，双下肢肌力Ⅴ级，肌张力正常，双侧膝、跟腱反射正常，髌、踝阵挛阴性，肛门和提睾反射正常。腰椎后伸受限并引起左小腿疼痛。舌淡红，苔白，脉弦细；结合 CT 片，可以明确诊断为腰椎管狭窄症。

2. 治疗原则

腰椎管狭窄症的治疗基本上分为保守治疗和手术治疗。保守治疗适用于轻度狭窄病人，症状轻，对生活和工作影响不严重，治疗方法包括卧床休息、中西药物、手法、牵引、封闭和功能锻炼等。手术治疗适用于症状严重，经保守治疗 3 个月无效者，或出现马尾神经受压症状者。

（1）保守治疗

①牵引治疗：通常采用骨盆牵引法。患者可取仰卧位，骨盆牵引带固定后，每侧牵引重量可用 10～15kg，一般每日 1～2 次，每次 60 分钟。

②手法治疗：手法是治疗腰椎管狭窄症的传统疗法，具体手法很多，是治疗腰椎管狭窄症的综合疗法之一。一般可采用按揉、点压、拿捏配合斜扳等手法，但手法要轻柔，切忌粗暴。

③中药治疗：肝肾亏虚型治宜补益肝肾，药用左归丸。寒湿痹阻型治宜温经通络，药用麻桂温经汤。

（2）手术治疗　保守治疗无效，或严重病例可考虑采用椎板减压术。

（五）注意事项

1. 门诊随访　告知患者避免久坐、腰部保暖、忌扭腰、搬重物和长期弯腰，保持正确的生活、工作姿势习惯。

2. 手法治疗　手法治疗须和缓，忌粗暴斜扳等手法，以免发生医源性损伤。

3. 功能锻炼　鼓励患者加强腰背肌功能锻炼，可以采用五点法、飞燕点水等。

十五、梨状肌综合征

（一）典型病例

患者，男性，45 岁。左臀部疼痛，向下肢放射痛 1 周。患者 1 周前因深蹲位快速起立后出现左臀部疼痛，疼痛剧烈，呈现“刀割样”或“灼烧样”的疼痛，向下肢放射，疼痛沿臀部、大腿后侧及小腿前外侧抵足背部，伴有麻木感，双腿屈曲困难，双膝跪卧，夜间睡眠困难。行走一段距离后疼痛剧烈，需休息片刻后才能继续行走，大小便、咳嗽、打喷嚏等时患侧肢体的窜痛感加重。因症状逐渐加剧，故来院就诊。现左臀腿痛症状明显，无发热，无腰痛，无腹痛，二便正常。平时体健，患者否认肝炎、肺结核、糖尿病、高血压、冠心病等病史。

体检：一般情况尚可，急性痛苦面容，左臀部（环跳穴附近）可扪及索状物，臀部压痛处 Tinel 征阳性。疼痛性跛行，小腿前外侧肌轻度萎缩、皮肤感觉异常，足趾屈伸肌力正常，膝、踝反射对称，病理征未引出。直腿抬高试验 0°～60°阳性，＞60°呈阴性，加强试验阴性，腰椎无叩痛、压痛，活动正常。

X 线检查：腰椎（图 9－19）和骨盆（图 9－20）X 线片。结果均未见异常征象。

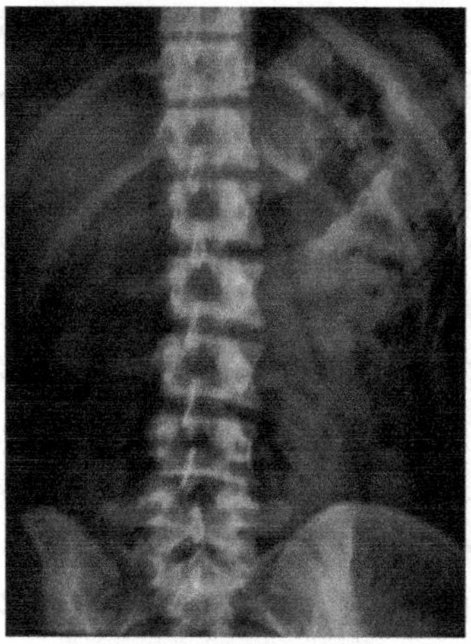
① 腰椎正位片

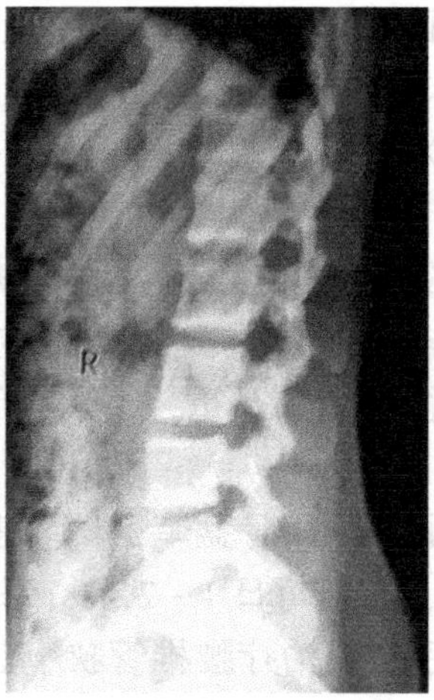

② 腰椎侧位片

图 9-19　腰椎平片

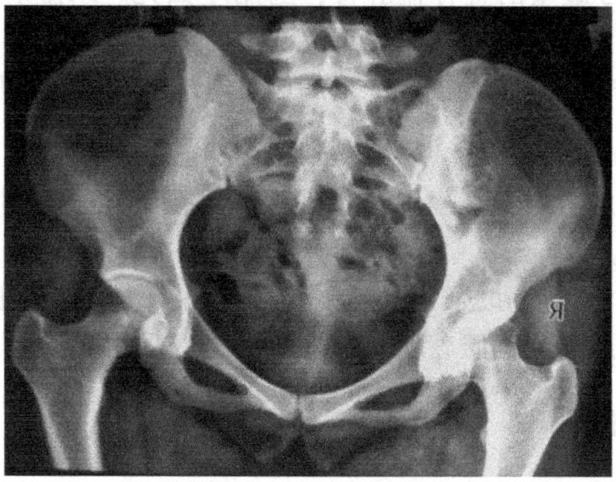

图 9-20　骨盆平片

（二）病例解析

1. 主症特点

一般情况：男性，45 岁。

起病时间：1 周。

病因：外伤史，左髋臀部扭伤史。

症状：左臀部疼痛并向下肢放射。

体征：左臀部（环跳穴附近）可扪及索状物，臀部压痛处 Tinel 征阳性。疼痛性跛行，小腿前外侧肌轻度萎缩、皮肤感觉异常，足趾屈伸肌力正常，膝、踝反射对称，病理征未引出。直腿抬高试验 0°～60°阳性，>60°呈阴性，加强试验阴性，腰椎无叩痛、压痛，活动正常。

2. 临床症状与鉴别诊断要点

患者左臀部疼痛，向下肢放射痛 1 周。患者 1 周前因深蹲位快速起立后出现左臀部疼痛，疼痛剧烈，呈现“刀割样”或“灼烧样”的疼痛，向下肢放射，疼痛沿臀部、大腿后侧及小腿前外侧抵足背部，伴有麻木感。双腿屈曲困难，双膝跪卧，夜间睡眠困难。行走一段距离后疼痛剧烈，需休息片刻后才能继续行走。大小便、咳嗽、打喷嚏等时患侧肢体的窜痛感加重，症状逐渐加剧。现左臀腿痛症状明显，无发热，无腰痛，无腹痛，二便正常。既往体健。体检：一般情况尚可，急性痛苦面容，左臀部（环跳穴附近）可扪及索状物，臀部压痛处 Tinel 征阳性。疼痛性跛行，小腿前外侧肌轻度萎缩、皮肤感觉异常，足趾屈伸肌力正常，膝、踝反射对称，病理征未引出。直腿抬高试验 0°～60°阳性，＞60°呈阴性，加强试验阴性，腰椎无叩、压痛，活动正常。患者发病以来无发热，无腰痛，无腹痛，二便正常。足趾屈伸肌力正常，膝、踝反射对称，病理征未引出。直腿抬高试验 0°～60°阳性，＞60°反而呈阴性，加强试验阴性，腰椎无叩压痛，活动正常。

以上临床特点、阳性体征及阴性的症状和体征，有助于鉴别腰椎间盘突出症、臀上皮神经炎等疾病。

（1）腰椎间盘突出症　本病有典型的与受压平面相一致的坐骨神经根性放射痛症状与体征。腰部疼痛较为明显，常反复发作。典型表现有腰椎棘突旁深压痛并向下肢放射，直腿抬高试验阳性，加强试验阳性。腰椎 X 线检查有时可见突出之椎间隙有狭窄，CT、MRI 检查可见有髓核突出的阳性表现。

（2）臀上皮神经炎　本病以患侧臀部刺痛、酸痛、撕扯样痛为特点，并有患侧大腿后部牵拉样痛，但多不过膝，弯腰起坐活动受限。臀上皮神经炎患者大多有腰骶部扭伤史或有受风寒史，使局部软组织损伤造成周围的肌肉筋膜等结构充血、水肿、炎症继而导致粘连肥厚出现条索状结节，因此压迫周围营养血管以致供血不足或直接压迫神经而产生疼痛。

3. 现病史、既往史、个人史、家族史等

现病史：左髋臀扭伤致左臀痛、下肢放射痛 1 周。臀部（环跳穴附近）可扪及索状物，直腿抬高试验 0°～60°阳性，＞60°呈阴性，加强试验阴性，腰椎无叩、压痛，活动正常，左臀部压痛处 Tinel 征阳性。

既往史：平时体健，患者否认肝炎、肺结核、糖尿病、高血压、冠心病等病史。

本病案患者病史中的一些阴性症状和体征，如无发热，无腰痛，无腹痛，二便正常，足趾屈伸肌力正常，膝、踝反射对称，病理征未引出，腰椎无叩痛、压痛，活动正常，对于明确诊断，排除腰椎间盘突出症、脊柱结核及中枢神经系统疾病，是十分有参考价值和临床意义的。

（三）梨状肌综合征概述

1. 病因及病机分析

梨状肌起于第 2、3、4 骶椎前面，分布于小骨盆的内面，经坐骨大孔入臀部，止于股骨大粗隆（图 9－21）。梨状肌综合征是坐骨神经在臀部受到卡压的一种综合征，在下肢神经慢性损伤中最为多见，由于易与腰椎间盘突出症所致坐骨神经痛混淆，故值得注意。梨状肌综合征也是坐骨神经盆腔出口狭窄症一种类型。坐骨神经盆腔出口狭窄症系坐骨神经在肌纤维管道走行中受到外来致压物质压迫所致，主要表现为出口局部的纤维粘连、臀肌的变性、病变血管包括静脉怒张等。该病神经学检查证实为典型的坐骨神经干性损害，而非脊神经根的根性损害和腰骶神经丛的丛性损害。

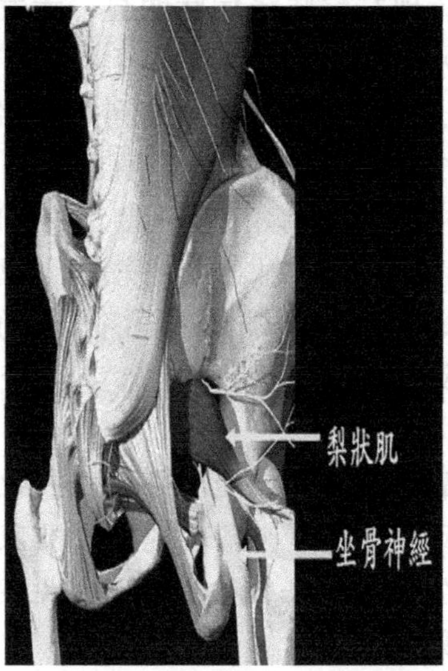

图9－21　坐骨神经和梨状肌的解剖结构

2. 临床分型（图9－22）

（1）坐骨神经在梨状肌下缘穿出，62%。

（2）坐骨神经分两支，一支从梨状肌中间穿出，另一支自梨状肌下缘穿出。

（3）坐骨神经从梨状肌中间穿出。

（4）坐骨神经分两支，一支自梨状肌上缘穿出，另一支从梨状肌中间穿出。

（5）坐骨神经自梨状肌上缘穿出。

（6）坐骨神经分两支，一支自梨状肌上缘穿出，另一支自梨状肌下缘穿出。

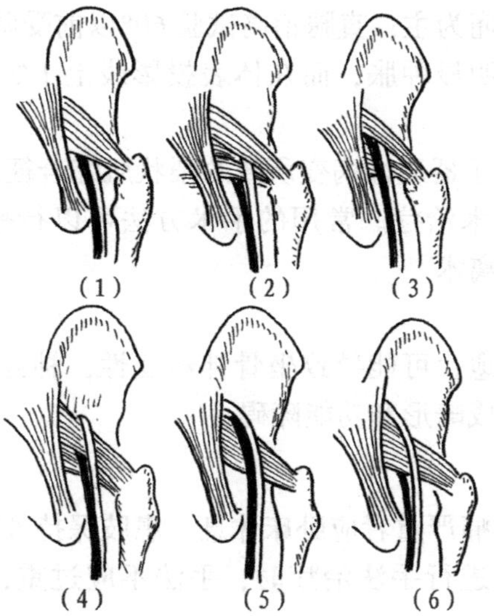

9－22　坐骨神经从梨状肌通过的常见类型

(四) 临床技能运用

1. 诊断要略

复习了上述要略，结合本案例，诊断思路如下：

主要症状：左髋臀扭伤致左臀痛、下肢放射痛 1 周。主要体征：臀部（环跳穴附近）可扪及索状物，直腿抬高试验 0°～60°阳性，＞60°呈阴性，加强试验阴性，腰椎无叩、压痛，活动正常，左臀部压痛处 Tinel 征阳性。腰椎和骨盆 X 线检查未见异常征象。

2. 治疗原则及方法

根本目的在于解除梨状肌对坐骨神经的压迫，早期治疗可以使梨状肌的病变中止，不再对神经继续卡压；晚期无法通过保守治疗缓解者，可选用手术治疗以解除压迫。所以无论病变早期或晚期经过有效治疗，均可康复，预后良好。治疗包括非手术治疗、手术治疗。

（1）非手术治疗　非手术疗法治疗梨状肌综合征包括手法、局部封闭、肌注、理疗、中草药、针灸等。手法是治疗梨状肌综合征的主要方法，可以明显改善症状，缓解病人的痛苦。采用手法治疗时，首先要选准部位，患者可取俯卧位，双下肢后伸，使腰臀部肌肉放松，自髂后上棘到股骨大粗隆做一连线，连线中点直下 2cm 处即为坐骨神经出梨状肌下孔之部位，其两侧即为梨状肌。常用的手法有以下几种：

①按摩揉推法：术者双手交叉用力揉按臀部痛点，患者可有发热舒适感。

②弹拨点拨法：术者双手拇指相叠压，在钝厚或变硬的梨状肌部位用力深压并来回拨动，应注意的是，弹拨方向应与梨状肌纤维方向垂直。弹拨 10～20 次左右，若拇指力量不够，不能深达梨状肌，术者可用肘尖替代进行治疗。

③按压法：医者双手交叉按压痛点 1 分钟左右。

以上手法可循序进行。按压后，术者双手握住患者踝部，微用力做连续小幅度的上下牵抖 10～20 次左右而结束。手法治疗对于以下疑为神经解剖变异者慎用：无明显外伤史，一侧臀部伴有小腿胀、麻、痛为主；直腿抬高试验60°以前受限，60°以后疼痛减轻或消失；抬举不受限；梨状肌触诊无明显肿胀，而在体表投影线上1/3于2/3交界处压痛明显，同时小腿伴有胀麻感。

（2）手术治疗　对排除了器质性病变所致的梨状肌综合征，又经反复非手术治疗无效，影响工作与生活，可考虑手术治疗。常用的手术方法可以行瘢痕化梨状肌切除、松解术，梨状肌止点腱性部分切断分离术。

3. 梨状肌综合征并发症

较为少见，长期未能治愈，可能导致坐骨神经变性，神经功能无法恢复，出现远端肌肉萎缩、感觉障碍，而后造成畸形和功能障碍。

（五）注意事项

1. 门诊随访　急性期疼痛严重者应卧床休息，患肢保持外旋外展位，避免髋关节旋转，以使梨状肌处于松弛位置。进行手法治疗时，手法不应过重，防止加重局部组织的损伤，加重病情。

2. 功能锻炼　疼痛缓解后应加强髋关节及腰背肌的功能锻炼，防止肌肉萎缩，加强血液循环。

第二节　常见筋伤病例实训纲要

【实训目的】

通过筋伤典型病例综合实训，使学生在课堂学习筋伤疾病的基础上，加深对所学疾病的诊断与治疗的认识，培养学生临床思维及分析能力，基本掌握常见脱位疾病的临床诊断与治疗技能。

【实训形式】

1. 临床思维训练可参照CBL的训练模式，即由教师提供数个不同病症的典型病例，学生分组讨论，提出观点，展开争论，最后由教师评价总结。
2. 在教师的指导下，学生阅读各种脱位的影像学资料。
3. 学生3~4人一组，进行各种手法训练，学生可以术者、助手、模特轮流交换角色进行训练。
4. 学生可以对手法训练进行讨论，并推出最佳手法展示。
5. 教师评估总结。
6. 学生提交实训报告。

【实训设施】

观片灯、解剖模型、夹板、石膏、棉纸、纱布绷带、胶布等。

【实训考核】

根据操作能力、讨论发言以及实训报告，综合考核计分。

第十章 内伤与骨病病例综合实训

第一节 内伤病例综合实训

一、脑震荡

（一）典型病例

患者，男性，干部，38岁。被打伤头部致短暂昏迷，醒后头痛头晕、恶心、欲吐1天余。患者昨天下午约3点钟被人打伤致昏迷约数分钟，醒后头痛头晕、恶心、欲吐，可清楚叙述单位、职业等细节，但对被打前后情况无法复述。颅脑CT未见异常，诊断为“脑震荡”收住入院。醒后无再次昏迷，无喷射样呕吐及头剧痛，二便自调。否认肝炎、结核等传染病史，否认高血压、糖尿病病史，否认外伤、手术、输血及中毒史，否认药物、食物及其他过敏史。

体检：神清，心率88次/分，血压140/85mmHg。查体合作，双侧瞳孔等大等圆，对光反射灵敏，肢体末梢血运及感觉、运动功能正常。有近事遗忘现象。

CT检查：颅脑CT平扫未见明显异常。

（二）病例解析

1. 主症特点

一般情况：男性，38岁。

起病时间：病程1天。

诱因：被人打伤头部。

症状：有短暂的昏迷史，醒后头痛头晕、恶心、欲吐，神志清，精神差，近事遗忘，纳眠差，二便自调。

体征：双侧瞳孔等大等圆，对光反射灵敏，逆行健忘。

2. 临床表现与鉴别诊断要点

患者被打伤头部致短暂昏迷，醒后头痛头晕、恶心、欲吐1天余。患者昨天下午约3点钟被人打伤致昏迷约数分钟，醒后头痛头晕、恶心、欲吐，可清楚叙述单位、职业等细节，但对被打前后情况无法复述。颅脑CT未见异常，诊断为“脑震荡”。醒后无再次昏迷，无喷射样呕吐及头剧痛，二便自调。体检：神清，心率88次/分，血压140/85mmHg。查体合作，双侧瞳孔等大等圆，对光反射灵敏，肢体末梢血运及感觉、运动功能正常。

患者的阴性症状和体征如醒后无再次昏迷，无喷射样呕吐及头剧痛，二便自调，体检无明显的神经系统定位体征，说明该患者无颅内压增高症状，但仍需和以下疾病相鉴别：

（1）蛛网膜下腔出血　明确的外伤史，伤后出现昏迷，醒后头痛头晕及呕吐。但该病昏迷时间较长，神经系统症状和定位体征明显。CT 显示可见蛛网膜内有出血，腰穿发现脑脊液呈血性可作出明确诊断。

（2）硬膜外血肿　可与脑震荡合并存在，昏迷渐深，醒后会再度昏迷，CT 可以作出明确诊断。

3. 现病史、既往史、个人史、家族史等

现病史：患者，男性，干部，38 岁。被打伤头部致短暂昏迷，醒后头痛头晕、恶心、欲吐 1 天余。患者昨天下午约 3 点钟被人打伤致昏迷约数分钟，醒后头痛头晕、恶心、欲吐，可清楚叙述单位、职业等细节，但对被打前后情况无法复述。颅脑 CT 未见异常，诊断为“脑震荡”收住入院。

既往史：平素体健，否认肝炎、结核等传染病史，否认高血压、糖尿病病史，否认外伤、手术、输血及中毒史，否认药物、食物及其他过敏史，否认家族中有精神病、遗传病及传染病患者。

掌握患者的主症、伴随症状和阳性体征以及有意义的阴性症状，有助于医生对疾病做出明确的诊断，并不至于漏诊和误诊。

（三）脑震荡简要概述

1. 病因及病机分析

脑震荡亦称“脑气震动”、“脑海震动”，是指头部受到暴力伤害，大脑功能发生一过性障碍、脑组织本身多无器质性病变而产生的临床症候群。头部一旦受到外力的震击，如直接受到钝器的打击（拳击、棒击等）或头部碰撞在墙壁、地板等处致伤，脑髓必然受损，扰乱宁静之府，出现神不守舍，心乱气越。脑震荡是伤后一过性的意识丧失或模糊。临床特点为短暂性昏迷、近事遗忘以及头痛、恶心和呕吐等症状，神经系统检查无阳性体征发现。它是最轻的一种脑损伤，经治疗后大多可以治愈。其可以单独发生，也可以与其他颅脑损伤如颅内血肿合并存在，应注意及时做出鉴别诊断。

中医认为头部致脑震荡的外伤暴力一般不十分严重，伤害瞬间以后，元气渐醒，心血来复，九窍经隧得以开通，即或神明被扰亦未散失而得恢复，然而瘀阻尚未消散，升降之机未得谐和，伤力不重或体魄原本强健气血旺盛，或治疗及时正确，则瘀血化散后气血充养而得愈，否则及至后期仍有遗患不已，其病机主要是寂积与上虚。

2. 临床分型

（1）瘀积深着，络脉失畅　闭结之滞气易开，蓄积深着的瘀血则难消于一时，若治疗失时，更致积瘀缠绵。

（2）髓海不足，脑失所养　脑髓受震，气血既瘀滞又耗损，难以上注养髓荣脑。

以上瘀积与上虚，一实一虚，依形体之壮羸、损伤之轻重，不同患者表现有所侧重。

（3）精亏于下，肝阳上亢　伤后败瘀归肝，耗伤肝阴，肝阴既亏，肾精亦乏，肝肾精血不足于下，肝阳失约越物上亢。

（4）神不守舍，心无所主　脑为元神之府，脑伤髓虚，而神由心所主，伤后气血未复，心气不足，心血失养，心神难其所主。

（5）痰浊中阻，蒙迷髓窍 有谓痰本津液之异名，气血运化时痰无所成，血瘀气滞，津液水湿亦停滞，聚而为痰。痰浊既成则上蒙清窍；壅阻滞积，迷闷心窍，阻于四肢脉络，髓窍不通。

（四）临床技能运用

1. 诊断要略

复习了上述的脑震荡的概要，结合本案例，诊断思路如下。

主要症状：有外伤史，伤后短暂昏迷，醒后头痛头晕、恶心欲吐，神志清，精神差，纳眠差，近事遗忘；主要体征：神清，查体合作，双侧瞳孔等大等圆，对光反射灵敏，肢体末梢血运及感觉、运动功能正常；结合颅脑 CT，可以明确诊断为脑震荡。

2. 治疗原则及方法

脑震荡轻者大多可以自愈，一般不需特殊治疗，对症状较重者应给予及时治疗，使之迅速恢复。伤后应短期留院观察 2～3 天，定时观察意识、瞳孔和生命体征的变化，以便及时发现可能并发的颅内血肿。适当卧床休息，减少脑力和体力劳动。头痛和失眠者可分别给予镇痛剂和安眠剂处理。伤后早期呕吐明显而影响进食，静脉补充液体。在急性期可用中药、针灸等对症治疗。

（1）昏迷期 方药可选用苏合香丸灌服。

（2）苏醒期 方药用柴胡细辛汤。头痛较剧的加丹参、川芎、姜半夏；夜寐不宁者，加夜交藤、炒枣仁、炙远志。

（3）恢复期 方药用可选保立苏汤，或归脾汤、杞菊地黄汤。针灸治疗。

3. 脑震荡常见并发症

脑震荡常见并发症一般为记忆力减退，顽固性头痛等。

（五）注意事项

1. 门急诊随访 密切观察生命体征，要警惕颅内血肿的存在。绝对卧床休息，需要安静的环境和合理的调养。

2. 心理护理 帮助伤员解除对脑震荡的恐惧心理，促使患者早日康复。

3. 功能锻炼 恢复期间适当的四肢活动和康复运动。

二、肋骨骨折合并血气胸

（一）典型病例

患者，男性，农民，30 岁。车轮碾压伤致右胸肿痛伴胸闷、呼吸困难 2 小时余。2 小时前不慎被车碾压伤致右胸肿胀、疼痛，胸闷，呼吸困难，急诊摄 X 线片及 CT 示：右侧肋骨多处骨折合并气血胸。遂以“肋骨多发骨折合并气血胸”为诊断收入院。入院时症见：右胸部肿胀、疼痛、胸闷，呼吸困难，患者神志清，精神差，痛苦面容，纳眠可，大小便伤后未解，伤后未见血性泡沫痰及严重的紫绀。既往有阑尾炎手术史。否认肝炎、结核等传染病病史，否认外伤、输血及中毒史，否认药物、食物及其他过敏史。

体检：神志清楚，心率 90 次/分，血压 120/70mmHg。右侧胸部压疼（+），胸廓挤压试验（+），可触及骨擦音，右胸廓塌陷畸形，右肺听诊呼吸音弱，右胸廓的下部扣诊实音。

X 线检查：结果示右侧肋骨多发骨折，右肺挫伤可能，右侧皮下气肿，见图 10－1。

CT 检查：结果示右胸多发肋骨骨折，右侧胸腔积液并少量积气，右肺挫裂伤，见图 10－2、10－3。

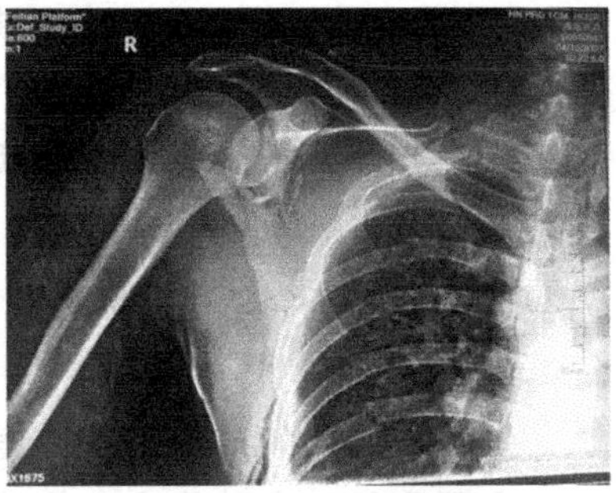

图 10－1　肋骨骨折

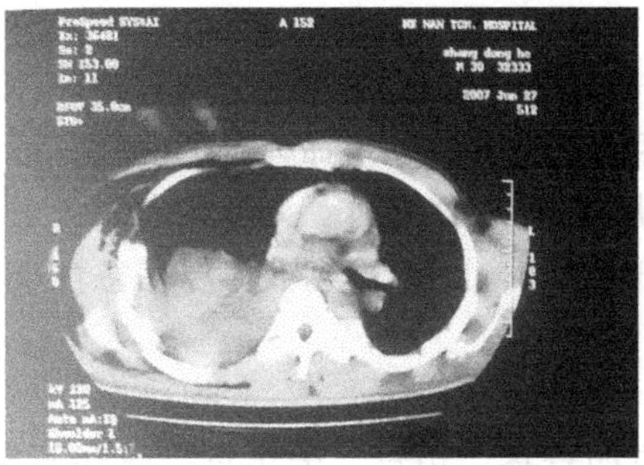

图 10－2　血胸

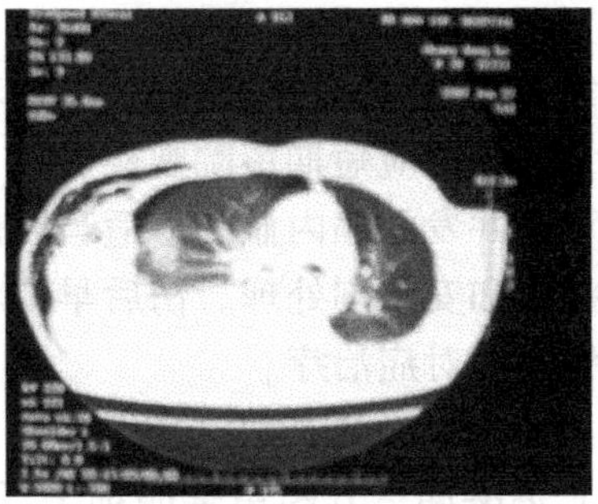

图 10－3　气胸

（二）病例解析

1. 主症特点

一般情况：男性，30 岁。

起病时间：2 小时。

病因：车轮碾压伤。

症状：右胸部肿胀、疼痛、胸闷，呼吸困难，患者神志清，精神差，痛苦面容，纳眠可，大小便伤后未解。

体征：右侧胸部压疼（+），胸廓挤压试验（+），可触及骨擦音，右胸廓塌陷畸形，右肺听诊呼吸音弱，右胸廓的下部扣诊实音。

2. 临床表现与鉴别诊断要点

患者，男性，30 岁。车轮碾压伤致右胸肿痛伴胸闷、呼吸困难 2 小时余。2 小时前不慎被车碾压伤致右胸肿胀、疼痛，胸闷，呼吸困难，急诊摄 X 线片及 CT 示：右侧肋骨多处骨折合并气血胸。患者神志清，精神差，痛苦面容，纳眠可，大小便伤后未解。体检：神志清楚，心率 90 次/分，血压 120/70mmHg。右侧胸部压疼（+），胸廓挤压试验（+），可触及骨擦音，右胸廓塌陷畸形，右肺听诊呼吸音弱，未闻及啰音，右胸廓的下部扣诊实音。

据病史特点和其中的阴性症状和体征如伤后未见血性泡沫痰及严重的紫绀，生命体征平稳，未闻及啰音，说明损伤未及肺实质，气道尚通畅，但仍需和以下疾病相鉴别：

（1）单纯肋骨骨折　有明确的外伤史，伤后出现胸部肿胀、疼痛及呼吸困难，甚则局部畸形、压疼及胸廓挤压试验阳性，胸部叩诊音清。不合并气血胸的症状，X 线及 CT 检查胸腔无积液及积气的征象，见不到肺组织被压缩。

（2）肺爆裂伤　一般由炸弹、炮弹或水雷等爆炸后产生强大的气浪或水浪冲击波，引起呼吸道的广泛损害。这种骤然的压力变化，通过体表和呼吸道引起小支气管和肺泡破裂，肺组织内出现广泛水肿、渗出、毛细血管出血。伤后出现胸痛、气短、呼吸困难、咳血性泡沫痰，严重缺氧性紫绀，甚至休克而死亡。体表无明显伤痕，肺部闻及啰音。X 线胸片见肺内斑片状阴影。

（3）胸腔积液　多由胸膜原发或其他疾患继发而引起。微量积液可无临床异常表现，积液达一定量时，可有胸胀闷感，大量积液则伴有气促、心悸。胸膜炎伴积液时，有胸痛、发热症状。胸部 X 线片和 CT 可作出明确诊断。

3. 现病史、既往史、个人史、家族史

现病史：患者，男性，30 岁。车轮碾压伤致右胸肿痛伴胸闷、呼吸困难 2 小时余。2 小时前不慎被车碾压伤致右胸肿胀、疼痛，胸闷，呼吸困难，急诊摄 X 线片及 CT 示：右侧肋骨多处骨折合并气血胸。症见：右胸部肿胀、疼痛、胸闷，呼吸困难，患者神志清，精神差，痛苦面容，大小便伤后未解。

既往史：既往有阑尾炎手术史。否认肝炎、结核等传染病病史，否认外伤、输血及中毒史，否认药物、食物及其他过敏史。出生并生长于原籍，无疫区疫水接触史，无长期外地居住史，无不良嗜好，2005 年结婚，育 1 男，孩子健康。否认家族中有精神病遗传病及传染病史。

掌握患者的主症、伴随症状和阳性体征以及有意义的阴性症状，有助于医生对疾病做出明确的诊断，不至于漏诊和误诊。

（三）肋骨骨折合并气血胸概述

1. 病因及病机分析

直接暴力如棍棒打击或车祸撞击等外力直接作用于肋骨发生骨折，骨折端向内移位，可穿破胸膜及肺脏，造成气胸和血胸；间接暴力如塌方、车轮碾轧、重物挤压等，使胸廓受到前后方对挤的暴力，肋骨被迫向外弯曲凸出，在最突出处发生骨折，多发生在腋中线附近，亦有因暴力打击前胸，而致后肋骨折，或打击后胸而致前肋骨折。骨折多为斜形，断端向外突出，刺破胸膜的机会较少，偶尔刺破皮肤，造成开放性骨折。长期剧烈咳嗽或喷嚏时，胸部肌肉急剧而强烈的收缩，可致肋骨发生疲劳骨折，但多发生于体质虚弱、骨质疏松者。

肋骨共有 12 对，呈弓形，分左右对称排列，与胸椎和胸骨相连构成胸廓，对胸部脏器起保护作用。上 7 对肋骨借软骨直接附着于胸骨，第 8 ~ 10 肋骨借第 7 肋骨间接与胸骨相连，第 11 ~ 12 肋骨前端游离，称为浮肋。第 1 ~ 3 肋骨较短，且受锁骨、肩胛骨及上臂保护，而浮肋弹性较大，故均不易骨折。4 ~ 9 肋较长且固定，在外力作用下较易发生骨折。

骨折可发生于一根或数根肋骨。一根肋骨发生两处骨折时，称为双处骨折。

多根肋骨双处骨折时，或者胸侧方多根肋骨骨折，由于暴力大，往往同时有多根肋骨前端的肋软骨关节脱位或肋软骨骨折，使该部胸廓失去支持，产生浮动胸壁，吸气时因胸腔负压增加而向内凹陷，呼气时因胸腔负压减低而向外凸出，恰与正常呼吸活动相反，故称为反常呼吸。外力不仅可导致肋骨骨折，也可使肺脏受到挤压，发生肺泡内出血水肿，肺泡破裂，引起肺间质水肿，影响血气交换。若骨折端损伤胸膜、肺脏，使空气进入胸膜腔，即为气胸。肋骨骨折伤及胸膜、肺脏或血管时，使血液流入胸腔，即为血胸，多与气胸同时发生，称为血气胸。

2. 临床分型

（1）闭合性气胸　临床特点是呼吸急促，伤侧呼吸运动减弱或消失。X 线可明确肺萎缩程度。

（2）开放性气胸　临床特点是烦躁不安、呼吸严重困难，有空气出入胸膜腔的响声，伤侧叩诊呈鼓音，听诊呼吸音减弱或消失。X 线检查示伤侧肺明显萎缩，心脏、气管明显向健侧移位。

（3）张力性气胸　临床特点是进行性呼吸困难和休克，气管移位，伤侧叩诊呈鼓音，胸穿示高气压（$+15cmH_2O$），X 线检查可明确气胸程度、肺萎缩和纵隔移位情况。

（四）临床技能运用

1. 诊断要略

复习了上述的肋骨骨折和血气胸的概要，结合本案例，诊断思路如下：

主要症状：有胸部外伤史，伤后胸部肿胀、疼痛、喷嚏、咳嗽，深呼吸和躯干转动时加重，呼吸困难、浅快；主要体征：右侧胸部压疼（+），胸廓挤压试验（+），可触及骨擦音，右胸廓塌陷畸形，右肺听诊呼吸音弱，右胸廓的下部叩诊实音；结合 X 线片和 CT，可以明确诊断为右胸部多发性肋骨骨折合并血气胸。

2. 治疗原则及方法

单纯肋骨骨折，因有肋间肌固定和其余肋骨支持，多无明显移位，一般不需整复。因其往往累及其附着的骨膜、胸膜，特别是易伤及肋间神经，疼痛较剧，导致病人呼吸浅快、通气不足，影响咳嗽排痰，甚至支气管内分泌物潴留，造成肺不张或并发肺炎。因此治疗的重点在于止痛和预防肺部感染。多根或伴有多段骨折，移位明显，甚至造成浮动胸壁时，需予复位与固定。合并有气血胸应作为急症处理。

（1）非手术治疗

①整复方法：患者正坐，助手在患者背后，将一膝顶住患者背部，双手握其肩，缓缓用力向后方拉开，使患者挺胸，医者一手扶健侧，一手按定患侧，用挤按手法将高凸部分按平。若患者身体虚弱时，可取仰卧位，背部垫高，同样采用挤按手法将骨折整复。

②固定方法：采用胶布固定法者，嘱患者端坐，在贴胶布的皮肤上涂复方苯甲酸酊，呼气使胸围缩至最小，然后屏气，用宽 7～10cm 的长胶布，自健侧肩胛中线绕过骨折处紧

贴到健侧锁骨中线，第二条盖在第一条的上缘，互相重叠1/2，由后向前，由下至上地进行固定，一直将骨折区和上下邻近肋骨全部固定为止，固定时间3～4周。若皮肤对胶布过敏或患有支气管哮喘、慢性支气管炎、肺气肿，或老人心肺储备能力有限者，因半环式胶布固定可加重呼吸限制而不宜采用。老年人、肺部疾患或皮肤对胶布过敏者可采用尼龙扣带或弹力绷带固定法。骨折部可外贴伤膏药或消瘀膏，嘱患者做深呼气，然后用尼龙扣带或宽弹力绷带环绕胸部固定骨折区及上下邻近肋骨，固定时间约3～4周。

③药物治疗：内治：初期应活血化瘀，理气止痛。伤气为主者，可选用柴胡疏肝散、金铃子散；伤血为主者，可选用复元活血汤、血府逐瘀汤，加用款冬花、桔梗、杏仁、黄芩等，以宣肺止咳化痰。后期胸肋隐隐作痛或陈伤者，宜化瘀和血、行气止痛，可选用三棱和伤汤、黎洞丸；气血虚弱者，用八珍汤合柴胡疏肝散。外治：初期可选用消肿散、消肿止痛膏；中期用接骨续筋膏或接骨膏；后期用狗皮膏或万灵膏敷贴，或用海桐皮汤熏洗。

（2）手术治疗

①多根多段肋骨骨折造成浮动胸壁，出现反常呼吸时，采用肋骨牵引法，可选择浮动胸壁中央一根肋骨，局麻后用无菌巾钳将肋骨夹住，系上牵引绳进行滑动牵引。

②合并有气血胸应按急症处理，包括穿刺抽气或抽血，以及胸腔闭式引流。

3. 常见并发症

（1）血气胸　肋骨骨折的常见并发症是血气胸，故应特别注意病人的血压、脉搏和呼吸等生命体征情况，密切观察有无紫绀缺氧症状等。

（2）肺部感染　由于不能正常呼吸和咳嗽排痰，常引起肺部感染、肺不张，对年老体弱或原有慢性阻塞性肺部疾病者，更应提高警惕。

（五）注意事项

1. 门急诊随访　整复固定后，病情轻者可下地活动；病情重需卧床者，可取半坐卧位，肋骨牵引者平卧位。有痰者，鼓励患者按住伤处进行咳痰，若痰液浓稠难以咯出者，可用超声雾化吸入或吸痰器。

2. 功能锻炼　早期尽量行腹式呼吸，后期康复应积极鼓励病人胸廓扩展活动，增加肺活量，以利肺部功能的恢复。

第二节　骨病病例综合实训

一、慢性化脓性骨髓炎

（一）典型病例

患者，男，退休，66岁。右小腿下段前外侧窦道，流脓，活动受限45年，加重15年。45年前患者右小腿下段前外侧出现窦道，反复排出脓液，曾口服消炎药治疗，具体药名用量均不详，手术治疗，症状反复，逐日加重，行走障碍，窦口逐渐加大，窦口皮肤色素沉着，骨质外露，色黑，故来我院就诊。形体稍瘦，行走活动受限，神疲乏力，食欲减退，肌肉萎缩，二便尚正常，无发热，无盗汗。患者既往有外伤病史，右胫骨骨折病史，经治疗痊愈。

体检：心率80次/分，血压120/80mmHg，呼吸平稳，跛行入病室，右小腿前外侧下端见一面积约14cm×4cm疮口，疮口内流脓，皮温正常，皮色暗黑，血运欠佳，弹性差，疮口见肉芽少、色暗，未见菜花样组织，分泌液稀薄，疮口内可见坏死骨质，色黑，外露，舌质红，舌苔淡，脉弱。

X线检查：摄右小腿正、侧位片。结果示治疗前骨膜下层状新骨形成，骨质硬化，密度增加，内有死骨，胫骨前端可见骨缺损，髓腔闭塞，见图10-4，治疗后髓腔通畅，见图10-5。

实验室检查：血常规白细胞总数正常，菌培养阳性，为奇异变形杆菌。

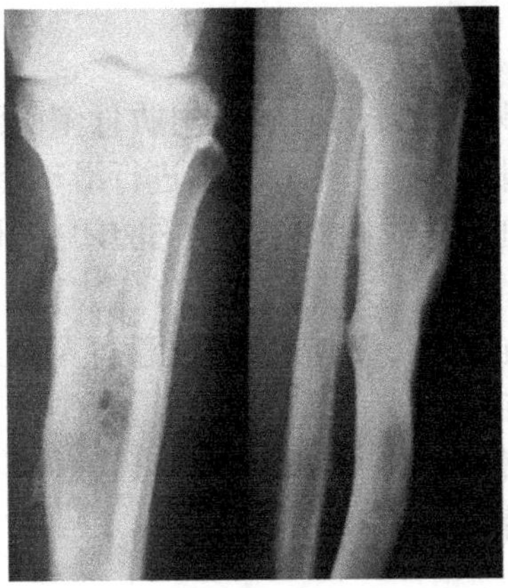

图10-4 治疗前右小腿正、侧位片

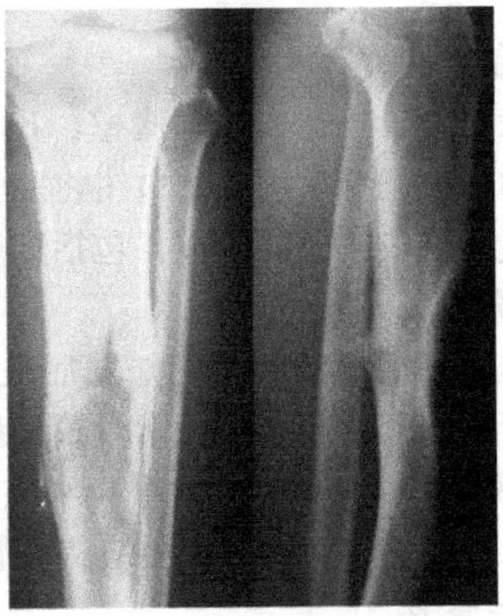

图10-5 治疗后右小腿正、侧位片

右胫骨慢性化脓性骨髓炎X线片

（二）病例解析

1. 主症特点

一般情况：男性，退休，66岁。

起病时间：右小腿窦道，流脓45年，加重15年。

病因：开放性创伤，右胫骨骨折。

症状：右小腿前外侧下端窦道，窦口内流脓，骨质外露。

体征：右小腿前外侧下端见一面积约14cm×4cm窦口，窦口内见分泌液稀薄，色灰味臭，皮温正常，皮色暗黑，血运欠佳，弹性差，窦口内可见坏死骨质，色黑，外露，动则疼痛。舌质红，舌苔淡，脉弱。

2. 临床表现与鉴别诊断要点

右小腿下段前外侧窦道，流脓，活动受限45年，加重15年。跛行入病室，右小腿前外侧下端见一面积约14cm×4cm疮口，疮口内流脓，骨质外露，色黑，皮温正常，皮色暗黑，血运欠佳，弹性差，舌质红，舌苔淡，脉弱。形体稍瘦，行走活动受限，神疲乏力，食欲减退，肌肉萎缩，二便尚正常，无发热，无盗汗。上述的一些症状和体征，有助于我们明确诊断，此外，还需与相关疾病相鉴别，其诊断要点阐述如下：

（1）Ewing 肉瘤　Ewing 肉瘤和化脓性骨髓炎都可引起患者体温上升、白细胞升高，X 线片上表现为“葱皮”样骨膜反应。然而，Ewing 肉瘤病变靠近骨干，破坏区广泛，早期产生放射状骨膜反应，全身症状及局部症状不如急性骨髓炎剧烈，活体组织检查找到肿瘤细胞可以确诊。

（2）化脓性关节炎　化脓性关节炎的病变在关节内，化脓性骨髓炎的病变在关节外。化脓性关节炎早期即有关节内液体积聚，疼痛和压痛均局限于受累关节，关节活动明显受限，关节周围肌肉痉挛，如行关节穿刺可抽出脓性关节液。化脓性骨髓炎则可在病变及脓液流注部位抽出脓液。

（3）软组织急性化脓性感染　与化脓性骨髓炎一样都有化脓性感染的全身症状和局部红肿热痛及功能障碍的表现，除深部脓肿外，大多数软组织化脓性感染其红肿热痛较表浅，且局限在肢体一侧的一个范围，不像化脓性骨髓炎的患肢呈弥漫性红肿热痛。软组织急性化脓性感染的全身症状大多数较轻。虽然有少数患者 X 线检查也可见骨膜反应，但骨小梁不紊乱，骨质及髓腔无变化。

3. 现病史、既往史、个人史、家族史等

现病史：右小腿窦道，流脓 45 年，加重 15 年，右小腿前外侧下端见一面积约 14cm × 4cm 疮口，疮口内流脓，色灰味臭，骨质外露，色黑，皮温正常，皮色暗黑，血运欠佳，弹性差，疮口内可见坏死骨质，色黑，外露，动则疼痛。

既往史：既往有右胫骨骨折病史。

掌握了患者的病史特点，有助于对本病进行定性诊断，掌握了患者局部症状有助于对本病进行定位诊断，影像学检查是明确诊断与鉴别诊断的有效手段。

（三）化脓性骨髓炎概述

1. 病因及病机分析

化脓性细菌感染骨骼而引起的炎症称化脓性骨髓炎。此为常见病，常反复发作，有些患者多年不愈，严重影响身体健康和劳动能力。本病的感染途经可由细菌从身体其他部位的化脓性病灶经血流传播至骨骼，称血源性骨髓炎；或由开放性骨折感染而引起；或由邻近软组织感染直接蔓延到骨骼，如脓性指头炎引起指骨骨髓炎。

本病多见于 10 岁以下儿童，好发于四肢长骨，尤以胫骨为最多，股骨、肱骨和桡骨次之。按病情发展可分为急性和慢性骨髓炎。本病常见的致病菌是金黄色葡萄球菌，其次为乙型链球菌和白色葡萄球菌；由大肠杆菌、绿脓杆菌、肺炎双球菌感染者少见。血源性骨髓炎的病理特点是骨质破坏、坏死和新骨形成互相并行。早期以破坏、坏死为主，后期以新骨形成为主。

（1）热毒注骨　患疔毒疮疖或麻疹、伤寒等病后，余毒未尽，热毒深蕴于内，伏结入骨成痈；或因跌打闪挫，气滞血瘀，经络阻塞，积瘀成痈，循经脉流注入骨，繁衍聚毒为病。

（2）创口成痈　跌打、金刃所伤，皮破骨露，创口脓毒炽盛，入骨成痈，久不愈则成骨疽。

（3）正虚邪侵　陈实功《外科正宗》曰："夫附骨疽者，乃阴寒入骨之病也，但人之气血生平壮实，虽遇寒冷邪不入骨。"正气内虚，毒邪侵袭，正不胜邪，毒邪深窜入骨，致病成骨疽。

血源性骨髓炎大多数发生在长骨的干骺端，干骺端有丰富的毛细血管网，此处血流缓慢，血中细菌容易在此停留。外伤使干骺端毛细血管网破裂出血，局部抵抗力降低，易受感染；全身性疾病、营养不良等，使全身抵抗力下降；或因身体其他部位有活动性感染病灶，该处的细菌进入血液循环，引起菌血症并传播至骨内，在干骺端生长繁殖，形成感染灶。随着病情的继续发展，可出现3种转归：

（1）炎症吸收　由于身体抵抗力强、细菌毒力低、治疗及时，感染灶迅速被控制，炎症得以吸收痊愈。

（2）形成局限性脓肿　身体抵抗力与细菌毒力抗争相当，炎症局限，形成局限性脓肿。

（3）形成弥漫性骨髓炎　身体抵抗力弱，细菌毒力强，治疗不及时，则病灶迅速扩大而形成弥漫性骨髓炎。此时病灶内的脓液首先在骨髓腔内蔓延，再经哈佛管和福尔克曼管达骨膜下，形成骨膜下脓肿。也可先穿破干骺端的骨皮质，达骨膜下，形成骨膜下脓肿，再经哈佛管和福尔克曼管进入骨干骨髓腔。骨膜下脓肿继续增大可穿破骨膜，进入软组织，形成蜂窝织炎或软组织脓肿，然后穿破皮肤，流出体外，形成窦道。此后急性炎症的症状逐渐消退，转入慢性骨髓炎阶段。儿童患者则脓肿可穿破干骺端骨皮质而进入关节，成人患者则脓肿可直接穿入关节，形成化脓性关节炎。骨膜下脓肿形成时被剥离的骨膜形成一层新骨，逐渐增厚形成包壳，骨干因失去来自骨膜的血液供给，骨内的供血滋养血管因炎症形成血栓，骨内供血被阻塞，形成死骨，小块死骨可被吸收或经窦道排出，大块死骨留在内，使窦口不能闭合，成为慢性骨髓炎的病理基础。

2. 临床分型

按病程特点及X线片分型：

（1）急性化脓性骨髓炎　好发于儿童，起病急骤，全身中毒症状严重，如高热等软组织肿胀，肌肉间隙模糊。发病2周以内一般无变化，2周以上X线片可见到局部骨质轻度疏松，骨小梁开始紊乱，并有斑点状骨质吸收，髓腔内有透亮区，有骨膜反应，3～4周以上可见骨膜下反应新生骨，病变进一步发展，局部形成死骨。

（2）慢性骨髓炎　病程迁延不愈，反复发作，局部肢体增粗变形，色素沉着，皮肤薄而透亮，有窦道及分泌物，甚至流脓。X线片可见骨膜下层状新骨形成，骨质硬化，密度增加，形成包壳，内有死骨或无效腔，死骨的密度高，边缘不规则，周边的密度较低，长骨可增粗，密度不均匀，轮廓不规则，可出现畸形，小儿可出现骨骺破坏。

（四）临床技能运用

1. 诊断要略

复习了上述的要略，结合本病例，诊断思路如下：

主要症状：右小腿前外侧下端窦道，窦口内流脓，骨质外露。主要体征：右小腿前外侧下端一面积约14cm×4cm疮口，疮口内流脓，色灰味臭，皮温正常，皮色暗黑，血运欠佳，弹性差，窦口内可见坏死骨质，色黑，外露，动则疼痛。舌质红，舌苔淡，脉弱。结合X线表现可以明确诊断。

2. 治疗原则及方法

（1）非手术治疗（保守治疗）

①急性化脓性骨髓炎（附骨痈）期，由热毒注骨或创口成痈而脓未成者，以消法为主，治则为清热解毒、活血通络。可选用仙方活命饮、黄连解毒汤、五味消毒饮加减，外用药可选用金黄散、双柏散，水调外敷，每天换一次。

②若脓已成而未溃者，治则以托里透脓，可用托里消毒饮。

③正虚邪侵，急性骨髓炎脓已溃或已转入慢性期者，治则以气血双补为主，可选用八珍汤、十全大补汤。若无死骨，破溃创面肉芽红润，可用生肌膏（散）换药。

④治疗时可根据细菌培养及药物敏感度试验选用抗生素，根据病情补液，补充维生素，加强营养，贫血者以少量多次输血等。

（2）手术治疗

①急性化脓性骨髓炎早期，病变尚局限于髓腔内时，行局部骨质钻孔减压手术。

②对已形成骨膜下脓肿，或穿破骨膜致软组织脓肿者，应及时作切开排脓引流手术。

③有死骨形成时，需凿开骨皮质摘除死骨。脓液流注进入关节者应早期手术切开排脓。

④对经久不愈的窦道可搔刮管壁促进其愈合。

⑤全身情况差的病例要采取措施，包括输液、输血、纠正酸中毒等，待全身情况改善后方可手术。

3. 慢性化脓性骨髓炎常见并发症

（1）关节强直　多由于感染邪毒扩散到关节内，关节软骨面破坏，使关节呈纤维性或骨性强直。

（2）屈曲畸形　多因急性期患肢未作牵引，以致软组织瘢痕挛缩所引起。

（3）患肢增长或缩短　儿童患者，因骨骺受到炎症刺激或破坏，生长过度或不生长，使患肢较健肢长或短。

（4）关节内翻或外翻　儿童患者，因感染使骨骺板一侧受累，骨骺生长发育不对称，使关节发生内翻或外翻畸形。

（5）病理性骨折或脱位　感染造成骨质破坏，以致发生骨折。

（6）癌变　窦道口皮肤长期受到炎症刺激，可发生癌变。常见的为鳞状上皮癌。

（五）注意事项

1. 门急诊随访。对开放性损伤及时彻底清创，预防化脓性骨髓炎发生。增强机体抵抗力，注意饮食营养，对体温高于39℃者，配合使用物理降温，根据病情需要予以输液、输血。抬高患肢，以利减轻肿胀，限制患肢活动，必要时用石膏托固定患肢，防止发生病理性骨折。

2. 功能锻炼。适当进行肢体静力性舒缩运动，防止肌肉萎缩，促进血液循环。

3. 患肢早期红肿无破溃伤口，可外敷清热解毒之中药。慢性骨髓炎患者，伤口流脓，需及时更换敷料，保持引流通畅。

二、化脓性关节炎

（一）典型病例

患者，男孩，12 岁。左膝关节红肿热疼痛 1 个月，加重 1 周。1 个月前患儿因玩耍不慎摔倒，当时左膝关节擦皮伤，站立或行走时疼痛明显，未系统检查及治疗，自行包扎伤口，但病人逐渐出现左膝关节红肿热痛，1 周前日益加重，行走障碍，伴有全身高热，故来院就诊。现周身不适，食欲减退，形体消瘦，夜寐欠佳，活动受限，小便短赤，大便尚正常。患者既往有摔倒擦伤病史，未系统检查及治疗。

体检：心率 120 次/分，血压 120/70mmHg，体温：39°C，呼吸急促，跛行步入病室，左膝关节不能触碰，左膝关节呈肿胀外观，皮温高热，皮色发亮，内外间隙饱满，压痛（＋＋），左膝关节浮髌试验（＋），关节可扪及波动感，左膝关节活动受限，屈伸活动范围 5°～70°，抽屉试验（－）。舌苔黄厚，脉洪数。

X 线检查：摄左膝关节正、侧位片。结果示：左膝关节周围软组织阴影及关节囊脓肿，关节间隙增宽，关节附近骨质轻度疏松，见图 10－6。

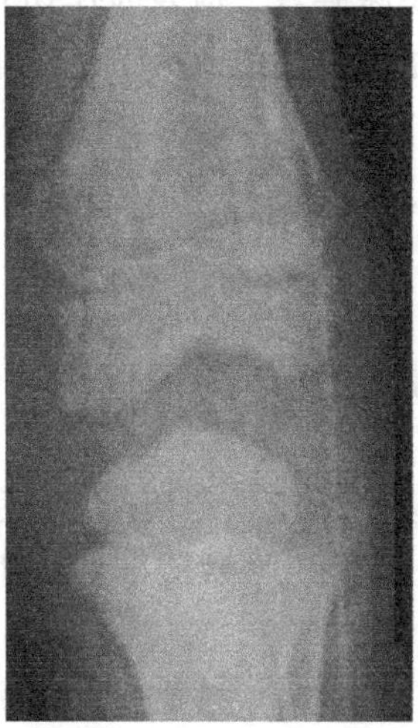

①左膝关节正正片

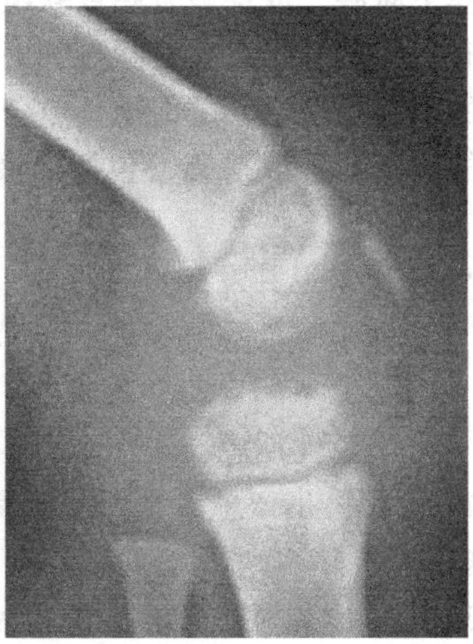

②左膝关节侧位片

图 10－6　左膝关节化脓性关节炎 X 线图

实验室检查：白细胞计数及中性粒细胞计数增多，血沉增快。抽吸关节液检查，关节液呈血性、混浊，显微镜下见大量白细胞、脓细胞和革兰阳性球菌。

（二）病例解析

1. 主症特点

一般情况：男性，学生，12 岁。

起病时间：1 个月，加重 1 周。

病因：摔倒膝部擦伤病史。

症状：左膝关节红肿热痛，日益加重，行走障碍伴有全身发热。

体征：跛行步入病室，左膝关节不能触碰，左膝关节呈肿胀外观，皮温高热，皮色发亮，内外间隙饱满，压痛（++），左膝关节浮髌试验（+），关节可扪及波动感，左膝关节活动受限，屈伸活动范围 5°~70°。舌苔黄厚，脉洪数。

2. 临床表现与鉴别诊断要点

患者左膝关节擦皮伤，自行包扎伤口，但病人逐渐出现左膝关节红肿热痛，跛行步入病室，左膝关节不能触碰，左膝关节呈肿胀外观，皮温高热，皮色发亮，内外间隙饱满，压痛（+），左膝关节浮髌试验（+），关节可扪及波动感，左膝关节活动受限，屈伸活动范围 5°~70°，抽屉试验（-）。舌苔黄厚，脉洪数。根据患者病史、病变部位、阳性体征以及 X 线征象等可以明确诊断。但本病仍需与化脓性骨髓炎、关节结核、风湿性关节炎相鉴别，具体阐述如下：

（1）化脓性骨髓炎　病变部位可见红肿热痛，但主要表现在骨干周围的软组织。化脓性关节炎的红肿热痛部位在关节周围，为减轻关节胀痛，患肢处在特殊的体位，化脓性骨髓炎无此特殊表现。X 线片变化，化脓性骨髓炎在干骺端及骨干，化脓性关节炎在发病关节。

（2）关节结核　早期全身症状不明显，发展缓慢，病程长，继而出现午后潮热、自汗、盗汗。关节肿胀，但不红，溃破后脓液清稀且夹有干酪样絮状物，肢体萎缩，关节活动度小或消失。

（3）风湿性关节炎　典型表现为游走性的多关节炎，常呈对称性，关节局部可出现红肿热痛，但不化脓。炎症消退，关节功能恢复，不遗留关节强直和畸形。皮肤可有环形红斑和皮下小结。风湿性心肌炎是最严重的继发症。

3. 现病史、既往史、个人史、家族史等

现病史：擦伤后左膝关节红肿热疼痛 1 个月，加重 1 周。站立或行走时疼痛明显，伴有全身高热，周身不适，食欲减退，形体消瘦，夜寐欠佳，活动受限，小便短赤。舌苔黄厚，脉洪数。

既往史：否认过敏史、遗传性家族病史。

掌握了患者的主症、伴随症状和阳性体征以及病史，可以为诊断及鉴别诊断提供第一手资料，避免漏诊和误诊。

（三）化脓性关节炎概述

1. 病因及病机分析

关节的化脓性感染称化脓性关节炎，儿童多见，好发的部位为髋关节和膝关节。中医学称关节流注或流注病。清代高憩云著《外科医镜》指出："流注病多生十一二岁，或七八岁，三两岁小儿最多，大都先天不足，寒乘虚入里。"

本病的感染途径经常为细菌从身体其他化脓性病灶经血液循环传播至关节腔，即血源性传播，有时为化脓性骨髓炎骨质破坏，脓液进入关节腔，也可因开放性损伤，细菌经伤口进入关节。最常见的致病菌为金黄色葡萄球菌，其次为白色葡萄球菌、大肠杆菌、副大肠杆菌、肺炎球菌等。

（1）正虚邪乘　明代汪机《外科理例》指出："或腠理不密，寒邪客于经络，或闪仆，或产后，瘀血流注关节，或伤寒余邪未尽为患，皆因真气不足，邪得乘之。"腠理不密，夏秋之间为暑湿所伤，继而露卧贪凉，寒邪外束，客于经络，皆因真气不足，邪得乘之，经脉受阻，乃发本病。

（2）余毒流注　患疔疮疖痈或患麻疹、伤寒之后毒邪走散，流注于关节，或外感风寒，表邪未尽，余毒流注四肢关节所致。

（3）瘀血化热　因积劳过度，肢体经脉受损，或因跌仆闪挫，瘀血停滞，郁而化热，热毒流注关节而发病。

2. 临床分型

病变发展大致可分为3个阶段，在发展过程中有时并无明确的界限。

（1）浆液渗出期　关节滑膜充血、水肿，有白细胞浸润。关节腔内有浆液性渗出液，关节软骨尚未被破坏，这一阶段若治疗正确，渗出液可被吸收，关节功能不受影响。

（2）浆液纤维蛋白渗出期　渗出液增多且黏稠混浊，关节内纤维蛋白沉积而造成关节粘连。由于中性多核细胞释放大量溶酶体类物质，关节软骨遭破坏，导致关节功能障碍。

（3）脓性渗出期　滑膜和关节软骨被破坏，关节活动有严重障碍，甚至完全强直。

（四）临床技能运用

1. 诊断要略

复习了上述的要略，结合本病例，诊断思路如下：

主要症状：左膝关节红肿热疼痛1个月，加重1周。站立或行走时疼痛明显，未系统检查及治疗，病人逐渐出现左膝关节红肿热痛加重，行走障碍，伴有全身高热，周身不适，食欲减退，形体消瘦，夜寐欠佳，活动受限，小便短赤。主要体征：跛行步入病室，左膝关节不能触碰，左膝关节呈肿胀外观，皮温高热，皮色发亮，内外间隙饱满，压痛（++），左膝关节浮髌试验（+），关节可扪及波动感，左膝关节活动受限，屈伸活动范围5°~70°，抽屉试验（-）。舌苔黄厚，脉洪数。结合X线片结果，可诊断为左膝关节化脓性关节炎

2. 治疗原则及方法

（1）非手术治疗（保守治疗）　早期未成脓者以消法为主。

①正虚邪乘：治则以清热解毒为主，辅以渗利化湿，方用五味消毒饮加豆卷、佩兰、薏苡仁等。

②余毒流注：治则清热解毒、凉血祛瘀，方用犀角地黄汤、黄连解毒汤。

③瘀血化热：治则活血散瘀、清热解毒，方用活血散瘀汤加紫花地丁、银花、蒲公英、

栀子。

④未成脓时，可配合使用外敷药金黄散、玉露膏；脓已成者，宜托里透脓，方用透脓散加减。

⑤溃后气血两虚，方用八珍汤补益气血；伤口久溃不愈，方用十全大补汤。收口期可外用生肌散等。

如经检查，已疑关节有脓，即行关节穿刺，可予抽出脓液后进行细菌培养、药敏试验，注入敏感抗生素，每日或隔日1次，经1~2周治疗，直至抽出液培养阴性为止，亦可用生理盐水加入抗生素，进行关节灌注，边灌注边引流，如还不见好转，可切开排脓，彻底冲洗关节腔，留置引流管，直至炎症被控制后拔出引流管。同时肌注或静脉滴入抗生素，根据病情输液、输血。

（2）手术治疗　临床分期治疗，浆液渗出期可反复穿刺引流、注入抗生素；纤维蛋白期可反复穿刺引流，如症状不见好转者，需行关节镜镜下灌注冲洗；脓性渗出期可立即施行膝关节镜下灌注冲洗化脓的关节，也可直视下行膝关节病灶清除术。

3. 化脓性关节炎常见并发症

化脓性关节炎常见的并发症有关节强直，陈旧性病理性脱位，周围软组织疤痕挛缩。

（五）注意事项

1. 门诊随访　鼓励患者增强体质，提高抗病能力。患本病后要密切注意患病关节成脓情况，以便及时采取措施，及时引流和制动。

2. 功能锻炼　注意适度做膝关节屈伸功能锻炼，防止膝关节强直。

三、脊柱结核

（一）典型病例

患者，男性，农民，26岁。腰背疼痛2月，加重1周。2月前无任何诱因，病人出现腰背疼痛，以轻微疼痛为主，站立或行走久时疼痛明显，偶有局部放射性疼痛，后逐渐出现脊柱后凸畸形，姿态异常，未系统检查及治疗，1周前疼痛日益加重，伴有午后潮热、颧红、夜间盗汗、疲乏、消瘦、口燥咽干、食欲减退，故来院就诊。发病至今无全身高热，形体消瘦，夜寐欠佳，行走活动受限，二便尚正常。患者长期体力劳动，饮食营养欠佳。

体检：心率89次/分，血压120/80mmHg，呼吸平稳，形体消瘦，扶入病室，驼背弯腰，腰椎生理前凸消失，T_{12}、L_1为中心，脊柱呈角状后凸畸形，压痛和叩痛（+），叩痛尤以胸腰段椎体为重，胸腰椎叩痛（++），姿势异常，双侧腰肌紧张，未见寒性脓肿，拾物试验（+）、双直腿抬高均80°，脊柱活动受限，以前屈受限明显，双侧膝腱反射、跟腱反射对称，病理反射未引出，舌红苔少，脉细数。

X线检查：摄腰椎正、侧位片。结果示腰椎生理前凸消失，胸腰段呈后凸畸形；T_{12}椎体、L_1椎体有破坏，有空洞及死骨，椎间隙狭窄；尚无脓肿阴影，见图10-7。CT检查对明确诊断和定位很有意义，见图10-8。

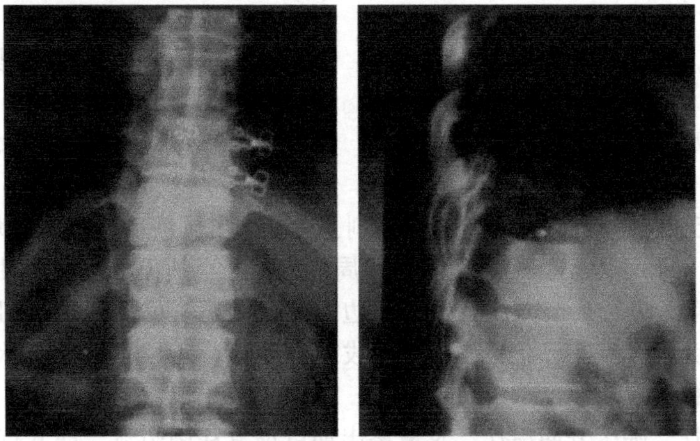

① 胸腰椎正位片　　② 胸腰椎侧位片

图 10－7　腰椎结核 X 线片

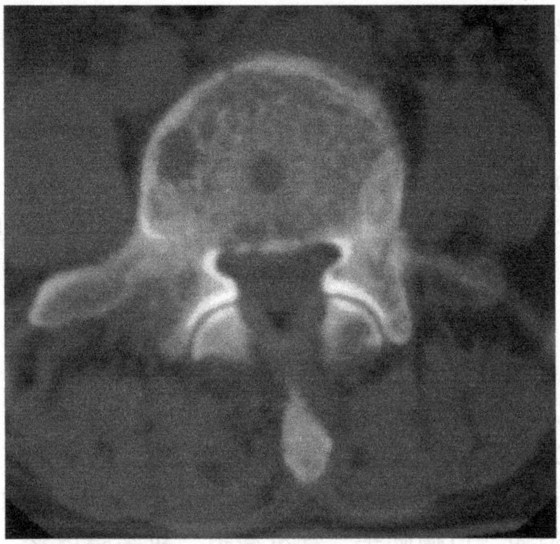

图 10－8　腰椎结核 CT 片

实验室检查：血红蛋白低，白细胞计数增高，红细胞沉降率增快，结核菌素试验（＋），脓液结核杆菌培养（＋）。

（二）病例解析

1. 主症特点

一般情况：患者，男性，农民，26 岁。

起病时间：2 个月，加重 1 周。

病因：患者长期体力劳动，饮食营养欠佳。

症状：腰背疼痛，以轻微疼痛为主，站立或行走久时疼痛明显，偶有局部放射性疼痛。

后逐渐出现脊柱后凸畸形，姿态异常，伴有午后潮热、颧红、夜间盗汗、疲乏、消瘦、口燥咽干、食欲减退，舌红苔少，脉细数。

体征：形体消瘦，胸腰椎生理前凸消失，呈角状后凸畸形，压痛和叩痛（+），叩痛尤以胸腰段椎体为重，双侧腰肌紧张，未见寒性脓肿，拾物试验（+）、双直腿抬高均80°，脊柱活动受限，脊柱前屈受限明显。双侧膝腱反射、跟腱反射对称，病理反射未引出。

2. 临床表现与鉴别诊断要点

患者2月前无任何诱因出现腰背疼痛，以轻微疼痛为主，站立或行走久时疼痛明显，偶有局部放射性疼痛，后逐渐出现脊柱后凸畸形，姿态异常，1周前疼痛日益加重，伴有午后潮热、颧红、夜间盗汗、疲乏、消瘦、口燥咽干、食欲减退，形体消瘦，扶入病室，驼背弯腰，胸腰椎生理前凸消失，呈角状后凸畸形，压痛和叩痛（+），叩痛尤以胸腰段椎体为重，双侧腰肌紧张，未见寒性脓肿，拾物试验（+），双直腿抬高均80°，脊柱活动受限，脊柱前屈受限明显。

上述的一些症状和体征，有助于判断是否有脊柱结核，结核的发病部位，有无神经系统损伤，并与化脓性脊椎炎、脊椎肿瘤等相关疾病进行鉴别，下面将鉴别诊断要点作一阐述：

（1）化脓性脊椎炎　脊柱结核与化脓性脊椎炎全身及局部症状明显，其不同点如下：

①症状：化脓性脊椎炎全身中毒症状重，起病急，高热寒战，局部疼痛剧烈，白细胞计数明显增高。脊柱结核午后潮热、颧红、夜间盗汗、疲乏、消瘦等症状，起病缓，常出现脊柱畸形。

②X线片：化脓性脊椎炎X线片显示有椎体破坏及椎旁阴影，晚期表现骨质增生。脊柱结核X线片显示有椎体破坏，椎间隙狭窄。

（2）脊椎肿瘤　脊椎肿瘤症状呈进行性加重，多累及一个椎体，X线片显示椎体有破坏和均匀压缩，椎间隙正常，常侵犯一侧或两侧椎弓。脊柱结核以单个椎体破坏蔓延至附近相邻的椎体为多见，X线片显示有椎体破坏，椎间隙狭窄。

3. 现病史、既往史、个人史、家族史等

现病史：病人腰背轻微疼痛，站立或行走久时疼痛明显加重，偶有局部放射性疼痛2月。逐渐出现脊柱后凸畸形，姿态异常，未系统检查及治疗，1周前疼痛症状日益加重，伴有午后潮热、颧红、夜间盗汗、疲乏、消瘦、口燥咽干、食欲减退。

既往史：患者长期体力劳动，饮食营养欠佳。否认药物及食物过敏史。

掌握了患者的病史特点，有助于对本病进行定性诊断，掌握了患者局部症状有助于对本病进行定位诊断，影像学检查是明确诊断与鉴别诊断的有效手段。

（三）骨关节结核概述

1. 病因及病机分析　骨关节结核是结核杆菌经血行引起的继发性骨与关节慢性感染性疾病。中医认为此病可发生在骨关节及其附近，或在邻近的筋肉间隙处形成脓肿，破溃后脓液稀薄如痰，故发于环跳部的曰附骨痰，发于背脊的曰龟背痰，发于腰椎两旁的曰肾俞虚痰，发于膝部的曰鹤膝痰，发于踝部的曰穿拐痰等，统称流痰。本病后期因耗损气血严重，呈虚劳征象，故又称骨痨。以青少年及10岁以下儿童多见，发病部位以脊柱最多见，脊柱结核占骨关节结核的50%左右，好发部位依次为腰椎、胸椎、胸腰段脊椎、腰骶段脊椎、颈椎，其次为四肢大关节。

（1）关节结核病因　中医认为，先天不足三阴亏损，久病产后体虚，或有所伤，气不得升，血不得行，凝滞经络，遂发此疡。此病与体质虚弱、抵抗力低下密切相关。

①阳虚痰凝：阳虚致脾不化湿，肺不施津，水湿津液凝聚而生痰，痰浊滞留筋骨，易生本病。湿痰阻塞致清阳不升，则头晕乏力；胃气不畅，故食少纳呆；湿痰阻胸，则胸闷气促。

②阴虚内热：阴虚不能制阳，虚阳偏盛而化热，虚火耗津，血凝气滞，气机不畅，病邪乘虚而入。热炽脉络则口唇色赤，两颧发红；阴虚生内热则潮热骨蒸；热迫津外泄则盗汗；热扰神志，则心胸烦躁不宁，少寐多梦；热扰精室则遗精早泄；热伤手足、三阴脉络故手足心热；阴虚血少不能充于脉则脉细，阴虚阳盛血行加快而出现脉数。

③肝肾亏虚：肝之阴精亏虚，血不养筋，筋失所荣；肾虚不能主骨，骨失所养；或儿童先天不足，肾气未充，骨骼稚嫩，易感本病。肝肾亏虚是发生本病之本。

（2）关节结核病机　骨关节结核95%继发于肺结核，其次是消化道结核、淋巴结结核，或由邻近的结核病灶直接侵袭骨关节。当结核杆菌侵入骨关节后，引起的病理变化可分为渗出期、增殖期、干酪样变性期，三期不能截然分开。病理演变有两种结果：一是病灶可逐渐修复，由纤维化、钙化或骨化，渐趋静止或愈合；二是病灶发展，干酪样物液化，形成脓肿，破坏加重。

2. 临床分型　根据病变过程可分为下列3种类型：

（1）根据病变过程分型

①单纯骨结核：松质骨结核：病灶在松质骨中心部的中心型松质骨结核，可有炎症浸润、肉芽、干酪样物、脓液和小块死骨，死骨吸收后形成空洞，其周围可见骨质硬化，若死骨较大不被吸收，可形成脓肿，致使病灶反复发作；病灶在松质骨边缘部的边缘型松质骨结核，易形成骨质缺损和脓肿，若脓肿穿破可进入关节内或空腔脏器中。皮质骨结核：常见于四肢短管状骨，形成溶骨性破坏和脓液，进而形成骨膜下脓肿，出现骨膜增生的新骨。老年患者以溶骨性破坏为主，易发生病理性骨折。干骺端结核：同时有松质骨结核的溶骨性破坏和皮质骨结核的骨膜增生特征。

②滑膜结核：滑膜受累后充血、水肿、增厚，关节内有浆液性渗出液，继而表面增生，深层有干酪样坏死和小的化脓灶。

③全关节结核：由滑膜结核发展而来，继而侵犯软骨和软骨下骨板；来自骨结核的全关节结核，从骨组织开始，继而发展到软骨下、软骨和滑膜，最终使关节软骨面完全游离，关节间隙变窄甚至消失。

（2）根据结核杆菌侵袭部位及X线片表现分型

①中心型：病灶起于椎体松质骨，死骨吸收后形成空洞。X线片早期显示骨小梁模糊，进而病灶密度稍高，后期显示边缘有不整齐的小死骨，死骨吸收后形成空洞。

②边缘型：病变破坏椎体边缘和椎间盘组织，椎体呈楔形破坏，椎间隙变狭窄，形成

脓肿，继而形成椎旁脓肿，并沿组织间隙流向远处。X 线片显示骨质缺损，腰大肌旁软组织脓肿阴影。

（四）临床技能运用

1. 诊断要略

复习了上述的要略，结合本病例，诊断思路如下：

主要症状：2 月前无任何诱因病人出现腰背疼痛，以轻微疼痛为主，站立或行走久时疼痛明显，偶有局部放射性疼痛，后逐渐出现脊柱后凸畸形，姿式异常，未系统检查及治疗，1 周前疼痛日益加重，伴有午后潮热、颧红、夜间盗汗、疲乏、消瘦、口燥咽干、食欲减退。主要体征：形体消瘦，扶入病室，驼背弯腰，脊柱呈角状后凸畸形，双侧腰肌紧张，压痛（+），胸腰椎叩痛（+），叩痛尤以胸腰段椎体为重，未见寒性脓肿，双直腿抬高均 80°，脊柱前屈受限明显，双侧膝腱反射、跟腱反射对称，病理反射未引出，舌红苔少，脉细数。X 线片示腰椎生理前凸消失，胸腰段呈后凸畸形；T_{12}椎体、L_1 椎体有破坏，有空洞及死骨，椎间隙狭窄，尚无脓肿阴影。CT 片对明确诊断和定位很有意义，CT 片示溶骨性骨破坏，诊断为 $T_{12} \sim L_1$ 结核。

2. 治疗原则及方法

（1）非手术治疗（保守治疗）

本病例为阴虚内热型，疾病发展期发病的脊柱部位易形成脓肿，但查体未见漫肿，皮色无红，伴有午后潮热，颧红，夜间盗汗，口燥咽干，食欲减退，或咳嗽痰血。舌红，苔少，脉细数。治以养阴清热托毒，方用六味地黄丸合清骨散、透脓散加减。脓已成可穿刺抽脓，或切开引流。

治疗脊柱结核，应予以全身支持疗法和抗结核。正确使用抗结核药，要用足够的疗程，选用异烟肼、利福平、吡嗪酰胺、乙胺丁醇，以上 3 种或 4 种药同时应用，配合服用复合维生素 B 以期保肝，一日用量清晨空腹一次服用，服用 9 个月以上。定期复查肝、肾功能。

局部制动：石膏背心或腰围固定 3 个月。

（2）手术治疗

①必要时手术治疗，采用病灶清除术，结核病灶清除术可清除脓肿、肉芽、死骨和坏死的椎间盘，改善局部血运，以利修复，同时可解除和防止脊髓受压。植骨融合术有利于脊柱保持稳定。

②适应证：病灶内有明显死骨，病灶内或周围有较大脓肿，窦道经久不愈，有脊髓压迫症状应及时清除病灶。

③禁忌证：全身中毒症状严重，不能承受手术；患者其他脏器有活动性结核或严重疾病；抗结核治疗无效者；年老体弱或年龄过小不能耐受手术者。

3. 脊柱结核常见并发症

脊柱结核合并截瘫是常见并发症，所以早期诊断和治疗尤为重要。

（五）注意事项

1. 门急诊随访　对骨关节结核患者，注意居住环境，保持清洁卫生，空气新鲜，补充蛋白质、维生素，注意环境卫生和个人卫生，增强体质，提高抗病能力。定时足量服用抗结核药，未遇特殊情况不要随意停药。服用利福平后排尿与汗均为棕红色，服用异烟肼后有些病人会出现不自主的肌肉跳动，需向病人解释清楚，避免其形成心理负担。有窦道经常排脓的病人，要及时换药、更换敷料、更换床单。用石膏保护肢体者，注意观察肢体血循环，有无压疮。

2. 截瘫患者 晚期脊椎结核并发瘫痪的病例，要防止发生褥疮，一旦发生褥疮，要按褥疮常规护理，争取疮面愈合，并且要密切注意由褥疮而引起的并发症，如创面感染、泌尿系统感染、坠积性肺炎等。

3. 功能锻炼 加强全身和局部的功能锻炼。

四、股骨头无菌性坏死

(一) 典型病例

患者，男性，工人，31 岁。左髋部伴腹股沟区疼痛 2 个月，加重 1 周。患者 2 个月前无明显诱因出现左髋部隐性疼痛，部位在腹股沟区，站立或行走久时疼痛明显，伴有左膝关节内侧放射痛，曾在外院口服布洛芬、活络丹、远红外线理疗等无效。1 周前症状逐渐加重，出现腹股沟区剧痛，行走困难，左下肢跛行，故来院就诊，发病至今无发热，无形体消瘦、不能下蹲等症状，二便尚正常。患者诉 4 个月前曾患上呼吸道感染、支气管肺炎、高热，有静点地塞米松病史；病人有长期大量饮酒史。

体检：心率 82 次/分，血压 120/70mmHg，呼吸平稳，左下肢跛行步入病室，左髋部及腹股沟区形态、肤色、皮温正常，无肿胀，左髋关节活动受限，屈曲 70°、外旋 10°、内旋 5°、后伸 5°、内收 10°、外展 15°，左腹股沟韧带中点下方压痛（+），左大粗隆部叩痛（+），双下肢等长，左膝关节形态及屈伸功能正常，下肢无痛觉减退区，双侧跟腱反射对称，病理反射未引出。

X 线检查：2 个月前骨盆正位片未见异常，3 天前骨盆正位片显示股骨头轮廓正常，负重区出现囊性改变，见图 10-9。

CT 检查：7 天前 CT 片显示股骨头负重区多个小囊性改变，见图 10-10。

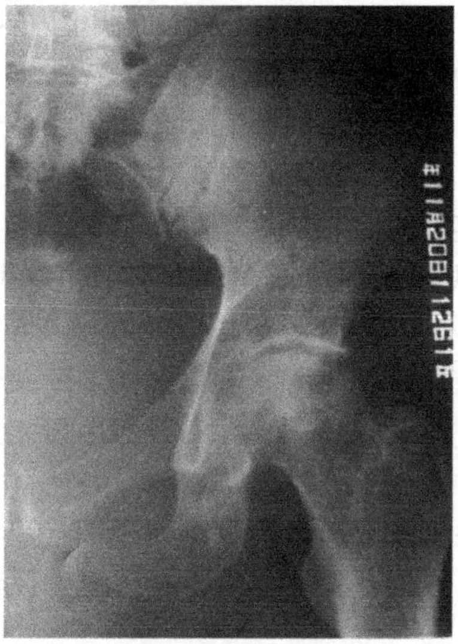

图 10－9　左侧股骨头缺血性坏死 X 线片

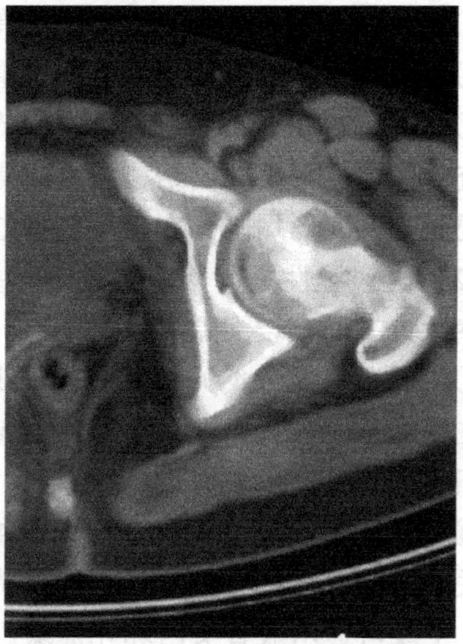

图 10－10　左侧股骨头缺血性坏死 CT 线片

实验室检查：血常规、尿常规、血尿酸、血沉、风湿系列均在正常值内，C 反应蛋白值略高。

（二）病例解析

1. 主症特点

一般情况：男性，工人，31 岁。

起病时间：2 个月，加重 1 周。

病因：无明显诱因及病因。

症状：左髋部伴腹股沟区疼痛，伴有左膝关节内侧放散痛，行走困难，左下肢跛行。

体征：左下肢跛行步入病室，左腹股沟韧带中点下方压痛（＋），左大粗隆部叩痛（＋），左髋关节活动受限，屈曲 70°、外旋 10°、内旋 5°、后伸 5°、内收 10°、外展 15°，下肢无痛觉减退区，双侧跟腱反射对称。

2. 临床表现与鉴别诊断要点

患者 2 个月前无明显诱因出现左髋部隐性疼痛，部位在腹股沟区，站立或行走久时疼痛明显，伴有左膝关节内侧放射痛，左下肢跛行步态，左腹股沟韧带中点下方压痛（＋），左大粗隆部叩痛（＋），左髋关节活动受限，屈曲 70°、外旋 10°、内旋 5°、后伸 5°、内收 10°、外展 15°，下肢无痛觉减退区，双侧跟腱反射对称。发病至今无发热，无形体消瘦、不能下蹲等症状，二便尚正常。左髋部及腹股沟区形态、肤色、皮温正常，无肿胀，左膝关节形态及屈伸功能正常，双下肢等长。

上述的一些症状和体征，有助于判断是否有髋关节其他疾病。下面将股骨头无菌性坏死与髋关节结核、类风湿性关节炎、风湿性关节炎的鉴别诊断要点作一阐述：

（1）髋关节结核　髋关节结核与股骨头无菌性坏死发病部位相同，局部症状与体征相似，其不同点如下：

①髋关节结核早期出现低热、盗汗等阴虚内热症状，股骨头无菌性坏死没有阴虚内热症状。

②髋关节结核髋部可见脓肿或窦道，股骨头无菌性坏死没有脓肿或窦道。

③髋关节结核 X 线可显示骨与关节面破坏，实验室检查红细胞沉降率加快，关节腔穿刺检查，抽出液可培养出结核菌。股骨头无菌性坏死 X 线可显示股骨头内坏死征象，晚期可出现股骨头变形塌陷，实验室检查红细胞沉降率无明显加快。

（2）类风湿性关节炎　类风湿性关节炎与股骨头无菌性坏死在发病部位、X 线检查、实验室检查方面有较大差异。

①类风湿性关节炎关节晨僵，至少一个关节活动时疼痛或压痛，常累及多个关节，关节往往呈对称性肿胀，在骨突起部位或关节伸侧常有皮下结节。股骨头无菌性坏死无风湿指标阳性，只是髋部发病。

②类风湿性关节炎实验室检查红细胞沉降率加快，多数患者类风湿因子阳性。X 线片显示关节间隙改变，骨质疏松，关节周围韧带可出现钙化。股骨头无菌性坏死无风湿指标阳性，X 线可显示股骨头内坏死征象。

（3）风湿性关节炎　关节出现红、肿、热、痛，疼痛呈游走性。实验室检查血清抗链球菌溶血素“O”可为阳性，X 线片骨结构改变不明显。

3. 现病史、既往史、个人史、家族史等

现病史：左髋部伴腹股沟区疼痛 2 个月，加重 1 周。

既往史：患者首次发病，无心肺等慢性疾病史，有静点激素病史、长期大量饮酒史。

掌握了患者的症状和阳性体征及病史有助于早期诊断，早期治疗，对一些阴性症状和体征，如发病至今无发热，无形体消瘦、不能下蹲，左髋部及腹股沟区形态、肤色、皮温正常，无肿胀，左膝关节形态及屈伸功能正常等症状，对于我们明确鉴别诊断，排除结核、类风湿性关节炎等疾病，是十分有参考价值和临床意义的。

（三）股骨头无菌性坏死概述

1. 病因及病机分析　股骨头无菌性坏死又称股骨头缺血性坏死，以儿童和青壮年多见。本病类似古代医学文献所称髋骨部位的“骨痹”、“骨蚀”。1907 年 Axhausen 首先描述了股骨头无菌性坏死。发病年龄以儿童和青壮年多见，男多于女。其发病与创伤、慢性劳损，较长时间使用激素或用量过大、长期过量饮酒，以及接触放射线等原因有关。病因病机主要为：

（1）肝肾亏损　肾虚而不能主骨，髓失所养，肝虚而不能藏血，营卫失调，气血不能温煦、濡养筋骨，致生本病。

（2）正虚邪侵　体质素虚，外伤或感受风、寒、湿邪，脉络闭塞，或嗜欲不节，饮酒过度，脉络张弛失调，血行受阻；或因素体虚弱，复感外伤；或体虚患病，用药不当等致骨骼受累。

（3）气滞血瘀　气滞则血行不畅，血瘀也可致气行受阻，营卫失调，闭而不通，骨失所养。

2. 临床分型　为了便于诊断，选择治疗方法和评价治疗效果，临床上多采用 X 线及 CT 表现分期。

（1）临床 X 线分期

Ⅰ期：股骨头轮廓无改变，多在负重区出现囊性变或“新月征”。见图 10－11。

Ⅱ期：股骨头轮廓无明显改变，负重区可见密度增高，周围可出现硬化带。见图 10－12。

Ⅲ期：股骨头出现阶梯状塌陷或双峰征，负重区变扁，有细微骨折线，周围有骨质疏松征象。见图 10－13。

Ⅳ期：髋关节间隙狭窄，股骨头扁平、肥大、增生，可出现向外上方半脱位或脱位，髋臼边缘增生硬化。见图 10－14。

（2）临床 CT 分期

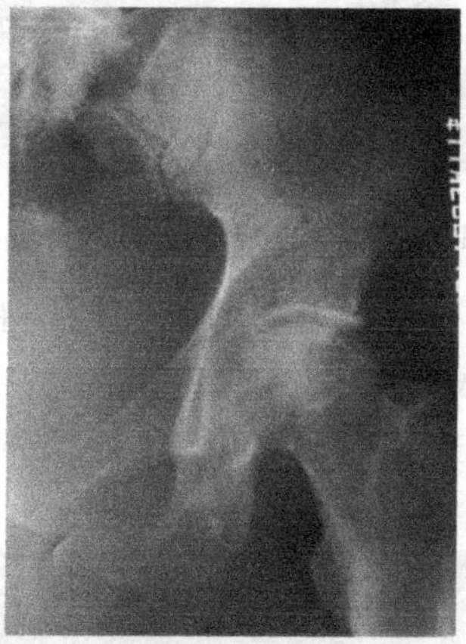

图 10－11　股骨头缺血性坏死Ⅰ期 X 线片

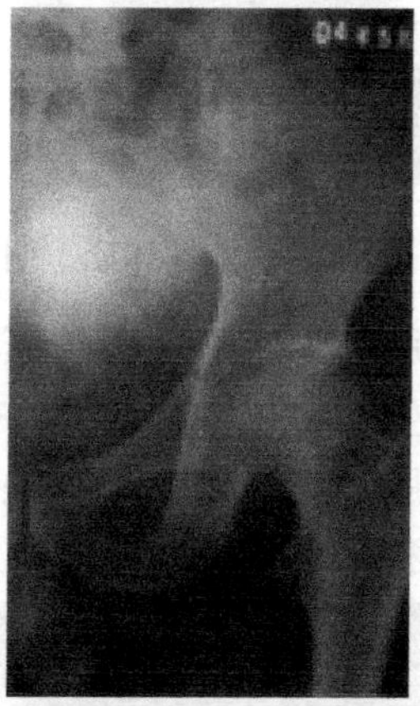

图 10－12　股骨头缺血性坏死Ⅱ期 X 线片

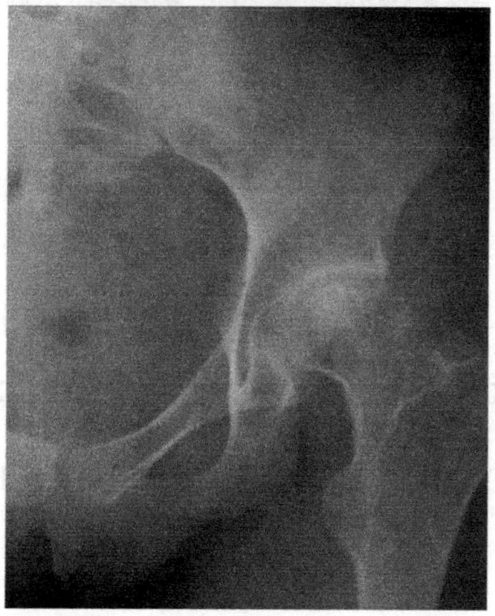

图 10－13　股骨头缺血性坏死Ⅲ期 X 线片

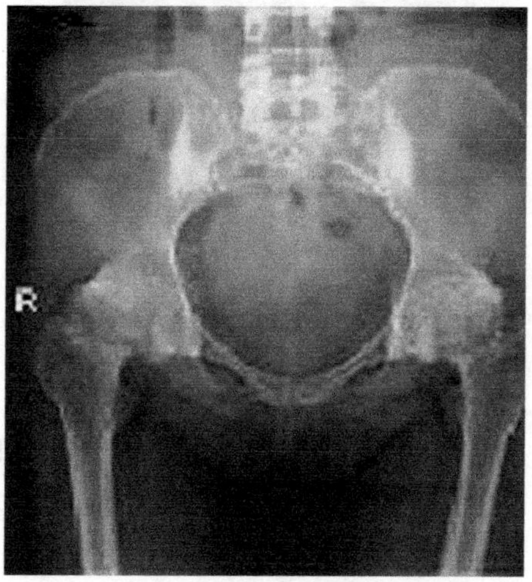

图 10－14　双侧股骨头缺血性坏死Ⅳ期 X 线片

Ⅰ期：股骨头形态完整，无碎裂现象，软骨下区可见部分孤立的小的囊性改变区。见图 10－15。

Ⅱ期：股骨头骨板壳厚薄不均或有中断现象，软骨下负重区孤立的小囊肿融合成大的囊肿，关节有轻微骨质增生。见图 10－16。

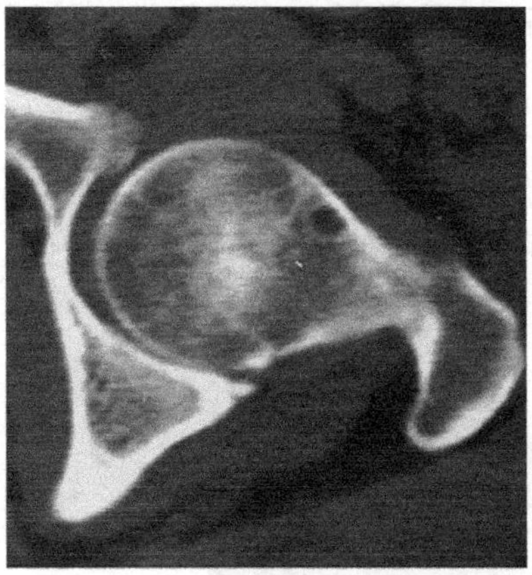

图 10－15　股骨头缺血性坏死Ⅰ期 CT 片

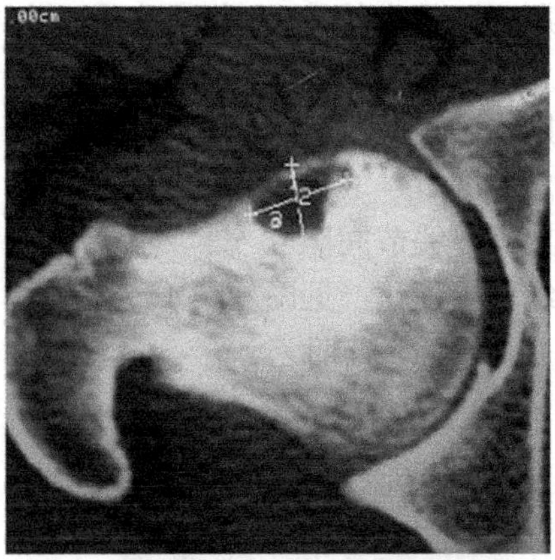

图 10－16　股骨头缺血性坏死Ⅱ期 CT 片

Ⅲ期：股骨头变形，呈蘑菇状，股骨头内有大小不等的囊状破损区，周围有硬化环，部分区域增生、硬化，软骨下骨折故股骨头变形，髋臼底增生，见图 10－17。

Ⅳ期：股骨头增大变形，关节面塌陷、硬化，股骨头内骨质密度不均匀或高度致密，髋关节间隙狭窄，骨性关节炎，见图10－18。

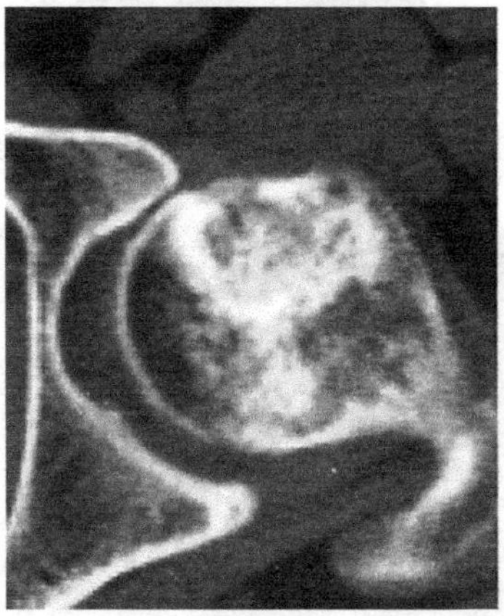

图 10－17　股骨头缺血性坏死Ⅲ期 CT 片

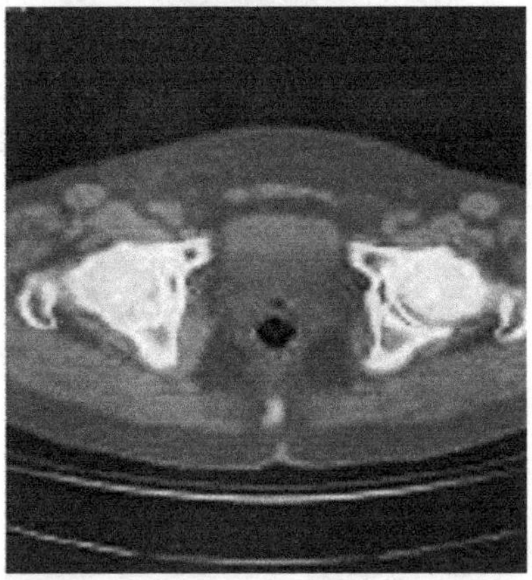

图 10－18　双侧股骨头缺血性坏死Ⅳ期 CT 片

对于诊断比较困难的早期股骨头坏死，X 线及 CT 表现不明显，可做核磁共振或 ECT 检查。见图 10－19。

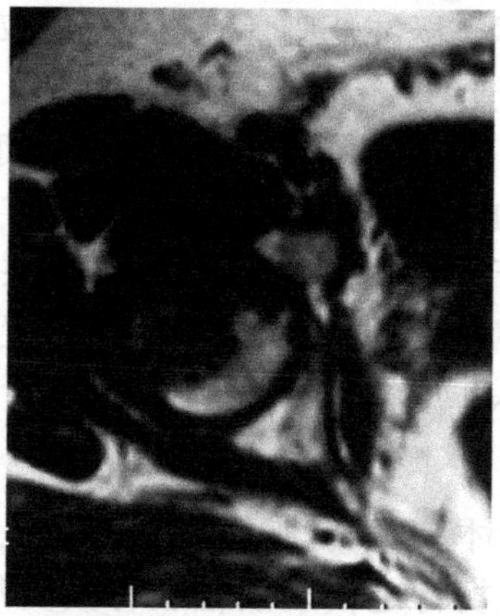

图 10－19 股骨头缺血性坏死 MRI 片

（四）临床技能运用

1. 诊断要略

复习了上述的相关知识，结合本病例，诊断思路如下：

主要症状：左髋部伴腹股沟区疼痛 2 个月，加重 1 周。2 个月前无明显诱因病人出现左髋部隐性疼痛，部位在腹股沟区，站立或行走久时疼痛明显，伴有左膝关节内侧放射痛，曾在他院口服布洛芬、活络丹、远红外线理疗等无效，1 周前症状逐渐加重，行走困难，左下肢跛行。主要体征：左髋部及腹股沟区形态、肤色、皮温正常，无肿胀，左髋关节活动受限，屈曲 70°、外旋 10°、内旋 5°、后伸 5°、外展 5°、内收 10°、外展 15°，左腹股沟韧带中点下方压痛（+），左大粗隆部叩痛（+）双下肢等长，左膝关节形态及屈伸功能正常，下肢无痛觉减退区，双侧跟腱反射对称，病理反射未引出。结合 X 线及 CT 检查，可诊断为左股骨头无菌性坏死。

2. 治疗原则及方法

（1）非手术治疗（保守治疗） 非手术治疗适用于Ⅰ、Ⅱ期患者。

药物治疗：肝肾亏损，治以滋补肝肾，方用左归丸；正虚邪侵，治以气血双补，方选八珍汤、十全大补汤；若酒湿痰饮，可选用苓桂术甘汤、宣痹汤；气滞血瘀，治以行气止痛、活血祛瘀，方用桃红四物汤加枳壳、香附、延胡索；外用药可将消肿止痛膏敷贴于患处。

其他方法：用牵引疗法以缓解髋关节周围软组织痉挛，减低关节内压力，若放在下肢外展、内旋位牵引，还可以增加髋臼对股骨头的包容量。此外，还可运用手法按摩、针灸、理疗等方法改善髋关节周围软组织血运、缓解肌肉痉挛、增加关节活动度。

（2）手术治疗

①钻孔减压术 适用于Ⅰ、Ⅱ期患者，目的为减低骨内压，改善股骨头血供，以期股骨头恢复血运。

②带肌蒂或血管蒂植骨术 适用于Ⅱ、Ⅲ期患者，根据病情，可选择缝匠肌蒂骨块植

骨术或旋髂深血管蒂骨块植骨术，既减低股骨头骨内压，又通过植骨块对股骨头血管渗透以改善血供。

③血管移植术　适用于Ⅱ、Ⅲ期患者，先将股骨颈到股骨头钻一条或两条骨性隧道，再把游离出来的旋股外侧动脉血管支植入。

④人工关节置换术　适用于Ⅳ期患者，年龄最好选择在50岁以上，对年轻患者必须慎用。在股骨头置换和全髋置换术的选择上，最好选择全髋置换术，以避免或减轻术后疼痛，避免术后因髋臼被磨损而发生人工股骨头中心性脱位。

（五）注意事项

1. 门急诊随访。一旦发生本病，要早诊断、早治疗，不要延误病情。患病后减轻负重，少站、少走，最好能扶拐行走，以减轻股骨头受压。生活中要注意少饮酒，最好不饮酒；髋关节创伤骨折后，要及时正确地治疗，避免发生创伤性股骨头无菌性坏死。因病使用激素治疗，要在医嘱下进行，医务人员也不能滥用激素，接触放射线要注意防护。

2. 功能锻炼。患者可做推拿按摩，并在不负重下进行髋关节活动以及功能锻炼，以促进局部血液循环，缓解关节周围肌肉痉挛，防止肌肉萎缩。行人工全髋关节置换术的病人应尽早行走，以恢复关节功能。对人工关节置换的患者，要尽量减少登山、上下楼梯等活动，控制饮食，减轻体重，以延长人工关节使用寿命。

3. 本案患者采取保守治疗，牵引配合推拿按摩，活血中药口服及外敷，改善循环中药注射液髋关节腔内注射，获得了满意疗效。

五、骨性关节炎

（一）典型病例

患者，女性，62岁。腰腿及双膝关节疼痛1年，加重1个月。1年前因锻炼行走过多，病人出现腰腿及双膝关节疼痛，晨起站立、行走之初疼痛与僵硬明显，稍活动后疼痛减轻，站立或行走久时疼痛明显，腰痛不适，时常伴有下肢放射性疼痛，右侧症状较重，曾在外院口服止痛药、远红外线理疗、外敷膏药等无效，1个月前疼痛症状逐渐加重，双膝关节肿胀，蹲起及行走困难，故来院就诊。发病至今无全身发热，无形体消瘦，但夜寐欠佳，二便尚正常。患者既往有从事重体力劳动史。

体检：心率88次/分，血压120/70mmHg，呼吸平稳，蹒跚步入病室，双膝部肤色、皮温正常，肿胀外观，双膝关节屈伸活动受限，以右侧膝关节为重，右膝关节活动范围5°～70°，左膝关节活动范围0°～90°，麦氏征右侧膝关节（+），左侧膝关节（−），浮髌试验（±），右侧膝关节内侧副韧带止点处压痛（+），腰骶部疼痛，压痛范围广泛，叩痛（+），下肢生理反射对称，病理反射未引出。

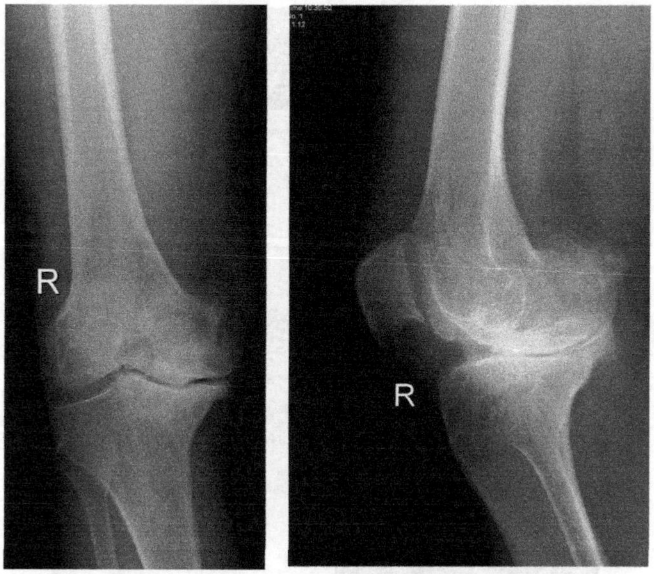

① 右膝关节正位片　　② 右膝关节侧位片

图 10－20　右膝关节骨性关节炎 X 线片

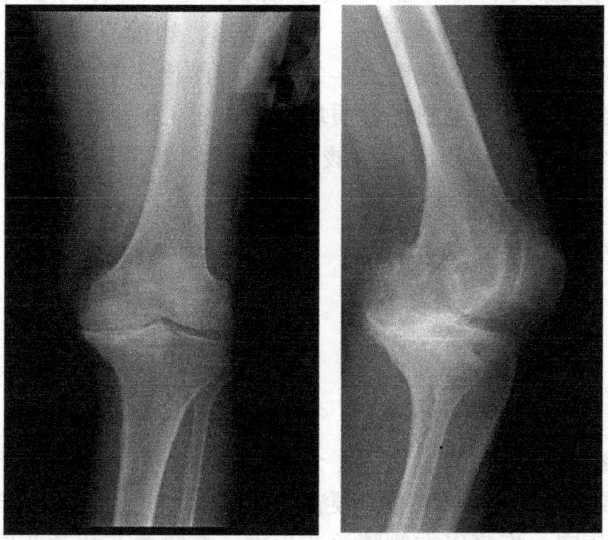

① 左膝关节正位片　　② 左膝关节侧位片

图 10－21　左膝关节骨性关节炎 X 线片

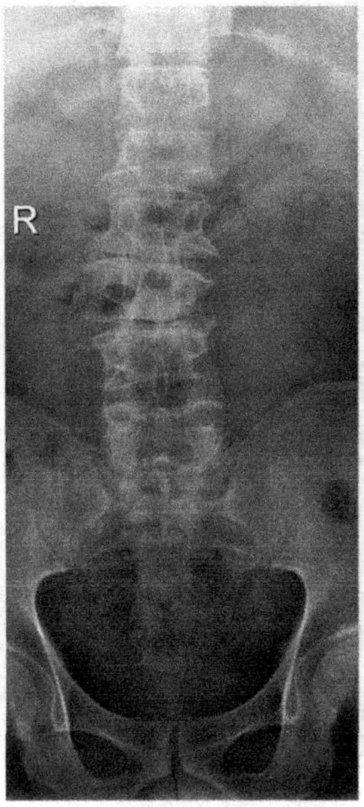

① 腰椎正位片

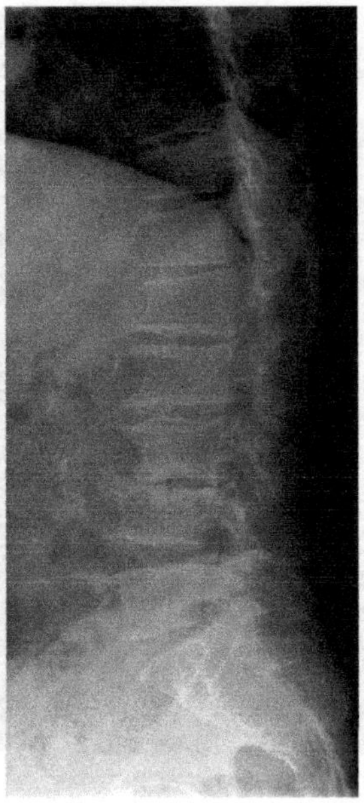

② 腰椎侧位片

图10－22 腰椎骨性关节炎X线片

X线检查：1月前双膝关节正侧位片显示：膝关节边缘有骨赘形成，膝关节内侧间隙变窄，软骨下骨有硬化，膝关节面凹凸不平，骨端变形，边缘有骨质增生，双髌股关节面硬化不平，间隙变窄，有骨赘形成。见图10－20、21。腰椎正侧位片显示：腰椎2～3和3～4椎间隙变窄，椎体边缘变尖，可见唇形骨质增生、退变。见图10－22。

实验室检查：血常规、尿常规、血尿酸、血沉、风湿系列均在正常值内。C反应蛋白值略高。

（二）病例解析

1. 主症特点

一般情况：女性，农民，62岁。

起病时间：1年。

病因：行走过多，有重体力劳动史。

症状：腰腿及双膝关节疼痛1年，加重1个月。晨起站立、行走之初疼痛与僵硬明显，稍活动后疼痛减轻，站立或行走久时疼痛明显，腰痛不适时常伴有下肢放射性疼痛，右侧症状较重。

体征：蹒跚步入病室，疼痛以右侧膝关节为重，右膝关节活动范围5°～70°，左膝关节活动范围0°～90°，麦氏征右侧膝关节（＋），左侧膝关节（－），右浮髌实验（＋），右侧膝关节内侧副韧带止点处压痛（＋），腰骶部疼痛，压痛范围广泛，叩痛（＋），双膝关节活动受限，腰椎活动受限。

2. 临床表现与鉴别诊断要点

患者因锻炼行走过多，出现腰腿及双膝关节疼痛，晨起站立、行走之初疼痛与僵硬明显，稍活动后疼痛减轻，站立或行走久时疼痛明显，腰痛不适，时常伴有下肢放射性疼痛，右侧症状较重。疼痛症状逐渐加重，双膝关节肿胀，蹲起及行走困难，蹒跚步入病室，双膝部肤色、皮温正常，肿胀外观，双膝关节屈伸活动受限，以右侧膝关节为重，右膝关节活动范围5°~70°，左膝关节活动范围0°~90°，麦氏征右侧膝关节（+），左侧膝关节（-），浮髌实验（±），右侧膝关节内侧副韧带止点处压痛（+），腰骶部疼痛，压痛范围广泛，叩痛（+），下肢生理反射对称，病理反射未引出。无全身发热，无形体消瘦，但夜寐欠佳，二便尚正常。上述的一些症状和体征，有助于明确诊断，因病变部位在关节，需与骨关节结核、风湿性关节炎、类风湿性关节炎相鉴别：

（1）骨关节结核　骨关节结核与骨性关节炎发病部位在关节，其症状体征有些相似，不同点如下：

①骨关节结核早期出现低热、盗汗等阴虚内热症状；骨性关节炎无全身发热，无形体消瘦等全身症状。

②骨关节结核患部见脓肿，晚期可出现窦道；骨性关节炎无窦道、脓肿。

③骨关节结核X线可显示：骨关节破坏，实验室检查示：红细胞沉降率加快，关节腔穿刺检查：抽出液可培养出结核菌。骨性关节炎X线示：膝关节边缘有骨赘形成，膝关节内侧间隙变窄，软骨下骨有硬化。实验室检查无特异性。

（2）风湿性关节炎　风湿性关节炎与骨性关节炎不同点如下：

①风湿性关节炎典型表现为游走性的多关节炎，常呈对称性，关节局部可出现红肿热痛，但不化脓，炎症消退则关节功能恢复，不遗留关节强直畸形，皮肤可有环形红斑和皮下结节。骨性关节炎病变部位固定，可出现肿胀，但局部无发热、红斑和皮下结节，后期可出现关节畸形强直。

②风湿性心脏病是最严重的并发症，实验室检查：发作期白细胞总数增多，血沉加快，抗链球菌溶血素“O”阳性。骨性关节炎实验室检查无特异性。

（3）类风湿性关节炎　常为多关节发病，而且累及手足小关节，逐渐出现关节僵硬、肿胀、畸形。血清类风湿因子阳性。

3. 现病史、既往史、个人史、家族史等

现病史：腰腿及双膝关节疼痛1年，加重1个月。

既往史：患者曾经有重体力劳动史，女性，54岁绝经，否认药物及食物过敏史。

掌握了患者的病史特点，有助于对本病定性诊断，影像学检查是明确诊断与鉴别诊断的有效手段，以免漏诊和误诊。

（三）骨性关节炎概述

1. 病因及病机分析

骨性关节炎是一种慢性关节疾病，又称增生性关节炎、肥大性关节炎、老年性关节炎、骨关节病、软骨软化性关节病等。它的主要病变是关节软骨的退行性变和继发性骨质增生。它可继发于创伤性关节炎、畸形性关节炎。本病多在中年以后发生。好发于负重大、活动多的关节，如脊柱、膝、髋等处。

骨性关节炎发病后，关节软骨由于年龄增长、创伤、畸形等，软骨磨损、脱落、软骨下骨显露，呈象牙样骨，在关节缘形成厚的软骨圈，通过软骨内化骨，形成骨赘；关节囊产生纤维变性和增厚，限制关节的活动，关节周围的肌肉因疼痛而产生保护性痉挛，使关节活动进一步受到限制，增加了退行性变进程，关节发生纤维性强直。其病因有：

（1）肝肾亏损　肝藏血，血养筋，故肝之合筋也。肾主藏精气，骨髓生于精气，故肾之合骨也。诸筋者，皆属于节，筋能约束骨节。由于中年以后肝肾亏损，肝虚则血不养筋，筋不能维持骨节之张弛，关节失滑利，肾虚而髓减，致使筋骨均失所养。

（2）慢性劳损　过度劳累，日积月累，筋骨受损，营卫失调，气血受阻，经脉凝滞，筋骨失养，致生本病。

2. 临床分型

（1）原发性骨性关节炎　随着人的年龄增长，关节软骨变得脆弱，软骨因承受不均压力而出现破坏，加上关节过多的活动，易发生骨性关节炎，下肢关节和脊柱的腰椎多见。X线片显示：骨赘形成，关节间隙变窄，软骨下骨硬化，关节面凹凸不平，骨端变形，边缘有骨质增生。

（2）继发性骨性关节炎　可因创伤、畸形和疾病造成软骨的损害，日久导致本病。

（四）临床技能运用

1. 诊断要略

复习了上述的相关知识要点，结合本病例，诊断思路如下：

主要症状：腰腿及双膝关节疼痛1年，加重1个月。站立或行走久则疼痛明显，主要症状为关节疼痛，早期为钝性，以后逐渐加重，可出现典型的“休息”与“晨僵”，患者会感到静止时疼痛，即关节处于一定的位置过久，或在清晨起床时，感到关节疼痛与僵硬，稍活动后疼痛减轻。如活动过多，因关节摩擦又产生疼痛。腰部疼痛不适，常伴有下肢放射性疼痛。主要体征：蹒跚步入病室，双膝部肤色、皮温正常，肿胀外观，双膝关节屈伸活动受限，以右侧膝关节为重，右膝关节活动范围5°～70°，左膝关节活动范围0°～90°，麦氏征右侧膝关节（+），左侧膝关节（-），右浮髌实验（+），右侧膝关节内侧副韧带止点处压痛（+）；腰骶部疼痛，压痛范围广泛，叩痛（+），伴双下肢放射性痛，病理反射未引出。结合X线表现，可诊断为右膝骨性关节炎。

2. 治疗原则及方法

（1）非手术治疗（保守治疗）

①肝肾亏损：治则滋补肝肾，方用左归丸。

②慢性劳损：早期气血虚弱，治以补气补血，方选八珍汤、十全大补汤。晚期出现肝肾不足者，可用左归丸以滋补肝肾；若肾阳虚者，方用肾气丸以温补肾阳；若肾阴虚者，方用六味地黄丸以滋补肾阴。还可用桃红四物汤加伸筋草、透骨草煎汤用毛巾热敷，或熏洗局部。

③有局限性压痛：可局部注射0.5%～1%普鲁卡因5ml，加醋酸氢化泼尼松12.5mg，每周1次，3次为1个疗程。或口服抗炎镇痛药物以缓解疼痛。

（2）手术治疗　如患者有持续性疼痛，进行性畸形，可考虑手术治疗。应根据病情、职业、年龄，选择关节镜下关节清理术、关节成形术、截骨术、人工关节置换术等。

3. 膝骨性关节炎常见并发症

膝骨性关节炎是骨的退行性疾病，其并发症为关节畸形僵直。

（五）注意事项

1. 门诊随访　应告诫患者消除或避免不利因素，减轻体重，避免机械性损伤，防止过度劳累，注意保暖，避免受寒。

2. 功能锻炼　肌肉协调运动和肌力增强可以减轻关节疼痛状态，患者应循序渐进地进行不负重的功能锻炼，增强肌肉力量，改善关节的稳定性，维持关节的活动度，患者应主动进行关节的非负重性屈伸及旋转运动，肌肉等长运动，增强耐力运动，把关节的活动量控制在关节能耐受范围内。

3. 物理疗法　理疗在骨关节炎中占重要地位，尤其对药物不能缓解症状和不能耐受者。急性期理疗以止痛、消肿和改善功能为主，慢性期理疗以增强局部血液循环，改善关节功能为主，常用方法：热疗、超声治疗、经皮电刺激疗法及水疗。

六、骨质疏松症

（一）典型病例

患者，女性，教师，68 岁。腰背疼痛 4 年，加重 1 个月。4 年前无任何诱因病人出现腰背疼痛，以酸痛为主，站立或行走久则疼痛明显，无双下肢放射性疼痛，曾自行口服止痛药，在外院用远红外线理疗、外敷膏药等均无效，逐渐出现驼背。1 个月前疼痛症状日益加重，周身不适，无以名状，故来院就诊。发病至今无全身发热，无形体消瘦，但夜寐欠佳，活动受限，二便尚正常。患者既往有长期站立史。

体检：心率 82 次/分，血压 124/80mmHg，呼吸平稳，蹒跚步入病室，驼背弯腰，身高变矮，脊椎以胸 12 椎体为中心呈后凸畸形，双侧腰肌紧张，压痛（+），脊椎胸腰段叩痛（+），尤以胸 12 椎体为重，双直腿抬高均 80°，肢体无感觉减退区，双侧膝腱反射、跟腱反射对称，病理反射未引出。

X 线检查：摄腰椎正、侧位片。结果示腰椎骨小梁排列稀疏呈栅状，胸 12、腰 1 椎体呈楔形改变，腰 3、腰 4 椎体呈双凹形鱼尾样变，椎体边缘增生呈唇样改变，椎体广泛增生退变。见图 10－23。

实验室检查：血清钙低，血清磷高，碱性磷酸酶增高。尿磷、尿钙检查无异常。尿羟脯氨酸增高。骨密度测定提示中度骨质疏松。

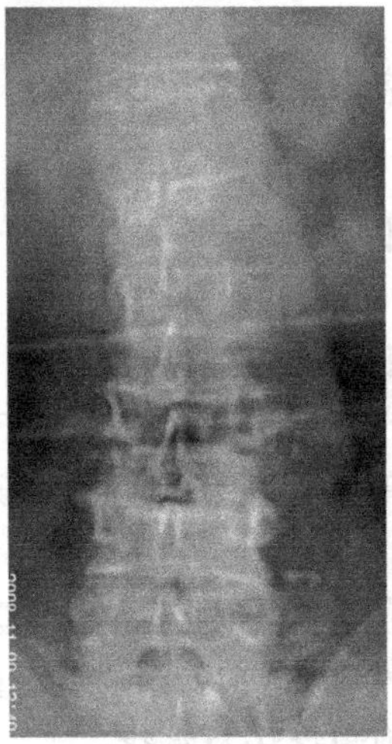

① 腰椎正位片

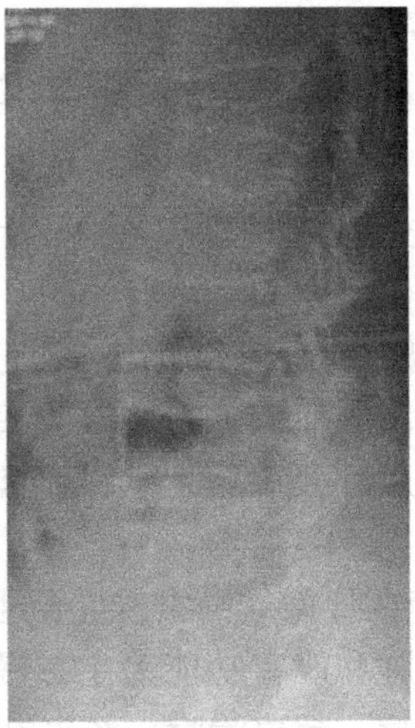

② 腰椎侧位片

图 10－23 骨质疏松 X 线片

（二）病例解析

1. 主症特点

一般情况：女性，教师，68 岁。

起病时间：4 年

病因：长期站立史。

症状：腰背疼痛 4 年，加重 1 个月。4 年前无任何诱因出现腰背疼痛，以酸痛为主，站立或行走久则疼痛明显，无双下肢放射性疼痛。逐渐出现驼背，曾自行口服止痛药，在外院经补钙、口服舒筋活血止痛药、远红外线理疗、外敷膏药等治疗效果不明显，1 个月前疼痛症状日益加重，周身不适，无以名状。

体征：蹒跚步入病室，驼背弯腰，身高变矮，脊椎以胸 12 椎体为中心呈轻度后凸畸形，双侧腰肌紧张，压痛（+），胸腰椎叩（+），尤以胸 12 椎体为重，腰椎活动受限，无病理反射。

2. 临床表现与鉴别诊断要点

患者腰背疼痛，以酸痛为主，站立或行走久则疼痛明显，无双下肢放射性疼痛。逐渐出现驼背，疼痛症状日益加重，周身不适，无以名状，蹒跚步入病室，驼背弯腰，身高变矮，脊椎以胸 12 椎体为中心呈轻度后凸畸形，双侧腰肌紧张，压痛（+），脊椎胸腰段叩痛（+），尤以胸 12 椎体为重，双直腿抬高均 80°，肢体无感觉减退区，双侧膝腱反射、跟腱反射对称，病理反射未引出。发病至今无全身发热，无形体消瘦，但夜寐欠佳，活动受限，二便尚正常。根据患者症状、体征，以及骨密度测定结果可明确诊断，但仍应与骨质软化症、多发性骨髓瘤、原发性甲状旁腺机能亢进症、成骨不全症相鉴别，具体鉴别如下：

（1）骨质软化症　其特点为骨质钙化不良，骨样组织增加，骨质软化，因而脊椎、骨盆及下肢长骨可能产生各种压力畸形和不全骨折，骨骼的自发性疼痛、压痛出现较早并且广泛，以腰痛和下肢疼痛为甚，全身肌肉多无力，少数病人可发生手足抽搐。X线片可见骨质广泛疏松，压力畸形如驼背、脊柱侧弯、髋内翻、膝内翻、膝外翻、长骨弯曲，假骨折线（称Milkman线或Looser线），横骨小梁消失，纵骨小梁纤细，骨皮质变薄，不发生骨膜下骨皮质吸收。实验室检查：血钙、磷降低而碱性磷酸酶升高。

（2）多发性骨髓瘤　临床表现主要为贫血、骨痛、肾功能不全、出血、关节痛。骨痛和骨骼病变由于骨髓瘤细胞在骨髓腔内无限增生，分泌破骨细胞活动因子，促使骨质吸收，引起弥漫性骨质疏松或局限性骨质破坏，因此骨骼疼痛是早期主要症状，开始时骨痛轻微，随病情发展而逐渐加重。骨骼病变多见于脊椎、颅骨、锁骨、肋骨、骨盆、肱骨及股骨近端，常见的疼痛部位在腰背部，其次是胸廓和肢体。骨质破坏处可引起病理性骨折，多发生于肋骨以及下胸椎和上腰椎，如多处肋骨及脊椎骨折可引起胸廓和脊柱畸形。X线片可见脊柱、肋骨和骨盆等处弥漫性骨质疏松；溶骨病变常见于颅骨、骨盆、脊椎、股骨、肱骨头、肋骨。可出现单发，也可出现多发，呈圆形、边缘清楚如钻凿状的骨质缺损阴影；病理性骨折，以肋骨和脊柱最为常见，脊椎可呈压缩性骨折。实验室检查：骨髓象呈增生性反应，骨髓中出现大量骨髓瘤细胞，此为最主要的诊断依据。一般应超过10%，且具形态异常；高球蛋白血症，主要为“M”成分球蛋白血症或凝溶蛋白尿的表现。

（3）原发性甲状旁腺机能亢进症　是由于甲状旁腺腺瘤、增生肥大或腺癌所引起的甲状旁腺激素分泌过多，发病年龄以20～50岁者较多见，女性多于男性。临床表现为高血钙、低血磷症，如消化系统症状可见胃纳不佳、腹胀、恶心、呕吐、便秘等；肌肉可出现四肢肌肉松弛，张力减退；泌尿系统可出现尿中钙、磷排泄增多，尿结石发生率高。患者多尿、口渴、多饮，骨骼系统症状有骨痛，背部、脊椎、胸肋骨、髋部、四肢伴有压痛。逐渐出现下肢不能支持重量，行走困难，病久后出现骨骼畸形，身长缩短，可有病理性骨折。X线片可见骨膜下皮质吸收、脱钙，弥漫性骨质疏松，骨囊性变，全身性骨骼如骨盆、颅骨、脊柱或长短骨等处的脱钙、骨折、畸形等改变，指骨内侧骨膜下皮质吸收、颅骨斑点状脱钙，牙槽骨板吸收和骨囊肿形成是本病的好发病变。实验室检查：患者早期血钙大多增高，平均在2.2～2.7mmol/L以上，对诊断很有意义；血磷多数低于1.0mmol/L；90%患者的血清免疫活性甲状旁腺激素（IPTH）明显高于正常值；尿钙增多。

（4）成骨不全症　本病有家族遗传史，高达50%左右。由于周身骨胶原组织缺乏，成骨细胞数量不足，软骨成骨过程正常，钙化正常，致使钙化软骨不能形成骨质，因此骨皮质较薄，骨质脆弱。由于该病患者的巩膜变薄，透明度增加，使脉络膜色素外露而出现蓝巩膜。因听骨硬化，不能传达音波，而出现耳聋。

3. 现病史、既往史、个人史、家族史等

现病史：病人出现腰背疼痛，以酸痛为主，站立或行走久则疼痛明显，无双下肢放射性疼痛。逐渐出现驼背，1个月前疼痛症状日益加重，周身不适，无以名状。

既往史：患者曾经有长期站立史，女性，50岁绝经，否认药物及食物过敏史。

掌握了患者的病史特点，有助于对本病的诊断，影像学检查和骨密度测定是明确诊断与鉴别诊断的有效手段，以免漏诊和误诊。

（三）骨质疏松症概述

1. 病因及病机分析 骨质疏松症是以骨量减少、骨的脆性增加以及易于发生骨折为特征的全身性骨骼疾病。该病属中医痿证范畴，病变在骨，其本在肾。《素问·痿论》云："肾主身之骨髓……肾气热，则腰脊不举，骨枯而髓减，发为骨痿。"

骨质疏松症是由多种原因引起的骨骼的系统性、代谢性骨病之一，其病因和发病机制比较复杂，可概括为激素调控、营养因素、物理因素、遗传因素的异常，以及与某些药物因素的影响有关。这些因素导致骨质疏松症的机理可为肠对钙的吸收减少；肾脏对钙的排泄增多，重吸收减少；或是引起破骨细胞数量增多且其活性增强，溶骨过程占优势，或是引起成骨细胞的活性减弱，骨基质形成减少。这样，骨代谢处于负平衡，骨基质和骨钙含量均减少。骨质疏松症的主要病理变化是骨基质和骨矿物质含量减少，由于骨量减少，钙化过程基本正常，使骨变脆而易发生骨折。

中医学认为本病的发生、发展与"肾气"密切相关，《素问·逆调论》曰："肾不生，则髓不能满。"《素问·六节藏象论》曰："肾者，主蛰，封藏之本，精之处也，其华在发，其充在骨。"因此，骨质疏松的病因可归纳为以下几个方面：

（1）肾虚精亏　肾阳虚衰，不能充骨生髓，致使骨松不健；肾阴亏损，精失所藏，不能养髓。

（2）正虚邪侵　正虚而卫外不固，外邪乘虚而入，气血痹阻，骨失所养，髓虚骨疏。

（3）先天不足　肾为先天之本，由于先天禀赋不足，致使肾脏素虚，骨失所养，不能充骨生髓。

2. 临床分型 骨质疏松症可分为3类：

（1）原发性骨质疏松症　它是随着年龄增长而发生的一种生理性退行性病变。原发性骨质疏松症可分为两型，I型为绝经后骨质疏松症，为高转换型骨质疏松症。Ⅱ型为老年骨质疏松症，属低转换型，一般发生在65岁以上的老年人。

（2）继发性骨质疏松症　它是由其他疾病或药物等因素诱发的骨质疏松症。

（3）特发性骨质疏松症　多见于8～14岁的青少年，多数有家族遗传史，女性多于男性。

（四）临床技能运用

1. 诊断要略

复习了上述的骨折相关知识，结合本病例，诊断思路如下：

主要症状：腰背疼痛4年，以酸痛为主，站立或行走久则疼痛明显。逐渐出现驼背，曾自行口服止痛药，在外院用远红外线理疗、外敷膏药等均无效，1个月前疼痛症状日益加重，周身不适，无以名状。

主要体征：蹒跚步入病室，驼背弯腰，身高变矮，脊柱生理曲度后侧凸，胸腰椎叩痛（+），尤以胸12椎体叩痛为重，双直腿抬高均80°，肢体无感觉减退区，双侧膝腱反射、跟腱反射对称，病理反射未引出。发病至今无全身发热，无形体消瘦。

结合X线片、CT片检查、骨密度测定，可诊断为骨质疏松。

2. 治疗原则及方法

（1）非手术治疗（保守治疗）

①中药治疗。肾虚精亏，治以补肾填精。方用左归丸加淫羊藿、鹿衔草，或用中成药骨疏康、骨松宝、珍牡肾骨胶囊等。正虚邪侵，治以扶正固本，方用鹿角胶丸，方中虎骨改用代用品，治疗需考虑继发疾病的病因，审因而治。先天不足，治以填精养血、助阳益气，方用龟鹿二仙胶汤，治疗亦需考虑患者年龄、性别、原发病病因辨证施治。

②根据病情予以外固定支架固定，减少病人卧床时间，配合适度功能锻炼，对恢复压缩性骨折和预防骨质疏松有积极的作用。

③静脉点滴或肌肉注射降钙素（鲑鱼降钙素）缓解骨痛，促进钙质吸收。

由于骨质疏松时骨骼蛋白质和钙盐均有损失，故应适量补充饮食中的蛋白质、钙盐以及维生素 D、C。鼓励患者作适当的体力活动，以刺激成骨细胞活动，有利于骨质形成。如为继发性或特发性骨质疏松症在治疗时还需针对原发疾病进行治疗。

（2）手术治疗

如出现胸腰椎压缩性骨折，并压迫脊髓，出现截瘫或神经症状者，应施行手术治疗，目前手术多采用微创椎体成形术。

3. 骨质疏松常见并发症

病理性骨折是本病的常见并发症。

（五）注意事项

1. 门诊随访。指导患者合理饮食营养，适当补钙，对绝经后妇女和老年人注意饮食调养以保证足量的钙、蛋白质和维生素的摄入。老年人还应加强陪护，预防发生骨折。重视绝经后和随年龄增大而发生的骨量丢失。

2. 功能锻炼。加强体育锻炼，增强体质以减少发生骨质疏松症的机会。体育锻炼对于骨量的积累及减少发病极其有益，并有利于提高机体素质。术后患者适度的早期下地，早期锻炼，避免长期卧床造成的合并症。

3. 正确、合理的使用钙剂。

七、骨软骨瘤

（一）典型病例

患者，男，18 岁，学生。发现左膝关节外下方肿物 1 个月。1 个月前洗澡时偶然发现左膝关节外下方有一坚硬肿物，无疼痛，左膝关节活动正常，行走不受限，无全身症状，故来院就诊。现无周身不适，无发热，食欲良好，无形体消瘦，夜寐佳，二便正常。患者既往体健。

体检：心率 88 次/分，血压 120/80mmHg，呼吸平稳，步入病室，左膝关节屈伸自如，左膝关节外下方可触及一肿物，大小约 2cm×1.5cm，按压有不适感，推之不移，与皮肤无粘连，皮温、皮色正常，压痛（－），感觉正常。

X 线检查：摄左膝关节正、侧位片。结果示左胫骨上端外侧皮质向软组织内伸出骨性突起，形如菜花，基底部骨质呈蒂状与骨干皮质相连，软骨帽有钙化。见图 10－24。

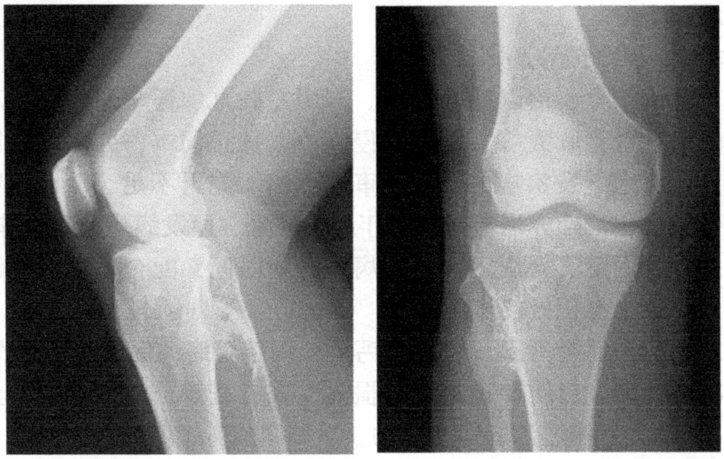

① 左膝关节侧位片　② 左膝关节正位片

图 10－24　左胫骨上端骨软骨瘤 X 线片

实验室检查：血常规正常。

（二）病例解析

1. 主症特点

一般情况：男性，学生，18 岁。

起病时间：1 个月。

病因：偶然发现。

症状：左膝关节外下方有一坚硬肿物，无疼痛，左膝关节活动正常，行走不受限。

体征：左膝关节外下方可触及一肿物，大小约 2cm×1.5cm，按压有不适感，推之不移，与皮肤无粘连，压痛（－）。

2. 临床表现与鉴别诊断要点

患者左膝关节外下方有一坚硬肿物，无疼痛，左膝关节活动正常，行走不受限，无全身症状，步入病室，左膝关节屈伸自如，左膝关节外下方可触及一肿物，大小约 2cm×1.5cm，按压有不适感，推之不移，与皮肤无粘连，皮温、皮色正常，压痛（－），感觉正常。根据患者症状、体征可以初步诊断骨软骨瘤，通过一些阴性体征可以判断患者为发病初期，无血管、神经损伤。如明确诊断还需与骨瘤、骨化性肌炎相鉴别，具体阐述如下：

（1）骨瘤　骨瘤与骨软骨瘤不同点如下：

①骨瘤发病局限于颅骨和下颌骨，骨软骨瘤多发于长管状骨的干骺端。

②骨瘤 X 线片显示无软骨帽，骨软骨瘤可有软骨帽。

（2）骨化性肌炎　X 线可表现为与长骨相连的骨性突起，但不具备骨松质结构，无软骨钙化区，呈现为密度欠均匀的梳状骨化阴影。

3. 现病史、既往史、个人史、家族史等

现病史：呼吸平稳，步入病室，左膝关节屈伸自如，左膝关节外下方可触及一肿物，大小约 2cm×1.5cm，压痛（－）。

既往史：既往健康，否认过敏史，否认遗传性家族病史。

骨肿瘤病种多样，对于骨肿瘤需全面掌握患者的局部和全身情况，现病史和既往史的情况，结合现代检查手段明确诊断，并判断其良性与恶性，原发性与继发性，为治疗做出正确的指导。

（三）骨软骨瘤概述

1. 病因及病机分析

骨肿瘤包括原发性肿瘤、继发性肿瘤及瘤样病变等。骨肿瘤来源于骨基本组织和骨附属组织。骨基本组织指软骨、骨、骨膜、髓腔纤维组织等，骨附属组织指骨内的神经、血管、骨髓等。骨肿瘤虽有良性和恶性之分，但并非截然分开，有些肿瘤表现为良性与恶性之间的中间型，故有“相对恶性”与“低度恶性”之称谓。一般为单发，也有多发者，如骨软骨瘤、软骨瘤、骨髓瘤等。

唐代孙思邈著《千金要方》把肿瘤分为7种类型：“瘿瘤、骨瘤、脂瘤、石瘤、脓瘤、血瘤，或息肉”。说明中医学对骨肿瘤早已有所认识，骨肿瘤对人体生命危害极大，值得重视。

（1）正虚邪侵　体质强弱与本病的发生、发展、预后有着密切关系，正虚体弱，腠理不密，脏腑脆弱，脏腑功能失常，气虚血亏，气血不和，气血壅塞，结聚成瘤。

（2）气滞血瘀　经络阻隔，蕴结日久，骨与气并，日益增大，凝结成块。

（3）肾虚精亏　明代薛己《外科枢要·卷三》曰：“若劳伤肾水，不能荣骨而为肿者，其自骨肿起，按之坚硬，名曰骨瘤。”先天禀赋不足，髓不养骨，或秉承遗传，易生骨肿瘤；女子七七，任脉虚，男子八八，天癸竭，肾虚精亏，营卫失调，气血不和，肾气精血俱衰，不以荣骨，骨瘤乃发。人体本身的内因是骨肿瘤发生的一个重要原因，如某些胚性细胞错置，未能正常发育，长期保持静止状态，一旦受到某些因素刺激，便迅速生长，形成骨肿瘤。有些骨肿瘤的发生与损伤有关，有些与感染有关，人体长期接受大量放射性物质亦可滋生本病。

2. 临床分型

（1）原发性骨肿瘤　来源于骨、软骨、造血组织或骨髓、纤维组织、脉管、脂肪、神经、脊索、上皮等，或来源未定。原发性骨肿瘤的分类，主要是根据肿瘤组织的形态结构进行的，特别是根据肿瘤细胞所显示的分化类型及所产生的细胞间物质类型进行的。在此基础上，结合肿瘤的生长特性，将骨肿瘤分为良性和恶性两大类。发生于骨的各种瘤样病变，其形态改变和临床表现，常类似骨肿瘤，且可与骨肿瘤并存或作为某些骨肿瘤发生的基础，为了进行比较和鉴别诊断，也列入分类中。目前，我国各地较多应用的原发性骨肿瘤及瘤样病变分类如下表10－1。

表10－1　原发性骨肿瘤及瘤样病变分类

类型	良性	恶性
成骨性肿瘤	骨瘤，骨样骨瘤，良性骨母细胞瘤	骨肉瘤，皮质旁骨肉瘤，恶性骨母细胞瘤，骨化性纤维瘤
成软骨性肿瘤	骨软骨瘤，软骨瘤，软骨黏液样纤维瘤，软骨母细胞瘤	软骨肉瘤，退化性软骨肉瘤，间胚叶性软骨肉瘤，恶性软骨母细胞瘤

续表

类型	良性	恶性
骨髓源性肿瘤		骨髓瘤，尤文氏肉瘤，恶性淋巴瘤
纤维组织性肿瘤	韧带样纤维瘤，非骨化性纤维瘤	纤维肉瘤
脉管组织性肿瘤	血管瘤，淋巴管瘤，血管球瘤	血管内皮瘤，血管外皮瘤
脂肪组织性肿瘤	脂肪瘤	脂肪肉瘤
神经组织性肿瘤	神经鞘瘤，神经纤维瘤	神经纤维肉瘤
脊索组织肿瘤		脊索瘤
间叶组织肿瘤		恶性间叶瘤
组织细胞性肿瘤		恶性纤维组织细胞瘤
来源未明肿瘤	巨细胞瘤	恶性巨细胞瘤，长骨造釉细胞瘤，原始多发性骨肉瘤

（2）继发性骨肿瘤　即转移瘤，其原发瘤最多是癌，几乎所有癌皆可转移至骨，仅少数为肉瘤、神经母细胞瘤转移。

3. X 线表现　X 线检查是诊断骨肿瘤的一项重要手段，检查结果是诊断的重要依据，一般来说良性骨肿瘤的阴影比较规则，密度均匀，外围边界整齐，轮廓比较清楚，骨膜无反应性阴影，软组织内也无阴影，溶骨型骨皮质的变薄和膨胀征象，是良性骨肿瘤的一个特征；恶性骨肿瘤阴影多不规则，密度不均匀，边界不整齐，轮廓不清楚，骨皮质呈不规则破坏，无膨胀现象，多有骨膜反应，骨膜反应是恶性骨肿瘤的一个特征，可表现为考特曼（Codman）三角阴影或葱皮样阴影或放射状阴影，同时软组织有肿胀阴影。

（四）临床技能运用

1. 诊断要略

复习了上述的相关知识要点，结合本病例，诊断思路如下：

主要症状：偶然发现右膝关节内下方有一坚硬肿物，无疼痛，右膝关节活动正常，行走不受限。主要体征：呼吸平稳，步入病室，左膝关节屈伸自如，左膝关节外下方可触及一肿物，肿物大小约 2cm × 1.5cm，推之不移，与皮肤无粘连，皮温、皮色正常，压痛（-）。结合 X 线片与实验室检查，可诊断为左胫骨外生骨疣（骨软骨瘤）。

2. 治疗原则及方法

（1）非手术治疗（保守治疗）

①中药治疗：有增强体质、改善脏腑功能、调补气血、扶正祛邪、行气活血的作用，临床上根据证候加以辨证施治。正虚邪侵，治则以扶正祛邪，方可选八珍汤、十全大补汤；气滞血瘀者治以行气活血化瘀，方用桃红四物汤加枳壳、木香、香附等药；肾虚精亏者，治以补肾填精，方用左归丸。临床实践中应用半枝莲、白花蛇舌草、山慈菇、三棱、莪术等对骨肿瘤有一定疗效。

②放射治疗：其有效作用在于组织的吸收量，对有些肿瘤较敏感，如原发性骨恶性淋巴瘤、血管瘤、动脉瘤样骨囊肿；对有些肿瘤中度敏感，如骨巨细胞瘤等；对有些肿瘤不敏感，如骨肉瘤等。因此应用放射治疗应选择对其作用敏感的肿瘤，而对中度敏感的应作

为辅助治疗，至于不敏感的，只能用大剂量作为辅助治疗。

放射治疗的禁忌证：晚期恶性肿瘤出现恶病质患者；肿瘤所在脏器穿孔，或合并大量积液者；急性炎症及心力衰竭未控制者；肺功能严重不全者，不作肺大面积照射；血小板或白细胞过低者。

③化学药物治疗：化学药物对恶性肿瘤的治疗，不仅对局部肿瘤有效，对周身多发或转移病灶也起作用。根据作用机制分为干扰核酸合成的药物、干扰蛋白质合成的药物、直接与DNA结合影响其结构和功能的药物、通过改变机体激素状况而起作用的药物4大类。结合肿瘤细胞增殖动力学知识，某些药物对增殖全周期都起作用，有些药物只对瘤细胞增殖周期中的一个期敏感，这样选择应用药物可以提高疗效，如干扰核酸合成的药物对DNA合成期细胞较敏感；长春碱类药物对有丝分裂期细胞敏感，烷化剂、抗肿瘤抗生素及金属药对整个增殖周期中的细胞均有杀灭作用。

④免疫疗法：免疫疗法是用免疫学的方法使机体产生免疫反应，用来遏制肿瘤细胞的生长。在肿瘤治疗中应用比较广泛的免疫疗法为非特异的，采用卡介苗及短小棒状杆菌在治疗白血病及黑色素瘤时有一定疗效。单克隆抗体治疗肿瘤，显示出前景。

（2）手术治疗

良性骨肿瘤可选用刮除术、切除术，根据情况加植骨术；恶性肿瘤未波及周围软组织时，可选用瘤段切除灭活再植术，瘤段切除人工假体植入术，恶性肿瘤也可选用截肢术。

（五）注意事项

1. 门诊随访　骨肿瘤无论良性或恶性，宜早诊断、早治疗，有些良性肿瘤，其中有可能发生恶性变。对于恶性骨肿瘤，早诊断、早治疗效果要好得多。增强体质，提高抗病能力，避免外伤。外伤后需及时正确地处理，有些肿瘤与外伤未及时处理或处理不当有关。对并发病理性骨折的患者要用石膏外固定，避免加重损伤，又可减轻疼痛。晚期恶性骨肿瘤患者往往全身情况很差，注意饮食调养，清洁卫生，若久病卧床不起者，应注意防止发生褥疮，适当应用止痛药物如吗啡类、哌替啶等药物，以提高生存质量。

2. 功能锻炼　术后患者要加强局部和全身的康复锻炼，防止肌肉萎缩，以利肢体功能恢复。

第三节　常见内伤及骨病病例实训纲要

【实训目的】

本章节通过对几种常见内伤及骨病典型病例分析和临床思维技能的实训，使学生掌握对几种常见内伤及骨病的诊断和治疗技术，能对常见病的影像学改变、实验室检查有进一步的认识，提高学生对常见病的独立诊治能力。

【实训形式】

1. 教师演示，以典型病例进行查体及提出治疗方案，并演示具体治疗操作。或播放典型病例的录像或光碟，并进行演示讲解。

2. 学生俩人一组，相互进行四诊实训。

3. 教师现场指导学生观看 X 线片、CT 片及 MRI 等相关检查片子，观看标本、人工假体等。

4. 学生实训后讨论交流。

5. 教师评估总结。

6. 学生提交实训报告。

【实训设施】

典型病例或典型病例的录像或光碟，标本，X 线片、CT 片及 MRI 等相关影像检查。

【实训考核】

根据诊断水平、操作能力，讨论时的发言，以及实训报告，综合考核计分。

附录

中医骨伤科学临床技能实训室基本要求

根据教育部关于本科教育要高度重视实践环节，提高学生的实践能力的精神，切实推进中医骨伤科学教学过程中的基本技能实训教学，加强其实训室建设是十分必要的。现就中医骨伤科学基本技能实训室的建设要求介绍如下，以供参考。

一、目的意义

实训室的建设是保证中医骨伤科学的基本技能实训教学有效进行的必需条件，中医骨伤科学是一门非常强调临床技术操作的学科，经过长期的医疗实践，以及与现代医学技术的不断结合，中医骨伤科学已经形成了内容丰富、行之有效的临床技术。这些临床技术的运用，既包括了对技术本身的熟练掌握，又包括了在基础理论指导下，运用这些技术的临床思维的形成，而这些都必须经过反复的、正确的实际训练，以及临床的不断实践才能掌握。实训室的建设就是要保证这些训练的实施，它是实训教学必需的硬件支撑。因此加强实训室建设是实训教学开展的一个基本的，也是十分重要的环节。

二、功能要求

根据中医骨伤科的学科技术特点，以及实训教学的要求，中医骨伤科学的基本技能实训室的教学功能应包括两个方面：一是能进行临床技能运用的思维模式的训练；二是能进行各种临床技能操作的训练。

（一）临床思维模式训练功能要求

1. 能开展多媒体网络课件教学，开展典型病例分析和处理的计算机模拟训练。
2. 能开展学生分组讨论，自我评价，教师总结、演示的训练。

（二）临床基本技能操作训练功能要求

1. 各种体格检查及各种特殊检查训练。
2. 各种手法（正骨手法、理筋手法）操作训练。
3. 各种牵引技术操作训练。
4. 各种外固定技术操作训练。
5. 各种急救技术（包括现场处置、包扎、搬运等）操作训练。
6. 各种常用外用药剂的制作技术训练。
7. 基本外科手术操作技术（清创、关节穿刺、局部封闭等）训练。
8. 各种常用功能锻炼及常用康复技术训练。

三、场地与设施、设备

（一）场地

中医骨伤科学基本临床技能实训室的场地应与其功能要求及教学内容的开展相匹配，大致应配备以下场地：

1. 教室一间。面积 $40m^2$ 左右，能开展计算机课件、教师讲台演示、学生讨论等。
2. 训练室两间。面积各为 $60m^2$ 左右，能开展各种临床技能的操作训练。
3. 准备室一间。面积 $30m^2$ 左右，置放器械等，以及动物准备。

（二）设施

1. 水、电、煤气等基本设施。
2. 操作台（能满足20～30名学生开展石膏、外用膏药等的制作等）。
3. 贮藏橱柜等。

（三）设备

1. 外固定实训设备

①全身各部位小夹板；
②全身各部位外固定支架、支具；
③全身各部位外固定带、三角巾、多头巾等；
④四肢骨折外固定器；
⑤石膏剪、撑开器、电锯等；
⑥各种外固定耗材（石膏绷带、纱布绷带、弹力绷带、扎带、棉垫等）。

2. 牵引技术实训设备

①骨科床、牵引床（腰椎、颈椎牵引）；
②托马斯牵引架，勃朗氏牵引架；
③四肢骨牵引手术包；
④颅骨牵引手术包；
⑤皮肤牵引带；
⑥牵引重量砝码；
⑦各种牵引用耗材。

3. 正骨及理筋手法实训设备

①人体模具；
②人体骨骼模具；
③推拿手法测试训练仪；
④手法训练沙袋。

4. 诊断及体格检查技术实训设备

①脉象仪；
②舌象仪；

③诊查用床；
④关节活动测量表、尺；
⑤肢体测量尺、带；
⑥骨科用叩诊锤等。

5. 临床思维实训设备

①计算机；
②多媒体投影仪及放映幕布；
③各种骨伤技术操作 DVD 碟片等。

6. 基本设备

①X 线片阅片灯；
②黑板或白板。

四、人员配置

为了保证实训教学的有效开展，实训室人员配置一定要合理且相对固定。

教师 1 名。要求熟悉骨伤科临床医疗以及各种技能操作，并能指导教辅人员开展实训教学。

教辅人员 2 名。熟练掌握各种骨伤科临床技能，并能够配合教师指导学生的实训。熟悉各种设备的使用、操作、维护工作。

五、管理

良好的管理是实训室工作有效开展的保证，因此应做好以下几方面的工作：

1. 实训室的教学一定要在中医骨伤科学教研室统一管理下进行。
2. 实训室的建设要与学科建设紧密衔接，是学科建设的一部分。
3. 要有教师和教辅人员的岗位职责制度。
4. 要有各类设施设备管理的规章制度。
5. 要有各类设备的操作示意图、技术流程图。
6. 要有实训室安全的管理制度。

附录

中医骨伤科病历书写规范

一、门诊病历书写格式及书写要求

1. 初诊记录

年　　月　　日　　科别

姓名　　性别　　年龄　　职业

主诉：同住院病历。

病史：主症发生的时间、病情的发展变化、诊治经过及重要的既往病史、个人史和过敏史等。

体格检查：记录生命体征、中西医检查阳性体征及具有鉴别意义的阴形体征。特别要注意舌象、脉象。

实验室检查：记录就诊时已获得的有关检查结果。

诊断：

中医诊断：包括疾病诊断与证候诊断。

西医诊断：

处理：

（1）中医论治：记录治法、方药、用法等。

（2）西医治疗：记录具体用药、剂量、用法等。

（3）进一步的检查项目。

（4）饮食起居宜忌、随诊要求、注意事项。

2. 复诊记录

年　　月　　日　　时　　科别

记录以下内容：

（1）前次诊疗后的病情变化、简要的辨证分析、补充诊断、更正诊断。

（2）各种诊疗措施的改变及其原因。

（3）同一医师守方超过 3 次后需要重新誊写处方。

（4）3 次没有确诊或疗效不佳者必须有上级医师的会诊意见。上级医师的诊疗意见应详细记录，并经上级医师签字负责。

医师签名：

二、住院病历书写及要求

住院病历

姓名：　　　　出生地：
性别：　　　　常住地址：
年龄：　　　　单位：
民族：　　　　入院时间：　　年　　月　　日　　时
婚况：　　　　病史采集时间：　　年　　月　　日　　时
职业：　　　　病史陈述者：
发病节气：　　可靠程度：

主诉：患者就诊的主要症状、体征及持续时间。要求重点突出，高度概括，简明扼要。

现病史：围绕主诉系统记录患者从发病到就诊前疾病的发生、发展、变化和诊治经过。记录的内容要求准确具体，避免流水帐式的记录。具有鉴别意义的阴性症状亦应列入。内容应包括：

（1）起病情况。发病的时间地点、起病缓急、前驱症状、可能的病因和诱因。

（2）主要症状、特点及演变情况。要准确具体的描述每一个症状的发生、发展及其变化。

（3）伴随症状。描述伴随症状的有关情况。

（4）结合中医“十问”，记录目前情况。

（5）诊治情况。如果入院前经过诊治，应按时间顺序记录与本病有关的重要检查结果及所接受过的主要治疗方法（药物治疗应记录药物名称、用量、用法等）及其使用时间、效果。诊断名称应加引号。

（6）如果两种或两种以上疾病同时发病，应分段记录。

（7）如果怀疑自杀、被杀、被打或其他意外情况者，应注意真实记录，不得加以主观推断、评论或猜测。

既往史：系统全面记录既往健康状况，防止遗漏。包括以下内容：

（1）既往健康情况。虚弱还是健康。

（2）患过哪些疾病。传染病、地方病、职业病及其他疾病，应按时间顺序记录诊断、治疗情况。

（3）手术、外伤、中毒及输血史等。

个人史：

（1）患者的出生地及经历地区，特别要注意自然疫源地及地方病流行区，说明迁徙年月。

（2）居住环境和条件。

（3）生活及饮食习惯，烟酒嗜好程度，性格特点。

（4）过去及目前的职业及其工作情况，粉尘、毒物、放射性物质、传染病接触史等。

(5) 其他重要个人史。

过敏史：记录致敏药物、食物等名称及其表现。

婚育史：结婚年龄、配偶健康情况等。女性患者要记录经带胎产情况。月经史记录格式为：

月经初潮年龄 $\frac{\text{每次行经天数}}{\text{经期间隔天数}}$ 闭经年龄或末次月经时间。

家族史：记录直系亲属及与本人生活有密切关系亲属的健康状况与环境情况。

体格检查

体温（T）　　脉搏（P）　　呼吸（R）　　血压（BP）

整体状况：望神、望色、望形、望态、声音、气味、舌象、脉象、小儿指纹。

皮肤、黏膜及淋巴结：皮肤、黏膜、淋巴结。

头面部：头颅、眼、耳、鼻、口腔。

颈项：形态、气管、甲状腺、颈脉。

胸部：胸廓、乳房、肺脏、心脏、血管。

腹部：肝脏、胆囊、脾脏、肾脏、膀胱。

二阴及排泄物。

脊柱四肢：脊柱、四肢、指（趾）甲。

神经系统：感觉、运动、浅反射、深反射、病理反射。

经络与腧穴：经络、腧穴、耳穴。

(体格检查基本内容附后)

专科检查：按各专科特点进行书写。

实验室检查：采集病史时已获得的本院及外院的重要检查结果。

辨病辨证依据：汇集四诊资料，运用中医临床辨证思维方法，得出中医辨病辨证依据。

西医诊断依据：从病史、症状、体征和实验室检查等几个方面总结出主要疾病的诊断依据。

入院诊断：

中医诊断：疾病诊断（包括主要疾病和其他疾病）。

症候诊断（包括相兼证候）。

西医诊断：包括主要疾病和其他疾病

实习医师（签名）

住院医师（签名）

如有修正诊断、确定诊断、补充诊断时，应书写在原诊断的左下方，并签上姓名和诊断时间。

教材与教学配套用书

新世纪全国高等中医药院校规划教材

注：凡标○号者为“普通高等教育‘十五’国家级规划教材”；凡标★号者为“普通高等教育‘十一五’国家级规划教材”

（一）中医学类专业

1 中国医学史（常存库主编）○★
2 医古文（段逸山主编）○★
3 中医各家学说（严世芸主编）○★
4 中医基础理论（孙广仁主编）○★
5 中医诊断学（朱文锋主编）○★
6 内经选读（王庆其主编）○★
7 伤寒学（熊曼琪主编）○★
8 金匮要略（范永开主编）★
9 温病学（林培政主编）○★
10 中药学（高学敏主编）○★
11 方剂学（邓中甲主编）○★
12 中医内科学（周仲瑛主编）○★
13 中医外科学（李日庆主编）★
14 中医妇科学（张玉珍主编）○★
15 中医儿科学（汪受传主编）○★
16 中医骨伤科学（王和鸣主编）○★
17 中医耳鼻咽喉科学（王士贞主编）○★
18 中医眼科学（曾庆华主编）○★
19 中医急诊学（姜良铎主编）○★
20 针灸学（石学敏主编）○★
21 推拿学（严隽陶主编）○★
22 正常人体解剖学（严振国　杨茂有主编）★
23 组织学与胚胎学（蔡玉文主编）○★
24 生理学（施雪筠主编）○★
生理学实验指导（施雪筠主编）
25 病理学（黄玉芳主编）○★
病理学实验指导（黄玉芳主编）
26 药理学（吕圭源主编）
27 生物化学（王继峰主编）○★
28 免疫学基础与病原生物学（杨黎青主编）○★
免疫学基础与病原生物学实验指导（杨黎青主编）
29 诊断学基础（戴万亨主编）★
诊断学基础实习指导（戴万亨主编）★
30 西医外科学（李乃卿主编）★
31 内科学（徐蓉娟主编）○

（二）针灸推拿学专业（与中医学专业相同的课程未列）

1 经络腧穴学（沈雪勇主编）○★
2 刺法灸法学（陆寿康主编）★
3 针灸治疗学（王启才主编）
4 实验针灸学（李忠仁主编）○★
5 推拿手法学（王国才主编）○★
6 针灸医籍选读（吴富东主编）★
7 推拿治疗学（王国才）

（三）中药学类专业

1 药用植物学（姚振生主编）○★
药用植物学实验指导（姚振生主编）
2 中医学基础（张登本主编）
3 中药药理学（侯家玉　方泰惠主编）○★
4 中药化学（匡海学主编）○★
5 中药炮制学（龚千锋主编）○★
中药炮制学实验（龚千锋主编）
6 中药鉴定学（康廷国主编）★
中药鉴定学实验指导（吴德康主编）
7 中药药剂学（张兆旺主编）○★
中药药剂学实验
8 中药制剂分析（梁生旺主编）○

9 中药制药工程原理与设备（刘落宪主编）★
10 高等数学（周喆主编）
11 中医药统计学（周仁郁主编）
12 物理学（余国建主编）
13 无机化学（铁步荣　贾桂芝主编）★
无机化学实验（铁步荣　贾桂芝主编）
14 有机化学（洪筱坤主编）★
有机化学实验（彭松　林辉主编）
15 物理化学（刘幸平主编）
16 分析化学（黄世德　梁生旺主编）
分析化学实验（黄世德　梁生旺主编）
17 医用物理学（余国建主编）

（四）中西医结合专业

1 中外医学史（张大庆　和中浚主编）
2 中西医结合医学导论（陈士奎主编）★
3 中西医结合内科学（蔡光先　赵玉庸主编）★
4 中西医结合外科学（李乃卿主编）★
5 中西医结合儿科学（王雪峰主编）★
6 中西医结合耳鼻咽喉科学（田道法主编）★
7 中西医结合口腔科学（李元聪主编）★
8 中西医结合眼科学（段俊国主编）★
9 中西医结合传染病学（刘金星主编）
10 中西医结合肿瘤病学（刘亚娴主编）
11 中西医结合皮肤性病学（陈德宇主编）
12 中西医结合精神病学（张宏耕主编）★
13 中西医结合妇科学（尤昭玲主编）★
14 中西医结合骨伤科学（石印玉主编）★
15 中西医结合危重病学（熊旭东主编）★
16 中西医结合肛肠病学（陆金根主编）★
17 免疫学与病原生物学（刘燕明主编）
18 中医诊断学（陈家旭主编）
19 局部解剖学（聂绪发主编）
20 诊断学（戴万亨主编）
21 组织学与胚胎学（刘黎青主编）
22 病理生理学（张立克主编）
23 系统解剖学（杨茂有主编）
24 生物化学（温进坤主编）
25 病理学（唐建武主编）
26 医学生物学（王望九主编）
27 药理学（苏云明主编）
28 中医基础理论（王键主编）
29 中药学（陈蔚文主编）
30 方剂学（谢鸣主编）
31 针灸推拿学（梁繁荣主编）
32 中医经典选读（周安方主编）
33 生理学（张志雄主编）
34 中西医结合思路与方法(何清湖主编)(改革教材)

（五）药学类专业

1 分子生物学（唐炳华主编）
2 工业药剂学（胡容峰主编）
3 生物药剂学与药物动力学（林宁主编）
4 生药学（王喜军主编）
5 天然药物化学（董小萍主编）
6 物理药剂学（王玉蓉主编）
7 药剂学（李范珠主编）
8 药物分析学（甄汉深　贾济宇主编）
9 药物合成（吉卯祉主编）
10 药学文献检索（章新友主编）
11 药学专业英语（都晓伟主编）
12 制药工艺学（王沛主编）
13 中成药学（张的凤主编）
14 药用高分子材料学（刘文主编）

（六）管理专业

1 医院管理学（黄明安　袁红霞主编）
2 医药企业管理学（朱文涛主编）
3 卫生统计学（崔相学主编）
4 卫生管理学（景琳主编）★
5 药事管理学（孟锐主编）
6 卫生信息管理（王宇主编）
7 医院财务管理（程薇主编）
8 卫生经济学（黎东生主编）
9 卫生法学（佟子林主编）
10 公共关系学（关晓光主编）
11 医药人力资源管理学（王悦主编）
12 管理学基础（段利忠主编）
13 管理心理学（刘鲁蓉主编）
14 医院管理案例（赵丽娟主编）

（七）护理专业

1 护理学导论（韩丽沙　吴　瑛主编）★
2 护理学基础（吕淑琴　尚少梅主编）★
3 中医护理学基础（刘　虹主编）★
4 健康评估（吕操云　王琦主编）★
5 护理科研（肖顺贞　申杰主编）
6 护理心理学（胡永年　刘晓虹主编）
7 护理管理学（关永杰　宫玉花主编）
8 护理教育（孙宏玉　简福爱主编）
9 护理美学（林俊华　刘宇主编）★
10 内科护理学（徐桂华主编）上册★
11 内科护理学（姚景鹏主编）下册★
12 外科护理学（张燕生　路潜主编）
13 妇产科护理学（郑修霞　李京枝主编）
14 儿科护理学（汪受传　洪黛玲主编）★
15 骨伤科护理学（陆静波主编）
16 五官科护理学（丁淑华　席淑新主编）
17 急救护理学（牛德群主编）
18 养生康复学（马烈光　李英华主编）★
19 社区护理学（冯正仪　王　珏主编）
20 营养与食疗学（吴翠珍主编）★
21 护理专业英语（黄嘉陵主编）
22 护理伦理学（马家忠　张晨主编）★

（八）七年制

1 中医儿科学（汪受传主编）★
2 临床中药学（张廷模主编）○★
3 中医诊断学（王忆勤主编）○★
4 内经学（王洪图主编）○★
5 中医妇科学（马宝璋主编）○★
6 温病学（杨进主编）★
7 金匮要略（张家礼主编）○★
8 中医基础理论（曹洪欣主编）○★
9 伤寒论（姜建国主编）★
10 中医养生康复学（王旭东主编）★
11 中医哲学基础（张其成主编）★
12 中医古汉语基础（邵冠勇主编）★
13 针灸学（梁繁荣主编）○★
14 中医骨伤科学（施杞主编）○★
15 中医医家学说及学术思想史（严世芸主编）○★
16 中医外科学（陈红凤主编）○★
17 中医内科学（田德禄主编）○★
18 方剂学（李冀主编）○★

（九）中医临床技能实训教材（丛书总主编　张伯礼）

1 诊断学基础技能实训（蒋梅先主编）★
2 中医诊断学技能实训（含病例书写）（陆小左主编）★
3 中医推拿学技能实训（金宏柱主编）★
4 中医骨伤科学技能实训（褚立希主编）★
5 针灸学技能实训（面向中医学专业）（周桂桐主编）★
6 经络腧穴学技能实训（面向针灸学专业）（路玫主编）★
7 刺法灸法学技能实训（面向针灸学专业）（冯淑兰主编）★
8 临床中药学技能实训（于虹主编）★
9 临床接诊与医患沟通技能实训（周桂桐　马铁明主编）

（十）计算机教材

1 SAS 统计软件（周仁郁主编）
2 医院信息系统教程（施诚主编）
3 多媒体技术与应用（蔡逸仪主编）
4 计算机基础教程（陈素主编）
5 网页制作（李书珍主编）
6 SPSS 统计软件（刘仁权主编）
7 计算机技术在医疗仪器中的应用（潘礼庆主编）
8 计算机网络基础与应用（鲍剑洋主编）
9 计算机医学信息检索（李永强主编）
10 计算机应用教程（李玲娟主编）
11 医学数据仓库与数据挖掘（张承江主编）
12 医学图形图像处理（章新友主编）

（十一）中医、中西医结合执业医师、专业资格考试相关教材

1 医学心理学（邱鸿钟主编）
2 传染病学（陈盛铎主编）
3 卫生法规（田侃主编）
4 医学伦理学（樊民胜　张金钟主编）

新世纪全国高等中医药院校创新（教改）教材

1 病原生物学（伍参荣主编）
2 病原生物学实验指导（伍参荣主编）
3 杵针学（钟枢才主编）
4 茶学概论（周巨根主编）
5 大学生职业生涯规划与就业指导（王宇主编）
6 方剂学（顿宝生主编）
7 分子生药学（黄璐琦　肖培根主编）
8 妇产科实验动物学（尤昭玲主编）
9 国际传统药和天然药物（贾梅如主编）
10 公共营养学（蔡美琴主编）
11 各家针灸学说（魏稼　高希言主编）
12 解剖生理学（严振国　施雪筠主编）
13 局部解剖学（严振国主编）
14 经络美容学（傅杰英主编）
15 金匮辩证法与临床（张家礼主编）
16 临床技能学（蔡建辉　王柳行主编）
17 临床中药炮制学（张振凌主编）
18 临床免疫学（罗晶　袁嘉丽主编）
19 临床医学概论（潘涛　张永涛主编）
20 美容应用技术（丁慧主编）
21 美容皮肤科学（王海棠主编）
22 人体形态学（李伊为主编）
23 人体形态学实验指导（曾鼎昌主编）
24 人体机能学（张克纯主编）
25 人体机能学实验指导（李斌主编）
26 神经解剖学（白丽敏主编）
27 神经系统疾病定位诊断学（五年制、七年制用）（高玲主编）
28 生命科学基础（王蔓莹主编）
29 生命科学基础实验指导（洪振丰主编）
30 伤寒论思维与辨析（张国俊主编）
31 伤寒论学用指要（翟慕东主编）
32 实用美容技术（王海棠主编）
33 实用免疫接种培训教程（王鸣主编）
34 实验中医学（郑小伟、刘涛主编）
35 实验针灸学（郭义主编）
36 推拿学（吕明主编）
37 卫生法学概论（郭进玉主编）
38 病原生物学（刘文泰主编）
39 瘟疫学新编（张之文主编）
40 外感病误治分析（张国骏主编）
41 细胞生物学（赵宗江主编）★
42 组织细胞分子学实验原理与方法（赵宗江主编）
43 西医诊疗学基础（凌锡森主编）
44 线性代数（周仁郁主编）
45 现代中医心理学（王米渠主编）
46 现代临床医学概论（张明雪主编）
47 性医学（毕焕洲主编）
48 医学免疫学与微生物学（顾立刚主编）
49 医用日语阅读与翻译（刘群主编）
50 药事管理学（江海燕主编）
51 药理实验教程（洪缨　张恩户主编）
52 应用药理学（田育望主编）
53 医学分子生物学（唐炳华　王继峰主编）★
54 药用植物生态学（王德群主编）
55 药用植物学野外实习纲要（万德光主编）
56 药用植物组织培养（钱子刚主编）
57 医学遗传学（王望九主编）
58 医学英语（魏凯峰主编）
59 药用植物栽培学（徐良）
60 医学免疫学（刘文泰主编）
61 医学美学教程（李红阳主编）
62 药用辅料学（傅超美）
63 中药炮制学（蔡宝昌主编）★
64 中医基础学科实验教程（谭德福主编）
65 中医医院管理学（赵丽娟主编）（北京市精品教材）
66 中医药膳学（谭兴贵主编）
67 中医文献学（严季澜　顾植山主编）★
68 中医内科急症学（周仲瑛　金妙文主编）★
69 中医统计诊断（张启明　李可建主编）★
70 中医临床护理学（谢华民　杨少雄主编）
71 中医食疗学（倪世美　金国梁主编）

72 中药药效质量学（张秋菊主编）
73 中西医结合康复医学（高根德主编）
74 中药调剂与养护学（杨梓懿主编）
75 中药材鉴定学（李成义）
76 中药材加工学（龙全江主编）★
77 中药成分分析（郭玫主编）
78 中药养护学（张西玲主编）
79 中药拉丁语（刘春生主编）
80 中医临床概论（金国梁主编）
81 中医美容学（王海棠主编）
82 中药化妆品学（刘华钢主编）
83 中医美容学（刘宁主编）
84 中医药数学模型（周仁郁主编）
85 中医药统计学与软件应用（刘明芝　周仁郁主编）
86 中医四诊技能训练规范（张新渝主编）
87 中药材 CAP 与栽培学（李敏　卫莹芳主编）
88 中医误诊学（李灿东主编）
89 诊断学基础实习指导（戴万亨主编）
90 中医药基础理论实验教程（金沈锐主编）
91 针刀医学（上、下）（朱汉章主编）
92 针灸处方学（李志道主编）
93 中医诊断学（袁肇凯主编）（研究生用）
94 针刀刀法手法学（朱汉章主编）
95 针刀医学诊断学（石现主编）
96 针刀医学护理学（吴绪平主编）
97 针刀医学基础理论（朱汉章主编）
98 正常人体解剖学（严振国主编）
99 针刀治疗学（吴绪平主编）
100 中医药论文写作（丛林主编）
101 中医气功学（吕明主编）
102 中医护理学（孙秋华　李建美主编）
103 针刀医学（吴绪平主编））
104 中医临床基础学（熊曼琪主编）
105 中医运气学（苏颖主编）★
106 中医行为医学（江泳主编）
107 中医文化入学教育（毛嘉陵主编）
108 中医外科特色制剂（艾儒棣主编）
109 中药性状鉴定实训教材（王满恩　裴慧荣主编）
110 中医康复学（刘昭纯　郭海英主编）
111 中医哲学概论（苏培庆　战文翔主编）（供高职高专用）
112 中药材概论（阎玉凝　刘春生主编）
113 中医诊断临床模拟训练（李灿东主编）
114 中医各家学说（秦玉龙主编）
115 中国民族医药学概论（李峰　马淑然主编）
116 人体解剖学（英文）（严振国主编）（七年制）★
117 中医内科学（英文教材）（高天舒主编）
118 中药学（英文教材）（赵爱秋主编）
119 中医诊断学（英文教材）（张庆红主编）
120 方剂学（英文教材）（都广礼主编）
121 中医基础理论（英文教材）（张庆荣主编）

新世纪全国高等中医药院校规划教材配套教学用书

（一）习题集

1 医古文习题集（许敬生主编）
2 中医基础理论习题集（孙广仁主编）
3 中医诊断学习题集（朱文锋主编）
4 中药学习题集（高学敏主编）
5 中医外科学习题集（李曰庆主编）
6 中医妇科学习题集（张玉珍主编）
7 中医儿科学习题集（汪受传主编）
8 中医骨伤科学习题集（王和鸣主编）
9 针灸学习题集（石学敏主编）
10 方剂学习题集（邓中甲主编）
11 中医内科学习题集（周仲瑛主编）
12 中国医学史习题集（常存库主编）
13 内经选读习题集（王庆其主编）
14 伤寒学习题集（熊曼琪主编）
15 金匮要略选读习题集（范永升主编）
16 温病学习题集（林培政主编）
17 中医耳鼻咽喉科学习题集（王士贞主编）
18 中医眼科学习题集（曾庆华主编）
19 中医急诊学习题集（姜良铎主编）
20 正常人体解剖学习题集（严振国主编）
21 组织学与胚胎学习题集（蔡玉文主编）
22 生理学习题集（施雪筠主编）
23 病理学习题集（黄玉芳主编）
24 药理学习题集（吕圭源主编）
25 生物化学习题集（王继峰主编）
26 免疫学基础与病原生物学习题集（杨黎青主编）

27 诊断学基础习题集（戴万亨主编）
28 内科学习题集（徐蓉娟主编）
29 西医外科学习题集（李乃卿主编）
30 中医各家学说习题集（严世芸主编）
31 中药药理学习题集（黄国钧主编）
32 药用植物学习题集（姚振生主编）
33 中药炮制学习题集（龚千锋主编）
34 中药药剂学习题集（张兆旺主编）
35 中药制剂分析习题集（梁生旺主编）
36 中药化学习题集（匡海学主编）
37 中医学基础习题集（张登本主编）
38 中药制药工程原理与设备习题集（刘落宪主编）
39 经络腧穴学习题集（沈雪勇主编）
40 刺法灸法学习题集（陆寿康主编）
41 针灸治疗学习题集（王启才主编）
42 实验针灸学习题集（李忠仁主编）
43 针灸医籍选读习题集（吴富东主编）
44 推拿学习题集（严隽陶主编）
45 推拿手法学习题集（王国才主编）
46 中医药统计学习题集（周仁郁主编）
47 医用物理学习题集（邵建华　侯俊玲主编）
48 有机化学习题集（洪筱坤主编）
49 物理学习题集（章新友　顾柏平主编）
50 无机化学习题集（铁步荣　贾桂芝主编）
51 高等数学习题集（周喆主编）
52 物理化学习题集（刘幸平主编）
53 中西医结合危重病学习题集（熊旭东主编）

（二）易学助考口袋丛书

1 中医基础理论（姜惟主编）
2 中医诊断学（吴承玉主编）
3 中药学（马红主编）
4 方剂学（倪诚主编）
5 内经选读（唐雪梅主编）
6 伤寒学（周春祥主编）
7 金匮要略（蒋明主编）
8 温病学（刘涛主编）
9 中医内科学（薛博瑜主编）
10 中医外科学（何清湖主编）
11 中医妇科学（谈勇主编）
12 中医儿科学（郁晓维主编）
13 中药制剂分析（张梅主编）
14 病理学（黄玉芳主编）
15 中药化学（王栋主编）
16 中药炮制学（丁安伟主编）
17 生物化学（唐炳华主编）
18 中药药剂学（倪健主编）
19 药用植物学（刘合刚主编）
20 内科学（徐蓉娟主编）
21 诊断学基础（戴万亨主编）
22 针灸学（方剑乔主编）
23 免疫学基础与病原生物学(袁嘉丽　罗　晶主编)
24 西医外科学（曹羽　刘家放主编）
25 正常人体解剖学（严振国主编）
26 中药药理学（方泰惠主编）

中医执业医师资格考试用书

1 中医、中西医结合执业医师医师资格考试大纲
2 中医、中西医结合执业医师医师资格考试应试指南
3 中医、中西医结合执业医师医师资格考试习题集